活血化瘀方药临床使用指南

顾　问　陈可冀

主　编　史载祥　杜金行

编委（按姓氏笔画为序）

王亚红	王承龙	毛敏	方显明	田国庆	史载祥	吉中强
朱晓新	刘中勇	刘红旭	杜金行	李仁柱	杨传华	谷万里
张京春	张硕峰	陆峰	陈利国	林谦	赵英强	赵明镜
侯丕华	饶向荣	姚祖培	贺琳	贺信祥	贾海忠	徐晓玉
黄力	黄俊山	董月奎	程伟	霍清萍		

编写人员（按姓氏笔画为序）

马晓昌	王阶	王亚红	王承龙	毛敏	毛建生	方显明
邓鹏	田国庆	史载祥	朱晓新	邬春晓	刘中勇	刘红旭
杜金行	李广珍	李仁柱	李建军	李春岩	李腾飞	杨传华
何庆勇	谷万里	宋心瑀	宋威江	张京春	张海啸	陆峰
陈静	陈可冀	陈克芳	陈利国	邵明晶	尚菊菊	赵英强
赵明镜	钟光稳	侯丕华	饶向荣	姚祖培	贺琳	翁小刚
黄力	盛炜	彭金祥	董月奎	程伟	廖江铨	

编务人员　刘燕　宋威江　廖江铨

人民卫生出版社

图书在版编目(CIP)数据

活血化瘀方药临床使用指南/史载祥，杜金行主编.
—北京：人民卫生出版社，2014
ISBN 978-7-117-18782-4

Ⅰ.①活… Ⅱ.①史… ②杜… Ⅲ.①活血祛瘀药—
中医疗法—指南 Ⅳ.①R241.3-62

中国版本图书馆 CIP 数据核字(2014)第 068539 号

人卫社官网	www.pmph.com	出版物查询，在线购书
人卫医学网	www.ipmph.com	医学考试辅导，医学数据库服务，医学教育资源，大众健康资讯

活血化瘀方药临床使用指南

主　　编：史载祥　杜金行
出版发行：人民卫生出版社（中继线 010-59780011）
地　　址：北京市朝阳区潘家园南里 19 号
邮　　编：100021
E - mail：pmph @ pmph.com
购书热线：010-59787592　010-59787584　010-65264830
印　　刷：三河市宏达印刷有限公司
经　　销：新华书店
开　　本：850×1168　1/32　印张：16
字　　数：400 千字
版　　次：2014 年 5 月第 1 版　2014 年 10 月第 1 版第 2 次印刷
标准书号：ISBN 978-7-117-18782-4/R·18783
定　　价：43.00 元
打击盗版举报电话：010-59787491　E-mail：WQ @ pmph.com
（凡属印装质量问题请与本社市场营销中心联系退换）

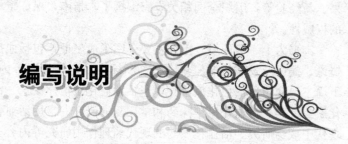

编写说明

血瘀证和活血化瘀治疗是中医学的重要内容之一，源远流长，理论独特，记述丰富，应用广泛，尤其在治疗某些疑难病方面效果显著，因而深得国内外医药界关注。新中国成立后，由于国家重视，以及各种现代化检测手段的逐步建立，特别是伴随中国中西医结合学会活血化瘀专业委员会的成立，血瘀证及活血化瘀的众多研究被列入国家级重点研究课题，多年来在庞大研究队伍的共同努力下取得了长足进步，其中某些项目获国家发明或进步奖、卫生部重大科技成果奖，尤其是2003年，血瘀证及活血化瘀研究获得国家科技进步一等奖，该奖项是新中国成立以来中医、中西医结合科研取得的最高奖项，标志着血瘀证及活血化瘀研究已成为当前中医、中西医结合领域中最为活跃、最为深入，而且最富有成效的领域之一，为中医药走向世界作出了重要贡献。

近年来，出版及再版的《实用血瘀证学》，对血瘀证及活血化瘀深入研究起到了很大的推动作用，为血瘀证及活血化瘀研究成为中西医结合一门新兴学科奠定了基础，也成为临床及实验研究者的手头必备之书。为进一步便于临床医生和研究者理解掌握，推动血瘀证及活血化瘀研究成果的临床应用，由中国中西医结合学会活血化瘀专业委员会名誉主任委员史载祥教授、现任主任委员杜金行教授牵头，经第七届活血化瘀专业委员会全体委员、第九、十次全国血瘀证及活血化瘀研究学术大会与会代表广泛讨论，结合血瘀证及活血化瘀临床研究的新成果、新经验等，组织全国相关专家编撰了本指南，保证了本书的权威性。

本书为上、下两篇。上篇主要介绍了血瘀证，包括血瘀证概论、病因及发病机制、辨证、诊断标准及定量诊断等内容；下篇主要介绍了活血化瘀治疗，包括活血化瘀治疗概论、活血化瘀药分类、活血化瘀单味药和常用复方研究、常用活血化瘀现代中成药研究、活血化瘀药的现代药理作用研究等内容。本书强调以临床为主，突出临床实用性，重视临床研究证据，同时简要叙述了基础研究成果，便于西医、中西医结合和中医因繁就简、理解使用。

本书编撰过程中得到了活血化瘀专业委员会挂靠单位中日友好医院领导、全国中西医结合心血管病中心同仁的大力支持，一并致谢。

如书中存在疏漏之处，敬请指正。有关现代中成药部分是根据活血化瘀专业委员会全国委员建议以及所能掌握的材料编写，并不完整，也请大家提出宝贵意见，以便我们不断补充和完善。

杜金行

2013 年 10 月于北京

目录

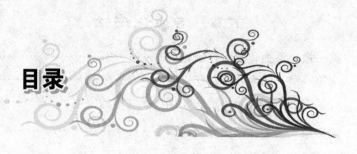

上篇 血瘀证

下篇　活血化瘀治疗

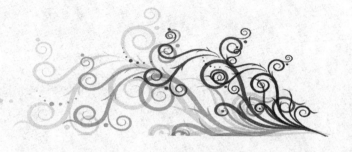

上篇　血瘀证

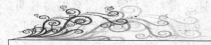

第一章 血瘀证概论

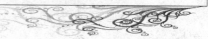

中国传统医药学十分重视人体气、血、津液等的正常运行，认为气停滞不行则为气滞，津液停滞不行为痰湿，血停滞不行则为血瘀，内至脏腑，外达皮肉筋骨，莫不如是。所以临床诊疗中的气血辨证与八纲辨证一样，是备受重视的。

血瘀证，也称瘀血证，一般认为血瘀是因，瘀血是果，但实际上因果关系很难分得十分清楚。临床上所认为的血瘀证，通常是指因气虚、气滞、寒凝、火热等原因，导致血瘀而血行不畅，也有因外伤或各类急、慢性病导致出血未能及时消散而引起者，故实际上应有急瘀和慢瘀之分。对于临床尚缺乏症状或体征，而表现有高黏滞血症或高凝血功能状态者，目前大家认为应属瘀血状态。

由于瘀血阻遏的部位不同，血瘀证有阻于经脉、肢体、脏腑、皮表等不同部位和病种之分。但作为中国传统医学特有的血瘀证概念，主要是指血脉瘀滞不畅为其共同的病理特点者。其临床表现包括唇舌爪甲紫黯或有瘀点瘀斑，疼痛有定处尤其为刺痛者，出现肿块、出血、肌肤甲错及脉涩等特征者。由于瘀阻部位的不同，症状可以各异，如胸闷心痛（心）、咳血胸痛（肺）、呕血便血（胃）、胁下痞块（肝）等。当然通常临床上多见者为有不同兼证的血瘀证如气虚血瘀证、气滞血瘀证等。对于血瘀证的治疗，强调消除瘀滞，通调血行。《素问·阴阳应象大论》称："疏其血气，令其调达，而致和平"，又称"血实宜决之"，都是指导治疗的活血化瘀原则。

关于血瘀证的认识和描述，最系统的当上溯至先秦时期，《黄帝内经》（简称《内经》）先后曾以"血脉凝泣"（《素问·至真要大论》)、"血凝泣"（《素问·调经论》及《素问·离合真邪论》)、"恶血"（《灵枢·邪气脏腑病形》及《素问·刺腰痛》)、"留血"（《素问·调经论》)、"衃血"（《素问·五脏生成》）及"脉不通"（《素问·举痛论》）等多种名称论述血瘀证。

关于血瘀证病因病机的认识，《黄帝内经》也有较系统的阐述，如关于损伤瘀血（《素问·刺腰痛》及《灵枢·邪气脏腑病形》)、寒凝瘀血（《素问·八正神明论》及《素问·调经论》)、大怒瘀血（《素问·生气通天论》及《素问·调经论》)、病久入深瘀血（《素问·痹论》)、瘀血五脏卒痛（《素问·痛论》)、瘀血痹证（《素问·脉要精微论》、《素问·平人气象论》及《素问·痹论》)、瘀血厥证（《素问·五脏生成》)、瘀血成痈（《素问·生气通天论》、《灵枢·痈疽》、《素问·举痛论》、《灵枢·水胀》）及瘀血血枯（《素问·腹中论》）等，是临床实践的重要归纳。

东汉时期张仲景在《黄帝内经》理论基础上，立"瘀血"病名，并在《金匮要略·惊悸吐衄下血胸满瘀血病脉证治》中专篇立论，在《伤寒论》太阳病及阳明病篇中也较多地阐述了"蓄血证"的证治。张仲景在辨证治疗血瘀证方面所立的十余首方剂，反映了其血瘀证辨证论治思维：一为伍以温寒散邪的桂枝，治疗因寒邪客于经脉之中的血瘀证；一为伍以损阳和阴的硝黄，是《黄帝内经》"血实宜决之"的治疗思维的拓展。此外，在其所立活血化瘀方剂下瘀血汤、鳖甲煎丸、抵当汤（丸）、桃核承气汤、桂枝茯苓丸等的应用中，较多地采用水蛭、虻虫、䗪虫、蛴螬等虫类药，是一大发展。此外，对血瘀证与"血热相结"、"干血痨"及妊娠瘀血及闭经的联系，在认识上也有一定进步。

西汉时期，《神农本草经》就记载活血化瘀药物如丹参、丹皮、牛膝、赤芍、桃仁、蒲黄、芎藭等41种。

隋唐时代，在《诸病源候论》、《千金方》及《外台秘要》等著作中增列了不少对活血化瘀证候及方剂的论述。

唐代《新修本草》在《神农本草经》记载的41种活血化瘀药物基础上，还增加了血竭、苏木、延胡索、乳香、没药等，丰富了活血化瘀药品类。

金元四大家在从寒凉、攻下、补土及滋阴等方面发展中医学术的同时，也重视应用活血药，朱丹溪更重视郁证的证治，血郁证实为血瘀证的轻证。

明清时期汪机、张景岳、张三锡、傅青主对血瘀证也有不少证治经验。清代叶天士更进一步创通络学说。王清任并强调治病要诀在于明气血，气有虚实，血有亏瘀，创活血为主的方剂33首，其中通窍活血汤、血府逐瘀汤、膈下逐瘀汤、少腹逐瘀汤、身痛逐瘀汤更为后世所广泛应用，并扩大了适应证。

近40年来，血瘀证实质及活血化瘀方药作用的研究在我国取得了很大进展，尤其是在疑难病的临床应用方面，取得了可贵的经验和成就。临床表明，在缺血性心脑血管性疾病方面，冠心Ⅱ号复方、血府逐瘀汤以及川芎制剂和丹参制剂等，疗效相当明显，已在城乡广泛推广应用。血府逐瘀汤在防治经皮冠状动脉腔内成形术（PTCA）后再狭窄方面，也显示出良好的前景。应用水蛭制剂等治疗脑出血及出血后血肿的吸收方面，经CT复查证实，有明显的效应。活血化瘀方药多数具有改善血液流变性的作用，因而在糖尿病肾病及小儿重症肺炎中辅助应用，也有较满意的效果。临床还初步表明，肝动脉灌注丹参注射液，可辅助抗癌，增效减毒，延长晚期原发性肝癌患者的生存期。活血化瘀方药在真性红细胞增多症及硬皮病的治疗方面，也有较好的前景。这些都给我们很多启迪，可以这么说，深入开发这类方药并研究其作用机制，有可能获得若干突破性进展。

我国学者近 20 年来，对血瘀证的诊断进行了一系列研究工作，包括诊断标准、定量积分标准、临床表现与实验室所见结合等方法。鉴于血瘀证的临床表现直接或间接受血细胞及血液非细胞成分包括血浆蛋白、凝血功能、纤溶活性、血小板功能及血液黏度等的影响，本文作者将血瘀证分为血瘀证 I 型（血黏度高，凝血功能亢进，血小板功能偏高等）及 II 型（与 I 型实验室表现所见相反）两种，估计将有助于临床医疗研究的深入探讨。

（陈可冀）

主要参考文献

1. 陈可冀，张之南，梁子钧，等. 血瘀证与活血化瘀研究 ［M］. 上海：上海科学技术出版社，1990.
2. 陈可冀. 活血化瘀药化学药理与临床 ［M］. 济南：山东科学技术出版社，1995.

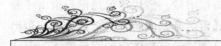

第二章 血瘀证的病因及发病机制

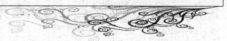

第一节 血瘀证的病因

血瘀证可由多种原因造成，而形成血瘀后又可以引发多种病变，因此又有人将血瘀称为"第二病因"，本节仅就血瘀证形成的主要始发原因概述如下：

一、因于寒

寒凝血脉是血瘀形成的主要原因之一。中医理论认为血"得温则行，逢寒则凝"，这一认识早在《内经》就有明确记载，如《灵枢·痈疽》谓："寒邪客于经络之中则血泣，血泣则不通。"《素问·八正神明论》谓："天寒日阴，则人血凝泣而卫气沉。"《素问·调经论》谓："寒独留，则血凝泣，凝则脉不通，其脉盛大以涩，故中寒。"历代对此基本认同，《诸病源候论》指出："寒则血结，温则血消。"《医林改错》的"血受寒则凝结成块"描述则更为形象。致瘀之寒邪既包括六淫之"外寒"，也包括阳虚之"内寒"。内伤寒邪，血瘀络阻者，临床更为常见，尤其多见于心脑血管病、中风后遗症等。

二、因于热

热邪内蕴，煎熬血液，血脉凝结亦可成瘀。《伤寒论》中的"热在下焦"、"阳明蓄血"及《金匮要略》"热之为过，血为之凝滞"的记载均已讲得很清楚。清代《温热论》指出"有热传营血……挟血而搏，其舌色必紫而暗"，《医林改错》指出"血受热则煎熬成块"，均是对外淫邪热致瘀的明确论述。但阴虚内热、痨瘵致瘀也不可忽视，《医学衷中参西录》指出"因痨瘵而成瘀血者……流通于周身者必然迟缓，血即因之而瘀，其瘀多在经络"，故临床对致瘀之血热也应分清是外感邪热还是内生邪热。

三、因于气

气与血之关系甚为密切，"气为血帅"，气对血有掣动、导引、疏通等功能，正如方隅谓："血者，依附气之所引也，气行则血行，气止则血止。周于身循环而无端者，气也……血离其气，则血瘀积而不流。"但就气之异常性质，又可分为气虚及气滞，两者皆可致瘀，故分述如下：

1. 气滞血瘀　情志郁结，气机失调，可因气滞而导致血瘀。《沈氏尊生书》曰："气运乎血，血本随气以周流，气凝则血亦凝矣。"《奇效良方》亦曰："气塞不通、血壅不流，如大怒则可使气乱而逆，血失常度"，也可致瘀。《素问·生气通天论》曰："大怒则形气绝，而血菀于上，使人薄厥。"值得注意的是，七情致瘀不难理解，但其他病理产物，如痰凝、湿阻、水停，病程日久，气机阻遏，也常可导致不同程度的血瘀络阻，临床应充分注意。中国中医科学院在中医理论指导下，复制了与临床较为接近的"怒伤肝致血瘀"、"慢性恼怒致血瘀"、"微循环气滞血瘀"、"气滞血瘀血管内皮细胞"血瘀模型。对两天暴怒刺激后的大鼠，进行血液流变学 10 项指标的测定，结果表明，全血黏度、血浆黏度、血浆比黏度、热沉淀蛋白含量显著增高，扩大型血小板数量明显增多，血小板的聚集率增高，血液存在着明显的高黏、稠、凝、聚的倾向。

给大鼠带一枷装置 1 周，在制造自身恼怒致肝郁的动物模型身上，也观察到血液流变学中的血液黏度有明显的增高。

对肝郁动物的血小板电镜超微结构的进一步观察表明，血小板的形态不再是光滑的流线形状态，也少有正常的分离状态，而呈明显的"黏性变态"，变为锥体状、卷曲状或树枝状，同时发生黏附聚集。该结果与我们在肝郁证患者观察到的血小板聚集率增高，血小板超微结构呈聚集型的形态异常，几乎完全一致。

研究结果提示，情志异常，即肝郁是能导致气滞血瘀的。

2. 气虚血瘀　气虚无力掣动血液运行，也即"无力帅血"，血运不畅，甚或停留可以产生气虚血瘀证。《内经》谓："心主血脉"，认为心气不足是导致气虚血瘀的主导病因。《灵枢·经脉》也云："气绝则脉不通，脉不通则血不流。"《医林改错》进一步指出："元气既虚，必不能达于血管，血管无气，必停留而瘀。"

四、因于血

1. 血虚血瘀　生血之源障碍，或慢性耗血而血虚脉道干涩，如《素问·举痛论》所指"脉泣则血虚，血虚则痛"即提出血虚血瘀，而致"不通则痛"。《景岳全书·血证》曰："血有虚而滞者，宜补之活之。"《医林改错》中提及的"血有亏瘀"应为血虚血瘀，当然一旦形成血瘀证又可加重血虚，所谓"瘀血不去，新血难生"，临床谓活血化瘀药有祛瘀生新的药理作用也源于此。

2. 出血血瘀　凡出血即称"离经之血"，不能及时排出体外，丧失正常血液之功能，停留体内成为病理性瘀血。《内经》曰："人有堕坠，恶血留内"，此处"恶血"即为瘀血。《血证论》曰："此血在身，不能加于好血，而反阻新血之化机，故凡血证，总以去瘀为要。"

有人用出血的方法制备出血性血瘀动物模型，可以观察到心、脑、肝等主要脏器的有关病理改变外，血流变学、球结膜微循环也有改变。

3. 污秽性血瘀 《内经》中早已提及"恶血"、"衃血"，而《证治准绳》首倡"百病由污血者多"。污秽之血液，已丧失正常血的功能，并停留而致瘀，而血液污秽的原因可有多种，如外邪、内伤、自身代谢产物潴留体内不能排除，均可导致血瘀。

第二节 血瘀证的发病机制

形成血瘀证的原因如上所述，有关血瘀证的发病机制，文献记载比较笼统、分散。总结历代文献，发现血瘀证形成的基本病理过程可概括为"瘀滞内结"、"血液离经"、"血液污秽"三个方面。现结合近代研究，将血瘀证病理过程的现代认识分述如下：

一、瘀滞内结之血为瘀血

瘀滞内结是指血液在脉道中运行迟缓、阻滞、凝聚，是中医对血瘀的最基本认识。此认识源于《内经》之"血滞则不通"、"血凝而不流"及《金匮要略》之"内结为血瘀"。从西医学角度研究发现，瘀滞内结之瘀血主要表现为以下几方面的异常：

1. 血液流变性异常 从生物物理、流体力学角度可以较直观地理解"血瘀滞不行"、"血滞则不通"，以及"血凝而不流"的血瘀证，可以想象血瘀证时，其血液的流动性及黏滞性也理应改变。临床中明确诊断属血瘀证的心肌梗死、冠心病心绞痛、急性脑梗死、红细胞增多症均表现为血液黏度增高，经活血化瘀治疗后，随其病症改善血液的流动性及黏滞性也多有不同程度上的改变。有关此全血比黏度、血浆比黏度、血沉等与血瘀证关系的研究甚多，还有上述血液流变学的定量改变，应来源于其内部组成成分和结构的改变，为此我们从分子流变学进行了深入研究。除血细胞比容，以及反映红细胞聚集的红细胞电泳时间外，还对红细胞膜流动性进行了研究。实验研究表明，血瘀证膜流动指标较正常时明显增加，用化瘀药后可显著下降，另在扫描电镜下观察红细胞（RBC）立体形态改变：血瘀证患者脊型、口型、类球型总检出率［$(6.9\pm0.8)\%$］比正常人［$(1.4\pm0.3)\%$］明显增加（$P<0.05$）。经活血化瘀治疗后其总检出率可明显下降。

还有白细胞，其变形程度比红细胞小得多，可形成阻力远大于其他血液有形成分。为此白细胞流变性对血液的黏、稠、聚、凝反应较之红细胞流变性更敏感、准确。因此我们对白细胞的变形性以微孔滤膜法进行了初步研究。结果血瘀证患者（变形滤过指数 6.14 ± 4.57）比正常人（0.85 ± 0.5）明显增大（$P<0.01$）。经活血化瘀治疗后可降至 1.63 ± 1.3。

2. 血流动力学改变 中医认为"气行血行"，"气为血帅"，"心主血脉"，与血瘀证直接相关的血、脉与心气密切相关，这与西医学的血液循环、微循环有不少共同之处。我们从不同层次进行了深入研究，首先从整体水平上，我们以超声心动测定 30 例血瘀证患者，心排出量、每搏量、心指数等均下降，外周阻力增加，从临床诊断分析 30 例中均属充血性心力衰竭、扩张型心肌病、潜在性心不全等。我们以 Doppler 血流仪测定 50 例急性脑梗死患者，发现脑血流量较正常人减低，经活血化瘀治疗后均有不同程度改善。其次从微循环角度也发现血瘀证患者甲皱、球结膜、舌多有微循环障碍，我们还以激光 Doppler 血流测定仪观察了 30 例血瘀证患者的舌微循环，较正常人有明显改变。

3. 血栓形成及动脉管腔狭窄 中医认为"脉不通则血不流……血先死"（《备急千金要方》），"内结为血瘀"（《金匮要略》）以及"留血"、"结血"也多为此。临床血栓性疾病如冠心病心绞痛、心肌梗死、脑梗死、血栓闭塞性脉管炎、深部静脉栓塞，以及视网膜中央动静脉栓塞等按中医辨证多属血瘀证。现代认识到瘀血的形成与血小板的形态及功能（聚集及释放）改变、凝血活性增强、抗凝血活性降低等密切相关。以动脉粥样硬化为基础的心、脑、血管疾病如心肌梗死、心绞痛、脑梗死、老年血管性痴呆、闭塞性动脉硬化等，其动脉壁脂质沉积、管壁平滑肌细胞过度增生或血小板聚集造成管腔狭窄，均可出现血运不畅的"留血"、"结血"等临床血瘀证。

血小板活化时，可溶性 α-颗粒膜蛋白 140（GMP-140）释放到血浆内，而 GMP-140 具有介导活化血小板或内皮细胞与多种不同类型的白细胞黏附的功能。我们应用 GMP-140 单抗 SZ-51 测定血浆 GMP-140 值，血瘀证急性脑梗死患者 [（706±187）ng/L] 较正常人 [（345±153）ng/L] 明显增高，说明血小板活化、释放功能的改变，给予活血化瘀治疗后，血浆 GMP-140 值下降 [（601±106）ng/L]，有非常显著性差异（$P < 0.01$）。

二、离经之血为瘀血

巢氏《诸病源候论》提出"若因堕落损伤，即血行失度……皆成瘀血"，此"失度"与"离经"实质意义当为一致，皆因"脉者血之府也"，血离经脉，失度使然。确切提出"离经之血为瘀血"的观点，始见于清代唐容川的《血证论》瘀血条下："离经之血，与好血不相合，是谓瘀血。"结合西医学，对"离经之血为瘀血"的认识归纳如下：

1. 出血后的离经之血

（1）各种空腔脏器出血：如胃、肠、胆囊、子宫等不能及时排除的积血以及胸腔、心包腔、腹腔、盆腔，还有脑、蛛网膜腔、硬脑膜腔等脏器出血的积血。脏器组织小血管受损时，局部血管收缩，血流减慢，易致血小板在受损处黏附聚集，促使局部血液凝固，这无疑对加固止血有重要生理意义。但若凝血等促凝物质的致凝活性在应激状态下过度激活，加之临床若不加分析盲目运用促凝药物，使循环血液的流动性受到影响，血液维持内环境稳态以及运输、防御等功能受损，加之过量积血对周围组织的机械性压迫，血运不畅促使瘀血产生。

（2）堕落、外伤以及外科大手术：组织、血管的损伤使皮下、软组织以及其他脏器组织积血、外伤后释放的组织因子 $Ⅶ$ 成为 $Ⅶ_α$，因子 $Ⅶ_α$ 在 Ca^{2+} 存在条件下，激活因子 $Ⅹ$ 成为 $Ⅹ_α$，$Ⅹ_α$ 形成后，使凝血酶原生成凝血酶，经凝胶形成阶段达到凝血。另外，组织严重破坏使大量组织因子进入血液，启动外源性凝血系统而致弥漫性血管内凝血。

2. 先天性心血管疾病、其他脏器的血管畸形，以及各种新生物的血供，还有移植脏器及血管搭桥再通等均存在血失常度的离经之血。

先天性心脏病由于肺充血、血液氧含量降低、气管受压、全身及脑供血不足可致发绀、中枢症状及心力衰竭。其他血管畸形，或脏器移植、动脉搭桥等，可因微循环障碍、血供不足，或缺血-再灌流损伤，而致"无出血性离经之血"。

3. 子宫外孕、子宫内膜异位、子宫肌瘤、功能性子宫出血、产后恶露不尽等是妇科常见的离经之血疾患。

宫外孕因受精卵着床于输卵管，随其发育长大引起输卵管的破裂出血，导致腹腔内出血。因卵巢功能失调可致功能性子宫出血。子宫内膜异位症，其异位的子宫内膜，可发生于子宫肌层（子宫肌腺瘤）、卵巢（巧克力囊肿）、盆腔、腹膜及子宫骶骨韧带等，异位的子宫内膜在组织上不但有内膜腺体，且有内膜间质围绕，并随月经周期、性激素影响出现增生、分泌、脱落出血。

三、污秽之血为瘀血

早在《素问·刺腰痛》、《灵枢·邪气脏腑病形》中已提出"恶血";《素问·五脏生成》亦提出"衃血"。《景岳全书·血证》解"衃血"为"败血凝聚色黑者曰衃"。王肯堂的《证治准绳·杂病》确切提出了"污秽之血为瘀血"的观点,该书《蓄血篇》认为"百病由污血者多"。因其性质是败血、毒血、恶血,故概括为"污秽之血"。结合西医学对血瘀证的认识,大体归纳如下:

1. 外源性"污秽之血" 指由生物、理化等因素所"污染"的血液。对外源性"污秽之血",生物性致病因素包括各种致病性微生物,如细菌、病毒、螺旋体、细菌内毒素等,可使血管内皮细胞损伤,激活凝血因子Ⅶ,启动内源性凝血系统,还可相继激活纤溶、激肽和补体系统,从而引起播散性血管内凝血。化学性因素可见于许多无机或有机化学物质所致的"血液污秽",如一氧化碳与血红蛋白有很强的亲和力,选择性地作用于红细胞,形成碳氧血红蛋白而导致发绀等血瘀证表现。物理性严重创伤,外科大手术或大气压的改变(高山病),可致组织严重破坏而使大量组织因子进入血液,启动外源性凝血系统而致播散性血管内凝血。

2. 内源性"污秽之血" 指由于重要脏器衰竭引起自身代谢产物在血中的堆积。如尿毒症患者中各种胍类化合物(甲基胍、胍基琥珀酸)、尿素、肌酐、尿酸增多,肝硬化患者血氨的升高(氨中毒所致肝性脑病),一些代谢性疾病,如高脂血症、糖尿病与正常血液比较已属"污秽之血"。对动脉硬化血瘀证患者我们以血府逐瘀丸治疗,在国内首先应用彩色多普勒超声法发现该药可明显缩小颈动脉粥样硬化斑块的厚度和面积,减少动脉内膜-中膜的厚度(IMT)。

3. 复合性"污秽之血" 指外源性"污秽之血"和内源

性"污秽之血"先后并存的情况。由于接触抗原物质，在一定的条件下出现的变态反应及自身免疫性疾病，如肾小球肾炎，其抗原抗体复合物始为可溶性，循环于血液之中，以后抗体生成增多，复合物沉积于血管床可引起血管炎症，沉着于肾小球可引起肾炎。其他许多自身免疫性疾病，如硬皮病、皮肌炎、红斑狼疮、结节性多发性动脉炎、干燥综合征等，临床上血瘀证的表现也较明显，用活血化瘀治疗也可取得相当疗效，这或可能作为"污秽之血为瘀血"的佐证。

（史载祥）

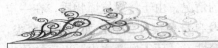

第三章　血瘀证的辨证

血瘀证是中医气血津液辨证中的重要内容。血瘀证辨证是从望、闻、问、切四诊所搜集的症状、体征，依据它们内在联系，加以分析归纳，而作出血瘀证的存在与否，以及对血瘀证的性质、属性、部位、轻重程度作出判断，为论治提供依据。

依传统中医诊法，血瘀证在望、闻、问、切"四诊"方面都可有重要发现，古人积累了丰富的经验，至今仍不失为辨证的关键所在。当然随时代的发展，这些单凭眼观、耳闻、手触等朴素、直观的方法也难免有失笼统、粗糙，且易掺加主观成分，也难便于比较，有鉴于此，我们结合现代医疗技术做了些初步工作，可供参考。

第一节　血瘀证的主要脉证

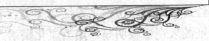

一、望诊

1. 面色　面目黯黑，或晦暗少华，亦有颜面褐斑沉着，蛛纹缕丝，均为瘀血之征。

2. 舌唇　舌质紫黯，瘀点或瘀斑，舌下静脉粗长显露，或其分支迂曲呈节结状，唇焦或紫黯。

3. 皮肤及四肢　肌肤甲错，干燥少华，肢体瘀斑青紫，肿胀及变型，或腹大有形、腹壁青筋暴露，蛛纹丝缕。

4. 其他　呕吐、排泄物（如便、尿）紫黑。

二、闻诊

1. 瘀血证在神经、精神方面的症状，《伤寒论》指出"蓄血，其人如狂"，《证治准绳》也谓"瘀血在上，令人健忘；瘀血在下，令人如狂"。癫狂之症，往往可见登高而歌，弃衣而走，语无伦次，哭笑不休，如薄厥中风（脑出血等）或可神志昏迷、恍惚、鼾声隆隆，或瘀血夹痰热蒙闭清窍而致精神失常，口出狂言等。

2. 呕血、咯血因瘀血内阻者，除血色紫黑或血块外，口中可闻及血秽臭味。

三、问诊

1. 除一般病史询问外，应特别注意患者有无明显外伤、手术、脏器移植等病史。

2. 女性除一般经产史外，应注意有无闭经，以及经行色黯，紫黑包块，痛经等。

3. 疼痛固定、顽固，如针如锥，或休作有时。

4. 口干 瘀血口干特点为但欲"漱水而不欲咽"。

5. 发热 瘀血发热的特点为"如热状"即自觉发热，而以体温表测量多不发热。

6. 腹胀 特点为"腹不满，其人言我满"，患者主诉腹胀，但体检往往无实质性肿块等发现，现代超声、CT、磁共振成像（MRI）检查均无阳性发现。

四、切诊

1. 切脉 瘀血证脉诊以涩脉意义最大，如尤在泾谓："血积经隧，则脉涩不利。"其他有关文献也有记载"涩中带弦"等，但涩是瘀血证的主脉。而作为涩脉的主要特点为往来艰涩，迟滞不畅，如轻刀刮竹。如欲掌握需大量临床并潜心体会。除寸口脉外其他部位如趺阳脉、人迎脉，也应参合使用，对不少外周血管病更有意义。

2. 切腹　拒按、腹肌紧张、压痛及反跳痛（多见于急腹症），内脏肿大（肝、脾、胆囊肿大），体循环淤血如肝颈静脉回流试验阳性，触及肿物（如肿瘤、炎病包块、粘连、增生等）。

第二节　血瘀证体征的量化

血瘀证诊断标准目前尚未统一，但对客观体征在血瘀证诊断中的决定作用均无疑义。如从舌、脉、腹诊中任何一项瘀血体征的确认，即可使血瘀证诊断成立。但上述体征长期以来凭肉眼、手感观察，系统误差较大，更不便于定量比较。我们应用光谱分析、红外热图、多普勒（DOPPLER）超声等生物物理方法，分别对紫黯舌、涩脉、瘀血腹证等典型血瘀体征进行了较系统的观察与定量研究。

一、紫黯舌的舌分光定量及舌表浅血流量观察

紫黯舌是诊断血瘀证标准的首要见症，但长期以来凭肉眼察舌，系统误差较大，更不便于定量比较。我们对紫黯舌进行舌分光定量及舌表浅血流量测定，以冀为血瘀证诊断、疗效观察提供客观参数。

1. 舌分光定量测定　采用中国科学院生物物理研究所依据舌光谱分析原理研制的物理舌诊仪，将 12V 25W 白炽灯光源发射的光束照于舌面，对发射光束分别进行红、橙、黄、绿、蓝、紫等分光，并进行光电转换，由数字定量仪显示其电压、光强度大小，也即反映其色调、亮度、彩度的信息。受试者取安静坐位 10 分钟左右，伸舌后，舌面与仪器构成封闭光路系统，入射光照射舌面前部。物理舌诊仪约 10 秒即显示测

定数据，重复 3 次，取其均数。

检测紫黯舌患者 68 例，结果：紫黯舌患者紫光定量为 0.48±0.01（mv 读数），较正常人舌紫光定量 0.32±0.01（mv 读数）明显增加（$P<0.001$）。与此相应，紫黯舌患者红光定量 17.77±0.52（mv 读数）较正常人舌红光定量 22.23±0.71（mv 读数）明显减少（$P<0.001$）。两组紫光均数差额为 0.16（mv 读数），红光差额为 4.46（mv 读数）。依据上述结果，紫黯舌（血瘀证）患者舌分光紫光定量可初定为 0.48±0.01（mv 读数），0.32±0.01（mv 读数）为正常值，两者之间为临界值。

2. 舌表浅血流量测定 采用中日友好医院临床医学研究所根据温差电动势原理研制的舌表浅血流量 DM80-B 型测量仪，测定舌表浅血流。受试者取安静坐位 10 分钟左右，张口，舌体放松后将 4.5mm 的圆形探头置于舌体前半部，记录接触后 1.5～2 分钟间的 5 次温差电动势变化，取其均值，用产生相同温差电动势变化的模型水流量（ml/s）表示血流量。

检测 68 例紫黯舌患者，结果紫黯舌组舌表浅血流量为（0.018±0.001）ml/s，正常组为（0.039±0.003）ml/s，紫黯舌组舌血流量较正常人明显减少（$P<0.01$）。两组均数差额值为 0.02ml/s，紫黯舌（血瘀证）患者舌表浅血流量可初定为（0.018±0.001）ml/s，而 0.018～0.039ml/s 之间可初定为临界值。

当然，同为血瘀证，有病情轻重不同，同为紫黯舌也有淡紫、深紫（瘀斑或瘀点密集处与正常测试点之间），其紫光定量及表浅血流量也应有所不同，尚有待进一步积累。

紫黯舌组舌红光与舌表浅血流量相关分析结果，相关概率为 0.0538，相关系数为 0.2349，定量表述随舌红程度的增加其血流量也相应增加，故紫黯舌分光定量与舌血流量测定联合对照观察就更为全面。

上述两项检测随年龄改变其年龄参数也有变化，还有体检及各项检查均正常，且无任何临床症状，但舌质显示紫黯舌临床也不少见，这都有待今后在大样本调查中再深入探讨。由于舌分光定量是反映舌质与舌苔综合状态的光学信息，所以舌苔的厚度在一定程度上也影响测试结果。苔质过厚对温差电动势变化估计也将产生一些潜在的改变，此外苔质的润燥度不等，其彩度及光强度也可能有一定变化；舌质的硬、软、震颤、歪斜及缩短等由于与探测装置难以满意结合，检测时受到一定限制，也有待于进一步改进。

二、涩脉的 DOPPLER 脉搏图改变

涩脉是诊断血瘀证的重要体征，并已列入血瘀证诊断的主要依据。由于临床难以掌握，系统研究不多，对涩脉的客观重要性国外尚有疑义。有鉴于此，我们在以压力脉搏图描记出涩脉脉搏图特征的基础上，再以 DOPPLER 超声测定寸口脉的血流量、血流速度及寸口脉管腔内径改变，并同步测定患者舌分光定量，取其紫光定量（表述诊断血瘀证无疑义的紫黯舌）与上述多变量进行相关分析，以冀为涩脉的客观表述及血瘀证诊断提供一定参数。

选用 DOPPLER 脉搏图：用日本 HAYASHI 公司 QFM-1000 型超声血流测定装置，以 DOPPLER 和示波跟踪法，测定搏动中桡动脉的口径 D（mm），该机具有 0.5mm 分辨力，同时可以经内装计算机测出血流量、血流速度，并同步输出，数据显示最大值、最小值及平均值，并自动打印描记图形。

具体观察时，除涩脉观察组外，另选正常人对照组及涩脉的对应脉象——滑脉组，具体方法如下：

选择涩脉患者 30 名为涩脉组，滑脉孕妇 35 名为滑脉组，35 名正常人为对照组。直接测定寸口脉内径，客观证实涩脉为（2.68±0.09）mm，较正常人（3.66±0.09）mm 明显变

小，形象表达涩脉较正常人寸口变细。其次，寸口脉血流速度涩脉组为（7.34±0.63）cm/s，正常人组为（13.10±0.69）cm/s，涩脉组明显减小，具体说明了涩脉组较正常人迟，我们理解涩脉的迟主要是脉搏动势的迟。涩脉组寸口脉血流量为（0.40±0.03）ml/s，较正常人（1.17±0.06）ml/s显著减少，提示寸口脉血流量的相对不足，以致短散无根，难以满布，从一个侧面可以初步说明涩脉的"短散无根，涣散不收"的特点。

滑脉作为涩脉的对应脉，脉搏形态特征理应与涩脉相反。结果证实，滑脉DOPPLER血流改变恰与涩脉相反，其血流速度较正常人加快［（16.35±0.06）/（12.35±0.60）cm/s］，血流量较正常人有所增加［（0.81±0.05）/（0.70±0.06）ml/s］。

紫黯舌在血瘀证诊断中的地位，已无明显争议，我们将涩脉组舌分光定量与正常人舌分光定量比较，证实其紫光、蓝光定量涩脉患者明显增加，红光明显减少，说明其涩脉与紫黯舌的存在有平行关系。进一步将涩脉组舌分光定量与其寸口脉DOPPLER脉图各参数做相关分析，也发现涩脉患者舌紫光定量与其同步的寸口脉流量、流速及寸口脉管腔内径呈负相关，前两者相关系数（R）分别为0.26、0.28（P均<0.05），提示涩脉多与紫黯舌并见，临床相互参照更利于血瘀证的诊断。

三、瘀血腹证的表浅血流及红外热图像改变

作为血瘀证诊断的重要依据，瘀血腹诊已广泛用于临床，并为国内外学者所重视，但对其客观定量检测研究尚未见系统报道。我们采用红外热图像仪及表浅血流量仪对瘀血腹证的腹部温度及表浅血流量进行了初步观察。

腹部表浅血流量测定：采用中日友好医院临床医学研究所根据温差电动势原理研制的DM80-b型表浅血流量仪，测定腹

部表浅血流量。受试者取安静卧位，腹部暴露放松，室温控制在 22~23℃，将 415mm² 圆形探头置于腹部（相当于关元穴部位）及左右髂部（相当于水道穴部位），分别记录放置后 1 分 30 秒至 1 分 50 秒每 5 秒 1 次的温差电动势变化，取其 5 次的温差电动势均值，并用产生相同温差电动势变化的模型水流量（ml/s）表示血流量。

选有瘀血腹证者 31 例为瘀血腹证组，健康人 25 例为正常人组。两组腹部表浅血流量测定结果表明：瘀血腹证组下腹部、右髂部、左髂部的表浅血流量均较正常人组减少。经统计学处理，瘀血腹证组的下腹部和右髂部的表浅血流量较正常人组减少，有显著统计学差异（$P<0.01$）。

腹部温度测定：采用日本 San-ei 6 T66 型红外热图像仪，利用红外热成像技术测试腹部温度，室温恒定在 22~23℃，受试者取安静立位，腹部放松，暴露 15~20 分钟，在 0.5m 距离处摄查腹部热象图，热图像仪中心温度 31.5℃，首先探寻低温区部位，并定点测其温度及摄像记录。

用红外热图像仪同步测定瘀血腹证组 15 例、正常人组 12 例的腹部温度。结果表明，观察组腹部最低温度为（29.82±0.21）℃（均值±标准误，下同），正常人组腹部最低温度为（31.4±0.26）℃，两组比较，有极显著性差异（$P<0.01$）。分析腹部低温区出现的部位，观察组腹温最低部位多出现在下腹部，其余依次为右髂部、左髂部；正常人组腹部低温区多出现在右髂部，其次为下腹部。

根据临床瘀血腹证病人水道穴压痛率高的特点，选择两侧水道穴及关元穴为表浅血流探察点。结果表明，瘀血腹证组血流量均较正常人组减少，经统计学处理，关元穴和右侧水道穴所测表浅血流量，两组间有极显著性差异。红外热图像仪同步观察腹温情况表明，瘀血腹证病人腹温明显减低，同文献报道相同，与正常人组比较，腹温最低值差别有极显著意义；瘀血腹证病人好发低温区的部位是下腹部，次为两髂部。腹部低温区的产生，与腹部表浅血流量降减、热量供给不足有很大关系。因此可以认为，血瘀导致腹部血流量减少，是瘀血腹证产生的机制之一。

表浅血流量仪、红外热图像仪均可用以整体、连续、无创伤、动态摄取信息，其所测数据虽来自体表，但能反映内在变化，亦即中医理论所提示"有诸内，必形于外"。经用以上两种仪器所得小样本观察结果表明，该方法能一定程度反映瘀血腹证患者的病情轻重，为瘀血腹证的诊断提供有益的定量参考。

第三节 血瘀证的辨证方法

血瘀证辨证方法较多，从临床实用出发，现以血瘀证的寒热性质、邪正盛衰、起病缓急、先天与后天、有形与无形、病位深浅、脏腑属性归纳如下：

一、血瘀证的寒热性质

1. **寒凝血瘀证** 有明显感受外寒，过饮生冷或素体阳虚的病史。症见面色淡黯，手足厥冷，畏寒喜热，疼痛虽如锥如刺，但得温则减，逢寒则加甚，小便清长，大便稀溏，舌淡黯或见瘀斑、苔白滑，脉细迟或涩。

2. **热结血瘀证** 有感受湿热之邪，久食辛辣燥热，或素体阳盛之病史。症见发热，喜冷恶热，面红目赤，口燥而渴，心烦不安，小便短赤，大便干结，热邪迫血妄行可见各种出血、血色紫黯，舌紫绛、苔黄燥，脉数等。

二、血瘀证的邪正盛衰

1. **气滞血瘀证** 有情志郁结，用力努伤，动作闪挫，气机不畅等病史。症见精神抑郁易怒，闷胀、疼痛，以胁痛、少腹痛多见，胀痛而兼如刺如锥，并时轻时重，且每于嗳气或矢气后宽松，其疼痛与情绪有关，脉弦兼涩，舌薄黄或舌质紫黯。中国中医科学院以中医理论为指导，给大白鼠带枷装置1周，复制出"慢性恼怒致血瘀"病理模型；以电刺激或类尾刺激引发大鼠打斗复制出"怒伤肝致血瘀"病理模型，血液流变学10项指标表明，全血黏度、血浆黏度、血浆比黏度、热沉钙蛋白含量显著增高，扩大型血小板数量明显增多，血小板聚集率增高，血液存在着明显的高黏、稠、凝、聚的倾向，其血小板超微结构观察，丧失其光滑流线型，变为锥状体、卷曲状或树枝状，同时发生黏附聚集，与肝郁气滞血瘀证患者血小板形态改变完全一致。

2. 气虚血瘀证　常见于年老体弱及慢性消耗性疾病（如肿瘤）患者，症见呼吸气短，语声低微，疲倦乏力，心悸自汗，脱肛，子宫脱垂，纳呆便溏，苔薄白舌质淡黯，脉虚涩无力。"心主血脉"，心气虚弱，无力鼓动血运，往往多见气虚血瘀证。20世纪80年代初我们首先以心机图（mechanocardiography）无创性检查方法，应用心脏收缩时期（systolic time intervale，STI）及心搏图（apexcardiography，ACG）对76例冠心病心绞痛辨证为气虚血瘀证的患者进行了调查测定，与正常人比较，结果总电机械收缩期（QS_2）、射血前期（PEP）、等容收缩时间（ICT）、等容舒张时间（IRP）、缓慢充盈期（SF）、快速充盈期（RF）较正常人延长，左室射血时间（LVET）缩短，PEP/LVET、SF/RF比值较正常人增大，而LVET/ICT减小，提示左心室舒张末期压力增高，心室收缩力减弱，心搏量及心排出量降低，左心室功能减退。同时我们又观察了一组心肌梗死辨证为心气虚瘀血证的患者，其左室心功能减退更为显著。这与血栓阻塞伴严重心肌缺血引起某一部位心肌急性坏死，导致心肌收缩力、运动协调性、顺应性、每搏量、心排出量等更显著的血流动力学改变有关。此后，我们对气虚血瘀证患者的左心室功能进行了较全面的调查分析，为除外影响心功能分析的生理变异等系统误差，对经中医辨证审察、西医体检，以及心电图、X线胸透等实验检查均正常的200例健康人进行左心室功能测定，分析了年龄、性别、心率、前后负荷等影响因素，并稳定了本实验室的控制、校正方法后，对154例患者，西医诊断涉及4个系统、11个病种，如循环系统疾患（冠心病心绞痛、急性心肌梗死、原发性心肌病、风湿性心脏病、肺源性心脏病）、呼吸系统疾患（慢性支气管炎肺气肿、支气管肺癌）、消化系统疾患（慢性萎缩性胃炎、十二指肠溃疡）、泌尿系统疾患（慢性肾炎、肾病综合征），其中辨证为气虚血瘀者104例，脾气虚者27例，肾气虚者23例。结果气虚血瘀者较正常人LVET缩短，PEP、ICT、IRP延长，以及LVET/ICT减小，PEP/LVET、a%增大，气虚血瘀者临床症状越显著越严重，上述改变也相应明显，有平行相关关系，说明上述指标在对"气虚血瘀"表述上除有定性意义外，尚有定量意义。此外，PEP延长、PEP/LVET比值增大还与脾气虚、肾气虚者有显著性差异，可为气虚血瘀提供辨证参数。此后，国内不同地区，以同样检测方法可以重复出上述结果。基于上述研究，我们为了直接显示心肌的运动状态、结构改变，应用超声心动对心气虚患者左室心功能进行了观察，发现STI上述改变，同时显示心搏出量（SV）、心排出量（CO）、CI均较正常人减少，还有活动平板负荷试验也提示气虚血瘀证者运动总时间、次极量运动中所述最大心率较正常人减少。在上述左室心功能参数采集、处理上，我们先以ATAC-450计算机"中心触发平均程度"，以自身心电R波触发、叠加，以得到同步完整的心电、心音、颈动脉搏动，心尖搏动图，并自动处理打印，与常规图形直接计算法相比减少了系统误差和主观误差，提高了实验数据的准确度和精确度，但当时仍是以计算机"脱机"方式进行还需借助记录装置，为此我们又与南京大学医学院生理教研室合作，再应用心功能 DZ-Y 软件程序，经 A/D 转换输入讯号直接入机，以上述软件程序，一步完成自动分析，描图、打印，使精确度及效率又提高了一步。

近年来，现代医学临床发现，许多心脏病在早期收缩功能尚属正常范围，而舒张功能已有所改变，实验研究也证明心脏的收缩储备，明显大于舒张功能，故单以心脏收缩功能说明气虚血瘀，当然有一定片面性，而气虚血瘀者舒张功能也应有所改变。为了对气虚血瘀左室心功能全面表述，我们在首先应用 ACG 观察气虚血瘀证的 IRP（等容缩张期）、RF（快速充盈期）、SF（缓慢充盈期）、a/H（ACG 的 a 波垂直高度占收缩波高度的百分数）的基础上，又使用 DZ-Y 软件，对心气虚证患者微分阻抗等检测进行了分析，舒张时间振幅指数（DA-TI）、总舒张时间指数（TARTI）均显示异常，并且结合上述 ACG 参数，比较同步描记的 STI 参数，异常率高且显著，提示左心室舒张功能指标较左心室收缩指标对气虚血瘀的表达更为敏感，两者结合更为全面。说明了心气虚弱、无力掣动血运，而致气虚血瘀的病理基础。

3. 血虚（阴虚）血瘀证 常有失血过多，过度劳伤，脾肾虚弱，生化少源病史。《金匮要略》曰："五劳虚极羸瘦，腹满不能饮食，食伤、忧伤、饮伤、房室伤、饥伤、劳伤、经络营卫气伤，内有干血，肌肤甲错，两目黯黑，缓中补虚，大黄䗪虫丸主之。"血虚血瘀证症见面色苍白少华或萎黄、两目黯黑，心悸失眠、头晕眼花，五心烦热，口干盗汗，手足麻木，苔薄舌淡或尖红，或淡黯，脉细数无力。

三、血瘀证的起病缓急

1. 急性血瘀证 按血瘀证起病骤缓可分为急、慢性血瘀证。一般发病 1 个月内的血瘀证可定为急性血瘀证。以往有关文献强调"新病在气，久病入血"或"久病多瘀"，但临床并不尽然，如许多出血性疾病突然而致血瘀证，外伤及大手术所致血瘀，暴怒而引发的中风，均起病骤急，应分清血瘀证的性质，急则治标。

2. 慢性血瘀证　临床一般以病程达半年以上的血瘀证，称为慢性血瘀证。《素问·痹论》指出："病久入深，营卫之行涩，经络失疏故不通。"王清任《医林改错》曰："久病入络为瘀。"叶天士《临证指南医案》曰："大凡经主气、络主血，久病血瘀。"这些都提示多种慢性病，病程久远，多在某种程度上兼有血瘀，即所谓"久病多瘀"，故临床治疗疑难病、慢性病时，适当考虑慢性血瘀证的存在，可能会有所裨益。

四、血瘀证的病位深浅及其他

按瘀血部位深浅、上下及所在脏腑又可分为：上窍血瘀证、血府血瘀证、膈下血瘀证、少腹血瘀证、会厌血瘀证、肢体血瘀证；也有按上、中、下三焦分列不同血瘀证；还有因"心主血脉"，"脾统血"，"肝藏血，主疏泄"，"肺朝百脉"，"肾主温煦"的不同，将血瘀证分属不同脏腑，应予以更详细辨析。此外，血瘀证又可依其症状、体征分为有形血瘀证及无形血瘀证，前者如肿瘤，癥瘕、积聚，实质脏器的肿大，组织增生等。除通过查体发现之外，利用现代检测手段，延伸了我们的感官，许多古人认为"无形瘀血"，实质上也可视为现在的"有形瘀血"。当然作为血瘀证这一中医独特理论，无形血瘀证在临床更为多见，其实用性也更为广泛，如许多功能性疾病等。其他还如血瘀常与风邪痰湿相持为患也须加以注意。

其他血瘀证辨证方法还有如先天性血瘀证及后天性血瘀证。后天性血瘀证多指前述各种血瘀证，先天性血瘀证指许多先天性疾病"血失常度"而言，如先天性心脏病、其他血管畸形而临床表现明显血瘀证者。也有从体质学角度，先天即为瘀血证体质，即便无明显自觉症状，但其舌、脉体质均以血瘀证特征较明显，一旦发病多为血瘀证，故有"瘀血未病学"说法。

第四节 血瘀证的现代分类

根据中医传统思维及临床所见血瘀证之兼见气虚、气滞、血虚、痰阻和偏寒、偏热等情况，可有不同的中医分型。结合现代医学宏观及微观检查所见，由于血瘀证常与病程长短、病因、病程急慢性和损伤或手术等不同因素有关，因此可以将血瘀证分为急性血瘀证、慢性血瘀证和前血瘀证（亦有人称潜在血瘀证。指临床症状尚未出现血瘀证的表现，但血液流变学检查中发现有异常）。从生物流变学角度分析，又有血液流变学方面的各种异常表现，而这些异常表现，又常常可以明显地看出大体上有两种主要趋势。

所有血瘀证的病人，从宏观血液流变学上看，可能表现有血液黏度的高低之分，血浆黏度的高低之分，红细胞沉降率的快慢之分，血管壁应力和微血管的张弛之分等。从微观血液流变学上看，可有红细胞聚集性的大小之分，红细胞变形能力的大小之分，红细胞与血小板的电荷水平不同之分，白细胞流变性包括白细胞性状、黏附性、变形性等的不同之分，更有血小板黏附性及聚集性的大小之分等等。除了这些细胞流变学所见外，尚可观察到血浆蛋白水平的不同含量，凝血因子的不同水平，细胞膜功能的不同，血液中不同神经介质的影响的不同，免疫因子状态的不同水平等等因素。以上这种截然不同的改变，或部分病种在不同病程时期的交织所见，从临床治疗学上考虑，可试将血瘀证从现代医学概念的结合上分成血瘀证Ⅰ型和Ⅱ型。

血瘀证Ⅰ型：大多数血瘀证临床可归属于这一类型，可存在一种或多种血液高黏、高凝、高纤维蛋白原血症，高血栓素水平，或高血管反应性和血栓栓塞性疾病等倾向。如全血和（或）血浆黏度增高，红、白细胞黏附、聚集性升高，血小板黏附、聚集性增高，血液纤维蛋白水平增高，红细胞（白细胞）变形能力减弱，微循环功能处于痉挛或瘀滞等状态。这一类型可包括最典型的真性红细胞增多症，以及急慢性肺源性心脏病，充血性心力衰竭，先天性心脏病，高原反应和高山病，脑梗死，心肌梗死，周围血管疾病，休克，高脂血症，烧伤，创伤，脱水，增龄性改变，急性弥漫性血管内凝血，甲状腺功能亢进症，视网膜静脉阻塞，妊娠，妇女经期，系统性红斑狼疮，急性呼吸窘迫综合征及部分感染等。

血瘀证Ⅱ型：少部分血瘀证临床属于这一类型，血黏度偏低，血细胞比容偏低，或血小板总数/聚集力偏低，血浆蛋白等有形成分不足，凝血功能的某一环节不良等。如失血性疾病，贫血，晚期肿瘤，尿毒症，肝硬化腹水，部分感染性疾病，部分手术及创伤者，部分白血病，酒精中毒，部分月经病。

以上为对血瘀证两大类型的初步分类探索，少数病种可有交叉。但此种分类方法可能有利于与中医辨证分型的进一步沟通和结合，有利于筛选有效方药，研究病机。

第五节　血瘀证的各类兼证

血瘀证是一个表现于多系统、分布全身的中医临床证型，不同疾病或不同部位的血瘀证其主要临床表现相差很大。而且在临床实际中，单纯血瘀证比较少见，大部分表现为不同兼证类型，也就是说，多数情况下血瘀证与某些证候合并出现或互为因果。目前使用的血瘀证相关标准中也未给出兼证的诊断及治疗标准。

值得注意的是，既然是血瘀证兼证或称作类型，首先必须符合血瘀证的诊断，在此基础上，来区分不同兼证，以指导临床诊治。

一、气虚血瘀证

临床表现：神疲乏力，气短，少气懒言，汗出，舌质淡黯，苔薄白，舌体胖大有齿痕，脉细，脉结代。

二、血虚血瘀证

临床表现：口唇、指甲、黏膜颜色淡白，面色萎黄无华，头晕，心悸，失眠，舌淡，脉细，脉数。

三、气滞血瘀证

临床表现：胸胁、脘腹胀闷或疼痛，乳房胀痛，小腹胀痛、刺痛，心烦易怒，舌黯，舌质黯红，脉弦。

四、寒凝血瘀证

临床表现：畏寒肢冷，四肢厥冷，遇冷加重，面色苍白，舌淡黯，苔白，脉沉，脉紧，脉迟，脉弦。

五、痰浊血瘀证

临床表现：痰涎，胸脘满闷，眩晕，嗜睡，舌黯，苔白腻，脉短滑、脉弦、脉沉滑。

六、热毒血瘀证

临床表现：发热，尿黄赤，口臭、口苦、口干，便秘，舌黯红，苔黄厚，苔腻，苔薄黄，脉数，脉滑。

七、阴虚血瘀证

临床表现：口舌干燥，口渴喜饮，五心烦热，盗汗，大便干结，舌红少津，脉细数。

八、阳虚血瘀证

临床表现：畏寒肢冷或蜷卧，面色苍白，小便清长或不利，舌淡，脉沉迟或结代。

（杜金行　史载祥　陈可冀　马晓昌）

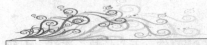

第四章 血瘀证诊断标准及定量诊断

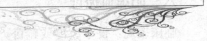

第一节 血瘀证诊断研究概况

血瘀证作为中医的证由来已久，并创立了相应的活血化瘀治法，限于历史当时的水平，血瘀证的诊断只注重了临床症状及某些体征。在1982年中国中西医结合学会活血化瘀专业委员会成立及同时召开的全国第一次活血化瘀学术会议上，与会专家首先确立了血瘀证的诊断试行标准，又称为1982年标准，该标准侧重于临床症状及体征。1986年召开的第二次全国活血化瘀研究学术会议对1982年标准进行了修订，在诊断主要依据中补充了舌下静脉曲张、月经异常、腹水、面唇齿龈及眼周紫黑等，同时对其他依据部分也进行了归纳，将实验室依据单独列出，该标准更为客观，根据当时研究情况，强调了某些实验室理化指标的重要性，为血瘀证领域临床及实验研究提供了较为实用的、相对统一的指标。1988年血瘀证研究国际会议制订的血瘀证诊断参考标准，增加了瘀血腹诊等内容，但仍以临床症状和体征为主，中医特色明显，临床实用性比较强。根据各标准颁布以来引文情况调查，截至2009年12月底，利用CNKI中国引文数据库及CNKI全文数据库查询，在所有275篇引用文献中，1986年及1988年的标准分别被引达到37.8%、35.6%，使用最为广泛，有力地推动了血瘀证及活血化瘀研究的发展。

其后，在上述综合定性诊断标准基础上，针对血瘀证的定量诊断标准研究也取得了一定成绩，如陈可冀、王阶等利用电子计算机及多元线性逐步回归方法，对临床症状、体征和血液流变学指标的变化进行分析，对原有项目进行了细化，提出了血瘀证各因素的计分标准，使血瘀证各诊断指标得以量化，可以区别血瘀的有无及轻重程度，根据查询，该计分标准，也较多被引用，约占上述文献标准引用的 21.4%。日本富山医科药科大学和汉医药学综合研究所寺泽捷年 1983 年的血瘀证量化诊断标准，认为自觉症状对血瘀证诊断帮助不大，根据男女性别制定了不同的标准并进行了量化赋分，以体征为主且较多纳入了瘀血腹诊的内容，强调了体征的诊断意义，对于在标准中是否应该加入自觉症状，在日本也尚存争议。

此外，随着近年来检测技术的进步，对血瘀证客观化指标的研究也在不断深入，实验室指标不断丰富，如利用功能性 MRI 及近红外线光谱仪观察脑功能、脑循环血瘀证的研究；基于高谱成像技术对舌诊的研究；结合血液理化指标诊断血瘀证的研究以及血瘀证目征的研究等等。但是较早就有报告，采用临床流行病学方法对血瘀证 3 个宏观指标（症状、舌象、脉象）的研究文献进行了评价，结果表明研究文献所得出的结论与其采用诊断标准中的症状指标不完全符合，并且采用同一诊断标准的研究文献所得出的结论也不完全相符，因而认为目前使用的血瘀证综合诊断标准存在不足。因此自 2005 年开始，历届全国或国际血瘀证及活血化瘀研究学术大会都对此进行了重点讨论，认为上述标准使用已近 30 年，难以充分反映血瘀证及活血化瘀研究的最新成果，而且指标内容欠规范，某些症状、体征重叠，条目欠清晰，缺少血瘀证兼证（类型）诊断标准等。

2010 年 5 月活血化瘀专业委员会获得国家中医药管理局中西医结合标准化项目资助，通过文献统计、德尔菲问卷调查、专家论证等方法，制定了"血瘀证中西医结合诊疗共识"，项目修制定了血瘀证诊断新标准（2010 版试行）、血瘀证兼证诊疗标准、血瘀证中西医结合治疗原则，在新标准中增加了一些新的理化指标，如近年研究较多的内皮素（ET）、一氧化氮（NO）等，弥补了旧标准难以反映近年研究成果的不足和缺乏兼证诊疗标准的情况，得到了活血化瘀专业委员会全国委员们的好评，已上交国家中医药管理局，期待推广使用。

在中医临床上，血瘀证作为一个中医临床证型，可表现、分布于全身多个系统，不同疾病间主要临床表现相差很大。因而血瘀证是个比较笼统的证候名称，上述综合诊断标准，包括兼证诊疗标准仍然相当宽泛，要形成适合临床及基础研究的细化、量化的诊疗和疗效判定标准，必须纵向与横向结合，根据不同疾病，建立病证结合、临床表现与理化指标相结合的诊断与疗效评价的定性、定量标准。可喜的是，目前已经有了一些病证结合标准，如慢性肝病血瘀证诊断标准、小儿科疾病血瘀证诊断标准、日本皮肤科血瘀证诊断标准、冠心病血瘀证诊断标准等。但这些标准均尚属初步，仍需中医、中西医结合各疾病专业委员会进一步深入探讨。

第二节 血瘀证综合诊断标准

血瘀证诊断试行标准（第一次全国活血化瘀学术会议议定，1982.12，上海）

一、主要依据

1. 舌质瘀紫或舌体有瘀斑、瘀点。

2. 脉涩，或结、代，或无脉。

3. 固定性刺痛或绞痛，并拒按。

4. 病理性肿块，包括内脏肿大、新生物、炎性或非炎性包块、组织增生病变。

5. 血管异常，包括舌下或其他部位静脉曲张，毛细血管扩张，血管痉挛，唇及肢端紫绀，血管阻塞。

6. 出血及各种出血后引起的瘀血、黑粪、皮下瘀斑等。

有上述 2 条可以诊断为血瘀证。

二、其他依据

1. 皮肤粗糙、肥厚、鳞屑增多。

2. 月经紊乱。

3. 肢体麻木或偏瘫。

4. 精神狂躁或健忘，周期性精神异常。

5. 腹水。

实验室依据：有微循环障碍、血液流变学异常、血流动力学障碍、血小板聚集性增高、脑血管造影或电子计算机断层扫描示有血管栓塞、超微结构有血瘀表现等。有其他依据 1 条并有实验室依据证实，可以诊断为血瘀证。

三、虽无上述依据，但根据病史或原发疾病与血瘀有关者，可予以考虑。此外，某些疾病经活血化瘀治疗有效者，也可考虑为血瘀证。

血瘀证诊断标准（第二次全国活血化瘀研究学术会议修订，1986.11，广州）

一、主要依据

1. 舌紫黯或舌体瘀斑、瘀点，舌下静脉曲张瘀血。

2. 固定性疼痛或绞痛，或腹痛拒按。

3. 病理性肿块，包括内脏肿大、新生物、炎性或非炎性包块、组织增生。

4. 血管异常，人体各部位的静脉曲张，毛细血管扩张，血管痉挛，唇及肢端紫绀，血栓形成，血管阻塞。

5. 血不循经而停滞及出血后引起的瘀血、黑粪、皮下瘀

35

斑等，或血性腹水。

6. 月经紊乱、经期腹痛、色黑有瘀块、少腹急结等。

7. 面部、唇、齿龈及眼周紫黑者。

8. 脉涩，或结代，或无脉。

二、其他依据

1. 肌肤甲错（皮肤粗糙、肥厚、鳞屑增多）。

2. 肢体麻木或偏瘫。

3. 精神狂躁。

4. 腭黏膜征阳性（血管曲张，色调紫黯）。

三、实验室依据

1. 微循环障碍。

2. 血液流变学异常。

3. 血液凝固性增高或纤溶性降低。

4. 血小板聚集性增高或释放功能亢进。

5. 血流动力学障碍。

6. 病理切片示有瘀血表现等。

7. 特异性新技术显示血管阻塞。

四、判断标准（凡符合以下条件者可诊断为血瘀证）

1. 具有以上主要依据 2 项以上。

2. 具有主要依据 1 项，加实验室依据 2 项或其他依据 2 项。

3. 具有其他依据 2 项以上，加实验室依据 1 项。

说明：临床血瘀证常有兼证，如气虚血瘀、气滞血瘀、痰阻血瘀或寒凝血瘀等，临床可依据中医理论及其他有关标准进行辨证，作出兼证诊断。

血瘀证诊断参考标准（血瘀证研究国际会议，1988.10，北京）

1. 舌质紫黯或有瘀斑瘀点。
2. 典型脉涩或无脉。
3. 痛有定处（或久痛、锥刺性痛或痛不喜按）。
4. 瘀血腹证。
5. 癥积。
6. 离经之血。
7. 皮肤黏膜瘀斑，脉络异常。
8. 痛经伴色黑有血块或闭经。
9. 肌肤甲错。
10. 偏瘫麻木。
11. 瘀血狂躁。
12. 理化检查具有血液循环瘀滞表现。

血瘀证诊断标准（新 12 条）[中国中西医结合学会活血化瘀专业委员会制修订，2010，北京]

1. 舌质紫黯或舌体瘀斑、瘀点，舌下静脉曲张瘀血。
2. 面部、唇、齿龈及眼周紫黑者。
3. 肌肤甲错（皮肤粗糙、肥厚、鳞屑增多），不同部位的静脉曲张，毛细血管扩张。
4. 固定性疼痛或刺痛、绞痛。
5. 出血后引起的瘀血、黑粪、皮下瘀斑，或空腔脏器的积血和积液。
6. 月经紊乱、痛经，色黑有块。
7. 肢体麻木或偏瘫。
8. 精神、神志异常。
9. 脉涩或结代，或无脉。
10. 腹部抵抗感或压痛等腹诊阳性者。

11. 脏器肿大、新生物、炎性或非炎性包块、组织增生。

12. 影像学显示血管狭窄、闭塞或血流阻滞；抑或血小板聚集性或血液流变性等理化指标异常提示循环瘀滞。

凡具有上述依据 2 项以上（包括 2 项）者，可以诊断为血瘀证。

国际瘀血标准试行方案（小川新，日本第五届瘀血研究会，1989）

一、必备项目

瘀血腹证。

二、一般项目

1. 皮肤　甲错、粗糙、色素异常（包括颜面及全身皮肤）。

2. 舌　黯紫色。

3. 固定性疼痛（心、肺、肝、肾、脑、腰、臀、背、四肢）。

4. 病理性肿块　包括内脏肿大、新生物、炎性或非炎性包块、组织增生性病变。

5. 血管异常

（1）舌下、下肢、腹壁静脉曲张。

（2）毛细血管扩张（细络、手掌红斑）。

（3）唇及肢端变绀。

（4）血管阻塞。

（5）手足（少阴）脉象：涩、弦、结、无脉。

6. 出血倾向，出血后引起的瘀血（包括外伤后瘀血）。

7. 月经紊乱（女），排尿异常（男）。

8. 肢体麻木或偏瘫。

9. 精神狂躁或健忘，自主神经失调症。

10. 精神异常，包括郁病和癫痫。

11. 口干、手足烦热。

三、实验室检查

1. 微循环障碍。

2. 血液流变学异常。

3. 血液凝集性增高。

4. 血液黏度　β-血小板球蛋白值增高。

5. 脑及心血管造影、CT、心肌闪烁扫描示有血管栓塞。

6. 骨盆腰椎的 X 线异常所见。

说明：

1. 瘀血腹证是必备所见。

2. 在一般项目 11 项中，如果具备 1 项以上，就可以进一步确认为瘀血。

3. 在未病阶段，常常只有腹证。

4. 实验室检查最早出现异常的是骨盆 X 线。

5. 其他检查的异常，虽然在本病的早期不出现，但在瘀血导致的特定性疾病之前易出现，这些有助于瘀血所致疾病的过程观察。

6. 手部涩脉，有时在其他情况也可出现，因而其客观性不强，有时瘀血也表现为芤脉。足部后胫骨动脉的沉、涩、弱、伏、无脉，多与瘀血腹证相一致，因此应检查足少阴脉。

7. 瘀血时不仅出现女性月经异常，男性也会出现排尿异常等前列腺疾病。

8. 皮肤异常不仅出现在颜面部，也可出现在全身体表各个地方。

9. 本方案中未列入中国瘀血证诊断标准的腹水，因它是瘀血的结果，如果将此列入，有可能无限制地扩大诊断项目。

第三节 血瘀证定量（记分）诊断标准

一、日本寺泽氏血瘀证诊断标准

寺泽捷年采用多变量分析方法，对血瘀证患者的自觉症状和体征进行了多重回归分析、主成分分析及判别回归分析。结果认为自觉症状对瘀血诊断帮助不大，而体征对诊断瘀血证有重要意义，诊断瘀血证重要体征方面在男女中间也略有区别。提出了瘀血证的评分标准来判断有无瘀血及瘀血的程度（表1）。（寺泽捷年，科技省研究班，1983年，并经1988年日本富山日中瘀血-活血化瘀讨论会讨论）

表 1 寺泽氏瘀血证诊断标准

项 目	男	女	项 目	男	女
眼圈着色	10	10	左脐旁压痛抵抗感	5	5
颜面黑色	2	2	右脐旁压痛抵抗感	10	10
肌肤甲错	2	5	正中脐旁压痛抵抗感	5	5
口唇黯红	2	5	回盲部压痛抵抗感	5	5
齿龈黯红	10	5	乙状结肠部压痛抵抗感	5	5
舌质紫黯	10	5	季肋部压痛抵抗感	5	5
细络	5	5	痔疾患	10	5
皮下出血	2	10	月经障碍		10
手掌红斑	2	5			

注：判断标准：20分以下者为正常；21分以上为血瘀证；40分以上为重症血瘀证

寺泽氏血瘀证诊断标准的主要优点为方法简单，易于掌握应用，主要存在问题为过分重视腹证的诊断作用，指标比较少。

二、陈可冀、王阶的血瘀证记分标准

采用电子计算机及多元逐步回归方法，对 202 例血瘀证的临床症状、体征和血液流变学检查指标的变化作了定量分析。根据回归结果和国内外资料，提出了血瘀证积分标准（表2）。（王阶，陈可冀等，中西医结合杂志，1988 年第 8 卷第 10 期，并经 1988 年日本富山日中瘀血-活血化瘀讨论会讨论）

表2　定量血瘀证诊断标准积分表

表现	评分	表现	评分
舌质紫黯	（轻）8	手术史	5
	（重）10	腭黏膜征阳性	（轻）4
少腹部抵抗压痛	（轻）8		（重）5
	（重）10	肢体偏瘫	（轻）5
脉涩	10		（重）7
黑便	10	精神异常	（烦躁）4
病理性肿块	10		（狂躁）8
舌下静脉曲张	（轻）8	皮肤粗糙	（轻）4
	（重）10		（重）5
脉结代	8	全血黏度升高	10
无脉	10	血浆黏度升高	5
腹壁静脉曲张	10	体外血栓干重增加	10
皮下瘀血斑	（轻）8	体外血栓湿重增加	8
	（重）10	血小板聚集性增高	10
月经色黑有块	（轻）8	血栓弹力图异常	10
	（重）10	微循环障碍	10
持续心绞痛	10	血流动力学障碍	10
一般固定性疼痛	8	纤溶活性降低	10
口唇齿龈黯红	6	血小板释放功能亢进	10
细络	5	病理切片示血瘀	10
手足麻木	5	新技术显示血管阻塞	10

注：判断标准以 19 分以下为非血瘀证，20～49 分为轻度血瘀证，50 分以上为重度血瘀证。

该标准与日本寺泽氏瘀血证诊断标准比较，具有下列特点：①项目增加，日本的标准为 17 项，本文标准为 31 项。②症状、体征和理化检查指标同时纳入诊断标准，日本的诊断标准对症状、体征作了定量赋值，但未加入理化检查内容。本标准的全血黏度等指标均按照回归分析结果赋值，其他检查指标也按其性能和作用赋值，最后纳入诊断标准。与我国血瘀证诊断标准（1986）相比，特点为：①经过电子计算机和多因素统计处理，症状、体征和理化检查都以定量形式出现；②血液流变学检查指标得以具体化；③对诊断标准，亦从量上作了补充，较原标准为细；④原标准只有血瘀和非血瘀的区别，本标准通过得分的累积，可以明确诊断有无血瘀及轻重程度。

三、王阶、何庆勇的冠心病血瘀证定量记分标准

王阶、何庆勇等基于 481 例经冠脉造影证实的冠心病心绞痛病例资料，从病证结合的角度，研究制定了冠心病心绞痛血瘀证定量记分标准（表 3）。（王阶，何庆勇．病证结合中医证候学．中国医药科技出版社，2011：14-15）

表 3　冠心病心绞痛血瘀证定量记分标准（量表）

（王阶，何庆勇等，2008）

一级指标	二级指标	量化分
1. 胸痛（胸刺痛）	无	0
	轻度：有疼痛发作，但疼痛不重，一般可自行缓解	5
	中度：每天都发作，疼痛较重，需服药才能缓解	9
	重度：每天有多次发作，并且影响日常生活活动	14
2. 胸闷	无	0
	轻度：轻微胸闷	4

续表

一级指标	二级指标	量化分
	中度：胸闷明显，有时叹息样呼吸	7
	重度：胸闷如窒，叹息不止	11
3. 心悸	无	0
	轻度：偶尔发生，不适感轻微	2
	中度：时有发生，持续时间较长，不适感明显	4
	重度：经常发生，难以平静，甚则影响生活	6
4. 唇龈黯红	无	0
	有	8
5. 皮肤粗糙	无	0
	有	1
6. 舌紫黯	无	0
	轻度：舌质黯红	6
	重度：舌紫黯	10
7. 舌有瘀斑瘀点	无	0
	有	6
8. 舌下脉络曲张	无	0
	轻度：舌根部脉络曲张	5
	重度：舌根部脉络曲张超过舌下脉的1/2	8
9. 脉涩	无	0
	有	1
10. 冠脉病变	轻度（50%≤冠脉狭窄≤70%）	2
	中度（70%＜冠脉狭窄＜90%）	3
	重度（冠脉狭窄≥90%或左主干狭窄≥50%）	5
11. 低密度脂蛋白	正常	0
	升高	3
12. 血液流变学	正常	0
	异常	10

第四节 血瘀证及其类型诊断新标准

一、2010 年血瘀证诊断标准（新 12 条）（中国中西医结合学会活血化瘀专业委员会制修订，2010，北京）

1. 舌质紫黯或舌体瘀斑、瘀点，舌下静脉曲张瘀血。

2. 面部、唇、齿龈及眼周紫黑者。

3. 肌肤甲错（皮肤粗糙、肥厚、鳞屑增多），不同部位的静脉曲张，毛细血管扩张。

4. 固定性疼痛或刺痛、绞痛。

5. 出血后引起的瘀血、黑粪、皮下瘀斑，或空腔脏器的积血和积液。

6. 月经紊乱、痛经，色黑有块。

7. 肢体麻木或偏瘫。

8. 精神、神志异常。

9. 脉涩或结代，或无脉。

10. 腹部抵抗感或压痛等腹诊阳性者。

11. 脏器肿大、新生物、炎性或非炎性包块、组织增生。

12. 影像学显示血管狭窄、闭塞或血流阻滞；抑或血小板聚集性或血液流变性等理化指标异常提示循环瘀滞。

凡具有上述依据 2 项以上（包括 2 项）者，可以诊断为血瘀证。

［血瘀证新诊断标准制修订说明］

根据国家中医药管理局政策法规与监督司"关于制订中西医结合标准化项目通知"的要求，中国中西医结合学会委托活血化瘀专业委员会成立了专项课题小组，在以往血瘀证及活血化瘀 30 余年的研究成果基础上，结合德尔菲问卷调查，经过相关专家广泛讨论，制订了《血瘀证中西医结合诊疗指南》。

　　根据血瘀证及活血化瘀诊治研究的特点，本指南在制定上以客观、注重理据、广泛听取相关专家意见为基本要求，在诊断方面通过目前各标准的文献引用情况、问卷调查及相关专家论证情况，突出临床实用性、可操作性，确立了新的诊断标准，同时对近年一些新的、认识比较统一的检测指标进行了补充。在治疗方面通过文献和专家调查、专家论证等方法，确定了血瘀证常见类型及判定标准、中西医常用治疗方法、方剂等。本内容发表于 2011 年第 6 期《中国中西医结合杂志》上，并已上交国家中医药管理局，等待推广使用。

　　1. 在本指南制定过程中，课题组委托中国中医科学院信息研究所，利用 CNKI 中国引文数据库及 CNKI 全文数据库，查询了现有 5 个常见血瘀证诊断标准自颁布以来到 2009 年 12 月底的引用情况。

　　（1）血瘀证诊断试行标准（中国中西医结合研究会第一次全国活血化瘀学术会议，1982.10，上海）被引频次：10 次。

　　（2）血瘀证诊断标准（第二次全国活血化瘀研究学术会议修订，1986.11，广州）被引频次：104 次。

　　（3）国际血瘀诊断标准试行方案（小川新，1986，日本）被引频次：4 次。

　　（4）血瘀证诊断标准的研究（王阶，中国中西医结合杂志，1988，8（10）：585-589）被引频次：59 次。

　　（5）血瘀证诊断参考标准（血瘀证研究国际会议，1988.10，北京）被引频次：98 次。

　　根据上述查询结果，结合血瘀证及活血化瘀研究进展的实际情况，综合了文献引用较为广泛的 1986 年广州标准和 1988 年国际会议的诊断参考标准，并结合问卷调查及讨论结果，通过相关专家多次论证，制修订了更加注重临床实用性、可操作性、尽可能体现近年研究成果的上述标准。

　　2. 删除或修改了某些临床表现项目

(1) 1986 年标准中腭黏膜征阳性（血管曲张、色调紫黯）一项，临床实用性差，且与舌质紫黯、舌下静脉曲张、血管异常之内容有所重复，故予以删除。

(2) 血管异常一项与舌下静脉曲张、唇及齿龈和眼周紫黑，影像学检查一项重复，故进行了删减与合并。

(3) 固定性疼痛或绞痛，或腹痛拒按一项症状与体征混杂，而且刺痛也是瘀血的重要表现之一，故进行了补充并分为两项，且突出了腹诊的内容。

(4) 血不循经而停滞及出血后引起的瘀血、黑粪、皮下瘀斑或血性腹水一项，烦琐而且不单单是血性腹水为离经之血，因而进行了修正。

(5) 精神狂躁一项比较局限，比如难以包括抑郁或焦虑、血管性痴呆、自主神经功能紊乱等，因而修改为精神、神志异常。

3. 实验室依据

(1) 1986 年广州标准提出七项指标，其中病理切片有瘀血表现一项临床鲜有使用，故予以删除。

(2) 血液流变学研究始动了血瘀证与活血化瘀的客观化，多年来相关的临床报告与实验研究众多，但国内血液流变测量仪器繁多，方法欠规范，严重影响了结果的横向可比性，有关部门正在规范管理方面的工作，有望逐步改善上述不足。

(3) 血小板聚集性、黏附性以及凝血指标的异常与血瘀证的相关性则已普遍公认，故予以明确保留。

(4) 在 1986 年和 1988 年标准中均未明确影像学诊断指标，但近年来影像学检查日趋先进，很多研究证实其与血瘀证密切关联。如冠心病血瘀证患者证候积分与冠状动脉造影相关性结果分析，发现二者之间密切相关，提示冠脉造影的狭窄或闭塞可能成为血瘀证诊断指标之一；冠脉 CT 血管造影（CTA）显示冠状动脉血管病变支数越多，狭窄程度越重，血瘀证积分越大，血瘀证越重；另外，颈动脉超声、CTA、磁共振血管造影（MRA）、血管内超声检查也可能成为血瘀证影像学诊断指标之一。

（5）根据近年研究成果，在实验室依据方面，可以增加一氧化氮（NO）、内皮素（ET）水平及 NO/ET 作为血瘀证诊断参考指标之一。有研究指出，不同疾病的血瘀证患者，这些指标较健康对照组均有明显变化，提示血管本身的内分泌功能异常可能是血瘀证发病的病理基础之一；血瘀造模动物血浆 ET 含量明显升高，表明血管内皮细胞损伤与血瘀证有着密不可分的关系，因此认为血管内皮细胞的损伤是血瘀证形成的实质所在。上述结论在 3 级高血压血瘀证、糖尿病、冠心病、不稳定心绞痛、心脏 X 综合征、急性脑梗死血瘀证、慢性肾功能不全血瘀证、肺源性心脏病急性期、月经病寒凝血瘀证、胃脘痛血瘀证、肝硬化、非酒精性脂肪性肝病等疾病中均得到验证，可作为血瘀证诊断的参考指标，但尚有待大样本验证，故先拟为理化指标提示循环瘀滞，且与影像、血液流变学异常相参照。

综上所述，在本标准中将实验室依据概括为"影像学显示血管狭窄、闭塞或血流阻滞；抑或血小板聚集性或血液流变性等理化指标异常提示循环瘀滞"，突出了临床实用性。有关实验室指标定量相关研究，正在不同领域进行，尚待积累。

4. 依据对上述 12 项诊断条目的详细分析，可以涵盖 1986 年和 1988 年等标准内容，经专家论证不再区分主、次要依据，并确定具备上述指标 2 项以上（包括 2 项）者，可诊断为血瘀证。

5. 根据本指南的特点及血瘀证诊断研究实际情况，为突出临床可操作性，暂未提出定量诊断标准，这也正是将来工作的目标。

二、2010 年血瘀证类型（兼证）诊断标准（中国中西医结合学会活血化瘀专业委员会制订）

1. 气虚血瘀证

临床表现：神疲乏力，气短，少气懒言，汗出，舌质淡黯，苔薄白，舌体胖大有齿痕，脉细，脉结代。

2. 血虚血瘀证

临床表现：口唇、指甲、黏膜颜色淡白，面色萎黄无华，头晕，心悸，失眠，舌淡，脉细，脉数。

3. 气滞血瘀证

临床表现：胸胁、脘腹胀闷或疼痛，乳房胀痛，小腹胀痛、刺痛，心烦易怒，舌黯，舌质黯红，脉弦。

4. 寒凝血瘀证

临床表现：畏寒肢冷，四肢厥冷，遇冷加重，面色苍白，舌淡黯、苔白，脉沉，脉紧，脉迟，脉弦。

5. 痰浊血瘀证

临床表现：痰涎，胸脘满闷，眩晕，嗜睡，舌黯、苔白腻，脉短滑，脉弦，脉沉滑。

6. 热毒血瘀证

临床表现：发热，尿黄赤，口臭、口苦、口干，便秘，舌黯红，苔黄厚，苔腻，苔薄黄，脉数，脉滑。

［血瘀证类型（兼证）诊断标准制订说明］

临床实际中，血瘀证多与某些证候合并出现或互为因果，上述标准中仅仅给予说明但并未给出血瘀证分类型诊断标准。在制定本指南过程中，依托中国中医科学院信息研究所，首先对 1978 年初至 2009 年底发表于核心期刊（《中国核心期刊要目总揽·中国医学类期刊》北大 2008 年出版）中医、中药或中西医结合治疗血瘀证的临床报道、临床研究、综述进行了查询，结果共有文献 1275 篇，其中符合入选标准的文章 194 篇，然后将每篇文献按症状、方药等逐项录入 Excel 表进行统计。为提高结果的实用性，在文献统计的基础上，采用德尔菲调查问卷表，对活血化瘀专业委员会全国委员共 38 人进行了调查。根据上述调查结果，统计出现频次及积分，并结合《实用血瘀证学》（1999 年 10 月，人民卫生出版社，北京）、《中医诊断学》（2002 年 8 月，中国中医药出版社，北京）相关内容，通过专家论证，首先在明确血瘀证诊断基础上，确立了血瘀证分为六个中医类型，制定了中医类型诊疗标准。

（杜金行　史载祥）

主要参考文献

1. 血瘀证诊断试行标准 ［J］. 中国中西医结合杂志，1983，3（3）：封 2.
2. 中国中西医结合学会活血化瘀专业委员会. 血瘀证诊断标准 ［J］. 中国中西医结合杂志，1987，7（3）：129.
3. 血瘀证诊断参考标准 ［J］. 中西医结合杂志，1989，2（1）：7.
4. 王阶，陈可冀，翁维良，等. 血瘀证诊断标准的研究 ［J］. 中西医结合杂志，1988，8（10）：585-589.
5. 寺泽捷年. 瘀血病理的科学阐明 ［C］//中国中西医结合学会（CAIM）. 世界中西医结合大会论文摘要集. 北京：中国中西医结合学会（CAIM），1997：72.
6. 酒谷薫. 新诊断法——功能性 MRI 及近红外线光谱仪在活血化瘀研究方面的应用 ［C］//中国中西医结合学会活血化瘀专业委员会. 第五次全国中西医结合血瘀证及活血化瘀研究学术大会论文汇编. 北海：中国中西医结合学会活血化瘀专业委员会，2001：3.
7. 邸丹，周敏，秦鹏飞，等. 中医舌诊、面诊客观化研究进展 ［J］. 上海中医药杂志，2012（4）：89-92.
8. 丘瑞香，罗致强，朱雅宜，等. 冠心病血瘀证血液理化特性与中医证型相关性研究 ［J］. 中医杂志，2002，43（5）：378-379.
9. 李国贤，鄢毅，袁景珊，等. 血瘀证目征与血瘀证诊断标准的比较研究 ［J］. 中国中西医结合杂志，1995（8）：472-475.
10. 李先涛. 运用临床流行病学/DME 方法对"血瘀证宏观诊断标准"研究文献的评价 ［J］. 中医药通报，2003（2）：74-77.
11. 中国中西医结合学会活血化瘀专业委员会. 血瘀证中西医结合诊疗共识 ［J］. 中国中西医结合杂志，2011，31（6）：839-844.

12. 中国中西医结合学会消化系统疾病专业委员会．肝硬化临床诊断、中医辨证和疗效评定标准（试行方案）［J］．中国中西医结合杂志，1994（4）：237-238.

13. 时毓民．小儿脾虚、肾虚及血瘀证诊断标准（草案）［J］．上海中医药杂志，2000，34（2）：39.

14. 杜金行，李腾飞，史载祥．基于文献对血瘀证兼证诊断标准的研究［J］．中医杂志，2012，53（23）：2035-2037.

15. 张兰风，王阶．血瘀证的细胞学和分子学研究进展［J］．中国中医基础医学杂志，2003，9（1）：71-72.

16. 施赛珠，石志芸，陈剑秋，等．血瘀证与血小板活化的关连研究［J］．中国中医基础医学杂志，1996，1（4）：22-23.

17. 袁长瑞．血瘀证微循环障碍与活血化瘀［J］．中医药研究，1998，14（4）：15-19.

18. 翁维良．活血化瘀治疗疑难病［M］．北京：学苑出版社，1993.

19. 廖福龙．血瘀证研究中的血液流变学指标［C］//国际血瘀证及活血化瘀研究学术大会——中西医结合防治循环系统疾病高层论坛论文集．哈尔滨：中国中西医结合学会，2007.

20. 马晓昌，尹太英，陈可冀，等．冠心病中医辨证分型与冠状动脉造影所见相关性比较研究［J］．中国中西医结合杂志，2001，21（9）：654-656.

21. 王宇军，胡利荣．冠心病患者冠状动脉CTA与中医辨证分型关系分析［J］．浙江中医杂志，2009，44（6）：408.

22. 沈培红，毛威，叶武，等．64层螺旋CT冠脉成像与胸痹证型的相关性研究［J］．中华中医药学刊，2010，28（6）：1224-1226.

23. 陈浩生．心绞痛患者64排螺旋CT冠脉成像特点及其与中医证型关系的研究［D］．广州：广州中医药大学，2010.

24. 李林森，田金洲，蔡艺玲，等．136例急性脑梗死患者颈动脉粥样硬化斑块与血瘀证的相关性研究［J］．辽宁中医杂志，2010，37（7）：1185-1188.

25. 王小娟，郭建生，汪艳娟，等．正天丸对血瘀型偏头痛血流动力学及多普勒超声（TCD）的影响［J］．中成药，2001，23（5）：343-345.

26. 魏爱生，孙丰雷，王甫能，等．2 型糖尿病血瘀证与血管内皮素、血栓素 B_2 和 6-酮-前列腺素的关系 [J]．中西医结合心脑血管病杂志，2006，4（8）：682-683.

27. 李婉儿，赵振中，陈芝芸．非酒精性脂肪性肝病血瘀证患者血浆 ETNO 的变化及意义 [J]．中华中医药学刊，2009，27（6）：1239-1240.

28. 陈文珊，沈宗国，陈文雄．肺心病急性期中医辨证分型与血瘀证、血浆内皮素及一氧化氮之间关系的研究 [J]．中医药通报，2002，1（3）：30-31.

29. 徐灵建，王文云．活血化瘀法对心脏 X 综合征患者内皮素-1 及血管内皮依赖性舒张功能的影响 [J]．中成药，2002，24（7）：519-521.

30. 张亚琦，麻金木．慢性肾功能不全血瘀证的辨证治疗研究进展 [J]．辽宁中医药大学学报，2007，9（4）：67-68.

31. 余运贤，梁晖，黄健，等．急性脑梗塞血瘀证与一氧化氮、内皮素相关性研究 [J]．中国中西医结合杂志，2000，20（7）：501-503.

32. 陈可冀，史载祥．实用血瘀证学 [M]．北京：人民卫生出版社，1999.

33. 朱文峰．中医诊断学 [M]．北京：中国中医药出版社，2002.

34. 翁维良．血液流变学在活血化瘀临床应用的进展 [C] //2008 年全国微循环与血液流变学基础研究及临床应用学术研讨会．承德：黑龙江省微循环血液流变学学会，河北省医学会微循环血液流变学分会，2008.

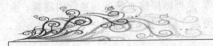

第五章 血瘀证现代医学实质研究

血瘀证是机体的一种病理状态，在不同疾病之间或同一种疾病不同阶段呈现不同的"态"，其与现代医学微观病理生理有着密切的联系。长期的研究发现，血瘀证不仅与血小板活化和聚集、血液的高黏滞状态、微循环障碍、血栓形成、血流动力学异常、内皮功能紊乱有关，还与组织和细胞代谢异常、免疫功能障碍等多种病理生理改变有关。也包括各种感染、炎症、组织异常增殖等。

研究血瘀证的现代医学实质，不能简单地理解血瘀证就是与现代医学某个或某几个指标之间简单的一一对应关系，独立于疾病之外的血瘀证绝对特异的指标至今尚未找到。因此，血瘀证的现代医学实质研究，要注意把握中西医结合的思维方式，首先，要在疾病的基础上研究血瘀证，即病证结合；其次，应将临床症状、临床体征以及实验室指标综合评价和分析，进而作出诊断和评价疗效；最后，实验室指标应综合分析，如相互拮抗指标的此消彼长、疾病不同时期的动态变化以及多指标之间的相互关系等。必要时还要进行指标特异性和灵敏性的分析，来判断其对血瘀证诊断和疗效评价的可靠性。

一、血瘀证与血小板功能

（一）血小板与血小板功能

1. 血小板概述　血小板是血管系统中，在切应力作用下，由骨髓成熟巨核细胞胞质裂解而脱落下来的，具有生物学特性的小块胞质。血小板正常计数为（100～300）×10⁹/L，数量减少将会刺激巨核细胞数量增加，从而补充循环中的血小板。血小板内除含有一般细胞器成分外，还有 α 颗粒和致密体，这些结构含有能特异性增强血小板功能的化学物质。

血小板膜含有多种蛋白质，这些蛋白质往往连接有大量的碳水化合物支链而成为糖蛋白。这些糖蛋白不但对维持血小板形态及完整性至关重要，并且构成了血小板的各种受体，使血小板发挥止血及有关的功能。按照蛋白质结构、功能及配体性质，将之归入一些大的基因家族，支持止血和血栓形成的血小板膜受体，包括整合素（integrin）基因家族、富含亮氨酸（leucine-rich）糖蛋白基因家族、选择素（selectin）基因家族和免疫球蛋白基因家族。血小板的黏附、聚集和活化反应都是通过其表面膜糖蛋白的功能实现的。已经进行深入研究的血小板膜糖蛋白，主要有 GPⅡb-Ⅲa，GPⅠb-Ⅸ-Ⅴ，GPⅥ，GPⅠa-Ⅱa，腺苷二磷酸（ADP），GMP140 等。

2. 血小板功能　血小板是一种多功能细胞，其功能是当血管受损出血时，参与正常的止血过程。血小板的黏附、聚集、释放反应以及其促进血液凝固功能是完成正常止血功能的基本因素。除此之外，血小板还参与炎症与免疫反应，支持血管内皮细胞的完整性，参与动脉粥样硬化的形成以及参与肿瘤转移等活动。

（1）黏附功能：正常时，血小板并不与血管内皮细胞发生黏附，但当血管内皮细胞损伤、破坏、剥落而暴露出内皮下结缔组织，形成所谓异物表面时，血小板便附着其表面，这一过程称为黏附。参与血小板黏附反应的因素包括血小板、内皮下组织和血浆成分。①血小板成分：即血小板膜糖蛋白（platelet membrane glycoprotein，GP）Ⅰb-Ⅸ复合物，其是血管性血友病因子（von Willabrand Factor，vWF）的受体，vWF 在血小板与内皮细胞下组分间起桥联使用；GPⅡb-Ⅲa 也参与黏附，但 GPⅡb-Ⅲa 复合物需要在活化状态下才有这种功能，而 GPⅠb 在静息状态下就具有黏附功能；此外，其他血小板成分如 GPⅠa-Ⅱa 及 GPⅠc-Ⅱa 等也参与血小板的黏附过程。②血管内皮细胞下成分或异物表面：主要是胶原、基底膜和微纤维等，其中Ⅲ型胶原所含九肽（甘-赖-羟脯-甘-谷-羟脯-甘-脯-赖）是血小板黏附的活性中心，体外异物表面主要是玻璃和白陶土等。

（2）聚集功能：当血小板黏附于异物表面时，血小板发生释放反应，释放出多种储存于血小板内部的物质，以促进血小板聚集，并使血流中的血小板附着在已发生黏附的血小板上，形成凝血块，这种血小板之间的相互附着称聚集（aggregation）。血小板聚集在正常止血过程中发生在受损血管处，但也可在非外伤的情况下由不同原因导致血管内血栓形成。因此，血小板聚集功能在生理性止血及病理性血栓形成中起着重要作用。参与血小板聚集反应的因素包括血小板成分与激活血小板的诱聚剂，其中血小板成分主要指 GPⅡb-Ⅲa 复合物，其是纤维蛋白原（FIB）的受体，与 FIB 的结合位点在 GPⅢa 氨基末端 109-171 氨基酸之间；激活血小板的重要诱聚剂有 ADP、肾上腺素、胶原、花生四烯酸（AA）、血栓烷 A_2（TXA_2）和血小板激活因子（PFA）等。血小板聚集可由两类不同机制诱发，一类为各种化学诱导剂，另一类由流动状态下的剪切应变力所致。各种化学诱导剂诱发血小板聚集时，通过在 Ca^{2+} 存在条件下，血小板 GPⅡb-Ⅲa 与 FIB 结构中的精氨酸、甘氨酸-天门冬酰胺（Arg-Gly-Asp，RGD）三肽和 γ 链 12 肽结合，血小板便发生聚集。此种情况下，血小板聚集有两种类型，即第一相聚集与第二相聚集。血小板第一相聚集亦称初级聚集，是由外源性致聚剂诱导的聚集反应，它与 GPⅡb-Ⅲa 和 FIB 的相互反应有关，如 GPⅡb-Ⅲa 或（和）FIB 有缺陷，第一相聚集减低；第二相聚集指由血小板释放的内源性致聚剂诱导的聚集反应，如血小板释放反应有缺陷，第二相聚集减低。血小板聚集也可由力学作用直接发生而不需要诱聚剂。血小板聚集在切变应力 $12mN/mm^2$ 强度下即可发生，但很快发生解聚；在 $60\sim80mN/mm^2$ 时，便可形成稳定的血小板聚集体。红细胞及 ADP 可促进切变应力诱导的血小板聚集体的形成。

（3）释放反应：在诱导剂作用下，血小板贮存颗粒的内容物通过开放管道系统（open canalicular system，OCS）释放到血小板外的过程称为释放反应（release reaction）。参与血小板释放反应的因素包括诱导剂和完整的骨架系统。诱导剂按作用强度不同，可分为弱作用〔ADP、肾上腺素、去甲肾上腺素、血管加压素和 5-羟色胺（5-HT）〕、中度作用（TXA_2）和强作用（凝血酶、胶原、A_{23187}）等 3 类。完整的骨架系统是释放反应的基本条件。血小板释放反应的机制可能由于诱导剂作用于血小板膜上的相应受体，释放出 Ca^{2+}，使血小板胞质内 Ca^{2+} 浓度增高。Ca^{2+} 促进肌动蛋白和肌球蛋白分别聚合形成微丝，肌动蛋白微丝和肌球蛋白微丝相互作用，收缩蛋白使贮存颗粒移向中央，贮存颗粒膜与 OCS 膜融合，颗粒内容物经 OCS 向外释放。存在于不同颗粒内的释放产物包括：①致密体：ADP、三磷酸腺苷（ATP）、5-HT、Ca^{2+}、抗胞浆素、焦磷酸盐；②α-颗粒：β-血小板球蛋白（β-thromboglobulin，β-TG）、血小板第 4 因子（platelet-factor 4，PF4）、vWF、纤维连接蛋白（fibronectin，Fn）、FIB、血小板衍生生长因子（platelet derived growth factor，PDGF）、血小板因子 V、凝血酶敏感蛋白（thrombospondin 或 thrombin sensitive protein，TSP）；③溶酶体：酸性蛋白水解酶和组织水解酶。有许多血小板释放产物可进一步引起血小板活化和聚集，如 TXA_2、ADP 等。在血小板释放反应中，某些颗粒膜蛋白或特异蛋白被释放到血浆中或出现在血小板膜表面。这些改变现在已被作为血小板活化的分子检测物，在诊断血栓性疾病中有一定的参考价值。

（4）血块收缩功能：血小板内存在类似肌肉的收缩蛋白系统，具有使血凝块收缩（clot retraction，CR）的作用，有利于伤口的缩小和愈合。

（5）促凝功能：血小板的促凝功能主要是通过：①血小板所含有的特定凝血因子，包括血小板因子3（PF3）和血小板因子4（PF4）；②血小板中存在与血浆相同的凝血因子，包括PFV和PFXⅢ，PFV存在于α-颗粒；③接触产物生成活性（contact product-forming activity，CPFA），即在血小板受ADP或胶原刺激时，CPFA从血小板膜磷脂成分中释出，促进因子Ⅻ的活化，参与始动凝血反应；④胶原诱导的凝血活性（collegen induced coagulant activity，CICA），即血小板受胶原刺激时，CICA从血小板膜磷脂成分中释出，激活因子Ⅺ，参与内源凝血途径。

（6）血小板的其他功能

1）维护血管内皮细胞的完整性：血管内皮细胞间的连接并不紧密，血小板可嵌入其间隙，维持血管功能，完成这种功能每天需要血小板的量大约为 $30 \times 10^9/L$。当血小板数低于此值就不能保证血管内皮细胞的正常功能，红细胞就会从血管内皮细胞和细胞间隙漏到血管外。血小板数降至（20～30）× $10^9/L$ 时常发生自发性出血便证实了这点。

2）参与炎症反应：血小板α-颗粒所含有的阳离子蛋白或其细胞浆的花生四烯酸代谢产物作为血管通透性因子（permeability factor）、白细胞趋化因子（leukotactic factor）发挥作用。血小板在体内可起清洁工的作用，包括吞噬乳汁、胶原、碳、脂质等粒子。一般认为，病毒感染后血小板减少的原因之一是因为血小板吞噬病毒，导致血小板破坏。

3）癌转移与血小板：一般认为出现于血流中的癌细胞，

其表面的组织因子样物质形成凝血酶，析出纤维蛋白，使癌细胞着床于血管内皮细胞，或者癌细胞释放促血小板凝集物质，使血小板聚集，在毛细血管床形成血栓。

4）与动脉硬化的关系：血小板与动脉硬化的关系有两方面。一方面，在生理性的止血过程中，发生病理性血栓形成。血栓形成的原因与动脉硬化的存在有关。血小板黏附于动脉硬化灶，发生聚集，形成血栓，从而引起心肌梗死与脑栓塞。另一方面，血小板与动脉硬化的发生也有关。动脉粥样硬化的原因有几种学说，但均表现为脂质沉积于血管内膜，并向血管内突出。1976年，ROSS等发现使血管平滑肌增生的血小板衍生的生长因子（PDFG），因而提出损伤导致的血管反应学说。目前，虽然尚无血小板与动脉硬化的发生有关的直接证据，但相关研究正在探索中。

（二）血瘀证与血小板功能异常

1. 血瘀证的血小板功能特征　现代研究表明血瘀证与血小板活化密切相关。血小板活化时，其黏附、聚集能力增强，并释放生物活性物质，与纤维蛋白交织形成血栓。因此血小板聚集功能的测定对于临床上诊断血栓前状态和血栓性疾病具有重要意义。血小板 α 颗粒的释放主要通过 β 血小板球蛋白（β-TG）和血小板4因子（PF4）来测定，检测血小板 α 颗粒膜蛋白-140（GMP-140）是活化血小板最为客观、直接、特异的检测方法。致密颗粒的释放可以通过 5-羟色胺（5-HT）或腺苷酸的测定加以判断。血小板活化参与了血瘀证的发生与发展，是血瘀证产生的重要病理生理基础。研究发现，血小板在各型血瘀证中均有活化，其活化程度因证型而异。血瘀证既有病因病机的不同，又有病变部位的差别，不同类型血瘀证血小板功能的变化也有差异。

2. 研究报告

（1）脑血管病：血小板活化逐渐被认为是脑动脉硬化、脑缺血脑血栓形成最重要的始动病理改变因素。多项研究表明，在血栓性疾病中，血小板活化起了关键作用，活化的血小板与静息的血小板相比，其血小板膜糖蛋白（platelet membrane glycoprotein，GP）发生显著变化，并在血小板膜上大量表达，成为活化血小板的分子标志物。其中血小板膜糖蛋白 GP Ⅱ b、Ⅲ a、GP Ⅰ b、GMP-140 的作用更为重要。脑栓塞的各年龄期、各病期 GMP-140 均明显高于健康对照组，且通过舌色判断血瘀程度发现，血瘀越重，GMP-140 升高越明显。GMP-140 水平按舌色淡、红、紫、绛顺序呈递增性改变。邱伟庆研究表明，在脑梗死的发病过程中，血小板活化起重要作用，FIB-R、P-选择素（CD62P）的表达与脑梗死的病情发展呈正相关。

（2）冠心病：在稳定型心绞痛（SA）、不稳定型心绞痛（UA）和急性心肌梗死（AMI）患者中，血小板黏附性显著高于正常人，且 AMI 和 UA 显著高于 SA，即血小板的黏附活性增高与其病情的严重程度呈正相关。在冠心病中，血小板的聚集活性也明显增高。AMI 患者血小板聚集性的增加与梗死部位、梗死时间、冠状动脉狭窄程度及采血部位有关。研究发现，前壁心肌梗死患者的血小板聚集率最高，下壁梗死者次之，心内膜下梗死者最低；发生梗死的 24 小时血小板聚集率正常或暂时低下，随后的 2 周内血小板聚集活性进行性增高；冠状动脉狭窄程度在 75% 以上时，血小板的聚集性显著增高，而 50% 以下者则不增高；冠状窦血液中血小板聚集反应比主动脉及桡动脉高。血瘀证患者中，随着血瘀证的加重，活化伪足血小板数的比例逐渐升高，而其吞噬能力逐渐下降。心绞痛、心肌梗死时，血小板 α 颗粒中活性因子释放增多，且使 TXB_2/6-酮-$PGF_{1\alpha}$（6-酮-前列腺素 $F_{1\alpha}$）比值增高。

（3）糖尿病：糖尿病各阶段均有不同程度的血小板活化。病程超过 5 年，有视网膜并发症，有高血压和依赖胰岛素治疗的患者，血小板黏附性增加更为明显。并发视网膜病变和微血管病者血小板聚集性和释放反应更强。同时糖尿病患者血小板生成 TXA_2 增加，使 TXA_2/PGI_2 比例失调，提示血小板活化程度增加。研究发现，2 型糖尿病血瘀证组的 P-选择素（CD62P）、溶酶体颗粒糖蛋白（CD63）的表达较健康对照组与非血瘀证组显著升高，尤其在血瘀证患者中更为明显，表明 CD62P, CD63 表达增高是 2 型糖尿病发生血瘀证的重要分子学基础，也是判断血瘀证较重的一项量化指标。通过对不同血瘀证患者血小板 CD62P 的表达水平的观察发现，气滞血瘀型患者血小板 CD62P 的表达水平明显高于其他血瘀证患者（$P<0.01$）。李琳研究 2 型糖尿病患者舌色与 GMP-140 的关系，发现 3 种常见舌色（淡胖舌、青紫舌、红绛舌）的 2 型糖尿病患者的 GMP-140 含量明显高于健康对照组，且红绛舌组＞青紫舌组＞淡胖舌组。说明糖尿病血瘀证程度与血小板的活化状态密切相关。

石志芸应用 GMP-140 为血小板活化指标，测定了 74 例糖尿病、36 例心血管疾病、53 例肾脏疾病患者的血浆 GMP-140 浓度，并分别按病种及按是否有血瘀证分组比较了各组间的 GMP-140 测定值。结果表明 GMP-140 各疾病组患者均较正常人升高，三组间则无明显差异；而在血瘀及非血瘀证之间则有明显差异。说明 GMP-140 升高反映的是不同疾病所共同存在的血瘀证的病理改变，GMP-140 有可能作为诊断血瘀证的一项实验室指标。

（4）其他疾病：在急性静脉血栓形成时，血小板滞留活性增高，聚集性增强，部分患者血小板可产生自发性聚集，血小板释放反应增强，血浆 PF4、β-TG 浓度增高，生存时间缩短。许多肾小球疾病中，如急性感染后肾小球肾炎，膜增生性肾小球肾炎，溶血性尿毒综合征及狼疮性肾小球肾炎等，在病变的肾小球中有大量的血小板聚集或血小板的抗原沉着。同时在患

者的血浆中可检查到血小板特异的分泌物质血小板因子 4
(PF4)，提示血小板的活化。研究发现，在弥散性血管内凝血
(DIC) 的各个时期，血小板活化现象持续存在，作为 DIC 诊
断的标志应用具有重要的临床意义。

二、血瘀证与血管活性因子

(一) 血管活性因子与血管壁细胞

血管活性因子是一类来源于血管，并主要作用于血管，调
节血管的功能和结构的生物活性物质，还有一些血管活性因子
被释放入血，随血液循环对相应的脏器起活性作用。血管活性
因子的主要来源为血管内皮细胞，其次是平滑肌细胞，近年来
外膜成纤维细胞也逐渐被认识。

1. 血管内皮细胞　是体内面积最大而且活跃的内分泌器
官，能产生多种血管活性因子，发挥多种生物功能。

(1) 调节血管张力及通透性：内皮细胞分泌的血管活性因
子包括舒张血管和收缩血管两类。一类是血管舒张因子，包括
一氧化氮 (NO)、内皮源性超极化因子 (EDHF)、前列环素
(PGI_2)、心钠肽 (ANP)、缓激肽 (BK)、肾上腺髓样素
(ADM)；另一类是血管收缩因子，包括内皮素-1 (ET-1)、血
栓素 A_2 (TXA_2)、血管紧张素 Ⅱ (Ang Ⅱ) 等。它们作用于
血管平滑肌及内皮细胞本身，在调节血管张力及通透性中起重
要作用。

(2) 调节血小板、白细胞的黏附、聚集：内皮细胞释放血
管性假血友病因子 (vWF)、血管细胞黏附分子 (VCAM)、
细胞间黏附分子 (ICAM) 等，介导血小板、白细胞的黏附和
聚集。

(3) 调节凝血、纤溶状态：血管内皮通过合成释放两类相
互拮抗的凝血物质如抗凝血酶Ⅲ、纤溶酶原激活物 (tPA)、
纤溶酶原激活抑制物 (PAI) 等，维持血液中凝血与纤溶状态

之间的平衡。

（4）调节血管平滑肌细胞的增殖、迁移及细胞外基质的生成：内皮细胞通过分泌多种生长因子，如血小板源性生长因子（PDGF）、血管内皮生长因子（VEGF）、转化生长因子-α（TGF-α）和-β、成纤维细胞生长因子（FGF）等，实现其对平滑肌细胞及细胞外基质的调控。生理状态下，各种收缩（促）生长因子与扩张（抑）生长因子处于平衡状态，当内皮细胞受损，功能失调时，平衡被打破，导致白细胞、血小板黏附、血栓形成和平滑肌细胞（VSMC）异常增生。

2. 平滑肌细胞 通常情况下平滑肌细胞有两种表型，正常时为收缩型，在受到各种病理因素的刺激时转化为合成型，后者具有增殖、迁移和分泌的能力。活化的平滑肌细胞增殖肥大，迁移至血管内膜造成管腔狭窄，分泌细胞外基质造成管壁增厚和顺应性下降。同时其分泌多种细胞因子。

（1）炎性因子：肿瘤坏死因子 α（TNFα）、白细胞介素 6（IL-6）、白细胞介素 8（IL-8）、单核细胞趋化蛋白-1（MCP-1）、细胞间黏附分子（ICAM）等。

（2）生长因子：血小板源性生长因子（PDGF）、转化生长因子-β（TGF-β）、成纤维细胞生长因子（FGF）、胰岛素样生长因子-1（ICF-1）。

（3）其他因子：血管紧张素 Ⅱ（Ang Ⅱ）、MIF、基质金属蛋白酶（MMPs）、肾上腺髓样素（ADM）。

3. 血管外膜成纤维细胞 近些年来，血管外膜在高血压、动脉粥样硬化和经皮冠状动脉介入治疗（PCI）后再狭窄中的作用逐渐受到重视。研究发现，血管外膜不仅起营养和支持作用，在各种病理因素的刺激下，血管外膜中的成纤维细胞活化成了肌成纤维细胞，后者穿过中膜迁移到新生内膜，增殖并产生大量的细胞外基质。初步研究表明，活化的成纤维细胞可分泌高浓度的 IL-6 和 MCP-1，以及 IL-1Ra、IL-4、IL-5、IL-

10、IL-15、粒细胞-巨噬细胞集落刺激因子（GM-CSF）等细胞因子，在炎症反应和血管重构中起重要作用。

（二）常见血管活性因子及其作用

关于血瘀证与血管活性因子的关系，已有大量的研究，其中内皮素（ET）、一氧化氮（NO）、血栓素 A_2（TXA_2）、前列环素（PGI_2）、组织型纤溶酶原激活物（t-PA）、纤溶酶原激活物抑制剂（PAI）、血管紧张素Ⅱ（AngⅡ）等研究较为深入。

1. 内皮素-1（ET-1）和一氧化氮（NO） ET-1 是目前已知的收缩血管作用最强大的活性多肽，具有普遍收缩微动脉、微静脉的作用，因此 ET-1 使微循环血量减少、血流速度变慢，从而有利于血管内血栓形成。同时，ET-1 还加强凝血过程，促进血管平滑肌细胞增殖和肥大。NO 是一种自由基性的气体分子，其作用与内皮素相反，主要是扩张血管、抑制血小板聚集、抑制平滑肌细胞增殖和肥大，但是，在中枢神经系统中，NO 及诱导型一氧化氮合酶（iNOS）可能造成组织损伤。NO/ET 的动态平衡是保持血管舒缩正常的重要因素之一，NO 减少和（或）ET 增高与血瘀证密切相关。

2. 血栓素 A_2（TXA_2）与前列环素（PGI_2） TXA_2 主要是由血小板的血栓素 A_2 合成酶作用于前列环素内过氧化物产生的，而前列环素内过氧化物则是由内皮细胞中的花生四烯酸经过环氧化酶的作用转化生成的。由于其半衰期很短，临床常检查其代谢产物 TXB_2。TXA_2 具有强大地收缩动脉血管和活化血小板的作用。PGI_2 是在内皮细胞内经前列环素合成酶作用于前列环素内过氧化物产生的。PGI_2 的半衰期短，临床测定终末代谢物 6-酮-$PGF_{1\alpha}$。PGI_2 的作用与 TXA_2 相反，具有扩张动脉、抑制血小板功能的作用。正常情况下，TXA_2 与 PGI_2 的活性保持动态平衡，若 TXA_2 明显增多或 PGI_2 相对减少，则易发生血小板聚集和血栓形成；反之易导致出血。

3. 组织型纤溶酶原激活物（t-PA）与纤溶酶原激活物抑制剂（PAI）　t-PA 是纤溶酶原生理性激活剂。t-PA 能将纤溶酶原变成纤溶酶，而纤溶酶又能将纤维蛋白原和纤维蛋白进行多步的降解，从而完成纤维蛋白溶解的全过程。PAI 是 t-PA 的抑制剂，有 4 种亚型，其中 PAI-1 是最重要的一种，其作用是抑制血浆中 60% 的 t-PA 活性。t-PA/PAI-1 的相对比例调节着纤溶活性。血栓前状态，血栓栓塞时，血栓形成后，血浆 PAI-1 水平升高，它促发了血栓的形成，抑制血栓溶解。

4. 血管紧张素 II（Ang II）　肾素-血管紧张素系统（RAS）包括循环 RAS 和组织 RAS。由于血管壁的内皮细胞和平滑肌细胞具有独立合成和调节肾素-血管紧张素系统（RAS）的能力，并具有相应的受体和传递系统，因此血管壁具有独立的组织 RAS。内皮和平滑肌细胞的 RAS 通过自分泌和旁分泌提供了血管局部高浓度的血管紧张素 II（Ang II）。Ang II 的主要作用是收缩血管，升高血压，增加血管阻力；促进血管平滑肌细胞增殖及蛋白质合成，增加血管壁厚度，最终导致血管重塑。循环中的 Ang II 还具有增加心肌收缩力，减慢心率，并通过促进醛固酮分泌，影响钠的代谢。

（三）血瘀证与血管活性因子

血瘀证血管活性因子的特征　以上血管活性因子，在正常情况下，维持着机体的动态平衡，但在病理情况下，它们的平衡被打破，引起血管收缩、血液高凝状态或血栓形成、炎症反应以及血管重构，这些病理状态与血瘀证的血脉瘀滞不畅，甚至血凝而不流的血行失度具有很高的一致性。

研究报告

1）脑血栓：韩新民等对 20 例缺血性脑卒中血瘀证患者不同时期（急性期—恢复期—后遗症期）的血浆 t-PA、PAI 活性进行了动态观察，研究发现，与正常组比较，急性期血浆 t-PA 非常显著地增高，PAI 略有所减少，PAI/t-PA 显著降低。

此时具有活血意义的 t-PA 活性的明显增高，并不意味着血瘀证的好转，因为 t-PA 活性的增高是由于颅内动脉血栓的形成、纤维蛋白的激发所致，反映了机体有使疾病向愈的因素。恢复期 t-PA 仍维持急性期高水平，而 PAI 则有明显增加，PAI/t-PA 接近正常，这说明机体在较高水平达到平衡，血瘀证依然存在。后遗症期 t-PA 明显减少，接近正常值，而 PAI 则非常显著增加（超过了恢复期），PAI/t-PA 明显增加。此期 PAI 活性明显高于 t-PA 活性，以低纤溶状态为主，说明这些血瘀证患者仍有再发血栓性疾病的危险性。由此可见，尽管缺血性脑中风的不同病期中病人均为血瘀证，但是 PAI 和 t-PA 呈现动态变化，说明血瘀证变化的复杂性。

2）心血管病：北京廖家桢和王硕仁等、广州赖世隆等分别报告了心血管病血瘀证的 TXA_2 与 PGI_2 的变化规律。研究发现，两研究共 140 例血瘀证患者的血浆 TXB_2 和 6-酮-$PGF_{1\alpha}$ 的比值明显高于正常组，而 6-酮-$PGF_{1\alpha}$ 水平与正常人接近。同时还发现，气虚血瘀证组的 TXB_2 水平明显高于单纯血瘀证组，气虚血瘀证组的 TXB_2 比气滞血瘀证组有增加趋势。这些结果表明，血瘀证的不同亚型，血管活性因子的变化有独特的特点，气虚则率血运行无力，会加重血瘀，这与中医气血理论相一致。

黄惠勇等对 90 例冠心病心绞痛患者进行中医辨证，同时测定 Ang Ⅱ、内皮素、心钠素，结果发现：心脉瘀阻证组（$n=30$）Ang Ⅱ 和内皮素的水平显著高于心气虚证组（$n=30$）和正常对照组（$n=30$）。但同时发现心阴虚组（$n=30$）Ang Ⅱ 显著高于心脉瘀阻证组，而心钠素却显著低于心脉瘀阻证组。这需要将病人的血瘀证临床及 Ang Ⅱ 和 ANP 的作用和关系综合考虑。

3）其他疾病：石志芸等对不同疾病的血瘀证、非血瘀证患者以及正常人的血浆内皮素进行研究，其中包括 87 例血瘀证患者（糖尿病患者 42 例、冠心病和原发性高血压等心血管病患者 22 例、肾脏病患者 23 例）、75 例非血瘀证患者（病种同上，分别为 32 例、14 例和 29 例）、20 例正常健康人对照组。结果表明，3 种疾病患者血浆内皮素水平均显著高于健康人；三种疾病总血瘀证患者血浆内皮素水平明显高于非血瘀证水平；分别对糖尿病和肾脏病各自的血瘀证和非血瘀证进行比较，ET 水平符合上述规律，而心血管病血瘀证的 ET 值虽然高于该类疾病非血瘀证的水平，但二者间无显著差别。根据以上结果，作者认为，血浆内皮素在不同疾病的血瘀证中有一定共性（血瘀证显著高于非血瘀证和正常对照组），为中医异病同治理论和活血化瘀药物在不同疾病的应用提供了客观的科学依据。但心血管病人的非血瘀证患者"已经存在着某种血瘀证前状态"，这是由这些疾病的病理机制特点所决定的。

三、血瘀证与血液流变学

血液流变学指标是临床常用的反映血液流动状态的指标，从宏观到微观血液流变学包括 3 个层次：宏观血液流变学，研究血液表观黏度、血浆黏度、血沉、血液及管壁应力分布等；细胞血液流变学，主要研究红细胞聚集性及可变形性、红细胞与血小板表面电荷、白细胞流变性、血小板黏附和聚集等；分子血液流变学，研究血浆蛋白成分对血液黏度的影响、介质对细胞膜的影响、受体作用等。临床上常用的血液流变学指标主要有全血黏度、血浆黏度、血细胞比容、全血还原黏度、红细胞变形面积和指数、红细胞聚集面积和指数等。

血瘀证与血液流变学

1. 血瘀证的血液流变学特征　血液流变学检查被广泛应用于血瘀证的研究中，无论是对血瘀证诊断或是治疗都发挥了作用。研究发现，大多数血瘀证表现为血液流变性的降低以及血液黏度的增高，血液黏滞性高于正常的病理状态。这种状态是血液中一系列黏滞因素,如血液黏度、血浆黏度、血细胞比容、红细胞聚集性等,单独或共同作用的结果,可造成血液循环和微循环障碍,并可导致缺血、缺氧。经活血化瘀药物治疗,在临床症状改善的同时,患者血液流变学异常亦有不同程度改善。

2. 研究报告

(1) 脑血栓:脑血栓形成的根本原因为瘀血内阻。对 68 例脑血栓血瘀证患者,于血栓形成后 3 天至 2 年内做红细胞变形性等血液流变学检查,其红细胞变形指数(DI)的异常率为 61.8%,显著异常率为 38.7%。表明脑血栓血瘀证患者红细胞变形能力下降。

(2) 冠心病:冠状动脉粥样硬化性心脏病,中医认为其根本的因素是血瘀经脉不通。对 259 例冠心病心绞痛的患者和 153 例正常健康人进行全血黏度、血浆比黏度、红细胞电泳时间、血沉等血液流变学指标测定,结果显示:与同性别健康人相比,冠心病患者的血黏度增高,女性患者的血浆比黏度、血沉亦升高,红细胞电泳时间减慢。李越华等研究证实,冠心病不同证型有不同的血液流变学的变化,心血瘀阻型表现为全血黏度、纤维蛋白原和血浆黏度明显增高。大量关于临床药物疗效的研究发现,冠心病血瘀证患者应用活血化瘀药物后血液流变学指标得到明显改善。从而反证了血液流变学指标异常与血瘀证有相关性。

(3) 血栓闭塞性脉管炎:血栓闭塞性脉管炎与血瘀有密切联系。19 例血栓闭塞性脉管炎血瘀证患者与正常人 62 例对照,其全血比黏度,血浆比黏度,无明显升高,红细胞电泳时间延长($P < 0.01$)。对 44 例血栓闭塞性脉管炎患者做血液流变学检查,其突出改变在红细胞电泳时间延长、血沉方程中 K 值增大,纤维蛋白原却低于正常。

上述缺血性中风、冠心病、血栓闭塞性脉管炎,中医认为是属于"血瘀证"范围的疾病，其血液流变学变化的共同特点是：血液黏性增高，表现在全血黏度、血浆黏度增高；血细胞间聚集性增强，表现在红细胞电泳时间延长，表面电荷丧失，红细胞间易于聚集，血沉方程中 K 值增大；细胞浓度增高，表现在有的病人血细胞比容增高；多数血浆中的纤维蛋白原含量增加，红细胞变形能力减弱。这一切表明血瘀处于高度浓黏聚状态，提示患者的血液流动性下降、流变性异常、凝固性增高，从而导致血流缓慢，循环障碍，以致形成血栓，造成"脉不通，血不流"的局面，从而形成血瘀证。

（4）舌象：舌象是血瘀证诊断的重要方面，舌质紫黯或瘀斑瘀点是血瘀证诊断的主要依据之一。对紫舌患者的一系列实验研究发现，紫舌组大多数血液流变学指标高于非紫舌组，表现为全血比黏度、血浆比黏度增高，红细胞聚集性增强，血沉加快，血小板聚集性增强等。显示血液呈高度的浓黏聚状态。经活血化瘀治疗后，紫舌百分率下降的同时，多数血液流变学指标改善，说明中医学在辨证论治中，运用紫舌作为诊断血瘀证标准之一，是有科学依据的。

（5）综合分析：袁景珊等检测 125 例体外血栓形成和血小板黏附率的回顾总结，分析其与血瘀的相关性，将所有病例按"瘀血证诊断标准"分为瘀血组 60 例，非瘀血组 55 例，测定体外血栓长度、干重、湿重、血小板黏附率、阴性符合率（特异度指标）、假阳性率、假阴性率、诊断正确率、错误率、诊断指数。结果发现：瘀血组 60 例患者［阳性 56 例（占 93.33％）、阴性 4 例（占 6.67％）］，非瘀血组 55 例［阳性 48 例（占 87.27％）、阴性 7 例（占 12.73％）］，阳性符合率 93.33％，阴性符合率 12.73％，假阳性率 87.27％，假阴性率 6.67％，诊断正确率 54.78％，错误率 45.22％，诊断指数 106.06％（按方法学原则，诊断指数＜170％则不宜采用此项目为诊断方法）。可见，体外血栓形成及血小板黏附率诊断瘀血证的准确性不高。瘀血组与非瘀血组各项指标的均值非常接近（$P > 0.05$），而与正常人相比，均有显著性差异（$P < 0.01 \sim 0.001$），提示血沉、体外血栓形成、血小板黏附率均非瘀血证的特异性改变。而按各种病种分组分析，则发现急、慢性肾炎体外血栓干重、湿重、长度、黏附率均高于癌症、慢性阻塞性肺病、冠心病、高血压组，除血小板黏附率外，在各病之间有显著性差异（$P < 0.05 \sim 0.01$），提示上述血液流变学指标，病与病之间的差别，大于证与证之间的差异，说明它们与病的联系更密切。当然由于样本量较小又是回顾性分析，其结果还需大样本和前瞻性研究进一步确认，但是，这一结果提示我们，血瘀证非常复杂，不能只靠 $1 \sim 2$ 个实验室指标就确定，还需疾病和证候结合即病证结合，综合临床症状、体征分析判断。

王阶等采用电子计算机和多元线性逐步回归方法，对血瘀证的临床症状、体征、血液流变学指标的变化做了定量分析，结果在血液流变学检查中，全血黏度、体外血栓形成、血小板聚集、血栓弹力图等对血瘀证的贡献最大。

（6）问题：血液流变指标的测定，由于各研究单位仪器及操作条件的差异，实验室检测流程欠规范等原因，导致血液流变学结果各个单位之间差异很大。有关血液流变学对血瘀证的重要性，也存在不同意见。

四、血瘀证与微循环

(一) 微循环的结构及血流量调节

1. 微循环的结构　所谓微循环就是指由微动脉到微静脉之间的微血管内的血液循环，是血液循环的最基本功能单位。一般都包括微动脉、后微动脉（中间微动脉）、真毛细血管、直捷通路（通血毛细血管）、动静脉吻合支及微静脉 6 个部分。微动脉可通过收缩和舒张来改变毛细血管前阻力，调节微循环的血流量，起着"总闸门"的作用。在毛细血管的起始部，有少许平滑行肌组成的毛细血管前括约肌，用以调节微循环血流量，起着"分闸门"的作用。在正常情况下，毛细血管内流动的血流量可占人体总血量的 60%，由于微静脉的收缩和舒张控制毛细血管内血液的回流，被视为微循环的"后闸门"。

2. 微循环对血流量的调节 血液从微动脉经微静脉的过程中，微循环可通过以下 3 条途径进行调控。

（1）迂回通路：血液流经微动脉、中间微动脉和真毛细血管网回到微静脉的路径，其血流主要受"分闸门"的控制。此路程血流甚慢，是细胞与血液进行物质交换的主要场所，故此通路又称"营养通路"。一般情况下，此通路只有小部分血液流过。

（2）直捷通路：血流可由微动脉经中间微动脉和通血毛细血管直接进入微静脉，这是经常开放的血流通路。

（3）动静脉短路：血流由微动脉经动静脉吻合支直接流入微静脉，在一般条件下，此通路处于关闭状态。

（二）血瘀证与微循环障碍

1. 血瘀证的微循环特征 血瘀证与微循环障碍密切相关。研究发现，血瘀证的最基本病理变化就是微循环障碍。在神经体液及局部血管活性因子的作用下，微循环中的 3 个闸门即微动脉、毛细血管前括约肌和微静脉，共同控制和调节着微循环的血流状况。若某些病理因素，使小动脉发生持久收缩，微循环血流减少，则导致组织缺氧；或真毛细血管网广泛开放，会使血液瘀积于微循环内，也会引起组织缺氧。这些病理变化与血瘀证有很高的相似度。甲皱微循环常根据血瘀的程度不同，而表现为微血管痉挛、管袢模糊、排列不规则、袢顶瘀血、异形管（扭曲、8 字和菜花型等）增高、血管瘀胀、红细胞聚集、血流速度减慢、出血或渗血等。球结膜微循环障碍的血瘀证患者可见有微血管迂曲或呈螺旋形，血流缓慢，出血形状各异，大小不等。青紫舌病人的舌尖微循环障碍可见异形微血管丛，其丛数超过树枝状和菊花状微血管丛数，多见有瘀血、渗血或出血等。上述微循环的多种异常现象并非在同一血瘀证病人都同时见到，而且该异常常和血瘀程度有密切关系。血瘀证重者可出现数种，甚至广泛的微循环障碍；轻者可能仅有1～2种轻度的微循环异常表现或只在某些部位的微循环检查中才能见到。

2. 研究报告

(1) 冠心病：在血瘀证冠心病的甲皱及球结膜微循环检查中发现，多数患者有甲皱微循环障碍。血瘀证与非血瘀证患者相比，前者的微循环障碍比后者明显得多，血瘀证患者经活血化瘀药治疗后，在临床症状改善的同时，其微循环障碍得到改善。通过外周微循环与冠心病患者冠状动脉造影的对比观察发现，冠状动脉粥样硬化的程度和范围与外周微循环异常的程度大体一致，并随着冠状动脉狭窄支数的增加，甲皱微循环血流速度也愈来愈慢。

(2) 肾炎、肾衰竭：肾炎、肾衰竭的血瘀，最主要的病理特征是肾小球毛细血管的栓塞。如原发性肾小球疾病的病理特征表现为微血管袢增殖，并发生僵直、皱缩，微血管壁有纤维蛋白样沉积物等。同时甲皱微循环的检查发现，毛细血管袢扭绞和迂曲的发生率较高，微血管管袢减少，长度延长等微循环障碍。

(3) 急腹症：血瘀在急腹症的发生发展中贯穿了整个病理过程。许多实验研究证实，活血化瘀药物对急腹症的作用机制之一，就是使血流加快，改善毛细血管脆性，降低血管通透性及毛细血管网开放明显增多等。

(4) 紫癜类皮肤病：毛细血管镜检查发现，过敏性紫癜患者的微血管多弯曲、扭曲或呈鹿角多棘、八字形等不规则形状，部分可见血流缓慢、间断、停滞和出血点，半数未见乳头下丛，治疗后好转，血管弯曲或扭曲畸形等现象减轻，血流加快，血管变化改善，毛细血管脆性也多有改变。

（5）其他疾病：糖尿病、肺源性心脏病、肿瘤、妇科疾病及弥漫性血管内凝血（DIC）者均可出现甲皱及球结膜微循环障碍。

（6）舌象：青紫舌多见于心血管疾病、肝胆疾病、呼吸系统疾病和恶性肿瘤。青紫舌患者的舌尖微循环表现为异形微血管丛襻、瘀血微血管丛和扩张微血管丛等增多。通过彩色微循环和电镜观察，其内皮细胞的超微结构也出现了异常变化，并与病情的轻重相关。

（7）气滞血瘀和气虚血瘀微循环的差异：临床观察表明，气滞和气虚所表现的舌、甲皱微循环障碍的形式，除红细胞聚集、瘀阻、流速减慢等血瘀证的共性外，气滞血瘀型病人所出现的脉搏舒张波幅、流入时间指数及强度系数等明显升高，甲皱微循环血管管襻痉挛、絮状血流等血流及周围血管异常的现象，提示正常心排出量、高外周阻力是气滞血瘀型的病理特征；而气虚血瘀型患者的脉搏收缩波幅、流入容积速度、心搏系数明显低下，甲皱微血管短小、模糊、充盈度差等心功能减退、血流灌注不良的现象，提示低心泵、低排出量是气虚血瘀型的病理特征。

五、血瘀证与凝血功能

（一）凝血和纤溶系统概述

血液在血管中正常流动，不出现凝血块也不出血，主要依赖于凝血系统和纤维蛋白溶解系统的动态平衡。

1. 凝血过程　凝血过程就是一系列凝血因子参与的连锁激活过程。认为分成 3 个阶段：首先是血管内皮受损或组织损伤，激活了机体的内源性或外源性凝血系统，凝血酶原激活物形成。其次，凝血酶原激活物将凝血酶原变成凝血酶。最后，凝血酶将纤维蛋白原变成纤维蛋白。在此过程中伴随着血小板的黏附、聚集和释放,最终血液凝固,血栓形成。

2. 纤维蛋白溶解过程 在纤溶酶原激活剂作用下,将纤溶酶原转变为纤溶酶,后者可分解纤维蛋白(或纤维蛋白原)为纤维蛋白降解产物,最终溶解血栓。其中纤溶酶原激活剂抑制物能特异性地抑制纤溶酶原激活剂,对纤溶活性起着调节作用。

(二) 血瘀证与凝血功能异常

1. 血瘀证的凝血功能特征 血液正常的凝血功能主要由凝血系统和纤维蛋白溶解系统的平衡所决定。当血液中凝血因子和血小板的数量和活力绝对或相对增多时,血液处于高凝状态,易形成血栓;当凝血抑制因子的数量和活力以及纤溶系统的活性绝对或相对增强时,血液处于低凝状态,甚至出血。血瘀证主要表现为血液高凝状态,容易形成血栓;也有少部分患者凝血功能障碍,易产生出血。

2. 研究报告

(1) 生理性高凝状态:生理性高凝状态与气候、饮食、年龄、运动和特殊的生理状态(如妊娠)有关。研究发现,低温下血浆抗凝血酶Ⅲ(AT-Ⅲ)和凝血因子Ⅶ水平下降,这种低水平的AT-Ⅲ利于血栓形成。低温时纤溶活性增加。大量饮酒和摄入面类食物均可引起血浆纤溶酶原激活剂抑制物水平升高。老年人促凝血因子升高,抗凝血因子降低,较年轻人易发生高凝状态。妊娠妇女凝血因子增高,凝血功能增强,分娩前达最高峰,分娩后6周恢复正常水平。正常人运动后血小板黏附性降低、纤溶活力增强。而冠心病患者血小板黏附性升高,纤溶活力减低,故冠心病病人不宜做剧烈运动。

(2) 冠心病:冠心病的各个不同阶段(冠状动脉斑块的形成、稳定型心绞痛、急性冠脉综合征、心肌梗死)均存在高凝状态。研究表明,冠心病患者中多种凝血因子活性高于正常对照组，且与冠状动脉的病变程度呈正相关；急性 ST 段抬高性心肌梗死患者中凝血因子活性显著高于稳定型心绞痛患者。同时冠心病患者抗凝血系统（抗凝血酶Ⅲ、蛋白质 C）活性减低和纤溶活性低下，进一步加剧了其血液的高凝状态。冠心病心血瘀阻证患者的凝血酶原转化因子（FⅦ）活性最高，高于其他证型。

（3）脑血管病：缺血性脑血管病患者处于高凝状态，其部分凝血因子、血小板功能以及纤维蛋白原含量和活性明显增高；而抗凝血酶、蛋白质 C 及蛋白质 S 活性减低，纤溶活性降低，形成了高凝状态。研究表明，不仅缺血性脑血管病存在高凝状态，出血性脑血管病也存在高凝状态，可能与高血压性脑出血患者血浆纤维蛋白原升高有关系。

（4）糖尿病：研究表明，糖尿病患者凝血因子升高，且随着血糖升高而更加明显；抗凝血活性减低，血糖急性升高常伴有抗凝血酶-Ⅲ活性减低，糖尿病患者中还存在获得性蛋白 C 缺陷；纤溶活性减低，这三方面的综合作用加剧了糖尿病患者血液的高凝状态。同时，糖尿病患者的血小板黏附功能增加，自发聚集也增加。

中医认为，冠心病和缺血性脑血栓的根本因素是血瘀经脉不通，脑出血属于"离经之血为血瘀"，糖尿病的不同阶段也有血瘀的表现。这些疾病的血瘀证与它们血液的高凝状态是相一致的。

（5）其他高凝血疾病：肾病综合征、肺源性心脏病的急性发作期、深静脉血栓等疾病，均存在凝血因子浓度和活性增高，纤溶活性降低，血液处于高凝状态。另外，广泛转移的晚期恶性肿瘤，由于癌细胞释放出促凝因子，如组织因子等，能直接激活 X 因子，患者血浆凝血因子如Ⅴ、Ⅶ、Ⅷ和纤维蛋白原也常升高，血液常处于高凝状态。

六、血瘀证与血流动力学

（一）血流动力学的概念及主要指标

1. 血流动力学的概念 血流动力学（hemodynamics）是指血液在心血管系统中流动的力学，主要研究心脏的功能、各部位的血流量、血液对血管壁的压力以及血流的阻力等。由于血管系统是复杂的弹性管道，血液不是理想的液体而是含有多种血细胞和胶体物质等的特殊液体，因此血流动力学既具有一般流体力学的共性，又有其自身的特点。

2. 主要参数

（1）心率（HR）：指每分钟心动的次数，可反映心脏的功能状态及药物的影响。

（2）血压（BP）：血压可反映心脏的功能状态及血管舒张和收缩情况，进一步推导二级参数。常用的血压有收缩压（SBP）、舒张压（DBP）、脉压差（DP）、平均压（MAP）、左室收缩压（LVSP）、左室舒张压（LVDP）、左室舒张末压（LVEDP）、中心静脉压（CVP）、肺动脉楔压（PAWP）、主动脉收缩压（ASP）、主动脉舒张压（ADP）。

1）心排血量：是血流动力学最常用指标，能够反映心脏的泵血功能状况。主要指标有心搏出量（SV）、心排出量（CO）、射血分数（EF）。二级数据有心脏指数、心搏指数。其中，心脏指数 $[L/(min \cdot m^2)]$ ＝心排出量/体表面积，体表面积 (m^2) ＝ $0.11 \times$ 体重 $(kg)^{2/3}$，心搏指数 $[$毫升/搏 $\cdot$ 平方米$]$ ＝（心脏指数/心率）$\times 10000$。

2）心腔容积：是血流动力学的一项指标，可用以估计心脏器质性变化情况。主要包括左室收缩末容积（LVESV）、左室舒张末容积（LVEDV），左右心房内径也是间接反映其容积的指标。

3）心脏收缩时间间期（STI）和舒张时间间期（DTI）：

STI 的常用观察指标是射血前期（PEP）、心室射血期（VET）、PEP/VET，其中 PEP/VET 最为常用，可反映心室收缩功能。DTI 是反映心室舒张功能、心室顺应性的一项指标。

4）冠脉血流量、冠脉阻力：冠脉血流量［(ml/（100g 心肌・min)］＝（测定血流量×60×100）/测定时间×心脏重量。冠脉阻力［kPa/(ml・100g 心肌・min)］＝血压/冠脉血流量。这两项指标能反映心脏冠脉系统的血管舒缩及血流状态，是活血化瘀药物对循环系统影响实验研究中的重要指标，但增加冠脉血流量的药物不一定都有抗心肌缺血的作用，尚须考虑其他因素（特别是心肌耗氧量），多种指标综合分析。

5）$\pm dP/dt_{max}$：$+dP/dt_{max}$是指单位时间内心室内上升的最大速率，单位为 mmHg/s，是评价心肌收缩性能的常用指标。$-dP/dt_{max}$是指单位时间内心室压力下降的最大速率，是评价心室舒张功能的指标之一。

6）瞬时波强（WI）：是由 ALOKA Prosound α 10 彩色多普勒超声诊断仪测得的一种新的综合评价心血管功能的血流动力学参数。WI 是指在循环系统任意点的压力变化（dP/dt）与速度变化（dU/dt）的乘积，即 $WI = (dP/dt)(dU/dt)$。

7）外周血管阻力［kPa/(L・s)］：二级参数，包括体循环血管总阻力（TSAR）＝平均动脉压/心排出量×80；体循环血管阻力（SVR）＝（MAP－RAP）/CO×80；肺循环血管阻力（PVR）＝（PAP－PAWP）/CO×80；肺循环血管总阻力（TPR）＝肺动脉平均压/右心排血量。

（二）血瘀证与血流动力学

1. 血瘀证的血流动力学特征　血流动力学与血瘀证关系的研究主要集中在心血管疾病方面。中医认为，心主血脉，血脉的通畅和血液的流动依赖于心的正常功能。心的气血阴阳亏虚均可导致心主血脉功能的异常，产生血脉瘀滞，血行不畅，造成血瘀。同时，血瘀也进一步加重心虚，因此气虚血瘀、阳虚血瘀等是临床常见证型。然而各种心虚证所致的血脉瘀滞在血流动力学方面既有共同点，又有差异。从西医角度看，由于疾病的不同，同一疾病的阶段不同以及患者个体差异，其血流动力学的表现也有较大的差别。大多数心虚证或血瘀证的血流动力学主要表现为心脏舒张功能和收缩功能受损，外周阻力增加等。

2. 研究报告

(1) 心血管疾病：用 ALOKA Prosound α10 彩色多普勒超声仪，对高血压 65 例血瘀证和 62 例非血瘀证患者，及 50 例健康者检查，获取 W1（前向压缩波）、W2（前向膨胀波）、NA（低振幅负向波）、时间参数（R-W1、W1W2）等数据。结果高血压非血瘀证组的 W1 值较对照组增高，而血瘀证组 W2、NA 值较非血瘀证和对照组增高，差异均有显著性意义。

赖世隆等对冠心病心血瘀阻证患者与非血瘀证患者及健康人进行比较后发现，冠心病心血瘀阻证患者心脏收缩时间间期 (STI) 表现为总电机械收缩时间（Q-S2）延长，尤以 LVET（左室射血时间）的延长为特征。心排出量与心脏指数均减少，但每搏排出量及心肌收缩功能无明显变化，且总外周阻力明显高于正常组及非血瘀证组。表明冠心病血瘀证患者血流动力学改变以后负荷加重为特点。

王硕仁等通过结扎大鼠心脏左前降支，9～12 周加用 NO 合酶抑制剂升高血压的方法，制备心肌梗死心衰模型，采用临床病人的虚证和血瘀证诊断标准，分别在结扎后 10 天、4 周、8 周和 12 周对模型进行中医辨证。研究发现，术后 10 天模型以血瘀证为主；4～8 周表现为气虚血瘀证；12 周以阳虚血瘀证为主。在整个模型演变过程中，心脏的每搏排出量、每分排出量和心脏指数均明显低于假手术组。

(2) 脑梗死：郭慧君等对 136 例脑梗死组患者及 73 例对

照组人群进行中医证候要素评分及颈动脉彩色多普勒超声检查发现，血瘀证与动脉粥样硬化呈正相关；血瘀证与颈动脉内径、斑块的形态及数目呈正相关，且其斑块具有不稳定性。血瘀证存在颈动脉内径增大、IMT 增厚、部分颈动脉狭窄及血流速度改变。

1）老年患者：郭慧君等对 371 例老年虚证夹瘀证患者进行虚证和血瘀证辨证，并与 100 例健康老年人对照。结果发现，虚证夹瘀证患者的血流动力学表现为心搏出量和左心泵力下降，同时总周阻力非常明显增高。

2）心虚证：大量文献表明，心虚证（如心阳虚、心气虚、心阴虚、心血虚等）存在不同程度的心脏舒张功能和收缩功能障碍。王硕仁等临床研究发现，高血压、冠心病等心血管疾病的心气虚患者，其早期就出现左室收缩功能受损，随着病程的延长收缩功能也受损，且作者认为左室舒张功能对心气虚的诊断具有高敏感性，左室收缩功能具有高特异性。用超声心动图对 44 例心气虚证患者的研究发现，二尖瓣-室间隔间距（EPSS）、EF 斜率（MVV）、快速充盈期左室后壁运动总幅度（R）、快速充盈期左室后壁运动总幅度/左室后壁运动总幅度（R/PWE）减小，与正常人比均有明显差别。用心机图对 64 例心气虚证患者的研究发现，心气虚证 A 波振幅/总振幅（A/H）、A 波振幅/舒张总振幅（A/D）均比正常人有意义地增高。舒张时间振幅指数（DATI）、主动脉舒张时间指数（TR-TI）均比正常人有意义地减小。以上均说明心气虚早期即有心室舒张功能减退。心气虚患者收缩功能障碍，如存在 PEP 延长、LVET 缩短、PEP/LVET 增大、EF、SV、CO、心指数（CI）各项指标明显降低等。

对 98 例心气虚患者进行研究发现，心率变异性（HRV）明显降低，并与左室收缩功能的各项参数呈正相关。用立卧心率差、呼吸心率差作为心率变异的指标，发现在心气虚、心阳虚、心血虚、心阴虚各型患者中这两项指标均较正常人下降。表明心虚证患者心脏适应能力降低。

七、血瘀证与组织氧利用

(一) 氧利用的概念及主要参数

1. 氧利用的概念 氧对人的生存和机体各器官的正常功能十分重要。若组织和细胞缺氧，则维持正常生命活动所必需的 ATP 产量不足，将导致组织和细胞的代谢、功能甚至形态发生改变。机体对氧利用主要包括摄取、输送和消耗 3 个环节，氧摄取通过肺脏进行，并主要以氧合血红蛋白的形式运输到毛细血管，并弥散至组织和细胞中，供给机体有氧代谢。正常情况下细胞内 80% 的氧在线粒体内在氧化磷酸化的过程中接受电子传递链传送的 H^+ （质子）及电子 （e) 形成 H_2O 时，释出的能量用以磷酸化 ADP 成为 ATP 储存。细胞内 20% 的氧在线粒体外（细胞核、内质网、高尔基体、过氧化物酶体等）作为生物合成、降解反应和解毒反应的底物被利用。

氧利用障碍可分为广义和狭义。广义的氧利用障碍又可分为低氧性、高氧性和正氧性 3 种类型。低氧性氧利用障碍为供氧不足使细胞内氧分压严重降低所致。而组织细胞的供氧量取决于单位时间内组织动脉血的灌流量和动脉血的氧含量，因此与呼吸功能、血红蛋白的质与量以及组织血流量关系密切。高氧性氧利用障碍是由于氧超载导致氧自由基增加，损伤线粒体呼吸酶所致。正氧性氧利用障碍是指氧供应相对正常而组织细胞利用氧的能力降低的一种缺氧，多数为线粒体用氧异常所致，也可由线粒体外用氧障碍引起。其血氧特点为动脉血氧分压、氧饱和度和氧含量正常，而静脉血氧分压和氧含量高于正常，动-静脉血氧含量缩小。狭义的氧利用障碍就是指最后一种。

2. 氧利用主要参数

（1）血氧分压（partial pressure of oxygen，PO_2）：指以物理状态溶解于血液的氧所产生的张力。包括动脉血氧分压（PaO_2）和静脉血氧分压（PvO_2）。

（2）血氧含量（oxygen content，CO_2）：指 100ml 血液实际的带氧量，即血红蛋白结合的氧量。包括动脉血氧含量（CaO_2）和静脉血氧含量（CvO_2）。动脉-静脉血氧含量差值（$Ca\text{-}vO_2$）增大，提示组织缺氧。

（3）血氧饱和度（oxygen saturation，SO_2）：是指血红蛋白浓度（Hb）的氧饱和度，为血氧含量与血氧容量的百分比值。$SO_2 =$（血氧含量－血中溶解的氧量）/氧容量$\times 100\%$。包括动脉血氧饱和度和静脉血氧饱和度。

（4）氧供（oxygen delivery，DO_2）：又称氧输送，是单位时间内运送到组织的氧量，反映动脉系统供给外周组织氧的速度。DO_2 [ml/（min·m^2）] 为心指数（CI）和动脉血氧含量（CaO_2）的乘积，而动脉血氧含量又是由动脉血氧分压和血红蛋白浓度决定的。

$$DO_2 = CI \times CaO_2 = CI \times (1.34 \times Hb \times SaO_2 + PaO_2 \times 0.003)$$，式中 CI 为心指数，CaO_2 为动脉血氧含量，Hb 为血红蛋白浓度，SaO_2 为动脉血氧饱和度，PaO_2 为动脉血氧分压。

同时氧供还与组织动脉血的灌流量有关。

（5）氧耗量（oxygen consumption，VO_2）：代表全身组织摄氧的量。反映机体有氧代谢的总和，因而反映组织代谢的整体状态，可直接测得或由 Fick 法计算而得。

$$VO_2 = CI \times (CaO_2 - CvO_2) = CI \times [1.34 \times Hb \times (SaO_2 - SvO_2) + (PaO_2 - PvO_2) \times 0.003]$$，CvO_2 为肺动脉内混合静脉血氧含量，SvO_2 为肺动脉内混合静脉血氧饱和度，PvO_2 为静脉血氧分压，其余缩写同上。

（6）氧摄取率（oxygen extraction，ERO_2）：是细胞从血

中摄取氧的比率。ERO_2 为氧耗量与氧供之比。$ERO_2 = VO_2 / DO_2 = (CaO_2 - CvO_2) / CaO_2$

（7）乳酸含量：反映组织和细胞缺氧的指标。当组织和细胞缺氧时，有氧氧化发生障碍，无氧酵解增加以产生更多的能量，从而造成乳酸堆积，表现为高乳酸血症，故高乳酸血症是机体缺氧的重要标志，这对临床氧代谢状况的判断意义重大。

（二）血瘀证与氧利用障碍

1. 血瘀证的氧利用障碍特征 血瘀证与组织和细胞氧利用障碍密切相关。而组织和细胞的氧代谢能否得到保证首先取决于血液循环（尤其是微循环）的好坏，因此氧利用障碍常伴有直接或间接的局部血液循环或微循环的障碍，如血管切断性质的疾病（如伤口）；恶性肿瘤血运极为丰富仍不能满足生长过度旺盛的肿瘤细胞的需要；心肌梗死及血栓性脉管炎直接影响血供；纤维组织增生及良性肿瘤中基质多、血管少；坏死组织无血供，水肿组织限制了弥散出毛细血管的氧向组织细胞的运送。以上原因均可造成组织和细胞的血运障碍，引起组织缺血缺氧，进而导致器官功能失调。另外，线粒体的功能障碍也可能与血瘀证相关。活血化瘀药常通过增加组织血流量、加快微循环血流速度、改善组织从微循环中摄取氧的能力来改善血瘀证。

2. 研究报告

（1）心血管病：生理情况下，心肌对 O_2 最大摄取率明显高于其他器官，因而是消耗氧的主要器官。冠状动脉供氧和心肌需氧的不平衡是心肌缺血的主要原因。冠状动脉结扎致心肌缺血动物模型是比较典型的血瘀证或气虚血瘀证模型。研究发现，结扎犬冠状动脉前降支后造成急性心肌缺血动物模型，心肌局部缺血、缺氧，组织供氧量减少，导致氧分压、氧饱和度及心肌氧摄取率明显降低，心肌细胞受损。增加冠状动脉血流量，降低心肌耗氧量可改善心肌氧的供求关系。有些活血药能改善心肌氧利用，对心肌有保护作用。研究观察丹参注射液对急性心肌缺血犬血气的影响，发现丹参注射液高、低剂量组于给药后 15 分钟 PO_2、SO_2 变化率及氧摄取率呈升高趋势，30 分钟时明显高于缺血模型组，并可持续 60 分钟。说明丹参注射液能明显提高心肌缺血时 PO_2、SO_2 及氧摄取率，对缺血心肌有保护作用。进一步观察丹酚酸 B 静脉注射给药对正常麻醉犬心肌耗氧量的影响，并与丹参注射液做对照，发现各剂量丹酚酸 B、阳性对照药丹参注射液均可明显增加麻醉犬冠状动脉血流量，有降低心肌氧摄取率的趋势，对心排出量、总外周阻力无明显影响；丹酚酸 B 及丹参注射液对心肌耗氧量降低的作用不显著，说明丹酚酸 B 和丹参注射液对犬心肌耗氧量降低作用不显著，但能增加冠状动脉血流量，起到改善心肌氧供的作用。研究还发现，复方丹参注射液能改善失血性休克家兔血流动力学、氧动力学障碍。

比较早发冠心病面部光电血流容积参数、氧合血红蛋白后发现，血瘀证的光电血流容积参数和氧合血红蛋白明显下降，且二者呈正相关关系，提示心脏功能减退与大动脉顺应性降低是本证基本病理改变之一；光电血流容积参数和氧合血红蛋白可作为辅助诊断指标之一。

川芎嗪可明显抑制 Ang Ⅱ 引起的心肌细胞肥大，调节肥大心肌细胞线粒体单胺氧化酶和细胞色素 C 氧化酶活性的改变，改善线粒体外膜的损害，提高线粒体膜电位，提高心肌细胞 ATP、ADP、总腺苷的含量及能荷水平，降低腺苷一磷酸（AMP）水平，改善心肌细胞能力代谢，逆转心肌细胞肥大，保护线粒体，有利于心肌细胞能量的改善。

另外，高血压、高血脂、高血糖等疾病的发生也与组织细胞氧利用障碍有关。

（2）脑血管病：大脑的耗氧量约占全身总耗氧量的 20%，甚至高达 50%，脑组织几乎完全依靠糖有氧氧化供能，对氧依赖程度都较强。由于大脑的氧储备差，因而对缺氧十分敏感，是缺氧时首先受损伤的器官。研究发现，急性脑梗死重症患者与轻症患者比较，前者的颈内静脉血氧饱和度（SjvO₂）明显升高，脑氧摄取率显著下降，说明重症组脑氧代谢和氧利用明显比非重症组差。颅脑损伤重度患者与轻度患者也呈现相同的改变。有学者观察活血化瘀注射液对大鼠脑微循环、血-脑屏障和小鼠抗缺氧能力的影响。发现活血化瘀注射液能增加大鼠脑微循环血流，并对脑微循环障碍有某些保护作用，能降低小鼠致死性缺氧过程中的脑水肿和降低大鼠血-脑屏障通透性。提示活血化瘀注射液对大鼠脑微循环、血-脑屏障和小鼠抗缺氧能力有一定的有益作用。大量实验研究证明，活血方药可改善脑细胞能量代谢和拮抗氨基酸毒性。

（3）外科疾病：外科危重病人如各种休克、呼吸衰竭等都存在氧供和氧利用障碍的一系列因素，特别是在严重的全身炎症反应综合征（SIRS）如感染、脓毒症、创伤和重症坏死胰腺炎等状态下，除氧供和氧利用障碍外，氧的需求还会成倍增加。治疗非常棘手的多器官功能障碍综合征（MODs），最终也是细胞缺氧和能量代谢衰竭导致病人死亡。因此，外科危重病人的临床治疗始终要把预防和纠正组织细胞缺氧置于首位。保证机体充足氧供、减少氧耗量、提高组织细胞氧摄取率是避免器官、细胞损伤进一步加重的重要措施之一。

综上，活血化瘀药改善氧利用可能与增加组织血流、加快微循环血流速度、改善组织从微循环中摄取氧的能力等有关。活血化瘀治疗的最终目的就是改善组织和细胞利用氧的能力，应加强该方面的研究工作。

（赵明镜）

主要参考文献

1. 杜金行，史载祥. 血瘀证中西医结合诊疗共识［J］. 中国中西医结合杂志，2011，31（6）：839-844.

2. 陈可冀，李连达，翁维良，等. 血瘀证与活血化瘀研究［J］. 中西医结合心脑血管病杂志，2005，3（1）：1-2.

3. 陈可冀，马晓昌. 关于传统血瘀证的现代分类［J］. 中国中西医结合杂志，2000，20（7）：487.

4. 马民，陈利国. 血瘀证患者血小板 CD62p 基因、白细胞 HSP70 基因的表达［J］. 中国中西医结合杂志，2005，（4）：307-310.

5. 陈利国，马民，屈援，等. 糖尿病血瘀证研究进展［J］. 中华中医药杂志，2005，20（2）：114-116.

6. 马民，陈利国. 血瘀证及活血化瘀疗法客观化研究综述［J］. 中医药通报，2002，1（3）：45-51.

7. 彭黎明，邓承祺. 现代血栓与止血的实验室检测及其应用［M］. 北京：人民卫生出版社，2004：370-374.

8. 王振义，李家增，阮长耿，等. 血栓与止血基础理论与临床［M］. 第 3 版. 上海：上海科学技术出版社，2004：54-80.

9. 姜兆顺，张胜兰，寇天芹，等. 2 型糖尿病血瘀证患者血小板 CD_{62p}、CD_{63} 测定意义探讨［J］. 中国中西医结合杂志，1999，19（9）：527-528.

10. 李琳，陈百先，何颂华. 2 型糖尿病患者舌色与血小板 α-颗粒膜蛋白关系的研究［J］. 铁道医学，2000，28（3）：155-156.

11. 汪钟，郑植栓. 现代血栓病学［M］. 北京：北京医科大学、中国协和医科大学联合出版社，1997：225-226.

12. 石志芸，施赛珠，陈剑秋，等. 血瘀证患者血浆内皮素测定的临床意义［J］. 辽宁中医杂志，1996，23（10）：435.

13. 韩新民，茅惠明，陈正权，等. 缺血性脑卒中血瘀证患者不同病期血浆 t-PA、PAI 活性及其比值临床观察［J］. 中西医结合杂志，1991，11（1）：17.

14. 陈可冀，活血化瘀研究与临床［M］. 北京：北京医科大学、中国协和医科大学联合出版社，1993：8，38-44，239.

15. 赖世隆，王奇，丘梅清，等. 血瘀证、气虚血瘀证患者血浆 TXA_2、PGI_2 水平与微循环观察及其相关性分析［J］. 中华中医药杂志，1990，5（6）：14.

16. 黄惠勇. 调节肽与冠心病心绞痛患者中医辨证的关系 [J]. 中国中西 医结合杂志, 1996, 16 (8): 474.

17. Brian C. Tieu, Xiaoxi Ju, Chang Lee, et al. Aortic Adventitial Fibro- blasts Parti- cipate in Angiotensin-Induced Vascular Wall Inflammation and Remodeling [J]. J Vasc Res, 2011, 48: 261-272.

18. 翁维良, 姜成田, 崔晶, 等. 冠心病心绞痛患者 295 例血液粘度测 定 [J]. 中华心血管病杂志, 1984, 12 (3): 183.

19. 翁维良, 崔晶, 王怡, 等. 脑血栓血瘀证患者红细胞变形性等客观 检测指标的探讨 [J]. 中西医结合杂志, 1988, 8 (7): 424.

20. 郑萍. 血栓闭塞性脉管炎患者血瘀证的血液学指标探讨 [J]. 中西医 结合杂志, 1986 (6): 332.

21. 袁景珊, 匡萃樟. 血液流变学指标与血瘀证相关性的回顾性评 价——对体外血栓形成和血小板粘附率的检测 [J]. 中医杂志, 1993, 34 (2): 105.

22. 魏艾红, 肖景文, 黄世林. 白血病舌质及血瘀病理研究 [J]. 中国医 药学报, 1995, 10 (5): 11.

23. 陈素云, 林院昌, 崔志英, 等. 冠心病患者的舌象微循环与心功能 观察 [J]. 中华中医药杂志, 1992, 7 (1): 39.

24. 阎田玉, 龚明敏, 林胡春, 等. 活血化瘀治疗小儿腺病毒性肺炎的 机理探讨与电镜观察——附 93 例小儿腺病毒肺炎合并 DIC 临床疗效 分析 [J]. 中西医结合杂志, 1984 (3): 329.

25. 袁肇凯, 杨运高. 气滞血瘀与气虚血瘀辨证微观指标的观察分析 [J]. 中医杂志, 1995, 36 (9): 557.

26. 徐成伟, 范廷英, 赵昌盛, 等. 正常妊娠妇女凝血、抗凝与纤溶指 标的测定及意义 [J]. 微循环学杂志, 2003, 13 (2): 40, 51.

27. 李巧汶, 邱健, 马骏, 等. 冠心病患者凝血机制的变化及其临床意 义 [J]. 中华老年心脑血管病杂志, 2008, 10 (4): 257-259.

28. 蔡莉莉. 部分血浆凝血因子活性测定在急性冠脉综合征中的应用价 值 [J]. 国际检验医学杂志, 2009, 30 (3): 212-213, 216.

29. 许延路, 高辉, 李继福, 等. 冠心病患者凝血酶激活的纤溶抑制物 与纤维蛋白原关系分析 [J]. 血栓与止血学, 2009, 15 (5): 211-212.

30. 邱丽君，汪维乐，周琪．等．脑血管病与高凝状态的关系 [J]．上海第二医科大学学报，2004，24（6）：448-449.

31. 唐伟，孙敏，刘超．糖尿病高凝状态的发生机制及治疗进展 [J]．国外医学：内分泌学分册，2004，24（2）：99-101.

32. 赖世隆，丁有钦，秦莉莉，等．血瘀证患者的血液动力学观察 [J]．广州中医药大学学报，1992，9（4）：192-195.

33. 王硕仁，赵明镜，王振涛，等．建立心肌梗死心气虚血瘀证和心阳虚血瘀证病证动物模型的研究 [J]．中国中西医结合杂志，2008，28（3）：245-247.

34. 郭慧君，王知佳，王金荣．371 例老年虚证夹瘀证临床研究 [J]．中国中医基础医学杂志，2005，11（1）：42-45.

35. 李林森．基于颈动脉粥样硬化的急性脑梗死与血瘀证相关性的回顾性研究 [J]．中国实验方剂学杂志，2012，18（12）：321-323.

36. 顾菊康，邓开伯．临床心功能学 [M]．合肥：安徽科学技术出版社，1992.

37. 贾海忠，王志忠．心功能检测在心虚证诊断中的应用概况 [J]．辽宁中医杂志，1996，23（7）：334.

38. 黄启福．病理学 [M]．第 2 版．北京：科学出版社，2010：84-88.

39. 周凤鑫．组织血液灌注与微循环的病理生理（1）——氧的利用障碍 [J]．外科理论与实践，2007，12（5）：附 1-附 4.

40. 赵连根．研究活血化瘀必须研究组织氧供 [J]．中国中西医结合杂志，1992，12（12）：749-750.

41. 管向东．氧代谢在外科危重病人中的应用 [J]．中国实用外科杂志，2001，21（4）：200-202.

42. 郑峥，宿英英．急性脑梗死患者脑氧代谢的初步研究 [J]．中国脑血管病杂志，2005，2（10）：445-448.

43. 叶纪录，揭红英，濮雪华，等．颈内静脉血氧饱和度与颅脑损伤预后的关系 [J]．中华急诊医学杂志，2010，19（6）：631-634.

44. 韩志河，韩建斌，屠玉娟．提高缺氧耐受力在三高症治疗、预防中的重要作用 [J]．现代中西医结合杂志，2008，17（27）：4366-4368.

45. 杨解人，熊莺，丁伯平，等．丹参葡萄糖注射液对犬冠脉结扎急性心肌缺血模型的血气分析 [J]. 中国实验方剂学杂志，2004，10 (6)：45-47.

46. 湛月娥，孙莉莎，程玉芳，等. 丹酚酸 B 对犬心肌耗氧量的影响 [J]. 实用医学杂志，2006，22 (9)：1000-1002.

47. 赵连根，吴成中，伍孝先. 活血化瘀注射液 (HHI-I) 对大鼠脑微循环、血-脑屏障和小鼠抗缺氧能力的有益影响 [J]. 中国中西医结合外科杂志，2009，15 (1)：64-68.

48. 张艳杰，王建光，潘景业，等. 复方丹参液对失血性休克家兔血流及氧动力学的影响 [J]. 中国中西医结合外科杂志，2008，14 (2)：144-147.

49. 于研，王硕仁，孙逸坤，等. 川芎嗪在逆转心肌细胞肥大过程中对心肌细胞线粒体结构和功能的影响 [J]. 中国中西医结合杂志，2012，32 (5)：661-665.

50. 胡志希，袁肇凯，陈娟，等. 早发冠心病血瘀证面部光电血流容积特征与 HbO$_2$ 的相关研究 [J]. 湖南中医药大学学报，2009，29 (2)：26-28.

51. 陈可冀，史载祥. 实用血瘀证学 [M]. 北京：人民卫生出版社，1999：10，28.

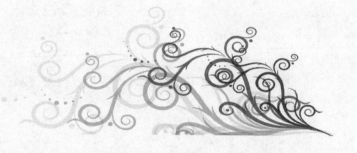

下篇　活血化瘀治疗

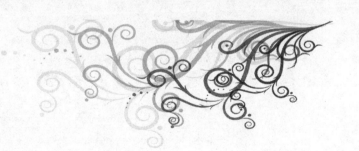

第一章 活血化瘀治疗概论

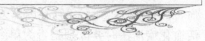

第一节 活血化瘀治疗

传统中医学对血瘀证的认识以及针对血瘀证所采用的活血化瘀治疗，源远流长，理论独特，记述丰富，应用广泛，尤其在治疗某些疑难病方面效果显著，因而深得国内外医药界关注。新中国成立后由于国家重视、各种现代化检测手段的逐步建立，血瘀证及活血化瘀众多研究被列入国家级重点研究课题，其中某些项目获国家发明或进步奖、卫生部重大科技成果奖，尤其是 2003 年，血瘀证及活血化瘀研究获得国家科技进步一等奖，该奖项是新中国成立以来中医、中西医结合科研取得的最高奖项，标志着血瘀证及活血化瘀研究已成为当前中医、中西医结合领域中最为活跃、最为深入，而且最富有成效的领域之一，为中医药走向世界作出了重要贡献。

针对血瘀证，根据《内经》"结者散之"、"留者攻之"、"血实者宜决之"的治则，采用活血化瘀治疗。活血化瘀是使用具有消散作用，或攻逐体内瘀血的药物治疗血瘀证（瘀血病证）的方法，有通利血脉、促进血行、消散瘀滞等作用。古代以张仲景为先驱的历代医家，创立了很多活血化瘀的方剂，如用于治疗蓄血证的桃核承气汤、抵当汤，治疗虐母的鳖甲煎丸，治疗妇人疾病的桂枝茯苓丸、温经汤，治疗心腹疼痛的失笑散，治疗恶血留于胁下的复元活血汤，治疗心腹胃脘疼痛的丹参饮，治疗半身不遂的补阳还五汤，治疗胸痹心痛的血府逐瘀汤等等。除药物疗法外，还创立了针灸、按摩、运动，如太极拳、气功、调整情绪等非药物活血化瘀疗法。

在中医临床上，活血化瘀被广泛使用，但血瘀证作为中医一个单纯的临床证型，实际并不多见，多数情况下与寒热、气血，甚至病程、年龄等存在因果关系或兼加出现。因此在使用活血化瘀治法时要区别是否为单纯血瘀证，还是存在因于气、因于热、因于寒等兼证，以便采取活血化瘀为主，还是益气活血、清热活血、散寒活血（温通活血）等治法，同时还要细致区别血瘀和兼证孰轻孰重，以便于治疗原则及方药选择的判断。如上篇所述，我们虽然已经制定了血瘀证兼证的标准及方药，但由于血瘀证及兼证可分布于全身多个系统，即使同一个体、同一脏器也存在因疾病不同而导致的差异，在选方用药时也应有所区别，需要在大原则下灵活掌握。

第二节　活血化瘀治法在优势疾病中的应用

活血化瘀适用于一切瘀血阻滞之证。因瘀血可能是病理产物，也可能是多种病证的致病因素，且所致疾病广泛，因此活血化瘀治疗适用于内、外、妇、儿、伤各科。近年来，活血化瘀临床研究在各个系统都取得了丰硕成果，现归纳如下。

1. 心血管疾病　冠心病属中医胸痹心痛的范畴，通过同位素方法测定循环指数、甲皱微循环、血液流变学、冠脉CTA 和造影等的研究，认为虚实夹杂者约占 89%～100%，其中无论是劳力性心绞痛还是自发性心绞痛，血瘀均是其重要的病因病理，约占 70% 以上。据此制定了一些广泛适用的冠心病心绞痛处方，有的已开发为新药，如早期的冠心 Ⅱ 号方；西苑医院等医院拟订的益气活血方（黄芪、黄精、丹参、川芎、当归），可以减少心肌梗死并发症，降低急性心肌梗死（AMI）的死亡率；中日友好医院通过实验及临床两方面证实了大蒜素改善心绞痛、扩张冠状动脉、降低缺血再灌注损伤等作用，在治疗不稳定心绞痛方面取得了较好的临床疗效，尤其是对于辨证属心阳虚或寒凝者，缓解心绞痛的效果大蒜素优于硝酸甘油。随着 20 世纪 70 年代初期出现的经皮腔内冠状动脉成形术（PTCA）在治疗心血管疾病方面取得了重大突破，原有中西结合治疗急性冠脉综合征（ACS）等疾病的优势已不明显，但 PTCA 治疗后的再狭窄问题，当时被视为心血管领域的前沿课题，陈可冀院士等采用芎芍胶囊进行的随机、双盲、安慰剂对照研究，对 124 例因冠心病接受支架置入术患者进行观察，试验组和对照组各 62 例，随访 6 个月，结果试验组再狭窄率为 24.1%，支架内再狭窄率为 14.0%，对照组分别为 48.5% 和 42.0%（$P<0.05$）；试验组 6 个月后冠脉造影复查，病变血管管腔直径为（2.21 ± 0.85）mm、狭窄程度为（26.58 ± 20.72）%，对照组分别为（1.72 ± 0.99）mm 和（41.19 ± 30.92）%（$P<0.05$），提示芎芍胶囊在预防 PCI 后再狭窄方面有一定疗效。随着药物涂层支架、新型抗血小板制剂等的使用，PTCA 后再狭窄率明显降低，对中西医结合治疗要求更高，尤其是基于随机对照（RCT）的活血化瘀研究结果。目前冠心病的中西医结合研究重点是冠状动脉血运重建后出现的诸多问题，如冠脉微循环障碍问题、血管新生疗法、再狭窄的进一步预防等。近年来，在 AMI 后心功能保护、改善心肌重塑、动脉粥样硬化斑块稳定性的早期识别及活血化瘀解毒治疗、稳定斑块研究方面取得了一定成果，将来在心脑血管病的一级预防及介入治疗后的心功能保护及二级预防方面，在不适宜 PCI 及冠状动脉旁路移植术（CABG）的中西医结合治疗方面，可能是中医特别是活血化瘀研究的重大课题，尤其期待基于 RCT 的大型临床研究结果的出现。

冠心病的中医辨证治疗也迈上了一个新台阶。由既往单纯强调活血化瘀，逐步发展到了益气活血、理气活血、益气养阴活血、益气养阴活血利水的新阶段，开始重视气血水的关系。尤其是近年来史载祥教授在张锡纯"升陷汤"基础上，创制升解通瘀汤（黄芪、知母、柴胡、升麻、桔梗、党参、三棱、莪术、山萸肉、生牡蛎）。临床研究表明，升解通瘀颗粒对冠心病支架术后心绞痛患者能减轻心绞痛症状，总有效率达 90%，减少硝酸甘油消耗量，有效率达 85%。同时升解通瘀颗粒能改善冠心病支架术后患者心肌微循环障碍。动物实验表明，服用升解通瘀汤可以降低心肌梗死面积，升高心肌缺血再灌注损伤的 LVSP 和 $+ dP/dt_{max}$，降低 LVEDP 和 $- dP/dt_{max}$，进而改善心肌供血。

血脂康胶囊由特质红曲发酵精致而成。红曲因其色红，古代多用于血液循环疾病，具有活血消食等作用。由陆宗良教授牵头的中国冠心病二级预防研究，是随机、双盲、多中心、安慰剂对照研究，入选冠心病心肌梗死患者 4870 例，平均观察时间为 4.5 年，结果发现血脂康除有效降低胆固醇、低密度脂蛋白胆固醇等外，追访发现可以减少多种冠心病事件。该研究结果被写入 2007 年《中国成人血脂异常防治指南》，是近年中医、中西医结合领域的重大成果之一，有力提升了中医药在心脑血管疾病治疗中的地位。

血栓闭塞性脉管炎方面，国内应用四妙勇安汤，以及其后采用的活血化瘀治法，如通脉灵、复方丹参注射液、脉络宁注射液、丹红注射液等治疗，均取得了很好效果，大大降低了本病的截肢率。

2. 脑血管疾病　中医认为"离经之血为瘀血"，但是针对脑出血既往很少使用活血治疗。20 世纪 80 年代后，在实验研究的基础上，对出血性脑中风使用活血化瘀方药治疗，如复元活血汤、血府逐瘀汤、水蛭、大黄、三七、三棱、莪术等的应用，对中小剂量脑出血取得了较好效果，同时加深了对离经之血是为瘀血的认识。在脑出血患者应用活血化瘀药物的时机选择方面，目前也有较多研究，认为出血 24 小时后使用安全，或凝血机制正常者也可立即使用；在药物选择方面，注意使用具有活血止血作用的药物，如大黄、蒲黄、茜草、水蛭、三七等。在治疗缺血性脑中风方面，川芎嗪、大蒜素、三七总皂苷、灯盏花等制剂治疗急性脑梗死有效率达 90％左右，而且其作用机制均为多层面、多靶点，包括了抗血小板、抗凝及促纤溶、抗自由基等，而且无明显副作用。近年来，中西医结合强化卒中单元治疗取得了更好的临床效果；针对脑梗死未缺血区对缺血区的活血化瘀干预影响研究也在进行之中。

3. 重症急性呼吸综合征（SARS） 2003 年流行于我国的 SARS 给人民的生命及健康带来很大威胁，其时中医、中西医结合发挥了很好的治疗效果，改变了国内外对中医药的认识误区，增强了中医及中西医结合的自信心。据当时不完全统计，在全国有 96 所中医医院向 93 所定点医院派出医护人员共计 2163 人次；102 家 SARS 定点医院有中医、中西医结合专业技术人员参与救治工作，占收治 SARS 病例定点医院总数的 52.31％。全国内地 5327 例 SARS 确诊病例中，中西医结合治疗的达 3104 例，占 58.28％，其中河南、宁夏、浙江达到 100％，河北 75.81％、天津 71.43％、内蒙古 67.02％、广东 57.78％、北京 56.05％、山西 56.03％。在中西医结合学会制定的 SARS 治疗方案中强调进展期各型均应给予活血化瘀、改善微循环药物，如丹参粉针剂或川芎嗪等，对恢复期存在肺纤维化、影响肺弥散功能的患者，可选用活血化瘀、软坚散结、清热解毒方药。

4. 呼吸系统疾病 山西省中医研究院黄亦琦对肺源性心脏病患者进行了随访观察与缓解期防治研究，方法以扶正固本与活血化瘀为主，分防治和对照两组进行了治疗比较，结果

3~5 年后，防治组死亡率明显降低。协和医院应用益气活血针对慢性阻塞性肺病患者进行了观察，结果治疗组各项换气指标均有改善。有研究显示，活血化瘀法治疗能有效改善慢性阻塞性肺病患者高血液黏稠度、肺间质纤维化、肺动脉高压等病理状态。支气管哮喘的从风、从肝论治以及特发性肺纤维化的活血化瘀、标本兼顾为主治疗都取得了一定疗效。

5. 消化系统疾病　除溃疡病血瘀型多用失笑散、活络效灵丹外，应用健脾活血方治疗脾虚血瘀型溃疡病，治疗 8 周，胃和十二指肠溃疡的临床总有效率和胃镜下总显效率分别为 92.5% 和 76.32%，明显高于法莫替丁对照组。此外，以化瘀药大黄单味治疗上消化道出血也取得了较显著疗效，对慢性肝炎及肝硬化的研究方面，采用包括活血化瘀药的辨证用药也取得了一定成绩。

6. 泌尿系统疾病　现代医学认为肾炎、肾病、肾衰竭时多存在血液高凝状态，多有血瘀证表现，去瘀对改善肾微循环极为重要，甲皱微循环、凝血指标、血流变、B 超肾血流、肾血流量检查都提示了这一点。近年来，大样本、多中心临床流行病学调查，如 IgA 肾病，结果显示血瘀是其发病机制的重要方面，应用活血化瘀利水药物治疗的有效性，无论是临床，还是动物实验都得到了验证。再如 K/DOQI 对慢性肾脏病重新进行了定义及分期，在早期慢性肾损害、3~4 期肾衰竭的活血化瘀治疗方面，通过不同的给药途径，活血利水、补肾排毒都取得了良好的临床疗效，有效延缓了肾衰竭的进展，保护了残存肾功能。

7. 免疫系统疾病　免疫性疾病范围颇广，活血化瘀对 4 型变态反应性疾病均有治疗效果，另外有关硬皮病、红斑狼疮、类风湿关节炎等治疗有效的报道也较多。单味药的研究中，如雷公藤的抗炎、抗免疫作用研究较深，目前临床用途比较广泛，有关其作用机制的研究国内外时有报道。其他如昆明山海棠、火把花根、丹参、红藤等的临床应用也显示出较好的疗效。

8. 妇科疾病　山西医学院对宫外孕的分型及治法研究成绩颇大。他们将宫外孕分为未破膜型、破膜型两种，破膜型又分为休克、不稳定、包块 3 型，在以活血化瘀消癥为主的基础上结合不同阶段、不同分型加减用药，取得了较好疗效，目前国内对宫外孕的研究多依照此分类治法。其他如盆腔炎、宫颈糜烂、输卵管不通的不孕症、子宫肌瘤、子宫内膜异位症，功能性子宫出血等，辨病辨证结合活血化瘀用药，均取得一定疗效。

9. 儿科疾病　在儿科各系统疾病中均有采用活血化瘀治疗者，如北京友谊医院对小儿腺病毒性肺炎的血瘀证及活血化瘀药物治疗的机制结合实验检测进行了探讨，总结出了五法七方。北京儿童医院对小儿肺脓肿、小儿肝炎以及其他单位对小儿肾炎、小儿难治性肾病综合征、血小板减少性紫癜，活血化瘀治疗及研究均取得一定进展。

10. 肿瘤　肿瘤是危及患者生命的常见病、多发病。各类肿瘤均具中医血瘀证表现，活血化瘀疗法治疗肝癌、宫颈癌、肺癌，莪术治疗宫颈癌均取得了一定疗效。活血化瘀配合放化疗方面，如中国医学科学院肿瘤医院对鼻咽癌、湖南的川红注射液对鼻咽癌的放疗增敏、西安的丹参加 COP 化疗方案对恶性淋巴瘤的治疗研究，均取得一定效果，较好地说明了中医药在抗肿瘤以及放化疗中的增效、增敏、减毒作用。有关活血化瘀中药可能具有促进肿瘤转移作用的疑问，近年来从单味药到复方均有较多研究，提示活血化瘀治疗不仅不会导致恶性转移，而且具有对抗转移的作用，其作用机制是多角度、多靶点的。

11. 急腹症　急腹症多有中医血瘀证表现，活血化瘀辨证用药治疗急性阑尾炎、活血止血法治疗上消化道出血、大黄消

痈汤配合丹参注射液治疗胆道梗阻、大柴胡汤配合活血药治疗
急性胰腺炎、仙方活命饮加味治疗急性腹膜炎、清热利湿消瘀
治疗尿路结石等均取得较好疗效。在活血化瘀治疗急腹症的实
验研究方面，以天津市急腹症研究所为代表采用活血化瘀药对
家兔实验性腹腔内粘连的预防作用做了大量研究，证实了活血
化瘀药的作用。

（杜金行）

主要参考文献

1. 血瘀证与活血化瘀研究获国家科技进步—等奖 5 项中华医学科技奖获
   奖项目榜上有名 [J]. 中华医学信息导报，2004（5）：8.

2. 中国中西医结合学会活血化瘀专业委员会. 血瘀证中西医结合诊疗共
   识 [J]. 中国中西医结合杂志，2011，31（6）：839-844.

3. 中国中西医结合学会消化系统疾病专业委员会. 肝硬化临床诊断、中
   医辨证和疗效评定标准（试行方案）[J]. 中国中西医结合杂志，1994
   （4）：237-238.

4. 中国中西医结合学会儿科专业委员会. 小儿脾虚、肾虚及血瘀证诊断
   标准（草案）[J]. 上海中医药杂志，2000，34（2）：37.

5. 陈可冀，史载祥. 实用血瘀证学 [M]. 北京：人民卫生出版社，
   1999：22.

6. 用冠状循环指数诊断冠心病价值的探讨 [J]. 江苏医药，1977（2）：
   7-8.

7. 邵峰，王倩，刘亚丽，等. 冠心Ⅱ号药理、临床及药动学研究进展
   [J]. 中国实验方剂学杂志，2011，17（3）：222-225.

8. 任钧国，江丽娟，李军梅，等. 益气活血方对自发性高血压大鼠左心
   室肥厚的影响 [J]. 微循环学杂志，2011（2）：75-76.

9. 李格，谷万里，史载祥. 大蒜素治疗心血管疾病临床与实验研究进展
   [J]. 中国中医药信息杂志，2008，15（12）：104-107.

10. 鹿小燕，史大卓，徐浩，等. 芎芍胶囊干预冠心病介入治疗后再狭

窄的研究［J］. 中国中西医结合杂志，2006，26（1）：13-17.

11. 史载祥. 升陷祛瘀法在心血管疾病中的应用——张锡纯大气学说实践与发挥［C］//中医中药在心血管系统疾病中的"效"学研讨资料汇编. 贵阳：贵州省中西医结合学会，2010：8-18.

12. 余云昶，姜良铎，史载祥. 升解通瘀汤对大鼠心脏缺血再灌注损伤的心功能影响［J］. 中国中医急症，2008，17（3）：354-356.

13. 寇文镕，陆宗良，陈祚，等. 中国冠心病二级预防研究——血脂康明显降低癌症风险［J］. 中国循环杂志，2010，25（6）：445-448.

14. 姚廷周. 出血性脑中风新论［J］. 中医药学刊，2006，24（9）：1718-1719.

15. 梁炜，李世华. 脑出血早期运用活血化瘀药的机理探讨［J］. 辽宁中医杂志，2002，29（11）：645.

16. 郭建文，刘明洁. 活血化瘀中药及复方治疗急性脑出血的 Meta 分析［J］. 中日友好医院学报，2001，15（5）：283-286.

17. 樊淑彦，赵兴茹，付超美，等. 中药治疗缺血性脑卒中的研究进展［J］. 脑与神经疾病杂志，2006，14（4）：318-319.

18. 张久亮，李英姿. 缺血性脑卒中神经保护研究思路的探讨［J］. 中华中医药杂志 2009（12）：1615-1617.

19. 张允岭，张晓梅，金耀文，等. 中西医结合治疗 65 例非典型肺炎（SARS）的临床研究［J］. 北京中医药大学学报，2003，26（6）：60-64.

20. 罗翌，欧爱华，严夏，等. 急诊 SARS 患者中医证候特点分析［J］. 中国中西医结合急救杂志，2003，10（4）：201-203.

21. 严晨. 活血化瘀法在 SARS 治疗中的应用前景［J］. 天津中医学院学报，2003，22（2）：64-65.

22. 黄亦琦. 试论慢性肺原性心脏病之血瘀证［J］. 山西中医，1992（3）：5-7.

23. 黄敏，薛鸿浩，曲晓璐. 活血化瘀法治疗慢性阻塞性肺疾病进展［J］. 中华全科医学，2009，7（10）：1112-1113.

24. 屈直，周密. 健脾活血方治疗消化道溃疡 40 例［J］. 现代中医药，

2009，29（5）：9-10.

25. 俞峻．生大黄治疗上消化道出血的临床观察［J］．临床急诊杂志，2008，9（4）：249-250.

26. 郑继昌．活血化瘀法在慢性肝病治疗中的重要作用［J］．中国实用医药，2008，3（35）：138-140.

27. 危成筠，陈香美，赵丹阳，等．IgA 肾病血瘀证与临床病理的相关性研究［J］．中国中西医结合杂志，2005，25（8）：687-690.

28. 俞祝全．活血化瘀法治疗慢性肾功能不全概况［J］．广西中医药，1995（1）：41-44.

29. 曹赛霞，孙德珍．活血化瘀药治疗慢性肾功能不全的研究进展［J］．内蒙古医学院学报，2006，28（S1）：112-114.

30. 李国贤，鄢毅，李晴，等．活血补肾调免汤治疗自身免疫性疾病临床观察［J］．实用中西医结合临床，2001，1（1）：5-6.

31. 李莉霞，金若敏，李仪奎，等．雷公藤多苷抗炎作用的安全范围及抗炎机制［J］．中国新药与临床杂志，2006，25（2）：91-95.

32. 药朝昕，于载畿．中西医结合治疗宫外孕的现状与展望［J］．中西医结合杂志，1984（4）：249-251.

33. 刘晓红．小儿腺病毒性肺炎的诊治［J］．中国临床医生，2010，38（5）：11-15.

34. 陈昭定．中药治疗小儿肺脓肿的疗效观察［J］．中医杂志，1980（11）：31-32.

35. 阎慧敏，杨连元．中药治疗小儿特发性血小板减少性紫癜 45 例［J］．中医杂志，1986（10）：43.

36. 严洁华，徐国镇，李素艳，等．放疗合并药物治疗高危远转鼻咽癌随机研究结果［J］．中华放射肿瘤学杂志，1995（3）：12-14.

37. 曹兆振，肖健云，章正，等．川红注射液对鼻咽癌放疗增敏 40 例初步观察［J］．癌症，1984（4）：298-299.

38. 张玉五，余永敏，薛颖，等．丹参-COP 方案对恶性淋巴瘤的临床疗效分析（附丹参对小白鼠 S180 瘤细胞掺入～（125）IudR 实验观察）［J］．西安交通大学学报（医学版），1981（S1）：25-32.

39. 刘鲁明，陈震，陈培丰. 对活血化瘀中药治疗恶性肿瘤的思考 [J].
中医杂志，2007，48（9）：776-779.

40. 王宇歆，郭世铎，杨涛，等. 活血化瘀中药对通里攻下中药增效作
用的实验研究——对正常家兔小肠微循环血流的影响 [C] //第九届
全国中西医结合普通外科学术交流大会暨胆道胰腺疾病新进展学习
班论文汇编. 北京：中国中西医结合学会，2005：361-365.

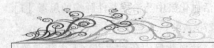

第二章　活血化瘀药分类

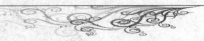

活血化瘀药以通利血脉、改善血行、消散瘀血为主要功效，用于治疗瘀血病证。活血化瘀药物数量较多，根据其作用强弱、临床功效等差异而有不同的分类方法。

一、陈可冀院士团队常用活血化瘀药分类法

从临床实际应用出发，结合大量基础实验，证明活血化瘀类中药的作用机制主要在于活其血脉（改善心脑血管功能、血液物理化学性状、血小板及凝血系统功能、微循环等生理功能）、化其瘀滞（抗心肌缺血、脑缺血，抑制血小板聚集，抗凝、抗血栓形成等）。并根据其作用强度，提出了 3 分类法。此分类方法已经中国中西医结合学会活血化瘀专业委员会讨论认可。

1. 和血类　指有养血、和血脉作用者，包括当归、丹皮、丹参、生地黄、赤芍、鸡血藤。

2. 活血类　指有活血、行血、通瘀作用者，包括川芎、蒲黄、红花、刘寄奴、五灵脂、郁金、三七、穿山甲、大黄、姜黄、益母草、泽兰、苏木、牛膝、元胡、鬼箭羽、乳香、没药、王不留行、紫薇等。

3. 破血类　指破血消瘀作用峻猛者，包括水蛭、虻虫、莪术、血竭、桃仁、三棱、土鳖虫、大黄等。

二、高等院校教材分类法

高学敏主编，全国高等中医药院校规划教材 2009 年版
《中药学》，常用活血化瘀药分类法：根据药物作用特点和临床
应用的不同，分为 4 类。

1. **活血止痛药**　本类药物多具辛味，既入血分，又入气
分，活血每兼行气，具有良好的止痛效果，主治气滞血瘀所致
的各种痛证，也可用于其他瘀血病证。包括川芎、延胡索、郁
金、姜黄、乳香、没药、五灵脂、夏天无等。

2. **活血调经药**　本类药物大多辛散苦降，主归肝经血分，
具有调畅血脉、活血散瘀、通经止痛作用，主治瘀血所致的月
经及产后诸病，也可用于跌打损伤、痈肿疮毒、癥瘕等。包括
丹参、红花、桃仁、益母草、泽兰、牛膝、鸡血藤、王不留
行、月季花、凌霄花等。

3. **活血疗伤药**　本类药物大多辛、苦、咸，主归肝、肾
经，具有活血化瘀、消肿止痛、止血生肌敛疮作用，主治跌打
损伤、骨折筋损、金疮出血等伤科疾患。包括土鳖虫、马钱
子、自然铜、苏木、骨碎补、血竭、儿茶、刘寄奴等。

4. **破血消癥药**　本类药物大多辛、苦，兼有咸味，虫类
药居多，均归肝经血分，药性峻猛、走而不守，破血逐瘀、消
癥散积，主治瘀血时间长、程度重的癥瘕积聚，也可用于血瘀
闭经、瘀肿疼痛、偏瘫等。包括三棱、莪术、水蛭、虻虫、斑
蝥、穿山甲等。

三、其他分类方法

活血化瘀药除上述主要分类方法外，学者根据自己的临床
经验或研究提出了补充或不同分类方法。如有的学者在教材四
分类基础上，增加了活血通痹药（天仙藤、虎杖、牛膝等）；
有的学者提出了散寒化瘀药（桂枝、吴茱萸、细辛、川芎、红

花、五灵脂、急性子等）、祛湿化瘀药（益母草、马鞭草、虎杖、泽兰、天仙藤、刘寄奴等）、理气化瘀药（郁金、川楝子等）、清热化瘀药（赤芍、丹皮、生地、鬼箭羽等）、补血滋阴化瘀药（何首乌、鸡血藤、当归等）、平肝潜阳化瘀药（钩藤、鳖甲、天麻、凌霄花、刺蒺藜等）的六分法；还有的学者根据物源属性分为矿石类、草本类、花果类、动物类等。

　　另外，根据文献或现代临床和基础研究确有明显的活血化瘀作用，但上述分类法中未有提及，如下篇活血化瘀单味药研究中所提到的瓜蒌、枳实、全蝎、蜈蚣、银杏叶、大蒜等，我们认为在现代中医临床上也可以作为活血化瘀药物使用，至于其归类尚有待研究。

（杜金行）

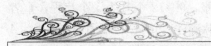

第三章　活血化瘀单味药研究

　　本章所纳入的活血化瘀单味药是根据陈可冀院士团队分类法以及近年来的研究成果进行选择的，某些药物在教材中可能并非活血化瘀药类，如生地、全蝎等，而且对每味药物的现代临床应用，进行了较为全面的总结归纳，不单单是活血化瘀作用，这样可能更有利于读者系统掌握。

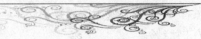

丹参

　　【来源】　丹参为唇形科鼠尾草属植物丹参的干燥根及根茎。

　　【性味与归经】　苦，微寒。归心、心包、肝经。

　　【功能与主治】　活血化瘀，祛瘀止痛，凉血消痈，清心除烦，养血安神。用于温毒发斑，吐血衄血，夜热早凉，无汗骨蒸，痈肿疮毒，跌扑伤痛，月经不调，经闭痛经，癥瘕积聚，胸腹刺痛，热痹疼痛。

　　【现代临床应用】

　　1. 冠心病　含丹参的汤药、中成药及含丹参提取物的各种制剂目前已经广泛应用于各种缺血性心脏疾病，尤其是用于防治冠心病、各种心绞痛、急性冠脉综合征、心肌梗死等。

　　丹参可以改善心肌供血，明显减少心绞痛发作次数，从而使心电图缺血状况得到明显改善甚至恢复正常。复方丹参滴丸治疗不稳定型心绞痛 86 例，与对照组比较，对缓解心绞痛症状及心电图改善均取得较好的治疗效果；冠心病轻者用复方丹参片 2 片/次，每日 3 次口服，6~12 个月为 1 个疗程，重者用复方丹参注射液 16ml 静脉滴注，每日 1 次，15~30 天为 1 个疗程，对照组给予阿司匹林 50mg 口服，每日 1 次，6 个月为 1 个疗程，丹参组疗效显著优于西药组（$P<0.05$）；丹参粉针每日 800mg，10 天为 1 个疗程治疗 36 例冠心病心绞痛的患者 20 天，心绞痛的缓解率达 91.7%，心电图改善总有效率为 94.4%。

丹参川芎嗪注射液能改善心肌缺血，对冠心病心绞痛有明显疗效。将 122 例冠心病心绞痛患者随机分为丹参川芎嗪注射液治疗组和灯盏花素注射液对照组。在常规治疗包括硝酸盐、β 受体阻滞剂和钙拮抗剂的基础上，治疗组加用丹参川芎嗪注射液治疗 2 周，观察用药前后下述指标变化：①心绞痛发作次数；②硝酸甘油消耗量；③心电图的 ST-T 改变情况；④血压、心率的变化。结果用丹参川芎嗪注射液治疗后，冠心病患者的心绞痛发作次数、硝酸甘油消耗量及心电图均有明显改善，两组比较，差异有显著性统计学意义（$P<0.05$）。丹参川芎嗪组临床总有效率为 93.5%，对照组为 81.6%，两者比较差异有统计学意义（$P<0.05$）。两组心电图总有效率分别为 80% 和 66.6%，两者比较差异有统计学意义（$P<0.05$）。

2. 颅脑疾病

（1）重型颅脑损伤：丹参可改善重型颅脑损伤病人的血液流变学指标，减轻脑水肿，对脑组织有保护作用。对 36 例重型颅脑损伤患者在常规应用脱水、止血、抗感染药物治疗和手术治疗的同时，加用复方丹参注射液 20ml 加 10% 葡萄糖注射液 250ml 静脉滴注，每日 1 次，对照组 38 例未用复方丹参注射液，两组相比，治疗组颅内高压持续时间为 6~7 天，平均 9.7 天，对照组 7~21 天，平均 13.6 天，两组相比，差异显著（$P<0.05$）。

（2）脑血管疾病：丹红注射液具有扩张血管、解除血管痉挛、降低血管阻力、增加椎-基底动脉血流量等作用。

丹红注射液治疗 72 例急性脑梗死患者，并设对照组予西医常规治疗。结果治疗组显效率、总有效率均优于对照组（$P < 0.05$）。

将 62 例椎-基底动脉供血不足性眩晕患者随机分为两组：治疗组予丹红注射液 20ml 静脉滴注，每日 1 次，连续 10 天；对照组予曲克芦丁 360mg 静脉滴注，每日 1 次，连续 10 天。结果治疗组总有效率 100%，对照组总有效率 90.3%。

将 400 例脑梗死患者随机分为两组：治疗组采用丹红注射液 20ml 缓慢滴注，每日 1 次，对照组采用复方丹参注射液 20ml 缓慢滴注，两组其他基础治疗相同。结果治疗组总有效率为 89%，对照组为 72%；治疗组血液流变学各项指标有所下降，血浆纤维蛋白原、血细胞比容两组比较也有显著性差异。

选择 100 例急性脑梗死患者，随机分为丹参粉针剂＋黄芪注射液合用组和低分子右旋糖酐对照组。根据神经缺损评分的变化评定临床疗效，结果黄芪与丹参粉针剂合用组在基本痊愈、显效率、总有效率方面明显高于对照组，具有升高 TXB_2、6-keto、$PGE_{1\alpha}$ 含量的作用。

（3）蛛网膜下腔出血后脑血管痉挛：将 159 例因头部外伤被确诊有外伤性蛛网膜下腔出血（t-SAH）表现的患者，在降颅压、抗纤溶、抗感染等常规治疗的同时，再加复方丹参注射液 20ml，入 5% 葡萄糖注射液 500ml 中静脉滴注，1 次/天，且与不加复方丹参注射液的常规组进行对照。治疗组广泛脑血管痉挛发生率 10.7%，病死率 3.1%，伤残率 4.4%；而对照组则分别为 27.7%、10.1%、14.2%。两组病死率及伤残率比较差异均有显著性。

3. 糖尿病　丹参制剂具有活血化瘀、祛瘀通络作用，可以改善机体缺血缺氧状态，调节血脂代谢，增强西药的降糖效果及保护血管内皮，延缓糖尿病大（微）血管并发症的发生。有研究表明，复方丹参饮可以增加血管内皮细胞一氧化氮（NO）的含量，改善内皮功能，减少胰岛素抵抗的发生。联合复方丹参滴丸与格列齐特缓释片、阿卡波糖片治疗 2 型糖尿病可取得良好疗效，空腹血糖（FBG）、餐后 2 小时血糖（P2BG）、糖化血红蛋白（HbA1c）、血胆固醇（TC）及甘油三酯（TG）均显著下降。

4. 周围神经病变　丹参可改善微循环，加速血流速度，使毛细血管网开放增多，增加毛细血管通透性，改善末梢神经缺血缺氧的状况。用复方丹参注射液治疗周围神经病变患者 325 例，在血糖和饮食严格控制的同时，应用复方丹参注射液 12ml 加入 0.9％氯化钠注射液 500ml 中静脉滴注，每日 1 次，20 天为 1 个疗程，治疗期间停用有关治疗神经病变的药物，结果患者临床症状、体征均得到改善。

5. 类风湿关节炎　用甲氨蝶呤 10mg，每周 1 次口服，连续用药 12 周后，停用此药，以复方丹参注射液 20ml 加 5％葡萄糖注射液 500ml 静脉滴注 2 个疗程，共 2 个疗程，不加用其他抗风湿药。对照组口服火把花根（4 片/次、3 次/天）及消炎痛（每次 25mg，3 次/天），连续用药 12 周。结果治疗组总有效率 71.9％，对照组总有效率 60％。治疗组总有效率明显高于对照组（$P < 0.01$）。

6. 慢性肾功能不全　丹参能扩张肾血管，纠正高凝状态，改善微循环，增加肾血流量，提高肾小球滤过率，从而改善肾功能。用复方丹参加包醛氧化淀粉治疗流行性出血热引起的急性肾衰竭 40 例，使用复方丹参注射液 20～30ml 加入 10％葡萄糖注射液 250ml 中静脉滴注，每日 1 次，连用 14～21 天，同时用包醛氧化淀粉口服每天 10g，分 2 次，逐渐加到最大量每天 60g，结果显示治愈率为 100％。丹参川芎嗪注射液能降低慢性肾脏病（CKD）3 期、4 期患者血尿素氮（BUN）和

SCr 水平,提高临床疗效,并能改善患者高凝状态,保护血管内皮功能。将 70 例 CKD 3 期、4 期患者随机分为观察组和对照组各 35 例。对照组给予常规西医对症处理及大黄液灌肠治疗,每次注入 200ml,保留灌肠 1～2 小时,以灌入距离肛门大约 20cm 处为标准,1 次/天。观察组加用丹参川芎嗪注射液 15ml,0.9%氯化钠注射液 100ml,静脉滴注,连续 10 天,休息 2 天再行下一个疗程,共 2 个疗程。于治疗前后检测血清肌酐(SCr)、尿素氮(BUN)、内皮素(ET)、6-酮-前列腺素 $F_{1\alpha}$(6-Keto-PGF$_{1\alpha}$)及血栓素 B_2(TXB$_2$)水平。结果:观察组总有效率 71.43%,优于对照组的 45.71%($P<0.05$);治疗后观察组 BUN 和 SCr 水平均低于对照组($P<0.05$,$P<0.01$);治疗后两组 ET 和 TXB$_2$ 水平下降,6-Keto-PGF$_{1\alpha}$ 水平上升,观察组 ET 和 TXB$_2$ 均低于对照组,而 6-Keto-PGF$_{1\alpha}$ 水平高于对照组($P<0.05$)。

7. 急、慢性肾炎　丹参制剂活血化瘀可有效减少蛋白尿,减轻肾小管间质损伤,减轻肾小球硬化程度。用丹参和黄芪注射液联合应用于 41 例慢性肾炎患者,发现其具有协同作用,可修复肾小球基底膜,减轻肾小球硬化程度,减少患者的蛋白尿。原发性肾病综合征患者在常规应用激素的同时,加用丹参酮ⅡA 磺酸钠注射液治疗,可明显增加治疗效果,尤其在 TG、总胆固醇(TCH)、低密度脂蛋白(LDL)、尿素氮(BUN)、肌酐(Cr)等方面均显示出明显的优越性,优于单用激素治疗。

8. 消化系统疾病　丹参为自由基的强力消除剂,可使肠黏膜免受损害而促进溃疡愈合;改善微循环血管内红细胞的流速及流态、血细胞比容、全血及血浆黏度,增加组织耐氧能力,具有抗炎抑菌的作用。丹参制剂广泛用于消化系统的胃肠道炎性病变,如溃疡性结肠炎、消化性溃疡等及各种肝病。

(1) 溃疡性结肠炎:丹参辅助治疗溃疡性结肠炎,缓解里急后重、腹胀的疗效明显好于对照组；在治疗 4 周后，丹参辅助治疗组 87.5% 能减轻腹部压痛情况，而同期单纯柳氮磺胺吡啶（SASP）治疗组仅有 72% 的缓解率，丹参组大便性状也改善早。

（2）消化性溃疡：丹参冻干粉针辅佐治疗老年人消化性溃疡疗效显著。87 例消化性溃疡患者随机分为两组：治疗组 47 例，口服奥美拉唑肠溶片，加用丹参冻干粉针；对照组 40 例，仅口服奥美拉唑肠溶片，比较两组疗效。结果治疗组治愈 40 例（85%），有效 6 例（13%），无效 1 例（2%），总有效 46 例（98%）；对照组治愈 24 例（60%），有效 10 例（25%），无效 6 例（15%），总有效 34 例（85%），治疗组疗效明显优于对照组。

丹参合剂（含丹参 9g 的复方）随证加减，每日 1 剂，6 周为 1 个疗程。对照组口服西咪替丁 0.2g，每日 3 次，睡前加服 0.4g，6 周为 1 个疗程。两组疗程结束后均行胃肠钡透或纤维胃镜检查。治疗组 48 例（80%）症状与体征消失，胃肠钡透或纤维胃镜显示溃疡愈合，龛影消失；9 例（15%）症状与体征基本消失，胃肠钡透或纤维胃镜显示溃疡变浅达 50% 以上；3 例（5%）无效。对照组分别为 20 例（50%）、11 例（27.5%）、5 例（22.5%）。两组疗效比较有显著性差异（$P<0.01$）。治疗组平均住院 26.5 天，对照组 37.5 天，两组比效有显著性差异（$P<0.01$）。

（3）肝脏纤维化：丹参具有抗肝纤维化的作用，丹参素具有保护肝细胞，促进肝细胞再生和修复、抑制人单核巨噬细胞产生炎性介质、抗氧化、抑制一氧化氮合成等作用。复方甘草酸苷联合丹参有明显改善慢性肝炎肝功能和抗纤维化效果，且作用互补。将 154 例慢性肝炎患者随机分为治疗组 69 例：复方甘草酸苷 60ml 加入 5% 葡萄糖注射液 250ml 中，联合丹参注射液 30ml 加入 10% 葡萄糖注射液 250ml 中静脉滴注，1 次/

天，6周为1个疗程。复方甘草酸苷组54例：复方甘草酸苷注射液60ml加入5％葡萄糖注射液250ml中静脉滴注，1次/天，6周为1个疗程。丹参组31例：丹参注射液30ml，加入10％葡萄糖注射液250ml中静脉滴注，1次/天，6周为1个疗程。3组患者均口服维生素、复方益肝灵等护肝药，未应用干扰素及其他药物。治疗组治疗后肝纤维化指标透明质酸、层黏蛋白、Ⅳ型胶原、Ⅲ型前胶原含量下降，与治疗前及复方甘草酸苷组、丹参组比较均有显著性差异（$P<0.05$）。

（4）酒精性肝病：用硫普罗宁联合复方丹参注射液治疗酒精性肝病。将42例患者随机分为治疗组22例，对照组20例，两组均给予能量合剂及维生素等基础治疗。治疗组予以硫普罗宁200mg加入0.9％氯化钠注射液100ml中静脉滴注，每日1次，复方丹参注射液30ml加入5％葡萄糖注射液200ml中静脉滴注，每日1次；对照组在基础治疗之上予甘草甜素注射液100ml加入10％葡萄糖注射液250ml中静脉滴注，每日1次，肌苷注射液0.4g加入10％葡萄糖注射液250ml中静脉滴注，每日1次，疗程均为30天。治疗组总有效率为90.9％，对照组为65％。治疗组与对照组比较差异有显著性（$P<0.01$）。

（5）慢性乙型肝炎：慢性乙型肝炎的基本病机是肝郁血滞，治宜活血化瘀。丹参能改善肝脏微循环、疏通肝内毛细胆管淤积、降低肝纤维化程度，还能抗氧化，提高血中超氧化物歧化酶（SOD）的活性，增强肝细胞对胆红素摄取、结合、排泄的作用。临床研究表明，复方丹参注射液与甘草酸二铵合用可明显减轻和阻止肝纤维化发展，抑制肝脏炎症，改善肝功能，起到协同作用。

9. 呼吸系统疾病

（1）重症肺炎：复方丹参注射液中含有总丹参酮，不仅具有抑菌、抗毒作用，而且可降低红细胞和血小板聚集性，改善血黏度，增快血流速度，使肺微循环改善，有助于啰音吸收，改善患者呼吸困难及低氧状态；并具有钙通道阻滞剂的作用，能够松弛支气管平滑肌和扩张血管，降低肺血管阻力，减轻肺毛细血管内皮细胞和肺上皮细胞膜的损伤作用。临床观察发现，复方丹参组显效率显著高于对照组，提示加用复方丹参注射液可改善重症肺炎患者症状、体征，缩短病程。

（2）肺源性心脏病：丹红注射液在慢性肺源性心脏病的治疗中，可改善患者的血液流变学，降低血小板的聚集，有利于提高疗效。将肺源性心脏病急性加重期患者随机分为两组：均给予持续低流量吸氧、抗感染、解痉平喘、止咳祛痰、利尿等对症处理。治疗组同时给予丹红注射液 30ml 加入 5％葡萄糖注射液 250ml 中静脉滴注，每日 1 次，两组疗程均为 14 天。治疗组总有效率为 92.5％，明显高于对照组的 77.5％，其血液流变学指标的改善亦优于对照组。在给予适当抗生素、低流量吸氧、通畅气道等治疗基础上加用丹红注射液治疗肺源性心脏病，可以明显改善血细胞比容、红细胞计数、血红蛋白、血小板计数，明显改善肺循环，降低肺动脉压，改善临床症状及预后。

10. 五官科疾病

（1）耳聋：丹参多酚酸盐加甲泼尼龙鼓室注射对突发性耳聋的补救治疗具有可行性。将突发性耳聋患者 40 例，常规 2 周治疗无效，应用丹参多酚酸盐加甲泼尼龙进行经咽鼓管鼓室注射。治疗后 14 天进行纯音听阈测定并进行疗效评估。结果治疗后痊愈、显效、有效、无效的例数分别为 2、11、14、13 例，总有效率 67.5％。治疗后的纯音听阈均值（pure tone average，PTA）500Hz、1KHz、2KHz 的听阈下降明显，有统计学意义（$P<0.05$），而 250Hz、4KHz、8KHz 听阈虽有下降，但无统计学意义（$P>0.05$）。

丹参注射液治疗突发性耳聋疗效可靠。将 87 例突发性耳聋患者随机分为两组：丹参治疗组 45 例，给予改善微循环

（丹参注射液）、补充能量、抗病毒等治疗；对照组 42 例，给予低分子右旋糖酐、B 族维生素、激素等治疗，比较两组临床疗效。结果丹参治疗组总有效率 91.9%，对照组总有效率 78.6%，丹参组疗效明显高于对照组（$P<0.05$）。

（2）眩晕：用利多卡因与复方丹参注射液合用治疗眩晕，与传统治疗眩晕的特效药培他啶进行比较。治疗组给予利多卡因注射液 50～100mg 加复方丹参注射液 12～16ml 共同加入 5%葡萄糖注射液或 0.9%氯化钠注射液 100ml 中静脉滴注，对照组给予培他啶注射液 250ml 静脉滴注，分别观察疗效。结果治疗组总有效率为 95%，所有患者均未出现头晕、过敏反应或全身不适等不良反应，对照组总有效率为 90%，其中 1 例患者出现眩晕加重，被迫停用培他啶。两组间疗效在统计学上差异无显著性。治疗眩晕的效果大致相同。

（3）眼睛：无环鸟苷（acyclovir，ACV）联合丹参是治疗急性视网膜坏死（acute retinal necrosis，ARN）的有效疗法。将 6 例（8 只眼）ARN 患者采用丹参、ACV 联合治疗，对伴有视网膜脱离者同时给予手术治疗。具体措施：①丹参注射液 24ml 静脉滴注，1 次/日，ACV 250mg 静脉滴注，2 次/日，均持续 2～4 周后改为口服。②视病情变化，不定期给予球旁注射地塞米松或甲强龙。③对伴有视网膜脱离者，2 眼做巩膜外冷凝、放液、环扎和玻璃体内注入 C_3F_8 填充，另 2 眼做玻璃体切割、放液、光凝和玻璃体腔内注 C_3F_8 填充。随访 6～18 个月，7 只眼视力有不同程度提高，视力提高达 88.8%。此外，丹参制剂尚可用于治疗皮质盲、缺血性视网膜病变、糖尿病视网膜病变等。

（4）口腔：复方丹参滴丸能显著改善复发性口疮（RAU）患者的多项血液流变学指标，对 RAU 患者有一定疗效。选择 37 名轻型 RAU 患者，用复方丹参滴丸口服治疗 6 周（每次 10 粒，每天 3 次），治疗前后取患者静脉血，分别进行血液流

变学检查。经复方丹参滴丸 6 周口服治疗后，患者全血黏度
（高切与低切）、血浆黏度、红细胞聚集指数、血小板聚集率、
纤维蛋白原等 6 项指标较治疗前明显下降，两者存在统计学差
异（$P<0.05$ 或 $P<0.01$），而血沉与血细胞比容在治疗前后
无明显变化，两者无显著性差异（$P>0.05$）。

（5）鼻炎：丹参制剂在治疗鼻窒、慢性鼻炎、过敏性鼻
炎、干燥性鼻炎等方面疗效显著。有研究设对照组：采取常规
方法治疗，即以 5％葡萄糖氯化钠注射液双侧滴鼻，每次每侧
4 滴，每天 6 次；口服维生素 A 胶丸 5000IU，3 次/天，维生
素 B_2 片 10mg 3 次/天，维生素 C 片 0.2g 3 次/天。治疗组：
去除鼻腔痂皮，用 2％地卡因棉片贴于下鼻甲上进行麻醉，15
分钟后取出，用 5 号长注射针抽取 1ml 复方丹参注射液，与下
鼻甲游离缘平行，由下鼻甲前端刺入黏膜内，达下鼻甲后端，
但不能穿破后端黏膜，边退针边注药，注完药后拔出针立即塞
入消毒棉球止血，20 分钟后取出。双下鼻甲注射，隔日 1 次。
同时配合常规治疗。两组患者不间断治疗 2 周后复查。治疗组
痊愈 58 例占 81％，有效 7 例，无效 8 例，总有效率 90％；对
照组痊愈 13 例占 27％，有效 22 例，无效 8 例，总有效率
73％。两组痊愈率和总有效率比较有显著性差异（$P<0.01$ 和
$P<0.05$）。

11. 皮肤疾病

（1）放射性皮肤损伤：丹参混合液外涂能有效减轻放射性
皮肤损伤。将乳腺癌保乳术后放疗患者 82 例分为两组，分别
采用丹参混合液、痱子粉外涂，观察两组皮肤损伤等级及症状
情况。结果丹参混合液外涂组，放射性皮肤损伤轻于对照组
（$P<0.05$），止痒、止痛、减轻色素沉着效果优于对照组（$P<0.05$）。

（2）过敏性紫癜：丹参注射液可以明显降低急性过敏性紫
癜患者 TNF-α、IL-6、IL-8 的水平。丹参注射液并用雷公藤

多苷治疗儿童紫癜性肾炎亦能取得较好的疗效。

（3）银屑病：复方丹参有效成分丹参酮Ⅱ-A、磺酸钠和丹参素，可降低脂质过氧化物含量，稳定生物膜，并参与提高超氧化物歧化酶及谷胱甘肽过氧化酶的活性，具有抵抗氧自由基、改善微循环、降脂护肝、润肤止痒、调节免疫等作用。采用复方甘草酸苷联合丹参治疗43例银屑病比两药单用效果好，且不良反应并未增加。

（4）痤疮：丹参酮胶囊治疗痤疮、皮炎、湿疹、带状疱疹、结节性红斑及银屑病等皮肤病的临床有效率达95％。复方丹参注射液4ml肌内注射，1次/天治疗痤疮35例，同时用四环素治疗25例作为对照组，治疗2周后判定疗效。治疗组痊愈11例，显效12例，好转12例，治愈率31.4％，总有效率100％；对照组治愈率24％，总有效率52％。两组的痊愈率及总有效率差异均有统计学意义（$P<0.01$）。

（5）红斑性肢痛：丹参注射液治疗红斑性肢痛病，尤其对病情顽固的患者，具有较好的临床疗效。将58例红斑性肢痛病患者随机分为两组，进行对照研究，发现丹参组痊愈和显效共占91％，无效占9％；传统用药组痊愈和显效共占50％。

12. 妇科疾病　古代有"一味丹参，功同四物"之说，认为"四物汤治妇人病，不问产前产后，经水多少，皆可通用，惟一味丹参散，主治与之相同"。因此，各种丹参制剂被广泛用于妇科临床的经、带、产后、妇科杂病及肿瘤等。

（1）子宫出血：含丹参（20g）的复方治疗围绝经期不规则子宫出血148例，并且随症加减，每日1剂，10天1个疗程，根据病情每月服用，治愈以血止而恢复正常行经周期或血止而绝经者为标准，有效率为93.3％。

（2）盆腔静脉淤血综合征：应用丹参注射液等三药联合系统治疗24例输卵管结扎术后的盆腔静脉淤血综合征（PVS）患者，治疗前后均行经宫肌盆腔静脉造影术。结果上述3种药物联合应用对 PVS 有较好的疗效，治疗后盆腔静脉造影的造影剂廓清时间显著减小。

（3）盆腔炎：丹参药物离子导入治疗盆腔炎能取得满意的效果。有人总结了 200 例盆腔炎确诊患者，经用丹参注射液 4ml，加蒸馏水 10ml 将纱布衬垫浸湿拧干，导入电流为 15～30mA，每日 1 次，每次治疗 20～30 分钟，20 次为 1 个疗程。以临床症状和体征为主确定疗效标准，145 例（72.5%）治愈，38 例（19.0%）好转，17 例（8.5%）无效。

（4）妊娠高血压：丹参治疗中度妊娠高血压综合征（简称妊高征）较硫酸镁略差，但安全性高，可作为妊高征治疗的备选用药，亦可作为硫酸镁治疗的辅助用药。将 129 例中度妊高征患者随机分为两组，硫酸镁组 66 例，丹参组 63 例。硫酸镁组：硫酸镁静脉给药，首次负荷剂量 25% 硫酸镁注射液 20ml 加于 25% 葡萄糖注射液 20ml 中，缓慢静脉注入（不少于 10 分钟），继以 25% 硫酸镁注射液 60ml 加入 10% 葡萄糖注射液 1000ml 中静脉滴注，滴速 1～2g/h，15～20g/d。用药前及用药过程中，注意定时检查膝反射、呼吸、尿量、血镁等。7 天为 1 个疗程。丹参组：丹参注射液 20ml，加入 5% 葡萄糖注射液 500ml 中静脉滴注，1 次/天。7 天为 1 个疗程。治疗 1 个疗程后判断疗效，若丹参组中有无效病例，则该病例停用丹参改用硫酸镁。治疗过程中，若病情发展为重度妊高征，予以硫酸镁，及时加用卡托普利、硝苯地平、肼屈嗪等降压药，利尿剂，适时终止妊娠。发现丹参治疗中度妊高征总疗效与硫酸镁接近，但是丹参对胎心音影响较小。

【现代基础研究】 丹参的化学成分主要分为脂溶性和水溶性两大部分。脂溶性成分主要为丹参酮Ⅱ，包括ⅡA 和ⅡB，是天然的抗氧化剂；还有丹参酮Ⅰ、隐丹参酮Ⅰ、羟基丹参酮、丹参羟基酯、二氢丹参酮Ⅰ及异丹参酮Ⅰ、异丹参酮Ⅱ、异隐丹参酮、二氢异丹参酮Ⅰ等。水溶性成分主要是以丹参素

114

为基本结构（β-3，4 二羟基苯乳酸）的酚酸类化合物，多数命名为丹酚酸。目前已分离出丹酚酸 A、B 等 7 种化合物；此外，丹酚酸类还包括丹参素、原儿茶醛和丹参酸甲、乙、丙等。

丹参有效成分的药理作用表现在多个方面，丹参酮类化合物以改善血液循环、抗菌和抗炎作用为主，而丹酚酸类化合物则以抗氧化、抗凝血和细胞保护作用尤为突出。具体主要药理作用如下：

1. 清除自由基和抗脂质氧化　丹酚酸类化合物具有很强的抗氧化作用，可以清除超氧阴离子和羟基自由基，从而抑制脂质过氧化反应。丹参酮 II A 是一种有效的细胞内脂质过氧化产物与 DNA 互相作用的抑制药，它对 DNA 的保护作用可能是通过清除脂类自由基，阻断脂质过氧化的链式反应，从而抑制 DNA 加成物的生成以减少细胞毒性。另外，丹参具有显著的抗脂质过氧化损伤作用，亦可用于减轻或避免病毒、乙醇和药物对肝脏造成的损伤。

2. 抗血小板聚集和抗血栓形成　实验研究表明，丹酚酸对多种因素引起的血小板聚集均有显著的抑制作用，而且在抑制血小板聚集的同时，对胶原诱导的血小板释放 5-羟色胺也有显著抑制作用。丹参多酚酸盐通过抑制血小板 P 选择素表达，阻断血小板与单核细胞、中性粒细胞等的黏附及其血液凝固瀑布反应；并通过降低 TXB_2 和 P-选择素水平，发挥显著的抗血小板聚集作用，从而有助于维持血运和预防血栓形成。

3. 减轻缺血组织再灌注损伤　丹酚酸 B 可减少内皮素的释放，改善血栓素/依前列醇（TXA_2/PGI_2）系统的平衡状态，从而减轻心肌细胞的损伤。丹参多酚酸盐还可通过抑制内皮细胞参与的炎性反应、改善能量代谢、促进血管内皮细胞迁移、抑制醛糖还原酶活性及减轻钙超载等机制，对缺血再灌注损伤组织进行保护。动物实验表明，丹参酮 II A 能使脑缺血大鼠的神经行为明显改善，脑梗死范围和脑含水量显著降低，提示其对大鼠局灶性脑缺血再灌注损伤具有较好的保护作用。另外，丹参酮ⅡA亦能拮抗脑缺血再灌注引起的 SOD 活力下降及丙二醛（MDA）含量升高，并可使脑组织一氧化氮（NO）水平显著下降。

4. 抗肝肾损伤及肝肾间质纤维化 丹参具有良好的保护肝细胞损伤、促进肝细胞再生作用，其主要机制包括改善肝脏局部血液循环、抗脂质过氧化、阻滞钙离子内流和提高网状内皮系统吞噬作用等；另外，还可通过抗肝细胞变性、坏死，间接抑制肝纤维组织重吸收，从而阻断肝纤维化的进程。丹酚酸在急性和长期肝损伤过程中能够对抗 D 半乳糖胶引起的大鼠肝损伤，显著降低血清丙氨酸氨基转移酶、天冬氨酸氨基转移酶（AST）活性及肝组织丙二醛和羟脯氨酸水平，并抑制胶原在肝组织中沉积。另外，丹酚酸可减少Ⅰ型胶原合成和 mR-NA 表达量，其作用强于维生素 E。丹参酮ⅡA磺酸钠抑制人肾间质纤维化来源的成纤维细胞体外增殖，可能是通过抑制细胞中 cyclin E 基因的表达，阻滞细胞通过 G_1/S 关卡，从而延长细胞周期实现的，这种显著抑制作用可能是其治疗肾间质纤维化的机制之一。

5. 抗心肌缺氧 丹参酮ⅡA可降低缺氧心肌细胞内钙浓度，并使缺氧状态下膜电位和线粒体膜电位保持在基线水平，从而保护心肌细胞，防治心律失常。另外，丹参酮具有肯定的钙拮抗作用，起主要作用的成分为丹参酮ⅡA磺酸钠。

6. 保护脑组织 丹酚酸可诱导脑内 C-fos 基因和蛋白的表达，抑制脑组织中 NO 含量和诱导型一氧化氮合酶活性，促进突触体的蛋白磷酸化，从而抑制神经细胞的凋亡。丹参多酚酸盐的抗氧化作用，对 NO 的代谢调节作用和对信号传递的调控作用，有助于保护脑组织，改善学习记忆功能。

7. 抗肿瘤 ①丹参酮对肿瘤细胞有杀伤作用；②丹参酮

对肿瘤细胞有诱导分化作用；③丹参酮诱导肿瘤细胞的凋亡。此外，丹参酮ⅡA还可通过选择性的激活 Caspase 家族成员来发挥其抗癌作用。

8. 抑制左心室肥厚　丹参酮ⅡA 对 AngⅡ诱导的心肌细胞肥大有抑制作用，可能与丹参酮能抑制 AngⅡ1 型受体激活，阻止 Ca^{2+} 内流，阻断丝裂原活化的蛋白激酶通路，抑制 c-Jun N 末端蛋白激酶（JNKs）的磷酸化和向核内移位等有关。

【用法用量】　煎服，5~30g，或入丸、散、膏剂。含丹参或丹参提取物的中成药按照说明书使用；各种含丹参的注射剂应该严格按照说明书标示的用量、溶媒、给药途径等，合理使用；外用适量，熬膏涂或煎汤熏洗。

【使用注意】

1. 无瘀血者慎服，血虚无瘀者亦慎服。

2. 与藜芦相反，不宜同用。

3. 本品活血化瘀，孕妇慎用。

4. 有丹参制剂过敏史者，慎重使用。

【不良反应】

1. 病例报告注射用丹参引起不良事件及出血事件比例较低。有研究探讨注射用丹参引起出血事件的风险，检索中国生物医学文献数据库（CBM），检索式为"注射用丹参 or 丹参粉针和不良反应 or 不良事件 or 副作用 or 出血 or 凝血 or 血凝"，检索日期 1979 年 1 月至 2009 年 8 月，检索有注射用丹参不良反应报告的文献。结果：①检索到 1659 篇文献，纳入统计文献 86 篇。其中共报道有不良反应病例 7900 例，涉及注射用丹参不良反应病例 395 例（0.05%）。不良反应病例原发疾病以心脑血管病为主（58.1%）。②不良事件类型：出血 16 篇（18.6%），皮疹 14 篇（16.3%），休克、死亡各 7 篇（8.1%）。

2. 丹参及其复方制剂仅少数病例有口干、头晕、乏力、手胀麻、气短、胸闷、稍有心慌、心前区痛、心跳加快、呕吐、恶心、呃逆、胃肠道症状等，但不影响治疗，继续用药可自行缓解或消失。

3. 亦有丹参和复方丹参注射液引起皮肤过敏、变态反应、血管神经性水肿、低钾性麻痹、性功能减退、肝损害、加重蛋白尿、溶血尿毒综合征、中枢神经系统症状、肌肉震颤及休克等的报道。因此，在使用过程中，应密切监测患者的血常规、尿常规、肝肾功能、血压、心电图、皮肤和神经肌肉反应。

（毛　敏　杜金行）

主要参考文献

1. 刘建华. 复方丹参滴丸治疗不稳定性心绞痛 86 例［J］. 实用诊断与治疗杂志，2003，17（6）：492.

2. 周碧源. 丹参粉针剂治疗冠心病心绞痛 36 例临床疗效分析［J］. 国际医药卫生导报，2001，（12C）：46-47.

3. 刘云超. 丹参川芎嗪注射液与灯盏花素治疗冠心病心绞痛的比较研究［J］. 当代医学，2009，15（10）：137-138.

4. 高春光，刘宝旭，高国，等. 步长丹红治疗椎基底动脉供血不足 62 例临床观察［J］. 中国保健：医学研究版，2008，16（8）：298.

5. 巴瑞琼，胡艳萍. 丹红注射液治疗脑梗死 300 例［J］. 云南中医中药杂志，2008，29（3）：66.

6. 沈一问，贺志华，宋惠明，等. 复方丹参注射液防治创伤性蛛网膜下隙出血后脑血管痉挛 159 例［J］. 中国中西医结合杂志，2000，20（12）：193.

7. 王蕊，李景君，徐京育. 复方丹参饮对胰岛素抵抗型大鼠血管内皮细胞一氧化氮及内皮素的影响［J］. 中西医结合心脑血管病杂志，2010，8（2）：191-192.

8. 凌英，蓉柄，郭彬，等. 复方丹参滴丸辅助治疗 2 型糖尿病观察 60 例［J］. 中国现代药物应用，2009，3（17）：12-13.

9. 祝玉慧.甲氨蝶呤联合复方丹参注射液治疗类风湿性关节炎 32 例疗效观察 [J]. 山东医药，2004，44（35）：36.

10. 金晟.丹参川芎嗪注射液联合中药灌肠对慢性肾脏病的疗效及作用机制研究 [J].2013，19（8）：287-289.

11. 唐新妹.中西医结合治疗慢性肾炎 41 例疗效观察 [J]. 临床合理用药杂志，2010，3（1）：7-8.

12. 陈江林，刘德慧，吕建民.丹参酮ⅡA磺酸钠对肾病综合征血脂、肾功能的临床分析 [J]. 赣南医学院学报，2009，29（4）：575-576.

13. 王玉凤.丹参佐治溃疡性结肠炎的效果观察 [J]. 山东医学高等专科学校学报，2009，31（6）：439-440.

14. 卢桂姐.丹参冻干粉针佐治老年人消化性溃疡的疗效观察 [J]. 现代中西医结合杂志，2008，17（26）：4114-4115.

15. 侯长利.复方甘草酸苷联合丹参抗肝纤维化疗效观察 [J]. 中国药房，2005，16（1）：53-54.

16. 曹英俊.复方丹参注射液佐治重症肺炎 26 例 [J]. 安徽中医学院学报，2009，28（6）：25-26.

17. 张弛，李惠华，刘洪.丹红注射液治疗慢性肺心病急性加重期Ⅰ临床疗效及对血液流变学的影响 [J]. 中国中医急症，2007，16（4）：398，409.

18. 刘连山，闫丽双.丹红注射液治疗慢性肺源性心脏病的临床观察 [J]. 实用心脑肺血管病杂志，2006，14（10）：809-810.

19. 李欣，姜子刚，孙立军，等.丹参多酚酸盐加鼓室注射甲泼尼龙治疗难治性突发性耳聋的临床研究 [J]. 时珍国医国药，2012，23（5）：1230-1231.

20. 陈昱.丹参注射液治疗突发性耳聋的疗效 [J]. 中国实用医刊，2012，39（6）：110.

21. 蒋美峰，方春庭.丹参、无环鸟苷联合治疗急性视网膜坏死 [J]. 中国实用眼科杂志，2000，18（4）：227-228.

22. 黄华锋，董震.复方丹参滴丸对复发性口疮患者血液流变学影响的初步研究 [J]. 临床口腔医学杂志，2001，17（4）：301-302.

23. 彭国安.复方丹参注射液治疗干燥性鼻炎疗效观察 [J]. 现代中西医结合杂志，2006，15（10）：1306.

24. 黎容清，江岱琪，蓝幸. 丹参混合液预防乳腺癌保乳术后放疗急性皮肤损伤的疗效观察 [J]. 护士进修杂志，2013，28（2）：177-178.

25. 陈智能，宋新志，曹喻灵. 丹参注射液对过敏性紫癜患儿 TNF-α，IL-6，IL-8 的影响 [J]. 临床医学工程，2009，16（12）：89-90.

26. 李文喆，王勇，姚世芳. 丹参药用成分研究进展 [J]. 人民军医，2008，51（3）：180-182.

27. 颜平，罗心平，施海明，等. 丹参多酚酸治疗心绞痛患者的临床疗效及对血小板功能的影响 [J]. 介入放射学杂志，2004，12（S2）：55-59.

28. 金树梅，赵桂峰，范英昌. 丹酚酸 B 对大鼠心肌缺血再灌注损伤内皮素及 TXA_2/PGI_2 系统的影响 [J]. 中国老年学杂志，2004，24（2）：127-128.

29. 叶龙彬，奚涛，陈峰，等. 丹参酮ⅡA 对大鼠局灶性脑缺血再灌注损伤的保护作用 [J]. 中国药科大学学报，2004，35（3）：267-270.

30. 张洪泉，柳丽. 丹参活性成分的现代中药药理研究进展 [J]. 中国野生植物资源，2003，22（6）：1-4.

31. 张均田，杜冠华. 丹参水溶性有效成分——丹酚酸研究进展 [J]. 基础医学与临床，2000，20（5）：10-14.

当归

【来源】 为伞形科植物当归的根。秋末采挖，除尽芦头、须根，用微火缓缓熏干或用硫黄烟熏，切片生用，或经酒拌、酒炒用。

【性味与归经】 甘、辛，温。归肝、心、脾经。

【功能与主治】 补血调经，活血止痛，润肠通便。用于治疗血虚萎黄、心悸失眠，血虚血瘀之月经不调、经闭、痛经，虚寒性腹痛、跌打损伤、痈疽疮疡、风寒痹痛，血虚肠燥便秘等症。治血虚萎黄、心悸失眠，常与熟地黄、白芍、川芎配伍，如四物汤等；治血虚血瘀之月经不调、经闭、痛经，常与黄芪、香附、延胡索、牡丹皮、桃仁、红花等药配伍；治血虚血瘀寒凝之腹痛，常与桂枝、芍药、生姜等药配伍，如当归生姜羊肉汤、当归建中汤等；治跌打损伤瘀血作痛，常与乳香、没药、桃仁、红花等药配伍；治痈疽疮疡，常与金银花、赤芍、玄参等解毒消痈药配伍；治血虚肠燥便秘，常与肉苁蓉、牛膝、升麻等药配伍。

【现代临床应用】

1. 冠心病室性期前收缩　当归Ⅱ号注射液可显著改善冠心病室性期前收缩患者的心悸发生次数和心电图改变。当归Ⅱ号注射液穴位注射治疗冠心病室性期前收缩患者 30 例，观察组予常规西药治疗＋当归Ⅱ号注射液穴位注射；对照 1 组予常规西药＋胺碘酮，对照 2 组予常规西药＋0.9％氯化钠注射液穴位注射治疗。结果：心悸疗效，观察组总有效率为 76.7％；心电图疗效，观察组总有效率为 80.0％，包括每周心悸发作次数方面，观察组与对照组有显著性差异，当归Ⅱ号注射液治疗冠心病室性期前收缩疗效确切。

2. 急性脑梗死　当归具有调节血压和心脏收缩、抗血栓形成、抑制血小板的释放和聚集、降低血浆纤维蛋白原含量、改善缺血组织中血液供应等作用，对急性脑梗死患者的临床症状有显著疗效。急性脑梗死患者 1404 例，分别用当归（当归组，692 例）、低分子右旋糖酐（低右组，322 例）、复方丹参注射液（丹参组，390 例）治疗，以入院前后 CT 扫描梗死灶体积，治疗后第 1 天、3 天、7 天、15 天、25 天临床神经功能缺损评分以及停药后 2 周末临床疗效评定，Barthel 指数评分作为观察指标。结果：当归组治疗总有效率为 78.7％，显著高于其他两组；神经功能缺损评分及 Barthel 指数评分当归组优于丹参组及低右组，梗死灶体积缩小幅度当归组大于低右组。

3. 糖尿病肾病　当归可抗氧化和清除自由基和改善由糖尿病引起的肾血管的改变，促进肾血流动力学改变，减少尿蛋白，缓解肾功能。在常规治疗的基础上应用当归注射液联合血管紧张素转换酶抑制剂（ACEI）治疗 36 例早期糖尿病肾病患者，与单纯应用 ACEI 对照组进行比较。结果显示，治疗组尿微量白蛋白排泄率（UAE）明显降低，当归注射液能明显降低糖尿病肾病（DN）的尿蛋白，减轻肾损害，保护肾功能，是治疗 DN 的有效方法之一。

4. 糖尿病周围神经病变　当归具有活血、抗动脉粥样硬化作用，其成分阿魏酸能抑制 ADP 和胶原诱发的血小板聚集，具有明显的抗血栓作用，能够恢复神经的正常功能，改善血液循环，消除平滑肌痉挛等。单用当归注射液对糖尿病神经病变疗效肯定，与常规方法联用，能明显改善糖尿病性周围神经病变，且无明显副作用。

5. 慢性阻塞性肺疾病　当归注射液通过影响血管收缩舒张的代谢而改善肺血流，同时提高机体的氧浓度。采用当归注射液治疗慢性阻塞性肺疾病（COPD）伴肺动脉高压患者 30 例，对照组静脉滴注 5％葡萄糖注射液，结果治疗组患者平均肺动脉压（mPAP）和肺血管阻力（PVR）分别降低（18±5）％和（27±8）％，血浆 ET-1、AT-11 和 EDF 分别降低（20±6）％、（36±9）％和（38±11）％，动脉血氧分压升高，而对照组患者上述各指标无明显变化。

6. 肺源性心脏病　采用当归注射液治疗肺源性心脏病急性期患者 59 例，治疗组给予当归注射液，同时给予持续低流量吸氧，根据病情对症应用西医常规治疗，对照组只用常规西医治疗。结果：治疗组总有效率 91.5％，显著优于对照组。

7. 急、慢性荨麻疹　采用当归注射液穴位注射治疗急、慢性荨麻疹 100 例，治疗组采用当归注射液穴位注射；对照组采用口服息斯敏、赛庚啶、维生素 C 等药物比较。治疗组痊愈率为 73％，显著优于对照组。且穴位注射组具有起效快、总有效率高（100％）、疗程短、复发率低的特点。

8. 血栓性外痔　当归注射液具有活血化瘀、镇痛的作用，对于血栓性外痔疗效显著。采用当归注射液局部注射治疗血栓性外痔患者480例，总有效率97.5%。

9. 各类痛症　当归注射液与维生素 B_{12} 相混合经穴位注射治疗临床常见病所致痛症（如血管性头痛、神经性头痛、三叉神经痛、腰肌劳损、肌纤维组织炎、坐骨神经痛等），疗效显著，治愈率60%，总有效率100%。

10. 妇科疾病　对于痛经、闭经、恶露不绝、功能性子宫出血、带下病、不孕症等见血虚血瘀证的患者，在当归的基础上辨证组方，疗效显著。

【现代基础研究】　当归主要的化学成分是藁本内酯类及其异构物、香豆素类、黄酮类以及有机酸类等。当归的药用价值吸引了国内外许多学者通过多学科联合来研究当归，获得不少当归有效成分及其功能主治的新认识。其中抗血栓及改善血液循环作用得到广泛认可。

1. 抗血栓作用　对血栓的形成有明显的抑制作用。

2. 对急性脑缺血、缺氧有保护作用　当归能改善外周循环，减少血管阻力，增加股动脉血流量，增加外周血流量，改善局部微循环，扩张皮肤血管及改善脑循环，对急性脑缺血、缺氧有保护作用。

3. 改善冠脉循环作用　可显著增加冠脉流量，降低冠脉阻力，能使室性期前收缩发生率和心律失常总发生率明显减少。

4. 对平滑肌作用　当归有扩血管作用及对去甲肾上腺素（NA）所致血管痉挛有温和解痉作用，还具有兴奋子宫和抑制子宫的双重作用。

5. 抗炎和镇痛作用　当归对多种致炎剂引起的急性毛细血管通透性增高、组织水肿及慢性炎性损伤均有显著抑制作用，且能抑制炎症后期肉芽组织增生。

6. 清除氧自由基和抗脂质过氧化作用　当归水提取物能

抑制化学发光体系，具有清除氧自由基的作用和抗脂质氧化作用。

7. 其他药理作用　具有改善动脉粥样硬化、保肺、保肾、保肝利胆、补血、抗肿瘤、增强免疫力等作用。

综上所述，与当归补血调经、活血止痛、润肠通便功效相关的药理学作用为抗血栓、改善血液循环、增加冠脉流量、降低冠脉阻力、抗炎和镇痛、清除氧自由基和抗脂质过氧化、改善动脉粥样硬化、保肺、保肾、保肝利胆、补血、抗肿瘤、增强免疫力等作用。

【用法用量】　煎服，5～15g。

【使用注意】　湿盛中满、大便泄泻者忌服。

【不良反应】　临床上有服用清炖当归饮片致重症多形性红斑 1 例报道。主要临床表现为口干、咽喉痛，继而出现眼痛、口烂、外阴皮肤瘙痒，排尿痛和烧灼感，畏寒发热。继而双眼睑水肿不能睁开。口唇肿胀、糜烂、出血，颊黏膜、腭黏膜多处溃疡，舌尖黏膜溃烂。躯干及四肢可见对称分布、黯红色圆形斑疹，按之褪色，不相互融合，约 4mm 大小，表面无破溃以腰背为多。肛门和阴道口可见溃疡和脓性分泌物。出现不良反应考虑可能与下列因素有关：由当归引发的药物变态反应性疾病，长期单一或间断多次地使用某一种中药，也有发生药物变态反应性的可能。还有复方当归注射液致过敏性皮疹 1 例报道。主要临床表现为阿是穴穴位注射复方当归注射液后，头皮、躯干部及四肢出现剧烈瘙痒，全身皮肤出现细小红色丘疹，腹部可见风团样损害，皮肤潮红灼热。出现不良反应考虑与复方当归注射液是常用中药制剂，由当归、川芎、红花组成，药物成分复杂，穴位注射时诱发变态反应有关。

（杨传华　陆　峰）

主要参考文献

1. 陈可冀，史载祥．实用血瘀证学［M］．北京：人民卫生出版社，1999.

2. 黄兆胜．中药学［M］．北京：人民卫生出版社，2007.

3. 尹克春，李绍波，刘淑娟，等．当归Ⅱ号注射液穴位注射治疗冠心病室性早搏临床观察［J］．广东医学，2007，28（11）：1862.

4. 刘煌敏，章军建，姜健，等．当归注射液治疗急性脑梗塞患者的临床疗效观察［J］．中国中西医结合杂志，2004，24（3）：205.

5. 从莉萍，刘庆彦，赵凯华．当归对糖尿病肾病的保护作用［J］．现代医药卫生，2004，20（14）：1351.

6. 陈慧芳，肖劲松，李晓宁．当归注射液治疗糖尿病周围神经病变临床观察［J］．数理医药学杂志，2006，19（5）：495.

7. 许军阳，李光绍．当归注射液对慢性阻塞性肺疾病伴肺动脉高压患者近期疗效观察［J］．中国中西医结合杂志，2000，20（3）：187.

8. 杨红雯，黄庆田，马谦．当归注射液治疗肺心病急性期59例［J］．吉林中医药，2005，25（7）：23.

9. 柯玮．当归注射液治疗血栓性外痔480例［J］．时珍国医国药，2004，15（6）：351.

10. 冯娅，刘芳．当归注射液穴位注射在痛症中的运用［J］．云南中医中药杂志，1996，17（5）：37.

11. 余平．当归及其制剂的应用现状及展望［J］．中医药导报，2008，14（7）：121.

12. 陈慧珍．当归的研究进展［J］．海峡医药，2008，20（8）：83.

13. 程建新，李静．中药当归致重症多形性红斑1例［J］．中国误诊学杂志，2004，4（7）：1156.

14. 刘生良．复方当归注射液致过敏性皮疹1例报告［J］．新中医，2005，37（2）：25.

牡丹皮

【来源】 为毛茛科植物牡丹的干燥根皮。秋季采挖根部，除去细根，剥取根皮，晒干。生用或酒炙用。

【性味与归经】 苦、甘，微寒。归心、肝、肾经。

【功能与主治】 清热凉血，活血祛瘀。用于治疗温病热入营血所致发斑、吐血、衄血，温病伤阴，阴虚发热，夜热早凉、无汗骨蒸，血滞经闭、痛经、跌打伤痛，痈肿疮毒等症。治温病热入营血所致发斑、吐血、衄血，常与水牛角、生地黄、赤芍、大黄、栀子配伍，如牡丹汤、滋水清肝饮等；治温病伤阴，阴虚发热，夜热早凉、无汗骨蒸，常与鳖甲、知母等药配伍；治血滞经闭、痛经、跌打伤痛，常与桃仁、川芎、桂枝等药配伍；治痈肿疮毒，常与大黄、白芷、桃仁等药配伍。

【现代临床应用】

1. 冠心病 丹皮酚抗动脉粥样硬化、抗血栓、抗缺血再灌注损伤等作用，对冠心病不稳定型心绞痛有显著疗效。在西医常规治疗基础上加用复方丹皮酚滴丸治疗不稳定型心绞痛患者 30 例，对照组为常规治疗组和加用通心络，每组各 30 例。观察患者治疗后心绞痛症状疗效、心电图改善率，同时测定 3 组患者治疗前后血浆 C-反应蛋白（CRP）、IL-6、TNF-α 及 MCP-1 水平，结果丹皮酚组患者心绞痛缓解的总有效率为 93.3%，显著高于对照组；丹皮酚组治疗后血浆总胆固醇水平及炎症介质水平较治疗前明显降低，且低于对照组；3 组间心电图的改善率比较无统计学差异。

2. 中枢性高热 丹皮酚具有解热、镇痛、消炎等多种药理作用，丹皮酚制备成磺酸钠盐后，不仅原来的解热、镇痛、抗炎等药理没有改变，而且水溶性大大增加且具有作用快、毒副作用小等优点。在常规治疗基础上肌内注射丹皮酚磺酸钠注射液治疗中枢性高热患者 23 例，对照组给予解热镇痛药对乙酰氨基酚，结果治疗组治疗后 1～7 天体温均优于治疗前，第 7 天体温明显低于对照组，总有效率明显高于对照组。

3. 肝癌 采用丹皮酚磺酸钠注射液联合化疗药物介入治疗肝癌患者 45 例，对照组单纯给予化疗药物治疗。结果：用丹皮酚磺酸钠注射液联合化疗药物介入治疗肝癌有效率为58.3%，显著高于单用介入化疗组。治疗组化疗后免疫功能基本无变化，且治疗组的发热、癌性疼痛缓解率均优于对照组。

4. 类风湿关节炎 丹皮酚磺酸钠注射液可有效治疗类风湿关节炎，降低炎性指标，并具有提高机体免疫力的作用。采用丹皮酚磺酸钠注射液联合来氟米特治疗类风湿关节炎患者30 例，对照组单独应用来氟米特，比较两组临床疗效，结果治疗组的晨僵、关节压痛个数、关节肿胀个数、患者总体病情改善及类风湿因子等下降程度优于对照组。

5. 糖尿病 牡丹皮可以降低糖尿病患者的血糖和血脂，改善血流状态。在西医常规治疗的基础上，加用丹皮治疗 2 型糖尿病患者 52 例，对照组单用西医常规治疗，观察治疗前后患者血糖、血脂及血液流变学的变化。结果：牡丹皮治疗组患者的血糖、血脂较对照组下降明显，与对照组相比，治疗组血液流变学改变较为显著。

6. 各类骨折 丹皮酚磺酸钠注射液具有抗菌消炎、镇痛消肿等作用，可显著促进骨折愈合。采用丹皮酚磺酸钠注射液治疗各类骨折患者 40 例，对照组采用骨肽注射液，观察患者骨折愈合情况。结果：应用丹皮酚磺酸钠注射液后，疼痛缓解明显，肿胀消退快，缩短骨折愈合期，总有效率 95%，优于对照组。

7. 湿疹、皮炎 丹皮酚软膏患处局部涂抹治疗各类湿疹、皮炎患者 64 例，结果显示亚急性湿疹、接触性皮炎、虫咬性皮炎治疗的效果显著，有效率为 100%，在慢性湿疹和神经性皮炎治疗中有效率分别为 75% 和 88.89%。

【现代基础研究】 丹皮含有牡丹皮原苷（酶解后生成丹皮酚和丹皮酚苷）、芍药苷、芍药酚、挥发油、甾醇生物碱以及植物甾醇等。丹皮酚是牡丹皮中的主要活性成分，尤其在心血管疾病和肿瘤疾病方面显示出良好的药理活性，具有良好的开发前景和临床应用价值。

1. 心、脑血管系统的作用 抗动脉粥样硬化，降血压，抗血栓，抗心律失常，抗心肌缺血再灌注性损伤，保护心肌细胞；促进微循环的作用，改善脑缺血再灌注性损伤，减轻脑损害。

2. 抗肿瘤作用 丹皮酚对体内、体外的多种肿瘤细胞增殖具有抑制作用。

3. 抗菌、抗变态反应及免疫作用 有显著的抗菌、抗变态反应和增强机体免疫作用。

4. 其他药理作用 丹皮酚尚有治疗糖尿病骨质疏松，改善糖尿病血管病变，对抗异烟肼和利福平所致的肝损害，抑制皮肤色素生成等作用。

【用法用量】 煎服，6~12g。清热凉血宜生用，活血祛瘀宜酒炙用。

【使用注意】 血虚有寒、月经过多及孕妇不宜用。

【不良反应】 临床上有丹皮酚磺酸钠注射液致过敏2例的报道。一例临床表现为用药出现下腹部胀痛，尿频、尿痛，尿呈深红色，镜检有大量红细胞和少量白细胞。停药后症状消失，镜检尿常规正常。另一例表现：用药出现头昏、恶心，皮肤有轻微瘙痒感。皮肤出现红色点状散在丘疹，以腰部居多，奇痒难忍。停药自服扑尔敏后丘疹消失。出现不良反应考虑：与丹皮酚磺酸钠注射液是从植物单体中提取的小分子化合物，静脉输注时产生变态反应有关。

（杨传华 陆 峰）

主要参考文献

1. 陈可冀，史载祥．实用血瘀证学［M］．北京：人民卫生出版社，1999．

2. 黄兆胜. 中药学 ［M］. 北京：人民卫生出版社，2007.

3. 王显，胡大一，沙鸥，等. 复方丹皮酚滴丸对不稳定性心绞痛患者血浆炎症介质水平的影响 ［J］. 中国中西医结合杂志，2008，28（5）：395.

4. 朱越. 丹皮酚磺酸钠注射液治疗中枢性高热临床观察 ［J］. 实用医技杂志，2008，15（3）：333.

5. 张一然. 丹皮酚磺酸钠注射液联合化疗药物介入治疗肝癌临床观察 ［J］. 医学信息，2008，21（1）：118.

6. 杜灵枝. 丹皮酚磺酸钠注射液联合来氟米特治疗类风湿性关节炎的疗效 ［J］. 实用药物与临床，2009，12（4）：292.

7. 闵存云，刘和强. 牡丹皮对糖尿病患者的影响 ［J］. 中医药学刊，2006，24（10）：1850.

8. 李永忻. 丹皮酚磺酸钠注射液促进骨折愈合的疗效观察 ［J］. 实用药物与临床，2007，10（4）：220.

9. 冯丹红，李亚平，郭秀颖. 丹皮酚软膏治疗湿疹、皮炎 64 例疗效观察 ［J］. 中国实用医药，2008，3（33）：147.

10. 张健萍，李连珍，赵红江，等. 牡丹皮的化学成分、药理作用及临床应用研究概况 ［J］. 中华中医药杂志，2006，21（5）：295.

11. 郭齐，李贻奎，王志国，等. 丹皮酚药理研究进展 ［J］. 中医药信息，2009，26（1）：20-22.

12. 刘爱辉，韵磊. 丹皮酚磺酸钠注射液致过敏 2 例 ［J］. 西南国防医药，2010，20（12）：1361.

赤芍

【来源】　本品为毛茛科植物赤芍或川赤芍的干燥根。春、秋二季采挖，除去根茎、须根及泥沙，晒干，切片。生用，或炒用。

【性味与归经】　苦，微寒。归肝经。

【功能与主治】　清热凉血，散瘀止痛。用于治疗温毒发斑，血热吐衄，目赤肿痛，痈肿疮疡，肝郁胁痛，经闭痛经，癥瘕腹痛，跌打损伤等症。治温毒发斑，可配水牛角、牡丹皮、生地黄等药用；治血热吐衄，可配生地黄、大黄、白茅根等药用；治痈肿疮疡，可配金银花、天花粉、乳香等药用，如仙方活命饮等；治肝郁血滞之胁痛，常与柴胡、牡丹皮等配伍；治血滞经闭、痛经、癥瘕腹痛，常与当归、川芎、延胡索等配伍，如少腹逐瘀汤；治跌打损伤、瘀肿疼痛，常与虎杖、桃仁、红花、当归等活血止痛药配伍。

【现代临床应用】

1. 冠心病　注射用赤芍801（通脉酯）能明显改善冠心病心绞痛患者固定胸痛、胸闷、心悸、气短、四肢麻木、乏力等症状和缺血性心电图改变。注射用赤芍801（通脉酯）治疗冠心病心绞痛患者46例，对照组患者40例，用尿激酶静脉滴注，观察两组患者症状及心电图改善情况，结果治疗组症状改善总有效率86.96%，心电图疗效总有效率58.70%，疗效显著优于对照组。

2. 急性脑梗死　通脉酯注射剂（赤芍801）具有对抗血小板的集聚，改善血液流变学指标，松弛血管平滑肌、扩张动脉，增强抗缺氧能力等作用，从而降低全血黏度、血浆黏度、血小板聚集率，并有效改善脑梗死患者的神经功能缺损评分、生活能力状态和临床症状。采用通脉酯注射液（赤芍801）治疗急性脑梗死患者120例，对照组采用复方丹参注射液，两组病例均视病情应用质量分数为20%甘露醇注射液静脉滴注；合并有高血压、冠心病、糖尿病者均给予口服药物治疗，但停用阿司匹林等抗血小板药，观察治疗前后疗效、血脂、血液流变性、心电图等情况，结果治疗组疗效总有效率95.0%，全血黏度、血浆黏度、血小板聚集率均显著下降，明显优于对照组。

3. 重症急性胰腺炎　采用赤芍煎剂治疗重症急性胰腺炎患者96例，治疗组在常规西医疗法基础上加用赤芍煎剂，对照组加用生大黄煎剂，结果显示治疗组患者的腹部压痛、腹胀、发热时间均少于对照组；治疗组应用抗细菌药物、抗真菌药物的时间短于对照组；治疗组的患者可以更快地耐受鼻空肠内营养，其肠内营养时间、胃肠减压时间及禁食时间均短于对照组，总之赤芍煎剂同单味生大黄比较，其治疗重症胰腺炎的疗效更明显，病人耐受程度好。

4. 淤胆型肝炎 采用大剂量赤芍治疗淤胆型肝炎患者 25 例，治疗组采用门冬氨酸钾镁联合中药赤芍，对照组 20 例采用门冬氨酸钾镁，两组病人基础治疗均采用香丹注射液、甘利欣、维生素 C 等静脉滴注。治疗前后分别观察两组临床症状的改善情况，以及肝功能各项指标的变化。结果显示，治疗组总有效率为 88.0%，优于对照组。故大剂量赤芍治疗淤胆型肝炎效果明显。

5. 肝硬化 赤芍对肝细胞的免疫损伤有保护作用，可促进肝细胞再生，同时有抗肝纤维化的作用，可使已形成的肝纤维化得到较好的改善和逆转。采用赤芍 801 注射液治疗肝硬化患者 50 例，对照组 48 例给予常规西药治疗，治疗组加用赤芍801 注射液，按肝硬化 Child-pugh 分级的 5 项和肝纤维化 4 项进行比较观察，治疗组肝硬化 Child-pugh 分级有效率 84%，透明质酸（HA）、Ⅳ型胶原（IVC）、Ⅲ型前胶原（PC-Ⅲ）、层黏蛋白（LN）下降情况均优于对照组。

6. 肾病综合征血脂、血液流变学异常 观察赤芍 801 对肾病综合征血脂、血液流变学的影响，选取此类患者 48 例，治疗后显示，赤芍 801 可显著降低肾病综合征血脂水平，改善血液流变学指标。

【现代基础研究】 赤芍主要含有单萜类，如芍药苷、芍药醇、氧化芍药苷、苯甲酰芍药苷、芍药吉酮、芍药新苷，三萜类，酚酸类，以及一些鞣质、糖、淀粉、蛋白质、脂肪油以及树脂等化合物。近年来对赤芍活血化瘀等药理活性做了大量的实验研究，主要仍集中在以芍药苷为代表的单萜及其苷类化合物、以山奈酚为代表的黄酮及其苷类化合物、没食子酸及其衍生物等，对其他成分的研究较少。其防治心脑血管系统疾病的作用得到了广泛认可。

1. 对心血管系统的作用　可与内皮素-1特异性结合，抑制其活性；可抑制动脉损伤后内膜的增生；抗炎、抗氧化作用；扩张冠状动脉、增加冠脉血流量。

2. 对神经系统的作用　芍药苷可改善6-羟基多巴胺诱导的神经损伤，但对多巴胺 D_2 受体无直接作用，可作为治疗帕金森病的一种潜在的非多巴胺能制剂。芍药醇的抗多巴胺能活性可用来防治吗啡引起的副作用。

3. 抗肿瘤的作用　芍药苷能抑制肿瘤细胞膜上 ATP 酶的活性及升高腺苷酸环化酶（AC）活性，从而抑制肿瘤细胞生成。

4. 抗脓毒血症作用　研究发现，赤芍水提取物五没食子酰葡萄糖（PGG）可降低血浆内内毒素脂多糖（LPS）的浓度，对脓毒血症大鼠、小鼠均有治疗效果。

5. 对血液系统的作用　赤芍水提液、赤芍苷、赤芍成分及其衍生物有抑制血小板聚集的作用；其水煎剂能延长体外血栓形成时间，减轻血栓干重。

6. 抑制胃酸分泌的作用　赤芍提取物五没食子酰葡萄糖（PGG）有潜在的胃酸分泌抑制作用。

7. 其他药理作用　芍药苷具明显的抗抑郁作用，赤芍水提物具有降血糖的活性，对肝细胞 DNA 的合成有明显的增强作用。

【用法用量】　煎服，6～12g。

【使用注意】　血寒经闭不宜用。反藜芦。

【不良反应】　赤芍是一味常用药，临床报道中极少有关于赤芍不良反应的报道和记载。报道中某批次赤芍煎剂中毒的临床表现为心悸、烦躁，或心率减慢，或睡眠欠佳，或血压下降，或恶心、头晕，停药后症状减轻或自行消失。出现不良反应考虑与该批次赤芍药品栽种的周边环境是否存在污染；抑或其加工、浸泡的工序有无其他杂质掺入；是否按规定使用农药，农药的测定；炮制操作过程中浸泡用水是否符合标准；在加工的过程中，同一生产线之前有无加工过其他有毒副作用的药品等有关。

（杨传华　陆　峰）

主要参考文献

1. 陈可冀，史载祥. 实用血瘀证学［M］. 北京：人民卫生出版社，1999.

2. 黄兆胜. 中药学［M］. 北京：人民卫生出版社，2007.

3. 左晓莉，庄华彦. 赤芍801治疗冠心病心绞痛的临床观察［J］. 齐齐哈尔医学院学报，2002，23（1）：37.

4. 李昭，刘晔，王艳梅. 通脉酯注射剂治疗急性脑梗死临床研究［J］. 中国中西医结合急救杂志，2002，9（3）：171.

5. 张敏，朱德增，李兆申，等. 赤芍煎剂治疗重症急性胰腺炎随机对照临床研究［J］. 中西医结合学报，2008，6（6）：569.

6. 陈枝俏，陈黎，林海. 大剂量赤芍治疗淤胆型肝炎25例［J］. 甘肃中医，2007，20（4）：41.

7. 郑东升，刘德水，王凌航. 赤芍801注射液治疗肝硬化的临床观察［J］. 中国煤炭工业医学杂志，2004，7（6）：561.

8. 吴家斌，舒贵扬. 探讨赤芍801对肾病综合征血脂、血液流变学的影响［J］. 中药药理与临床，2001，17（1）：45-46.

9. 冀兰鑫，黄浩，李长志，等. 赤芍药理作用的研究进展［J］. 药物评价研究，2010，33（3）：233.

10. 傅立海，张继训，李利. 赤芍及其有效部位的研究进展［J］. 安徽医药，2002，6（2）：62.

11. 黄秋云，张锦铭，李丹. 赤芍急性毒性实验观察［J］. 海峡药学，2008，20（10）：40.

鸡血藤

【来源】　本品为豆科植物密花豆、香花崖豆藤的藤茎。全年可采收，或 9～10 月采收，截成 40cm 长小段，洗净晒干，切碎片生用。

【性味与归经】　味苦、微甘，性温。归心、肝、脾经。

【功能与主治】　养血活血，舒筋通络。用于治疗血虚经闭，风湿痹痛，血虚失眠，跌仆损伤等。常与当归、熟地等药配伍治疗血虚经闭，月经不调。痛经则配延胡索、香附等。与当归、羌活、独活、黄芪、桑寄生等配伍，治疗风湿痹痛。配田七、红花、丹参等，治疗跌仆损伤。配夜交藤、桑椹子、酸枣仁、阿胶等，治疗血虚失眠、头晕耳鸣。配黄芪，当归、丹参、阿胶等，治疗肿瘤放疗、化疗引起的骨髓抑制。

【现代临床应用】

1. 风湿性心脏病　将鸡血藤应用于临床，发现对治疗风湿性心脏病有较好的效果。处方：鸡血藤、当归、川芎、瓜蒌壳、薤白、五味子、回心草、炙远志、北沙参、桂枝、威灵仙、琥珀末、竹茹、炙甘草等，水煎服，随后长期服用鸡血藤膏（由鸡血藤、鲜川牛膝、红花、黑豆及糯米浆和饴糖，浓缩成膏）。

2. 贫血　现代药理研究证明，鸡血藤有补血作用，能使血细胞增加，血红蛋白升高。隋吉东等报道，在临床上用鸡血藤治多种原因所致的贫血，均获良效，如缺铁性贫血（鸡血藤 30g，大枣 10g，每日 1 剂，水煎 3 次，分 3 次服）、失血性贫血（鸡血藤 30g，当归 10g，黄芪 30g）、炎症性贫血（于清热解毒、活血化瘀、托毒排脓方中加鸡血藤 30g）、肾性贫血［鸡血藤、黄芪、党参、白术各 15g，丹参、姜半夏、阿胶（烊化）、淫羊藿各 10g，牡蛎 30g，鱼腥草 15g，大黄、鹿衔草各 10g］。

3. 白细胞减少症 用鸡血藤治疗放疗后引起的白细胞减少，有很好的效果（鸡血藤 300g，加水 1500ml，文火煎至 600ml，每次服 50ml，每日 4 次，10 天为 1 个疗程）。

4. 化疗致血小板减少症 用单味鸡血藤或配伍其他药（生黄芪、当归、鸡血藤、陈皮、清半夏、太子参、茯苓、白术、山药、补骨脂、柴胡、白茅根、黄连）治疗化疗所致血小板减少症 20 例，取得较好疗效，用量一般为 15～45g。

5. 神经系统疾病 血管痉挛性头痛：重用鸡血藤治疗血管痉挛性头痛，有镇静、催眠、解痉、止痛及补血行血的功效。处方：鸡血藤 30g，葛根 18g，川芎 10g，蔓荆子 15g，细辛 5g，白蒺藜 15g，薄荷 9g，菊花 9g，五味子、当归各 15g，酸枣仁 18g。水煎服。

6. 顽固性失眠 用鸡血藤熬膏内服（鸡血藤 500g，加水 2000ml，熬至 1000ml，浓缩后加红糖适量收膏，每次用黄芪 20g，煎水冲服鸡血藤膏 20g，每日 3 次），治疗顽固性失眠效果良好。

7. 面神经麻痹 以鸡血藤为主药，配合羌活牵正散治疗面神经麻痹，取得显著疗效。具体应用：初期半个月以内，治宜疏风散邪为主，活血通络为辅，故鸡血藤用小量 10～15g；1～3 个月，治宜活血通络为主，疏风散邪为辅，鸡血藤取中量 30～60g；3 个月以上之后遗症较难治疗，治宜活血化瘀、豁痰通络为主，佐以祛风散邪，兼除顽痰，故鸡血藤取大量 90～150g，且白附子用 30g，方可取效。

8. 重症肌无力 重症肌无力属中医痿证范畴，各种病因致气血虚弱，筋骨肌肉失养均可致病，以鸡血藤 400～600g 水煎代茶饮治疗多例，均获良效。以补中益气汤加味，重用鸡血藤，获得较好疗效。

9. 月经不调 刘茹在辨证的基础上重用鸡血藤，治疗神志病伴有月经不调获效。经行身痛：张淑华将经行身痛分为血虚、血瘀两型辨治，血虚型予养血益气汤，以大剂量鸡血藤30～60g 为主药，配黄芪 30g、当归 20g、白芍 30g、山茱萸10g；血瘀型予养血祛风汤（鸡血藤 30～60g，黄芪 30g，当归20g，白术 15g，炙甘草 6g，桂枝、独活各 9g，牛膝 10g，桑寄生 15g，薤白 10g，生姜 3 片），共治疗 50 例，均取得满意疗效。

10. 抗子宫内膜抗体（EMAb）阳性不孕　杨大坚用鸡血藤 50g，经适当配伍，如瘀血疼痛明显加三棱、五灵脂、延胡索；肾阳虚加牛膝、巴戟天、肉桂；肾阴虚加女贞子、鳖甲；气虚加黄芪；血虚加当归，水煎服，药渣加少量酒再煎，热敷下腹部，每日 1 次，2 个月为 1 个疗程，一般 1～2 个疗程后EMAb 可转阴，继续调理至受孕。

【现代基础研究】　鸡血藤主要化学成分有黄酮类、三萜类、木脂素类、甾醇类等。

1. 对心血管系统的作用　抑制心脏和降低血压、扩张血管。

2. 对凝血系统的影响　抑制血小板聚集和血栓形成。

3. 对血液流变学的影响　扩张外周血管，增加器官血供。

4. 对代谢的影响　降低胆固醇、升高高密度脂蛋白胆固醇（HDL-C）。

5. 耐缺氧作用。

6. 其他药理作用　兴奋子宫、抗肿瘤、抗病毒、保护肝功能、抗氧化、抗炎等作用。

【用法用量】　煎服，10～30g；或浸酒、熬膏。

【使用注意】　孕妇禁用。

【不良反应】　犬静脉注射相当生药 4.25g/kg 的鸡血藤酊剂时，中毒死亡。

（李建军　陈克芳）

主要参考文献

1. 周志军. 鸡血藤治疗风湿性心脏病 [J]. 中医杂志, 2003, 44 (8): 571.

2. 隋吉东, 隋寇华. 鸡血藤治贫血效佳 [J]. 中医杂志, 2003, 44 (8): 571-572.

3. 杨德明. 鸡血藤善治放疗引起的白细胞减少症 [J]. 中医杂志, 2003, 44 (10): 730.

4. 洪永贵, 王洪海, 张玉芳. 鸡血藤治疗化疗致血小板减少 [J]. 中医杂志, 2003, 44 (10): 730.

5. 朗维卓. 鸡血藤治疗血管痉挛性头痛 [J]. 中医杂志, 2003, 44 (9): 647.

6. 李学文. 鸡血藤治疗顽固性失眠 [J]. 中医杂志, 2003, 44 (10): 729.

7. 朱树宽. 鸡血藤治疗面神经麻痹 [J]. 中医杂志, 2003, 44 (10): 729.

8. 杨丁友. 大剂量鸡血藤治疗重症肌无力 [J]. 中医杂志, 2003, 44 (9): 647.

9. 杨光宁, 杨红梅. 重用鸡血藤治疗重症肌无力 [J]. 中医杂志, 2003, 44 (8): 573.

10. 刘茹. 鸡血藤治疗月经不调 [J]. 中医杂志, 2003, 44 (8): 572.

11. 张淑华. 重用鸡血藤治疗经行身痛 [J]. 中医杂志, 2003, 44 (9): 648.

12. 杨大坚. 鸡血藤是治疗抗子宫内膜抗体阳性不孕的良药 [J]. 中医杂志, 2003, 44 (9): 649.

生地黄

【来源】 本品为玄参科多年生草本地黄的新鲜或干燥块根。主产于河南，秋季采收。鲜用或烘焙至约八成干。前者习称"鲜地黄"，后者称"干地黄"。切片，生用。

【性味与归经】 甘、苦，寒。归心、肝、肾经。

【功能与主治】 清热凉血，养阴生津。用于温热病热入营血，身热口干、神昏舌绛，常与玄参、金银花、黄连配伍。治血热吐血、衄血、便血、崩漏，常与鲜荷叶、生艾叶、生侧柏叶同用。治疗内伤消渴，常与山药、黄芪等配伍；若热伤津液，常与玄参、麦冬配伍。

【现代临床应用】

1. 急性脑出血 生地注射液对各型急性脑出血患者皆有效。60 例脑出血急性期患者随机分为治疗组与对照组各 30 例。对照组予常规西医治疗，治疗组在常规治疗基础上加生地注射液静脉滴注，疗程均为 14 天，结果提示治疗组有效率为 86.7%，对照组有效率为 53.3%，两组比较有显著性差异（$P<0.01$）；治疗组 Barthel Index 量表评分增加，高于对照组评分（$P<0.05$）。

2. 肺间质纤维化 生地注射液可抑制炎症反应，减少气道腺体的分泌，减少痰液，控制肺泡-毛细血管膜增厚，促进肺泡和肺泡周围毛细血管内血液的气体交换，从而改善患者的氧分压和氧饱和度，对肺纤维化有一定的治疗作用。肺间质纤维化患者 40 例随机分为两组，治疗组在常规治疗（对照组）基础上加用生地注射液，结果治疗组咯痰、气短症状及症状总积分及动脉血氧分压（PaO_2）、血氧饱和度（SaO_2）的改善均优于对照组；6 分钟步行距离大于对照组。提示生地注射液能改善肺间质纤维化患者的主要症状，提高氧分压、血氧饱和度和 6 分钟步行距离。

3. 慢性阻塞性肺疾病 生地具有抗炎、促进免疫功能和减少毛细血管通透性等作用，因而生地注射液能提高 COPD 患者肺功能。58 例 COPD 患者随机分为治疗组 30 例，对照组 28 例。对照组用常规方法治疗，治疗组在对照组基础上加用生地注射液静脉滴注，结果显示治疗组全血黏度、血浆黏度、血细胞比容有显著改善，在提高肺功能方面治疗组第 1 秒最大呼气量（FEV1）、最大呼气流速峰值（PEF）总有效率为70%、73.33%，对照组为31.35%和33.61%。

4. 类风湿关节炎　使用以生地为主要成分的生地马钱子丸治疗类风湿关节炎92例，随机分为两组，对照组46例，给予来氟米特治疗；试验组46例，给予中药生地马钱子丸配合来氟米特治疗，结果试验组总有效34例，占80.95%，对照组总有效24例，占57.14%，试验组总有效率明显高于对照组，具有统计学差异。

5. 慢性重型肝炎　鲜生地汁可有效减轻重型肝炎患者内毒素血症、降低细胞因子水平，在改善口干、烦热症状及凝血机制方面有明显优势。将62例慢性重型肝炎患者分为治疗组和对照组，在给予西药综合治疗的同时，治疗组患者口服鲜生地汁，疗程2周，结果两组患者腹胀及大便干结、肝功能均好转；血浆内毒素下降；肿瘤坏死因子降低，凝血酶原活动度增加，且治疗组效果显著优于对照组。

6. 习惯性便秘　应用以生地为主要组成的方药治疗老年习惯性便秘116例，治愈105例，好转3例，总有效率93.10%。提示生地用于老年习惯性便秘起效快、安全、疗效满意。

7. 其他　生地还可以用于冠心病、过敏性紫癜、系统性红斑狼疮、糖尿病等治疗。

【现代基础研究】

1. 调节免疫的作用　生地能明显提高淋巴细胞DNA和蛋白质的合成，增强活性淋巴细胞产生白细胞介素-2，增强低下细胞免疫功能。

2. 对垂体-肾上腺和甲状腺的作用　生地能使受地塞米松抑制的血浆皮质醇浓度升高，减少类固醇激素的副作用。能显著改善甲状腺功能亢进导致的交感神经兴奋症状，但对 T_3、T_4 无影响。

3. 抗炎和降温作用　生地能扩张血管，减低毛细血管的通透性，抑制血管内皮炎症，抑制体温中枢，具有较好地降低体温的作用。

4. 强心、降压和利尿作用　生地有强心作用，对衰弱的心脏更为明显。地黄对麻醉犬有降低血压、改善肾功能、降低肾性高血压的作用，同时生地有弱利尿作用。

5. 保肝作用　地黄煎剂对四氯化碳中毒性肝炎的肝脏有保护作用，能防止肝糖原减少。

6. 降血糖作用　地黄低聚糖可明显降低糖尿病大鼠高血糖水平，增加肝糖原含量，降低肝葡萄糖-6-磷酸酶活性。

7. 对血液系统作用　地黄具有刺激骨髓，增加红细胞、血红蛋白、血小板的作用。改善血瘀大鼠的血液流变学。

8. 神经元保护作用　生地注射液能够减轻损伤后神经元的损伤指标乳酸脱氢酶（LDH）值，提高细胞的存活率指标 MTT 值，从而显示了较好的神经元保护作用。

9. 对消化道的影响　能明显增强小鼠小肠的推进作用及显著缩短首次排便时间，高剂量组能增加粪便粒数与粪便重量。

【用法用量】　煎服，10～30g。鲜品用量加倍，或可捣汁入药。

【使用注意】　本品性寒而滞，脾虚湿滞者慎用。

【不良反应】　鲜品或饮片不良反应轻微，过量服用可出现腹胀、腹痛、腹泻、头晕、乏力、心悸等症状，多出现于虚寒的病人，停药后即可好转。生地水煎浸膏和醇浸剂用大剂量（60g/kg），给大鼠灌胃，未见动物死亡和不良反应，说明本药应用安全。

（邵明晶　杜金行）

主要参考文献

1. 翁工清．生地白术桃花汤治疗习惯性便秘 116 例 [J]．辽宁中医杂志，2002，29（2）：88．

2. 俞晓飞，王左，魏江磊．生地注射液治疗急性脑出血临床研究 [J]．上海中医药大学学报，2007，21（4）：32-34

3. 闫国良，毕小利，史苗颜．生地注射液对肺间质纤维化患者运动耐量影响的临床研究 [J]．中国中医急症，2010，19（3）：374-376．

4. 江淳涓，毕小利，王跃．生地注射液对慢性阻塞性肺疾病患者血液流变学及肺功能的影响 [J]．实用中医药杂志，2002，18（8）：7-8．

5. 曾海坤，曾灶英，郭大敏，等．中药生地马钱丸配合来氟米特治疗类风湿性关节炎（RA）的疗效及安全性 [J]．当代医学，2012，18（16）：153-154．

6. 贾建伟，赵洁，李谦，等．慢性重型肝炎营血证的鲜生地汁治疗[J]．中西医结合肝病杂志，2007，17（1）：7-9．

7. 王朴．生地黄的现代药理研究与临床应用 [J]．中国中医药现代远程教育，2008，6（8）：986．

8. 赵润生，张一昕，苗冬雪，等．生地黄对血瘀模型大鼠血液流变性的影响 [J]．中药药理与临床，2006，22（3）：123．

9. 刘爱华，李昊．生地注射液对中风模型神经元保护的实验研究 [J]．同济大学学报（医学版），2009，30（2）：52-54．

10. 张红敏，侯书杰，陈世伟．生地提取液润肠通便作用的实验研究 [J]，河南预防医学杂志，2001，12（5）：265-266．

11. 张汝学，顾国明，张永祥，等．地黄低聚糖对实验性糖尿病与高血糖大鼠糖代谢的调节作用 [J]．中药药理与临床，1996，12（1）：14．

川芎

【来源】　本品为伞形科植物川芎的干燥根茎。夏季采挖，除去泥沙，晒后烘干，再去须根，切片生用或酒炙。

【性味与归经】　味辛，性温。归肝、胆、心包经。

【功能与主治】　川芎为治疗头痛之首选药物，其辛香善升，能上行头目巅顶，具有祛风止痛作用，用于气虚头痛、产后头痛、风热头痛、偏头风等，可配细辛、白芷等同用。活血化瘀，行气止痛，可治疗月经不调、经闭痛经等瘀血阻滞之妇科病，常配当归等药。治胸胁疼痛，可配柴胡、香附等同用。治风湿痹痛，可配羌活、独活等。治癥瘕结块，可配三棱、莪术等同用。治疮疡肿痛、跌打损伤，可配乳香、没药等同用。

【现代临床应用】

1. 心血管疾病 川芎嗪可迅速降低冠心病患者血浆内皮素水平，其作用强度可能与血浆中川芎嗪浓度有关。川芎素可使冠心病患者血脂过氧化物下降，超氧化物歧化酶升高，血流动力学各项指标均有好转，表明川芎素能降低脂质过氧化，降低血黏滞度，提示川芎素对冠心病有一定的治疗作用。在氢氯噻嗪、地高辛片基础上加用复方川芎胶囊，可使冠心病心功能不全患者症状评分进一步下降，表明川芎能有效改善冠心病心功能不全的临床症状。

2. 脑梗死 川芎嗪具有活血化瘀、抗血小板凝集、促纤溶、缓解脑血管痉挛、改善脑循环、恢复局部脑血流作用。临床发现，脑出血病人早期应用川芎素（阿魏酸钠片）治疗，能有效减轻脑水肿，促进血肿的吸收，改善血肿周围的低灌注血供，改善患者的神经功能。此外，川芎嗪注射液可使急性脑梗死患者神经功能缺损评分和血清高敏 C-反应蛋白（Hs-CRP）水平均明显下降。

3. 慢性肾功能不全 在川芎素对肾性高血压并慢性肾功能不全患者血浆 ET-1 和 NO 影响的研究中发现，川芎素具有调节患者血浆 ET-1 与 NO 浓度，减少尿蛋白，改善肾功能的作用。在川芎素注射液治疗慢性肾衰竭 482 例的研究中发现，川芎素能提高肾成纤维细胞分泌的 IV 型胶原酶活性，抑制人成纤维细胞增殖及 IV 型胶原的表达，能在体外有效发挥抗肾间质纤维化的作用，且具有抗血液凝集、抗血栓形成、抗脂质过氧化和提高肾血流的作用。因此，应用川芎素治疗慢性肾衰竭，能够有效缓解肾功能恶化，进一步改善肾功能。

4. 支气管哮喘　采用川芎平喘合剂治疗支气管哮喘，可明显提高1秒用力呼气容积占用力肺活量比值和降低血浆血栓素 B_2 值，拮抗血栓素的合成和释放，松弛平滑肌和改善肺功能。

5. 抗肿瘤　在中药川芎素对大肠癌细胞的影响及其与多种化疗药物的协同作用研究中发现川芎素可抑制 moser 细胞增殖，诱导其凋亡，低浓度的川芎素与化疗药物协同可产生较强的抑制细胞增殖的作用。林洪生等采用川芎嗪、苦参碱对肿瘤细胞与内皮细胞黏附及黏附因子表达和对内皮细胞通透性影响进行研究，发现中药对肿瘤细胞与内皮细胞的黏附具有明显的抑制作用，并可明显抑制 CD44、CD49 黏附因子的表达，还可以减轻内皮细胞的通透性，保护内皮细胞的完整，阻断肿瘤细胞与基质的黏附，从而减少了肿瘤转移的形成。

6. 妇科疾病　对于月经病、不孕症及子宫肌瘤等症见瘀血阻滞的患者，在川芎基础上辨证组方治疗，均显示出良好的效果。

【现代基础研究】　川芎含有苯酞类、萜烯类、有机酸及其酯、生物碱、多糖等多种类型的化学成分。有关川芎的水提物、苯酞类成分、藁本内酯、川芎内酯 A、总生物碱、川芎嗪及其注射液等化学成分的药理研究文献报道甚多，主要涉及心脑血管系统、神经系统、呼吸系统以及肝、肾功能等方面。

1. 对心脑血管系统的作用　川芎具有抗心肌缺血、抗心肌炎与心肌肥厚、抗动脉粥样硬化、保护血管内皮细胞及抗增殖作用。川芎嗪能减少脑梗死体积，减轻脑缺血区组织结构的损伤，明显改善神经症状，抗氧自由基，可修复脑缺血再灌注损伤。

2. 对神经系统的作用　能抑制小鼠中枢神经系统的兴奋性，有镇静催眠作用，能明显减轻受损神经根的水肿变性、髓鞘脱失等损伤，能明显缓解过氧化氢对视网膜神经元细胞及神经胶质细胞等的氧化应激损伤。

3. 对呼吸系统的作用 川芎嗪能迅速纠正呼吸衰竭及改善通换气功能，能抑制哮喘气道炎症。防治儿童哮喘，通过降低 COPD 加重期患者血流黏滞度，升高血氧分压水平，降低二氧化碳分压水平，发挥治疗效果。

4. 保肝作用 川芎嗪对肝缺血再灌注损伤和肝纤维化有保护作用。川芎嗪可改善急性肝损伤性脂肪肝中脂肪的堆积，从而保护肝脏。

5. 其他药理作用 抑制肾细胞凋亡，减轻放射损伤后小鼠骨髓细胞的凋亡，改善学习记忆的功能，对卵巢癌、肺癌及胰腺癌具有一定的抑制作用。

综上所述，川芎作为一味常用的活血化瘀中药，川芎的提取物、化学部位及单体成分等具有改善冠状动脉血流量，降低血流阻力及血压，抗氧自由基，抗炎、抗癌、抗血小板聚集和血栓形成，保护神经等多方面的药理作用。

【用法用量】 3～9g。

【使用注意】 孕妇忌用。有出血倾向者不宜多用。过敏者禁用。

【不良反应】 临床上川芎嗪注射液引起不良反应主要有皮肤过敏反应、血管神经性水肿、哮喘、低血压、短暂性脑缺血、头痛及胃肠道反应等，甚至可发生过敏性休克，应引起临床医护人员重视。用药前应详细询问患者有无该药物过敏史，其他药物过敏史也可能有参考意义。即使首次使用川芎嗪无过敏反应，在连续使用川芎嗪时，也应细心观察患者的皮肤、呼吸、血压、声音、神志变化，警惕川芎嗪迟缓过敏反应的发生。

（毛　敏）

主要参考文献

1. 徐睿，李源，黄熙，等.川芎嗪对冠心病血瘀证患者血浆内皮素的影响及其动态变化[J].广东药学院学报，2001，17（4）：264-265,271.

2. 徐彤彤，莫碧文，阳耀忠，等.川芎素对冠心病血浆脂质过氧化物及血流动力学影响[J].华夏医学，2001，14（6）：775-776.

3. 李菡.复方川芎胶囊治疗冠心病中轻度心功能不全50例[J].陕西中医，2013，34（6）：647-648.

4. 杨淑洁.丹参川芎嗪注射液治疗急性脑梗塞疗效观察[J].中国实用医药，2010，5（27）：134-135.

5. 孙余明，楼建涛，黄光强.川芎素在脑出血早期应用的临床研究[J].中国中药杂志，2008，33（21）：2545-2548.

6. 王小平，马金梁.川芎嗪对急性脑梗死患者血清hs-CRP的影响[J].中华全科医学，2013，11（8）：1241，1278.

7. 杨敬华，周巧玲，成小苗，等.川芎素对肾性高血压并慢性肾功能不全患者血浆ET-1和NO的影响[J].湖南医科大学学报，2002，27（5）：445-447.

8. 单福军，孙铁忠，齐卡，等.川芎素注射液治疗慢性肾功能衰竭482例[J].现代中西医结合杂志，2004，13（23）：3139-3140.

9. 屈燧林，方勤，陈高翔，等.汉防己甲素、川芎嗪对苦杏仁甙对人肾成纤维细胞的影响[J].中华肾脏病杂志，2000，16（3）：186-189.

10. 陈晓勤，张惠勇，邵长荣，等.川芎平喘合剂治疗支气管哮喘60例[J].江西中医药，2009，40（3）：41-42.

11. 徐修礼，张建芳，刘宝瑞，等.川芎素对大肠癌细胞moser的影响及其与化疗药物的协同作用[J].肿瘤，2002，22（2）：107-108.

12. 林洪生，李树奇，裴迎霞，等.川芎嗪、苦参碱对癌细胞与内皮细胞黏附及黏附因子表达的影响[J].中国新药杂志，1999，8（6）：384.

蒲黄

【来源】　本品为香蒲科植物水烛香蒲、东方香蒲或同属植物的干燥花粉。夏季采收蒲棒上部的黄色雄花序，晒干后碾轧，筛取花粉，生用或炒用。

【性味与归经】　甘，性平。归肝、心包经。

【功能与主治】　止血，化瘀，利尿通淋。本品长于收敛止血，兼有活血化瘀之功，为止血行瘀之良药，有止血不留瘀的特点，对出血证无论寒热均可使用，如治疗吐血、衄血、咳血，崩漏，外伤出血等，可单用冲服，也可配伍其他止血药同用。蒲黄行血通经，消瘀止痛，凡跌打损伤，痛经，产后疼痛或心腹疼痛属瘀血者均可运用，尤为妇科常用。本药尚有通淋作用，用治血淋尿血。一般止血多炒用，化瘀利尿多生用。

【现代临床应用】

1. 心脑血管疾病　应用蒲黄治疗气滞血瘀型冠心病心绞痛患者 168 例，对照组为丹参滴丸，服药 2 个月后观察疗效，结果显示治疗组总有效率为 91.67%，对照组总有效率为 81.67%。另有实验表明，蒲黄有强心作用，可增加体外兔心脏、冠状动脉血流量，增加小鼠耐低气压、低氧的能力，改善小鼠心肌营养性血流量。蒲黄提取物对大鼠脑缺血再灌注损伤有明显的保护作用，其机制与其抗氧自由基损伤有关。蒲黄提取物可显著提高脑组织乳酸盐脱氢酶及超氧化物歧化酶活性，明显降低丙二醛含量。

2. 降脂作用　用蒲黄片对 112 例具有血脂增高血小板黏附、聚集增高的患者进行 3 个月的治疗观察，结果发现，蒲黄不仅显著降低了血清胆固醇、血小板黏附、聚集，还降低致动脉硬化指数和Ⅷ因子相关抗原指数，且显著升高高密度脂蛋白含量。蒲黄可降低血清胆固醇和甘油三酯，其机制主要是通过促进胆固醇的排泄，减少胆固醇和脂肪酸在体内的生物合成，抑制肠道吸收胆固醇，同时又能增加喂饲高脂血症动物粪便中的胆固醇，促进转运和清除，从而达到降脂的效果。

3. 对凝血功能的影响　蒲黄既具有抗凝血活性，又具有促凝血活性。不仅能促使血小板中环磷酸腺苷（cAMP）增加，抑制血小板的聚集，抑制 5-羟色胺(5-HT) 的释放，防止血栓的形成，还能明显缩短血液凝固时间，可增强止血作用。Gibbs 等认为蒲黄的此种作用与蒲黄中的一种多糖有关，该多糖既具有抗凝血活性，又具有促凝血活性，且其活性和浓度有关。

4. 对子宫的影响　有学者在复方蒲黄注射液对剖宫产后出血的干预研究中发现，复方蒲黄注射液与缩宫素疗效持平，有效率均达到 96%，应用复方蒲黄注射液，可以预防和减少剖宫产后出血。刘进才自拟蒲黄复方治疗功能性子宫出血 50 例，治愈率达 92.00%，用血宁方治疗子宫内膜增殖 30 例，总有效率达 73.50%。

5. 对免疫系统的影响　杨晓慧等通过对临床用蒲黄提取物治疗慢性特异性溃疡性结肠炎 113 例，疗效显著，治疗前后免疫功能的测定结果表明，这种治疗作用与蒲黄对体液免疫功能的调节有关。蒲黄可使大鼠胸腺、脾脏明显萎缩，并抑制免疫应答反应，程度与药物的剂量成正比，提示蒲黄有皮质激素样的功能，是一种具有抑制免疫功能的药物。大剂量时又可使巨噬细胞功能显著增强，并有提高胸腺、脾脏 cAMP 含量的趋势，这说明蒲黄具有双向调节免疫系统的作用。

6. 利尿通淋作用　蒲黄不仅止血作用良好且还兼有利尿通淋作用。因此，治尿道炎、膀胱炎引起的尿血、小便不利、尿道作痛，可在蒲黄基础上加减应用。

【现代基础研究】　蒲黄主要含有黄酮类化合物。具有镇痛、抗凝促凝（与浓度有关）、促进血液循环、降低血脂、防止动脉硬化、保护高脂血症所致的血管内皮损伤、提高体内环磷酸腺苷水平、防治冠心病、高脂血症和心肌梗死、兴奋收缩子宫、增强免疫力等作用，还有促进肠蠕动、抗炎、抗低压低氧、抗微生物等药理作用。

【用法用量】　5～9g，生用需包煎。外用适量，敷患处。

【使用注意】　孕妇慎用。

【不良反应】　蒲黄毒性很弱，动物试验表明，腹腔注射蒲黄可引起豚鼠过敏；试验表明其有溶血作用，还可使小白鼠红细胞及白细胞总数减少。但临床治疗量口服无明显副作用，由于该药可收缩子宫，故孕妇慎服。

（毛　敏）

主要参考文献

1. 王其飞. 蒲黄治疗冠心病心绞痛 [J]. 中医杂志，1994，35（9）：517.

2. 杨芳. 蒲黄之药理 [J]. 浙江中医学院学报，1998，22（1）：49.

3. 王伦安，李德清，周其全. 中药蒲黄提取物对大鼠脑缺血再灌注损伤的保护作用 [J]. 临床军医杂志，2003，31（3）：1-2.

4. 过鑫昌，丁怀翌，龚兰生，等. 蒲黄对血脂、血小板功能影响的研究——附112例分析 [J]. 上海中医药杂志，1985（10）：45-47.

5. Gibbs A，Green C，Doctor VM. Isolation and anticoagulant properties of polysaccharides of Typha augustata and Daemonorops species [J]. Thromb Res，1983，32（2）：97-108.

6. 谢爱玲，李卫红，周英惠，黄健萍，林忠，张吉，卓义丹. 复方蒲黄注射液对剖宫产后出血干预的临床研究 [J]. 辽宁中医杂志，2006，33（6）：687-688.

7. 刘进才，屈舒信. 化瘀止血法为主治疗功能性子宫出血50例 [J]. 陕西中医，2000，21（12）：523.

8. 杨晓慧，张杰光，彭志辉，等. 蒲黄提取物对慢性非特异性溃疡性结肠炎患者免疫状况的影响及疗效观察 [J]. 中药通报，1987，12（8）：48-50.

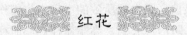

红花

【来源】　本品为菊科植物红花的干燥花。夏季花色由黄变红时采收，阴干或晒干。生用。

【性味与归经】　辛，温。归心、肝经。

【功能与主治】　活血通经，散瘀止痛。用于治疗经闭、痛经，恶露并行，心腹瘀阻疼痛，癥瘕痞块，跌仆损伤等症。治血瘀经闭、痛经，常与桃仁、当归、川芎等相须为用，如桃红四物汤、膈下逐瘀汤等；治胸痹心痛，常与桂枝、瓜蒌、丹参等配伍；治腹中血气刺痛，常用本品加酒煎服；治癥瘕痞块，常与三棱、莪术等破血消癥药配伍；治跌仆损伤常与川芎、乳香等活血止痛药配伍。

【现代临床应用】

1. 冠心病　红花注射液可以明显改善冠心病心绞痛患者的症状和缺血性心电图改变。红花注射液静脉滴注治疗冠心病患者 66 例，对照组采用极化液及硝酸酯类药物静脉滴注，同时口服速效救心丸、消心痛，观察两组患者心电图及症状改善情况，结果红花注射液组心电图疗效总有效率为 83.3%，心绞痛疗效总有效率为 87.9%，均优于对照组。

2. 脑梗死　红花注射液具有扩张脑血管、改善微循环、降低血液黏稠度、耐缺氧的作用，从而减小脑梗死面积，并能明显改善脑梗死病人的临床症状。采用红花注射液治疗 180 例急性脑梗死病人，对照组用胞二磷胆碱注射液、丹参注射液治疗，观察治疗前后两组患者血液流变学、头颅 CT 或磁共振成像等情况，结果治疗组总有效率为 92.93%，明显优于对照组。两组治疗后比较，治疗组梗死灶体积缩小较对照组更明显。

3. 慢性肾功能不全　在常规治疗基础上，加用红花黄色素治疗，结果发现本药可有效减缓肾小球硬化进展，延缓肾纤维化，阻遏慢性肾功能不全的进一步恶化，提高患者生存质量。

4. 糖尿病肾病　采用红花注射液治疗糖尿病肾病患者 68 例，结果发现该注射液能有效改善患者肾功能各项指标，降低血清 ET 水平，升高血清 NO 含量，有效改善患者血流变各项指标，从多层面对糖尿病肾病发挥治疗作用。

5. 糖尿病周围神经病变 红花注射液能改善神经组织代谢，改善微血管循环，使损伤的神经得到修复。采用红花注射液治疗糖尿病周围神经病变患者 80 例，结果显效率为61.25%，总有效率为82.5%。

6. 妇科疾病 对于闭经、不孕症及子宫肌瘤等症见瘀血阻滞的患者，在红花基础上辨证组方治疗，均显示出良好的效果。

7. 各类腰腿痛 红花复合液注射于硬脊膜外腔治疗各类腰腿痛共130例，均获得良好效果。并能避免硬膜外腔注射激素引起的病人肥胖，胃十二指肠溃疡患者疼痛加重甚至出血及误入蛛网膜下腔造成不良反应等问题。

8. 溃疡性结肠炎 研究表明，溃疡性结肠炎患者存在血液高凝状态，微血栓形成可能是溃疡性结肠炎的重要病理机制之一。红花注射液活血化瘀，消肿止痛，并能抑制血小板的聚集，具有抗凝血作用。从而能改善微循环，保护肠道黏膜，促进溃疡愈合。应用红花注射液辅助治疗溃疡性结肠炎可以提高疗效，改善患者的生活质量。

【现代基础研究】 红花的主要化学成分是红花黄色素、羟基红花黄色素 A、红花苷、红花醌及新红花苷等。红花黄色素是其主要有效成分。各国学者对其活血化瘀等药理作用的物质基础进行了许多实验研究，其防治心脑血管系统疾病的成果已经得到广泛确认。

1. 对心血管系统的作用 扩张冠状动脉、改善心肌供血；降低血压、扩张血管、改善器官供血。

2. 对神经系统的作用 红花黄色素对脑组织有明显的影响，能使侧支循环扩张，有效地增加缺血区大脑的血流量，降低脑卒中发生率，明显减轻由脑卒中引起的脑水肿。

3. 对血液系统的作用 抗凝血，抑制血栓形成。

4. 镇痛作用 红花黄色素具有较强且持久的镇痛作用。

5. 耐缺氧作用 有显著的耐缺氧、抗疲劳作用。

6. 其他药理作用 红花尚有兴奋子宫、抗炎、降血脂、抗氧化、免疫调节和抗肿瘤等作用。

综上所述，与红花活血通经，祛瘀止痛功效相关的药理学作用为扩张冠脉，抗凝血，抑制血栓形成，扩张血管，改善微循环，兴奋子宫以及抗炎，降血脂，免疫调节和抗肿瘤等。

【用法用量】 煎服，3～9g，外用适量。

【使用注意】 孕妇忌用，有出血倾向者不宜多用。过敏者禁用。

【不良反应】 临床上有红花注射液及红花黄色素引起不良反应的报道。主要临床表现：发热、心悸、胸闷、呼吸困难、面色苍白、皮肤过敏性丘疹等，严重者可发生过敏性休克、喉头水肿、高度房室传导阻滞。出现不良反应考虑与下列因素有关：红花为中药制剂，药物成分复杂，含有酶、皂苷、鞣质、角质蛋白等大分子物质，静脉给药时大分子可作为抗原与人血清蛋白结合，导致变态反应。

红花煎剂小鼠腹腔注射，小于 1g/kg 无毒性反应，1.2g/kg 为最小中毒剂量，2.0g/kg 为最小致死量，半数致死量（LD_{50}）为（2.4±0.35）g/kg，灌胃 LD_{50} 为 20.7g/kg，中毒症状表现为精神委靡、活动减少、行走困难等。红花醇提物静脉注射 LD_{50} 为 5.3g/kg；红花黄色素静脉注射的 LD_{50} 为 2.35g/kg，腹腔注射 LD_{50} 为 5.49g/kg，灌胃 LD_{50} 为 5.53g/kg，中毒症状表现为活动增加、行动不稳、呼吸急促、竖尾、惊厥、呼吸抑制死亡，亚急性 LD_{50} 为 9.41g/kg；0.015～1.5g/（kg·d）混入饲料喂养大鼠 3 个月，其血象生化指标无明显改变，主要脏器也无明显病理改变。50%红花注射液对家兔眼结膜无刺激性。细菌突变实验表明，红花提取液有明显的致突变作用。

（杜金行 宋威江）

主要参考文献

1. 张英杰，段丽君. 红花注射液治疗冠心病心绞痛疗效观察 [J]. 实用药物与临床，2006，9（1）：30.

2. 李桂伟，刘新桥. 红花黄色素治疗冠心病研究进展 [J]. 中国中医急症，2010，19（9）：1570-1572.

3. 闫佩云，刘军光，朱明莉，等. 红花注射液辅助治疗溃疡性结肠炎的临床观察 [J]. 中国现代医药杂志，2011，13（1）：48.

4. 宋培光. 红花注射液的临床应用 [J]. 安徽医药，2005，9（9）：707-708.

5. 施峰，刘焱文. 红花的化学成分及药理研究进展 [J]. 时珍国医国药，2006，4（9）：1666-1667.

6. 吴巍，滕厚雷. 红花单方临床研究进展 [J]. 现代中西医结合杂志，2003，12（11）：1217-1220.

7. 李中原，涂秀华. 红花黄色素的药理研究进展 [J]. 中药新药与临床药理，2005，16（2）：153-156.

8. 陈依妹，卢剑萍. 注射用红花黄色素不良反应 63 例分析 [J]. 海峡药学，2009，21（5）：201.

刘寄奴

【来源】　本品为菊科植物奇蒿的全草。8月花开时，连根拔起，晒干切段生用。

【性味与归经】　味辛、微苦，性温。归心、肝、脾经。

【功能与主治】　活血通经，消积、止痛。用于治疗经闭、痛经、产后恶露不尽，跌打损伤，烫伤，食积下痢，大小便血等症。治疗血瘀经闭、痛经、产后恶露不尽，常配桃仁、红花、当归尾、鬼箭羽等活血化瘀，祛瘀生新，温经止痛。治跌打损伤、瘀血肿痛，常与乳香、没药、延胡索、骨碎补等相伍为用。治食积泻痢，多与乌梅、干姜等合用。治烧伤、大小便血，常单味药独用。

【现代临床应用】

1. 妇科疾病　对于痛经、月经量多、经期延长、崩漏、经间期出血、产后恶露不绝等妇科血证，及闭经、不孕症和异位妊娠的患者，在运用刘寄奴的基础上辨证组方治疗，均显示出良好的疗效。龚汉章等运用琥珀散（刘寄奴、三棱、莪术、赤芍、牡丹皮、熟地黄、延胡索、乌药各 15g，当归 20g，肉桂 5g，琥珀面 3g）治疗继发性痛经 45 人，总有效率 93％。赵玉萍等应用刘寄奴散［刘寄奴 10g，大蓟 15g，小蓟 15g，续断 15g，白芍 12g，藕节 10g，贯仲炭 30g，乌贼骨 30g，阿胶 15g（烊化），棕榈炭 30g］，治疗妇科血证 100 例患者，观察出血减少和出血停止时间，结果治疗组出血停止时间明显优于对照组。

2. 肝脏疾病

肝硬化腹水：杨玉新用寄奴活血利水方（刘寄奴、赤芍、白术、车前子各 15g，益母草、茯苓各 20g，生黄芪 30g，柴胡 12g）治疗 60 例肝硬化腹水患者，疗效参照《中药新药临床研究指导原则（试行）》2002 年版中的中药新药治疗病毒性肝炎的临床研究指导原则制定，服药 1～2 个疗程者 22 例，2～4 个疗程者 25 例，4 个疗程以上者 5 例，总有效率 86.6％。

肝纤维化：李艳等运用柔肝冲剂（黄芪 30g，枸杞 15g，紫河车 10g，白术 15g，鳖甲 15g，当归 15g，地鳖虫 15g，姜黄 15g，刘寄奴 15g，牡蛎 30g）治疗 43 例肝纤维化患者；对照组拉米夫定 100mg，1 天 1 次，疗程 3 个月。疗效判定标准：参照卫生部颁发的新药研究疗效评定标准拟定：显效，有效和无效。结果治疗组在治疗前后临床症状改善和临床疗效方面均明显优于对照组，总有效率 60％。

3. 慢性肾炎　在常规治疗基础上，加用刘寄奴温补脾肾祛瘀汤，结果发现该方对肌酐降低有显著疗效，可以增强肾功能活力，解除肾小管痉挛，消除顽固的蛋白尿、血尿、管型尿，使机体组织恢复正常。李陈泉等运用刘寄奴温补脾肾祛瘀汤（制附片、桂枝各 10g，黄芪 30g，刘寄奴、党参、白术、巴戟天、芡实、胡芦巴、山药、山萸肉、赤芍、益母草、冬瓜皮、玉米须各 15g，茯苓、金银花各 18g，甘草 6g）治疗慢性肾炎 198 例患者，结果有效率 100%，痊愈 176 例，有效 22 例。

4. 胃柿石 刘寄奴具有加速血液循环，解除平滑肌痉挛，有助于胃柿石排出的作用。于文强以刘寄奴为主药在辨证基础上配合其他中药对 91 例胃柿石患者进行临床观察，结果总有效率为 96%，运用刘寄奴可以明显改善患者上腹痛、恶心呕吐及纳呆、反酸等症状，并且 5 年复发率仅为 2%。

5. 前列腺增生 主要表现为尿频、尿急、尿不尽、夜尿多、下腹坠胀等，在运用刘寄奴的基础上配合相关中药治疗，可以明显缩小患者的前列腺大小，减少排尿次数和残余尿量等。杨玉虎运用益肾通瘀汤（炙黄芪 50g，熟地 20g，山药 30g，山茱萸 10g，枸杞 20g，刘寄奴 20g，琥珀 10g，王不留行 30g，沉香 10g，海金沙 20g，甘草 10g）治疗前列腺增生患者 67 例，结果治愈 49 例，显效 15 例，无效 3 例，总有效率 95.52%。

6. 老年膝关节痛 刘寄奴酒（刘寄奴 50g，威灵仙 30g，伸筋草 30g，透骨草 30g，鸡血藤 30g，鹿角胶 30g，牛膝 30g，五加皮 20g）。将上诸药捣碎，装入细纱布袋里扎紧口，放入大玻璃容器内，倒入 50～60 度优质白酒 3000ml，密闭浸泡半个月（夏季为 10 天），即可饮用；内服具有活血化瘀、温络通脉、强筋壮骨、利湿消肿止痛的功效，局部外涂能扩张血管、改变血液循环，内外结合疗效益彰。本方法作用温和，服用方便，可长期应用。

7. 骨折 在常规的骨折处理基础上（复位、固定、包扎等），运用中药刘寄奴内服加外用可以促进骨折的愈合，明显提高骨折患者的生活自理能力，改善生活水平。刘昆松用单味中药刘寄奴内服和外用治疗骨折患者 20 例，其中显效：桡骨下端骨折痊愈 15 例，占 75％；无后遗症，好转：股骨干骨折 4 例，总有效率为 95％。

【现代基础研究】 有关刘寄奴的化学成分研究较少，文献报道的主要类型包括倍半萜内酯类、黄酮类和香豆素类等成分。目前各国学者对刘寄奴的活血化瘀等药理作用的物质基础研究越来越多，主要表现在妇科、血液系统及心血管系统等方面的作用研究。

1. 对心血管系统的作用 扩张血管，改善血液循环。

2. 对血液系统的作用 抗血小板聚集，抑制血栓形成。

3. 对生殖内分泌的作用 降低卵巢内前列腺素 E_2（PGE_2）含量，降低子宫雌二醇受体特异结合量。

4. 镇痛作用 具有较强的镇痛作用。

5. 抗缺氧作用 可降低氧耗速度，保护缺氧组织。

6. 其他药理作用 抗炎、保肝、抗氧化和抗肿瘤作用等。

【用法用量】 内服：煎汤，3～10g。外用：捣敷或研末撒。

【使用注意】 气血虚，脾胃虚弱，易腹泻者慎用；孕妇忌服。

【不良反应】 未见明显不良临床反应。

（李建军 陈克芳）

主要参考文献

1. 龚汉章，于伟丽，张文儒，等. 琥珀散治疗继发性痛经 45 例 [J]. 中医药信息，2000，17（3）：34.

2. 赵玉萍，屈海蓉. 刘寄奴散治疗 100 例妇科血证的临床观察 [J]. 宁夏医学杂志，2009，31（11）：1049-1050.

3. 杨玉新. 寄奴活血利水方治疗肝硬化腹水 60 例 [J]. 陕西中医, 2009, 30 (9): 1132.

4. 李艳, 董雅华, 王英兰. 中药治疗肝纤维化 43 例 [J]. 中国伤残医学, 2009, 17 (4): 149-150.

5. 李陈泉, 龙兴明. 自拟刘寄奴温补脾肾祛瘀汤治疗慢性肾炎 198 例 [J]. 中外医学研究, 2010, 8 (7): 87.

6. 于文强. 刘寄奴为主药治疗 91 例胃柿石临床观察 [M]. 中国民族民间医药, 2010, 19 (22): 10-11.

7. 杨玉虎. 益肾通瘀汤治疗前列腺增生 67 例 [J]. 实用中医药杂志, 2009, 25 (8): 532-533.

8. 于飞. 刘寄奴善治老年膝关节痛 [J]. 中医杂志, 2008, 49 (9): 820.

9. 许昆松. 刘寄奴一味治疗骨折 20 例 [J]. 内蒙古中医药, 2007, 26 (2): 34-35.

五灵脂

【来源】 为鼯鼠科动物橙足鼯鼠或飞鼠科动物小飞鼠的干燥粪便。全年可采，但在春、秋季为多，春季采者品质较佳，采得后，拣净砂石、泥土等杂质，晒干。按形状的不同常分为灵脂块及灵脂米。

【性味与归经】 味苦、甘，性温。归肝、脾经。

【功能与主治】 活血止痛，化瘀止血，消积解毒。用于心腹瘀血作痛，痛经，血瘀经闭，产后瘀血腹痛；炒炭治崩漏下血；外用治跌打损伤，蛇、虫咬伤。治疗痛症，可单味服用，如《鸡峰普济方》治卒暴心痛，不可忍者，用本品为末，热酒或醋汤下。若与蒲黄相须而用，治血滞心痛及产后恶露不下，少腹作痛，其效益彰，如失笑散。若与功兼活血行气之延胡索、没药和香附同用，以治血瘀气滞，脘痛如刺者，益增化瘀行气止痛之效，如《医学心悟》手拈散。用于崩漏下血诸证。五灵脂炒用有止血之效，且无留瘀之弊，出血夹瘀者用之，尤能化瘀止血，可单味内服。治血崩诸药不能止者，用五灵脂炒令烟尽为末，温酒调下，可"去故生新"，如《妇人良方》五灵脂散。此方亦治肠风下血。如不能饮酒者，煮乌梅柏叶汤调下。用于小儿疳积，五灵脂有消积杀虫之功。凡小儿食积不化，或兼虫积，脾胃受伤，面黄形瘦，腹大如鼓，呕吐腹泻，不思纳食，嗜食异物，此属脾疳，可用五灵脂与砂仁、蔻仁、麦芽、使君子等同用，以调理脾胃，消食杀虫，如《证治准绳》灵脂丸。若疳积潮热，肚胀发焦，可配以清疳热之品，如《全幼心鉴》用本品同胡黄连研末，猪胆汁为丸服。用于蛇蝎、蜈蚣咬伤。五灵脂有解毒之功，可研末以酒调服，并与雄黄调敷患处。

【现代临床应用】 五灵脂多用于复方，名方失笑散即由五灵脂与蒲黄组成，是许多活血化瘀方剂的基础方，临床应用广泛。

1. 冠心病 失效散在改善患者症状，纠正心脏缺血缺氧方面具有一定的优势，且未发现有明显副作用。王忠建用自拟心痛失笑散治疗冠心病心绞痛，与口服鲁南欣康做对照，结果两组临床疗效和心电图疗效有效率相近，但治愈率以治疗组为优，且未发现有明显副作用及耐药现象。祝光礼等用黄芪失笑汤为主治疗气虚血瘀型冠心病，与西药组阿司匹林、倍他乐克、络活喜对照，发现其在硝酸甘油停减率、心电图改变方面均优于对照组。

2. 先兆流产 周英等以寿胎丸合失笑散治疗肾虚血瘀型先兆流产，结果显示补肾化瘀法确有安胎之功，且无毒副作用。

3. 消化性溃疡及慢性胃炎 五灵脂抑制胃酸的分泌，改善胃黏膜血流，对胃黏膜具有保护作用。西药治疗消化性溃疡常存在复发率高、患者经济负担重等缺点，中医药与此相比具有一定优势。李氏等报道，五灵脂素（胶囊）治疗十二指肠溃疡，痊愈率 79.79%、总有效率 91.18%，疗效优于雷尼替丁对照组，且无毒副作用。王氏等用失笑散合丹参饮辨证治疗瘀血内停型消化性溃疡，疗效肯定。陈氏采用中西医结合治疗慢性萎缩性胃炎，对照组采用维霉素、阿莫西林、果胶铋、雷尼替丁治疗；治疗组在西药基础上合用补中益气汤合失笑散，结果治疗组疗效优于对照组。贾氏用含失笑散的理气和胃止痛汤加味治疗慢性浅表性胃炎 68 例，对照组用多潘立酮治疗，结果治疗组总有效率（95.59%）高于对照组（64.29%）。

4. 治疗瘢痕　武水斗等用五灵脂丸治疗瘢痕，用皮质内固醇激素局部封闭做对照，结果治疗组显愈率 88.89%，对照组为 90.91%，二者疗效相近。但患者若有激素使用禁忌证，则应用五灵脂丸治疗实为一种很好的治疗方法。但五灵脂抑制皮肤结缔组织增生，并促使其纤维束融合皱缩的机制还有待于进一步探索。

5. 治疗痛证　陈氏以含失笑散的消痛散加味治疗各型慢性盆腔疼痛 397 例，经 2 个月治疗，显效 258 例（64.99%），有效 136 例（34.25%），无效 3 例（0.76%），疗效满意。陈氏等用含失笑散的七味止痛饮加味治疗临床多种痛证，总有效率 94.5%。承氏以加味失笑散治疗室女痛经，与玄胡止痛软胶囊做对照，结果治疗组总有效率 91.3%，优于对照组之 72.5%。

【现代基础研究】　五灵脂所含主要成分：维生素 A 类物质，亦含多量树脂、尿素、尿酸等。

1. 对血液系统的影响　抑制血小板聚集，降低血黏度、血浆黏度。五灵脂水提物体外能明显抑制由 ADP、胶原等诱导的家兔血小板聚集，其抑制作用与剂量相关。大鼠腹腔注射也可明显抑制由 ADP、胶原诱导的血小板聚集。静脉注射对大鼠颈总动脉-静脉旁路实验性血栓形成有明显的抑制作用。

2. 对心血管系统的作用　降低心肌耗氧量。五灵脂水提物能降低实验性动脉粥样硬化（AS）大鼠细胞间黏附分子-1（ICAM-1）表达，减轻血管内皮病变程度，高剂量优于低剂量，这可能是其抗 AS 的分子机制之一。

3. 对神经系统的作用　五灵脂水煎液能够显著延长不完全性脑缺血小鼠的存活时间，降低大鼠的脑含水量、脑指数，并且能够降低脑缺血组织丙二醛含量，提高超氧化物歧化酶（SOD）活性，说明五灵脂具有一定的抗脑缺血作用。

4. 抗炎作用　五灵脂的乙酸乙酯提取物能明显降低炎症组织前列腺素 E（PGE）含量，但对血清皮质酮水平无显著影响，表明其抗炎作用可能与抑制 PGE 的合成与释放有关。

5. 抗溃疡作用　五灵脂对 Shay 模型大白鼠胃黏膜有保护作用，可能机制是抑制胃液胃酸分泌，以及调节改善胃黏膜血流，增加胃黏膜的防御功能。五灵脂 B_1 大剂量可以增加大鼠胃壁结合黏液量及促进胃黏膜 PGE_2 的分泌。

6. 对免疫系统的影响　五灵脂水煎液可明显提高正常 NIH 小鼠的 T 细胞淋转功能，使免疫小鼠淋巴细胞血清（ALS）引起的抑制性 T 细胞（Ts）升高恢复正常，提高 ALS 造成的细胞免疫功能低下小鼠的免疫功能。

7. 细胞毒作用　五灵脂三萜类成分中的 4 种三萜具有细胞毒性作用，对体外培养的 P-388 型粒细胞性白血病的毒性作用效果明显。

8. 此外　五灵脂还能提高耐缺氧、耐寒和耐高温能力；缓解平滑肌痉挛；增强机体免疫功能，改善实验性微循环；对多种皮肤真菌有不同程度的抑制作用，并能抑制结核杆菌。

【用法用量】　3~9g；外用适量，研粉酒调敷。

【使用注意】　血虚无瘀及孕妇慎用。"十九畏"认为人参畏五灵脂，一般不宜同用。

【不良反应】　五灵脂与人参配伍关系研究：

对毒性的影响：以人参与五灵脂合煎后给小鼠灌胃或腹腔

注射，均未见小鼠死亡。以人参、五灵脂煎液在相当于成人剂量 300 倍的情况下灌胃不具有毒性，但腹腔注射则有毒性增加趋势。

对药效的影响：人参五灵脂煎液以 80g/kg 灌胃对小鼠的游泳时间、耐缺氧能力分别小于红参和五灵脂单独的作用。两者合用既不增加四氯化碳（CCl_4）造成的急性肝损伤小鼠肝脏毒性，也不降低人参的护肝作用。两者合用能显著增强正常小鼠免疫器官发育，单核细胞的吞噬功能，溶血素抗体形成等。对环磷酰胺造成的免疫功能低下，小鼠胸腺、脾脏重量及溶血素抗体形成也有明显促进作用。同时也可提高腹腔巨噬细胞吞噬率和吞噬指数。能显著改善血瘀模型动物的全血黏度、血细胞比容及红细胞电泳时间。人参中加入五灵脂水提取液中人参皂苷的含量降低，并且随着五灵脂配伍剂量的增加人参皂苷逐渐减少。相反，人参与五灵脂水提后的残渣中人参皂苷含量随着五灵脂加入量的增加逐渐增多。故"人参畏五灵脂"有一定科学道理，五灵脂可以抑制人参皂苷在水溶液中的溶出，推测可能是五灵脂中某种成分与人参皂苷在水溶液中发生络合不溶于水而沉淀于残渣中，而甲醇能够使络合物解离，使人参皂苷溶解在甲醇中。

临床应用：人参配伍五灵脂治疗胃溃疡、慢性胃炎、十二指肠球部糜烂性炎症、慢性结肠炎均有较好疗效，且无一例出现任何毒副作用。两者配伍还具有诱导肿瘤细胞凋亡的作用。此外，临床上两者配伍治疗冠心病、各种妇科疑难杂病也取得了满意效果。

（王承龙）

主要参考文献

1. 陈可冀，史载祥．实用血瘀证学［M］．北京：人民卫生出版社，1999.

2. 唐绪刚，黄文权. 五灵脂药理及临床应用概述［J］. 中国中医急症，
   2008，17（1）：101.

3. 李捷. 五灵脂研究进展［J］. 医学信息，2009，22（10）：2258-2260.

4. 高学敏. 中药学［M］. 北京：中国中医药出版社，2000.

5. 武水斗，伊书红. 五灵脂丸治疗瘢痕疙瘩54例疗效观察［J］. 北京中
   医药大学学报：中医临床版，2006，13（4）：23-24.

6. 刘文粢，李庆明，邓远辉，等. 五灵脂提取物对大鼠胃酸分泌的抑制
   作用及其化学成分的研究［J］. 中国中医药科技，2003，10（3）：
   176.

7. 祝光礼，陈铁龙，陈启兰. 黄芪失笑汤为主治疗气虚血瘀型冠心病
   ［J］. 浙江中西医结合杂志，2006，16（10）：625.

8. 周英，叶敦敏. 寿胎丸合失笑散治疗肾虚血瘀型先兆流产的临床疗效
   观察［J］. 广州中医药大学学报，2006，23（1）：25.

9. 王忠建. 心痛失笑散治疗冠心病心绞痛疗效观察［J］. 中医药临床杂
   志，2006，18（3）：265.

10. 张啸环，张语迟，王淑敏. 人参畏五灵脂的化学物质基础研究［J］.
    时珍国医国药，2010，21（1）：229.

11. 刘培武，李基龙，李洪娟. 人参与五灵脂配伍治疗胃反流性病变
    ［J］. 中华实用中西医杂志，2007，20（11）：979

郁金

【来源】　本品为姜科植物温郁金的干燥块根，生用或矾水
炒用。

【性味与归经】　辛、苦，寒。归肝、心、肺经。

【功能与主治】　行气化瘀，清心解郁，利胆退黄，疏肝凉
血。用于经闭痛经，癥瘕结块，胸腹胀痛、刺痛，热病神昏，
癫痫发狂，黄疸尿赤。用于治疗胸腹胁肋胀痛、刺痛，常与香
附、延胡索、丹参配伍，以活血行气止痛；治疗妇人乳胁胀
痛、经行腹痛，与柴胡、栀子等配伍。用于治疗温病，湿浊蒙
闭心窍者，与石菖蒲、竹沥、栀子配伍；治疗癫狂、癫痫痰火

蒙心者，与白矾配伍；治疗湿热黄疸，常与茵陈蒿、栀子、大黄配伍；治疗胆石症，常与金钱草配伍。

【现代临床应用】

1. 肝胆疾病　采用郁金注射液治疗 30 例急性黄疸性肝炎，结果显示对乏力、纳呆、恶心、腹胀、肝区痛、肝大等症状和体征的有效率分别为 93%、89%、96%、73%、75%、42%，治疗后退黄疗效显著，21 例恢复正常，9 例接近正常，总有效率达 100%；由此可见郁金具有改善肝细胞代谢、恢复肝细胞功能的作用。用郁金配伍姜黄、木香、茵陈、大黄治疗慢性胆囊炎 100 例，结果 2 周后显效 99 例。郁金能促进胆汁分泌和排泄，并可抑制胆囊中大部分微生物，故有治疗胆囊炎的作用。同时对高胆红素血症亦有一定的治疗作用。

2. 慢性胃炎　应用以郁金为主的中药方剂治疗慢性浅表性胃炎 68 例，结果临床治愈 42 例、显效 14 例、有效 8 例、无效 4 例，总有效率为 94.1%；胃镜复查 64 例，治愈 26 例、显效 17 例、有效 15 例、无效 6 例，总有效率为 90.6%。

3. 心律失常　研究表明郁金能扩张冠状动脉、增加心肌供血、纠正心律失常。采用郁金粉治疗期前收缩 56 例，结果 52 例室性期前收缩中痊愈 14 例、显效 11 例、好转 9 例、无效 18 例，总有效率 65%。

4. 高脂血症　郁金具有降低血脂的作用，采用桃仁郁金汤治疗高脂血症 62 例，并与鱼油降脂丸组 42 例作为对照，结果治疗组显效 46 例、有效 11 例、无效 5 例，总有效率 91.9%；对照组显效 18 例、有效 16 例、无效 8 例，总有效率 80.9%，两组比较总有效率有显著性差异。

5. 神经精神疾病　以郁金为主要成分的醒脑静对脑卒中后昏迷有一定的治疗作用。采用醒脑静治疗脑卒中后昏迷 140 例，并与单纯西药作为对照，结果治疗组显效 84 例、有效 48 例、无效 8 例，总有效率 94.3%；对照组 142 例，显效 68 例、有效 47 例、无效 27 例，总有效率 80.9%，组间比较，有显著性差异。以郁金配伍菖蒲及其他药物治疗抑郁症 69 例，结果显示治疗后抑郁评分较治疗前明显降低（$P < 0.05$），提示郁金对抑郁症有一定的治疗作用。

6. 泌尿系结石　采用郁金排石汤治疗泌尿系结石 25 例，结果治愈 14 例、有效 7 例、无效 4 例，排石时间最短 2 天，最长 2 个月，考虑可能与降低尿中尿胆素和郁金所含姜黄素的溶石作用有关。

【现代基础研究】

1. 对血液流变性及血小板聚集的作用　降低全血黏度和红细胞聚集指数，明显提高红细胞的变形指数。郁金还能明显抑制血小板聚集。

2. 对心血管系统的作用　郁金可抗心律失常，抑制心肌收缩力及减慢心率，对冠脉具有扩张作用。降低高胆固醇，可防止动脉粥样硬化的发生。

3. 对免疫系统的作用　郁金可明显激活网状内皮系统，对特异性免疫系统有明显的抑制作用，它对缓解肝内损伤性免疫反应具有重要意义。

4. 对肝胆系统的作用　郁金有保护肝细胞、促进肝细胞再生、去脂和抑制肝纤维化的作用；可诱导肝脏微粒体细胞色素 P-450，提高肝脏对肝毒物的生物转化功能，增强其解毒作用。

5. 对消化系统的影响　郁金水煎剂有降低十二指肠酸度、刺激胃酸分泌、促进胆汁分泌和排泄、减少尿胆原、兴奋离体肠管、保护胃肠黏膜等作用。

6. 对中枢神经系统的影响　能明显延长各期睡眠，具有明显的中枢抑制效应。

7. 其他　郁金有兴奋豚鼠离体子宫、抗早孕、镇痛、抗蛇毒、抑制血管平滑肌增生、抗氧化、抗诱变、抗癌等作用。

【用法用量】　煎服，5～12g；研末服，2～5g。

【使用注意】　孕妇忌服。不宜与丁香同用。

【不良反应】　临床应用中不良反应少见，有报道郁金在与丁香合用时出现恶心、呕吐、消化道出血、心悸气短等症状。同时对温郁金免煎颗粒的毒性实验显示，温郁金免煎颗粒对大鼠毒性靶器官为肾、肝脏和子宫内膜，主要毒性作用为肝脏汇管区的炎症浸润，以及肾小管上皮、子宫内膜变性，对其他脏器均无明显毒性作用。因此，在临床应用中，注意对患者肝、肾功能及子宫内膜进行检测，同时避免应用剂量过大。

（邵明晶　杜金行）

主要参考文献

1. 原伟俊，牛俊奇，梁志辉. 郁金注射液治疗急性黄疸型肝炎疗效回顾 [J]. 吉林中医药，1996（1）：16.

2. 郝左太，王起福. 姜黄、郁金为主治疗慢性胆囊炎 100 例疗效对比观察 [J]. 中医药研究，1994（3）：12.

3. 李秋贵，贾太平. 赤芍郁金丸治疗胆红素增高疗效观察 [J]. 中医杂志，1990，31（11）：37-38.

4. 陈宏生. 疏肝消积散治疗肝血管瘤 21 例 [J]. 浙江中医杂志，1992，27（4）：152.

5. 刘秀宁. 佛手郁金汤治疗慢性浅表性胃炎 68 例 [J]. 中国中西医结合杂志，1998，18（7）：410.

6. 马胜兴，姜成田，钱振淮，等. 郁金治疗过早搏动 56 例疗效观察 [J]. 北京中医，1984（3）：18.

7. 童燕龄. 桃仁郁金汤治疗高脂血症 62 例临床观察 [J]. 浙江中西医结合杂志，2001，11（6）：372.

8. 王景超，高功臣，白宏英. 醒脑静治疗急性脑血管疾病昏迷的临床观察 [J]. 现代中西医结合杂志，2001，10（2）：123.

9. 杨赶梅，岳双冰，朱庆伟，等. 对药菖蒲郁金治疗抑郁症的临床观察与病例分析 [J]. 中医药导报，2008，14（10）：25-26.

10. 姚善业. 郁金排石汤治疗尿路结石 25 例 [J]. 四川中医, 1986, 4 (5): 43.

11. 王见宾, 张毅. 中药郁金的临床应用概况 [J]. 江苏中医药, 2005, 26 (6): 59-61.

12. 武秀峰, 时银英. 丁香、郁金同用出现不良反应 1 例 [J]. 现代中医药, 2008, 28 (2): F0003.

13. 刘英杰, 陈金春, 陈海斌, 等. 温郁金免煎颗粒对大鼠亚慢毒性的实验研究 [J]. 中国中医药科技, 2010, 17 (2): 131-132.

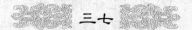

三七

【来源】 本品为五加科植物三七的干燥根及根茎。秋季花开前采挖，洗净，分开主根、支根及根茎，拣尽杂质，捣碎，研末或润透切片晒干。

【性味与归经】 味甘、微苦，性温。归肝、胃经。

【功能与主治】 化瘀止血，消肿定痛。用于治疗体内外各种出血。本品止血作用广泛，又能化瘀，故出血兼瘀血者尤为适宜。治咳血、吐血、衄血、尿血、便血、崩漏、紫癜及创伤出血等，可单用本品内服或外敷，即有良效，亦可配花蕊石、血余炭等同用，如化血丹。亦可用于治疗跌仆瘀肿疼痛。本品善活血消肿定痛，为伤科要药。可单用本品内服外敷，亦可配伍当归、红花、土鳖虫等同用，以活血疗伤。本品还广泛用于胸痹心痛、癥瘕、血瘀经闭、痛经及产后瘀血腹痛诸证。

【现代临床应用】

1. 冠心病 三七总皂苷能扩张血管，增加缺血区供血，可有效解除冠脉痉挛、改善微循环、降低缺血组织耗氧量、抗血栓和抗凝血、抑制动脉硬化形成，从而起到治疗冠心病的作用。采用三七总皂苷注射液治疗 60 例冠心病不稳定型心绞痛患者，结果三七总皂苷治疗组心绞痛症状总有效率、心电图改变总有效率分别为 90.00%、86.67%，与对照组的 60.00%、53.33% 比较有显著性差异。

2. **慢性心力衰竭**　应用三七总皂苷注射液治疗充血性心力衰竭患者，与对照组比较，治疗组左室功能明显改善，组织纤溶酶原激活物抑制物（PAI）、纤维蛋白原（FIB）、纤溶酶原（PLG）、ET-1明显下降。

3. **高脂血症**　口服三七总皂苷胶囊对68例高脂血症患者进行治疗，结果显示治疗后胆固醇、甘油三酯和低密度脂蛋白明显下降，治疗后有明显抗血小板凝集和降纤作用；6个月短期组治疗后TC、TG和LDL分别下降42%、29%和32%。

4. **脑梗死**　三七总皂苷有活血化瘀，活络通脉作用，能改善脑梗死所致功能障碍，恢复缺血性脑代谢异常，抗血小板聚集，防止血栓形成，改善微循环，降低全血黏度，可有效改善梗死灶的供血。采用三七总皂苷注射液治疗急性脑梗死96例，结果显示治疗组总有效率为94.44%，对照组为76.19%，两组比较有显著性差异。

5. **消化道出血**　三七能使血小板产生伪足、聚集、变形等黏性变形运动，并使血小板膜破损，部分溶解及脱颗粒反应，这些超微结构的改变与凝血酶对血小板作用的超微结构改变相似，具有一定的促凝血作用。采用三七粉和大黄粉治疗脓毒血症伴消化道出血，结果显示，与单纯西药治疗组比较，三七组治愈率、显效率和总有效率均有显著提高。

6. **糖尿病肾病**　以三七注射液配合中西药治疗显性糖尿病肾病合并血液高凝状态患者30例，发现三七可降低尿蛋白、提高血浆白蛋白、增加尿量，同时能够改善并发的血液高凝状态。

7. **慢性肾衰竭**　应用三七总皂苷注射液治疗轻、中度肾衰竭患者，结果治疗后患者的血尿素氮、肌酐、收缩压和舒张压均下降，收缩压下降更为显著。研究者认为，三七通过活血化瘀、解除小动脉痉挛、降低血液黏度、改善微循环从而减轻肾损害，其降压作用则可能是通过扩张肾微血管、降低外周血管阻力实现的。

8. 妇科疾病　对于痛经、闭经、月经不调、崩漏等证见瘀血阻滞的患者，在三七花基础上辨证组方治疗，均显示出良好的效果。

9. 骨科疾病　三七总皂苷为三七的主要有效成分之一，具有很强的活血化瘀、通脉活络的功效。药理作用主要有活血、镇痛、抗炎、促进骨折愈合及降低骨内压。现代研究发现，三七具有改善微循环、增加血流量、扩张血管、抑制血小板聚集等作用，从而使骨内外的血流动力学和血液流变学得以改善，骨内压下降，生理代谢恢复，软骨组织得以修复，症状得以缓解，在临床上广泛用于软组织损伤、骨折的愈合、骨关节损伤、肢体功能的恢复及软化瘢痕等。

【现代基础研究】　三七的主要有效成分为三七总皂苷（tPNS），提取于三七根，其中人参皂苷 Rgl、Rbl 是 tPNS 中含量最高的两个，而三七皂苷 R1 则是 tPNS 的特征化合物。

1. 对心血管系统的作用　三七制剂能扩张冠脉，增加冠脉血流量，增加心肌营养血流量，改善心肌微循环，明显降低心肌耗氧量。

2. 对脑血管的作用　三七制剂能使大鼠全脑或局灶性脑缺血后再灌注水肿明显减轻，血脑屏障通透性改善，局部血流量显著增加。还具有钙通道阻滞作用，能阻滞脑损伤后神经细胞内钙超载，减少游离脂肪酸的释放和氧自由基的产生。

3. 对神经系统的影响　三七对中枢神经有抑制作用，表现为镇静、安定与改善睡眠等功用。同时还具有镇痛和益智作用。

4. 对血液系统的作用　三七具有止血（促凝）和活血化瘀（抗凝）双向调节功效，是其所含多种活性成分综合作用的结果，同时还有一定的促进红细胞生成的作用。

5. 对免疫系统的影响　三七可增加机体单核巨噬细胞系

统功能，促进免疫器官胸腺和脾增重，增强机体的细胞免疫及体液免疫功能。

6. 对物质代谢的作用 对血糖有双向调节作用，可降低血脂水平，促进蛋白质和核酸的合成。

7. 其他药理作用 三七尚有抗炎、抗氧化、抗应激、抗衰老和抗肿瘤等作用。

【用法用量】 煎服，3～10g；研末吞服，每次 1.5～3g；外用适量。

【使用注意】 孕妇忌用。出血急性期、有出血倾向者慎用。过敏者禁用。

【不良反应】 临床上有三七注射液和三七皂苷注射液引起不良反应的报道。主要临床表现为发热、心悸、胸闷、呼吸困难、面色苍白、皮肤过敏性丘疹等，严重者可发生过敏性休克、喉头水肿、高度房室传导阻滞。出现不良反应考虑与三七为中药制剂，药物成分复杂，含有酶、皂苷、鞣质、角质蛋白等大分子物质，静脉给药时大分子可作为抗原与人血清蛋白结合，导致变态反应有关。

（邵明晶　杜金行）

主要参考文献

1. 栾霏冬，孙丽. 血栓通治疗不稳定型心绞痛 60 例临床观察 [J]. 黑龙江医学，2005，29（6）：438.

2. 王永，严萍，赵红佳，等. 血栓通针剂治疗充血性心力衰竭 45 例临床观察 [J]. 福建中医药，2005，36（3）：9-10.

3. 贺铁豪. 血塞通软胶囊对降脂抗栓作用的临床研究 [J]. 云南中医中药杂志，2004，25（5）：61-62.

4. 张明君，王华萍. 注射用血塞通治疗脑梗塞疗效观察 [J]. 亚太传统医药，2012，8（4），106-107.

5. 明自强，俞林明，吕银祥，等. 大黄和三七粉治疗脓毒症并消化道出

血的疗效观察 ［J］. 中国中西医结合急救杂志, 2006, 13 (6):
379-380.

6. 占永力, 岳玉和, 周静媛, 等 . 中药三七注射液对显性糖尿病肾病并
高凝状态的影响 ［J］. 中国中西医结合肾病杂志, 2002, 3 (1):
23-25.

7. 顾左宁, 陶兴, 何伟明 . 三七总甙注射液治疗轻中度肾衰竭临床观察
［J］. 中国中西医结合肾病杂志, 2003, 4 (1): 19.

8. 付开礼 . 三七总皂苷在骨科的药理与临床研究进展 ［J］. 云南中医中
药杂志, 2006, 27 (2): 49-51.

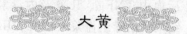

大黄

【来源】　大黄为蓼科掌叶大黄、唐古特大黄、药用大黄的
干燥根及根茎。

【性味与归经】　苦, 寒。归脾、胃、大肠、肝、心经。

【功能与主治】　泻下攻积, 主治胃肠积滞, 大便秘结; 清
热泻火, 止血, 解毒, 可治疗血热妄行之出血证, 及火邪上炎
之目赤、咽痛、牙龈肿痛, 也可用于热毒疮疡, 丹毒及烧烫
伤; 活血祛瘀, 主治各种瘀血证, 如下焦蓄血、妇女经闭、跌
打损伤、瘀血肿痛等; 清泄湿热, 主治黄疸、淋证。

【现代临床应用】

1. 多器官功能障碍综合征　大黄具有保护肠黏膜屏障,
促进胃肠功能恢复的作用。有人以大黄治疗 129 例多器官功能
障碍综合征（MODS）患者, 81 例伴有胃肠功能障碍, 其中
54 例患者接受大黄治疗, 有效率为 61.1%; 另外 27 例患者未
用大黄治疗, 胃肠功能恢复率为 25.9%, 两组间差异有显著
性（$P < 0.01$）。此 54 例 MODS 伴胃肠功能障碍患者接受大黄
治疗后, 有 28 例存活, 存活率 51.9%; 27 例 MODS 伴胃肠
功能障碍患者接受其他胃肠动力剂治疗后有 6 例存活, 存活率
为 22.2%, 二者差异显著（$P < 0.05$）。最终, 研究者认为,
大黄对 MODS 有较好的治疗作用, 其药理作用可能通过胃肠

道机制实现。

2. 全身炎症反应综合征　大黄可以通过降低急诊全身炎症反应综合征（SIRS）危重症患者血浆中的 TNF-α、IL-6 及内毒素水平，从而抑制炎症反应的级联反应，达到治疗 SIRS 的效果。有研究者将 42 例符合 SIRS 诊断的急诊危重症患者随机分为治疗组（21 例）和对照组（21 例）。对照组给予积极治疗原发病、补液、抗炎等常规治疗；治疗组应用大黄粉 200mg/kg 保留灌肠，每日 2 次，其余治疗同对照组。测定患者入院时及治疗后血中 TNF-α、IL-6 及内毒素水平，并比较两组治疗效果。结果：治疗组血浆 TNF-α、IL-6 及内毒素水平显著低于对照组，SIRS 24 小时治愈率显著高于对照组。

3. 慢性肾功能不全　单味大黄或主要含有大黄的复方制剂均被广泛用于慢性肾功能不全的治疗，其可通过多条途径延缓终末期肾病的肾功能恶化，延缓进入透析时间，改善临床症状。研究者检索了近 20 年有关大黄单味药或以大黄为主药的复方治疗慢性肾衰竭（CRF）的文献，对其进行系统分析。发现单味大黄的不同制剂通过口服、静脉滴注、保留灌肠等途径给药治疗 CRF，总有效率为 50%～95%。各种大黄的复方制剂一般均注重辨证用药，以相对固定的基本方为主随证加减，配合西医常规治疗及优质低蛋白饮食，给药途径包括口服、灌肠、静脉滴注、外搽等方法，随访 15～64 个月，均能明显延缓 CRF 进程（总有效率为 80%～95%）。并总结治疗 CRF，应用大黄的最佳时机，应该选择在氮质血症及尿毒症早期为宜，治疗对象以血肌酐（Scr）$\leqslant 884\mu mol/L$、尿素氮（BUN）$\leqslant 35.7mmol/L$ 者为佳。单味大黄治疗 CRF 剂量较小，一般每日不超过 5g（生药）。治疗时间较长，最长的已逾 64 个月，患者的耐受情况普遍良好，未发现任何严重的毒副反应或实质脏器受损的现象。

4. 肾炎　有人用大黄治疗狼疮性肾炎（LN）及其他慢性

肾炎作用明显，认为 LN 及其他慢性肾炎的共同病理改变为肾间质纤维化，而成纤维细胞在肾间质纤维化的发生及发展中起着至关重要的作用，大黄中的大黄素对成纤维细胞的增殖具有明显的抑制作用，同时其可通过促使 C2myc 蛋白高水平表达诱导细胞发生凋亡。

5. 上消化道出血　大黄具有抗菌作用，且能缩短凝血时间，降低毛细血管通透性，促进血液凝固，还有祛除肠道瘀血、预防肝性脑病的作用，可用于急性上消化道出血的治疗。有研究 81 例呕血、黑便，伴有不同程度失血性周围循环衰竭的住院病人，其中消化性溃疡 41 例，食管、胃底静脉曲张 26 例，急性胃黏膜病变 14 例。随机分为大黄三七乌及散组（治疗组）42 例，凝血酶组（对照组）39 例，两组在年龄、性别、病因等资料方面无明显差异，具有可比性。两组均进行常规治疗：①绝对卧床，暂禁饮食，36～48 小时后或呕血控制后进流食。②扩充血容量，根据原发病选用制酸剂、垂体后叶素、生长抑素制剂等静脉滴注，必要时输血。治疗组：将大黄、三七、白及、乌贼骨 4 味药按 2∶2∶1∶1 配方共研细末，每次 6g＋冰生理盐水 20ml，每 2 小时口服 1 次，连服 3 次后改为 4～6 小时 1 次，根据呕血情况减少服用次数或停服。对照组：将凝血酶粉剂 1000U＋冰生理盐水 10～20ml，每 2 小时口服 1 次，连服 3 次后改为 4～6 小时 1 次，依据呕血情况减少服用次数或停服。两组均连续观察 3 天，结果显示治疗组 42 例中，显效 16 例，有效 23 例，无效 3 例，有效率为 92.9%；对照组 39 例中，显效 12 例，有效 23 例，无效 4 例，有效率为 89.7%。治疗组疗效优于对照组，两组疗效差异并无显著性（$P > 0.05$）。

6. 急性肝炎　在急性黄疸型肝炎的治疗中，重用大黄可迅速起到清热凉血、利胆退黄、活血攻下作用，其作用机制是通过刺激肠蠕动，排泄体内有毒物质，同时疏通肝内毛细血管，增加胆汁排泄，改善脑部血液循环，消除颅脑水肿，进而防止肝性脑病。

7. 胆石症　大黄在临床上可用于胆石症的治疗，无论是单方验方，还是根据病人的具体情况辨证使用，或者在中西医结合等其他综合疗法中应用，都证明了大黄对利胆排石、消炎、改善症状起着很重要的作用。胆石症中医证型常分为气滞证和湿热证，临床上常在大黄 6～12g 的基础上，气滞型加青皮、乌药、川楝子、枳壳、柴胡、香附、木香、延胡索、山楂等；湿热型加金钱草、茵陈、郁金、虎杖、黄芩、威灵仙、海金沙、龙胆、生栀子等，总有效率为 70.0%～93.3%。有人用验方消石散（大黄、金银草、柴胡、郁金、鸡内金、山楂、火硝）研末，过 100 目筛，装入胶囊，治疗老年人胆石症 235 例，结果治愈 45 例，有效 113 例，无效 77 例。排出结石最大者胆囊内 0.7cm×0.8cm，胆总管内 1.7cm×1.6cm，肝内胆管内 1.3cm×0.7cm，排出最多 55 块，排石时间 11～88 日。综合疗法一般是配合针刺（胆囊结石取穴肩井、肝俞、胆俞、胆囊底、期门、章门、阳陵泉、胆囊点等；肝管结石取穴肝俞、期门、日月等）、耳针（选胆、胰、口、胃、十二指肠、三焦、耳迷根等穴）、经络敲打、理疗仪理疗、高脂饮食和少量西药等，疗效亦较好。

8. 皮肤炎症　有研究者使用大黄浸出液［大黄 125g，浸泡于 50%乙醇溶液 250ml 中 7 天（备用）］治疗由于局部化疗药物渗出引起的小面积皮损，表现为皮肤表面红、痛、水肿、水疱，局部皮肤伴浅Ⅱ度～深Ⅱ度烧伤，临床验证 31 例肿瘤患者使用化疗药物后引起药物渗出性皮损，用上述大黄浸出液治疗，创面用药后平均 24 小时水疱吸收，渗出减少；平均 54 小时后水肿消退，疼痛缓解；平均 1 周后创面 100%痊愈。

9. 便秘、肠梗阻、急性阑尾炎　大黄具有"通里攻下、活血化瘀和清热解毒"的作用，临床上被广泛用于便秘、肠梗阻、急性阑尾炎的治疗。有研究者单用大黄粉 2~3g 治疗急、慢性便秘 64 例及习惯性便秘 26 例，药后 12 小时左右即可排便，治疗急性单纯性肠梗阻 27 例、急性阑尾炎 42 例，有效率均达 89%。作用机制可能与大黄阻断某些信号通路传导，阻断或部分阻断恶性循环，减轻创伤后炎症反应相关。

10. 新生儿胃肠功能障碍　大黄能改善胃肠黏膜的血流灌注，促进肠蠕动，对新生儿胃肠功能障碍有显著疗效。有研究者将 65 例胃肠功能障碍的新生儿随机分为大黄治疗组和西咪替丁治疗组，大黄组予大黄每次 100mg/kg，1 次/8 小时；西咪替丁组予西咪替丁每次 3~5mg/kg，1 次/12 小时。余治疗相同。检测用药前后胃黏膜 pH（胃 pHi）、胃液潜血、胃动素（MTL）和胃泌素（GAS）的变化。同时检测 57 例正常新生儿的胃 pHi、胃液潜血、MTL 和 GAS 作为对照。结果发现胃肠功能障碍患儿的胃 pHi 和 MTL 低于正常对照组（$P<0.01$），而 GAS 则高于对照组（$P<0.01$）。大黄组止血有效率和肠鸣音恢复率均高于西咪替丁组（$P<0.05$）。大黄组和西咪替丁组治疗前后胃 pHi、MTL 和 GAS 均有非常显著性差异（$P<0.01$）。治疗后大黄组与西咪替丁组胃 pHi、MTL 和 GAS 均有显著性差异（$P<0.05$）。

【现代基础研究】

1. 泻下作用　大黄具有泻下作用，一般在用药后 6~19 小时可排便。大黄致泻作用主要成分为蒽醌类化合物，其中以番泻苷的作用最强，游离型蒽醌泻下作用较弱。番泻苷水解后生成大黄酸蒽酮，具有胆碱样作用，可兴奋肠道平滑肌上的 M 受体，使肠蠕动增加；抑制肠细胞膜上 Na^+-K^+-ATP 酶，阻碍 Na^+ 转运吸收，使肠内渗透压增高，保留大量水分，促进肠蠕动而排便。此外，部分蒽苷自小肠吸收后，经肝脏转化为苷元，再刺激盆经丛，增加肠蠕动致泻。

2. 抗菌作用　大黄对多种细菌均有不同程度的抑制作用，

主要的抗菌成分为 3-羧基大黄酸、羟基芦荟大黄素、羟基大黄素，它们对葡萄球菌、淋病双球菌最敏感。目前已知的抗菌药理为：抑制菌体糖及糖代谢中间产物的氧化、脱氢、脱氨，并能抑制蛋白质和核酸的合成。

3. 改善肾功能　大黄可以通过减少肠道中的氨基氮的重吸收，阻断尿素的合成原料；抑制肝、肾组织中尿素的合成；提高血中游离必需氨基酸的水平，后者可促进机体利用体内尿素氮合成体蛋白；抑制体蛋白分解，使尿素氮和肌酐值降低；尿中尿素氮和肌酐排泄量有增加倾向；明显降低胍类毒素的蓄积。

4. 利胆退黄　大黄能促进胆汁分泌、胆囊收缩、胆道括约肌松弛，而起利胆、退黄作用。大黄制剂还能改善肝细胞的超微结构，影响细胞酶活性及细胞内钙离子浓度。大黄素有促进外钙向肝细胞内流及内钙释放的作用，而番泻苷及大黄多糖具有阻滞外钙内流和降低肝细胞内钙水平的作用，大黄的不同成分对细胞内游离钙水平的不同影响提示大黄对肝细胞的功能具有多种调节作用。

5. 止血作用　大黄止血的有效成分是 a-儿茶素及没食子酸。这两种成分止血作用机制是促进血小板的黏附和聚集功能，有利于血栓形成；使血小板数、纤维蛋白原含量增加，凝血时间缩短；降低抗凝血酶Ⅲ的活性，可促进血凝。另外，没食子酸能增高巨球蛋白含量，降低纤溶酶活性，加速血凝；大黄还能使损伤局部的血管收缩，血管通透性降低，出血时间缩短。

6. 退热作用　大黄可以降低感染家兔第三脑室灌流液中 PGE 含量，影响中枢环核苷酸的水平，从而达到降温作用。

7. 抗炎作用　大黄酸可显著抑制巨噬细胞内白三烯 B4、白三烯 C4 的生物合成，还可显著抑制内毒素激发的巨噬细胞内 Ca^{2+} 升高，并促进细胞内 cAMP 水平提高。因此认为大黄酸显著影响巨噬细胞脂类炎性介质活化过程，可能是大黄的抗炎作用机制之一。

8. 抗衰老作用 大黄可增强小鼠血中超氧化物歧化酶、谷胱甘肽过氧化物酶活性，使过氧化脂质含量降低，其中尤以中、高剂量给药组作用明显。大黄素-8-O-D-吡喃葡萄糖苷能提高正常小鼠学习记忆功能，对东莨菪碱所致学习记忆障碍具有防护作用，其作用机制可能与对胆碱酯酶可逆性的抑制相关。

9. 抗肿瘤作用 大黄蒽酮衍生物、大黄酸、大黄素和芦荟大黄素有明显抗肿瘤作用，对小鼠黑色素瘤乳腺癌、艾氏腹水癌均有抑制作用，儿茶素能抑制淋巴肉瘤生长，抗肿瘤机制是对癌细胞代谢的多个环节有影响，既能抑制癌细胞的呼吸及氨基酸、糖代谢中间产物的氧化和脱氢过程，又能抑制 DNA、RNA 及蛋白质的生物合成，而对宿主正常组织无明显影响。抗肿瘤机制：主要通过抑制肿瘤细胞的增生、促进细胞凋亡、抑制细胞色素 P4 和抗突变作用，以及抑制 N-乙酰转移酶的活性实现的。

10. 对免疫系统的影响 大黄素可通过抑制脂多糖刺激的大鼠腹腔巨噬细胞分泌的 TNF-α，抑制过度的炎症反应，而对于未经脂多糖刺激的大鼠，大黄素可促进 TNF-α 的分泌，且大黄素也能抑制炎症反应中的 NO 的大量合成和释放，提示大黄素对机体的免疫功能，可能具有双向调节作用。

【用法用量】 内服煎汤，5～10g，热结重症用 15～20g，散剂减半。外用：适量，研末敷。生大黄泻下作用强，欲攻下者宜生用，入汤剂不宜久煎，应后下，以免减弱泻下力；亦可用开水泡服或研末吞服。各种含大黄的注射剂应该严格按照说明书标示的用量、溶媒、给药途径等，合理使用。

【使用注意】

1. 本品苦寒，善攻下泄热、活血逐瘀，故妇女妊娠期、月经期、哺乳期应慎用或忌用。

2. 大黄生用或后下泄下力猛，易伤胃气与气血，故脾胃虚寒、气血亏虚、无瘀血、无积滞、阴疽或痈肿溃后脓清者忌用。

3. 有大黄制剂过敏史者，慎重使用。

【不良反应】

1. 损伤脾胃，消耗元气　有人研究 9 味苦寒药物对小鼠胃肠运动与肝肾功能的影响时，发现给予苦寒药物均导致动物进食减少，常见少动、精神差、嗜睡等症状，均可导致动物胃肠功能紊乱，与中医临床理论苦寒伤胃相符合。另有报道 30 名受试者，每天服大黄 3 次，每次 3g，共 5 天。结果所有受试者均出现一系列胃肠反应，表现为腹泻、腹痛、呕吐、恶心、肠鸣，其中 3 例由于严重腹泻、恶心、呕吐不得不卧床休息。临床应用与理论均证明苦寒药的确具有损伤脾胃、损耗元气的作用。

2. 肝损害　有人研究大黄对小鼠的肝细胞毒性，采用大、中、小剂量大黄水煎液，观察丙氨酸氨基转移酶（ALT）、谷氨酰基转移酶（GGT）、肝脏 HE 切片和肿瘤坏死因子 α（TNF-α）mRNA 表达，发现 $8g/(kg \cdot d)$ 剂量大黄对肝脏具有毒害作用，且毒害作用随大黄剂量增加而加剧，毒害作用主要表现为肝细胞脂肪变性；而且还发现 TNF-α 参与过量大黄对肝脏的毒害过程，是造成肝细胞脂肪变性的损伤因子之一。另有人对 30 例中药的药物性肝病的临床资料进行回顾性分析，认为排毒养颜胶囊含蒽醌类泻剂如大黄等，大黄中小剂量有利胆退黄泻下的作用，但疗程过长、剂量过大则可引起胆红素代谢障碍，反而加重黄疸。

3. 继发性便秘　现代研究表明，大黄中的蒽醌类有刺激性泻下作用，其所含鞣酸及其他成分又有收敛止泻的作用。如果久服大黄可致肠壁神经感受细胞应激性降低，不能产生正常蠕动和排便反射，形成不服大黄就不能排便的所谓泻剂依赖性便秘。《中药辞海》称，大黄含有鞣质，小剂量不但不引起泻下，且呈收敛作用；停药后，往往出现继发性便秘。其作用靶器官可能在结肠，影响结肠神经细胞，导致结肠黑变病，使癌变的几率大大增加。有人回顾性分析 31 例结肠黑变病患者临床资料，发现多数患者有便秘史以及大量服用大黄碳酸氢钠片、番泻叶等泻药史。

4. 肾损伤　在实验条件下，大黄总蒽醌对大鼠的毒性反应靶器官可能主要是肾脏（特别是肾近曲小管），这种毒性反应是可逆的，对大鼠的安全剂量为 794mg/kg。另有人观察大黄应用于肾移植手术服用环孢素之后便秘的患者 3 例，发现服用大黄后环孢素血药浓度异常升高，因此提出要及时减少环孢素剂量或停用含大黄的药物，从而减少中毒反应。

5. 细胞毒性　有人探讨大黄酚性化合物对人口腔细胞的细胞毒性，包括人口腔扁平上皮癌细胞（HSC-2）、唾液腺肿瘤细胞（HSG）以及正常细胞（牙龈成纤维细胞，HGF），发现活性较强的化合物为芦荟大黄素、大黄素、4-（4'-羟基-苯基）-2-丁酮 4-O-β-D-吡喃葡糖苷、大黄酚等。

（毛　敏）

主要参考文献

1. 陈德昌，杨兴易，易炳文，等．大黄对多器官功能障碍综合征治疗作用的临床研究 [J]．中国中西医结合急救杂志，2002，9（1）：6-8.
2. 陆宏伟，王敏，杨正安，等．大黄对急诊危重症患者全身炎症反应综合征治疗价值研究 [J]．现代中西医结合杂志，2004，13（2）：151-152.
3. 肖炜，邓虹珠，马云．大黄治疗慢性肾功能衰竭的临床与实验研究概述 [J]．中国中药杂志，2002，27（4）：321-324，342.
4. 宁英远，王俭勤，屈遂林．大黄素对人肾成纤维细胞增殖的影响[J]．

中国中西医结合杂志，2000，20（2）：105-106.

5. 高雪玲，刘民山. 大黄三七乌及散治疗急性上消化道出血临床观察及护理［J］. 河南中医，2006，26（5）：49-50.

6. 吴子腾，汪玉美. 大黄在肝病中的运用［J］. 安徽中医临床杂志，1999，11（5）：359.

7. 牛振华，刘润来. 大黄治疗胆石症的临床研究进展［J］. 中医药学报，2001，29（4）：52-53.

8. 薛曼朗，孟丽娟，徐惠萍. 大黄浸出液治疗肿瘤患者化疗药物渗出性损伤临床观察［J］. 药学实践杂志，1998，16（6）：340-341.

9. 杨培雄. 大黄在急危重症的应用［J］. 青海医药杂志，2001，31（10）：59.

10. 杨彤，林希平，黄献文. 大黄治疗新生儿胃肠功能障碍的临床对照研究［J］. 广西医学，2004，26（9）：1262-1265.

11. 李果，肖小河，金城，等. 大黄不良反应古今论［J］. 中华中医药杂志，2007，22（7）：439-442.

12. 常章富. 临证备查中药500味［M］. 北京：人民卫生出版社，2009.

姜黄

【来源】 为姜科植物的根茎。主产于四川、福建等地。野生或栽培。冬季茎叶枯萎时采挖，除去须根。煮或蒸至透心，晒干，切厚片，生用。

【性味与归经】 辛、苦，温。归肝、脾经。

【功能与主治】 活血行气，通经止痛。用于治疗气滞血瘀痛证，风湿痹痛等证。治疗心脉闭阻的心胸痛，常与当归、乌药、木香等同用，如姜黄散；治疗气滞血瘀的痛经、经闭、产后腹痛，常与当归、川芎、红花等同用；治疗肝胃气滞寒凝胸胁痛，可配枳壳、桂心、炙甘草等；治疗风湿痹痛，常与羌活、防风、当归等同用，如五痹汤；治疗跌仆损伤常与苏木、乳香、没药等同用。

【现代临床应用】

1. 冠心病 姜黄素可保护心肌，改善心功能，使冠心病

（CHD）患者血脂和高敏 C-反应蛋白（Hs-CRP）指数下降，对 CHD 患者具有调脂和抗炎作用。34 例 CHD 患者口服姜黄素，对照组 30 例患者口服阿托伐他汀，分别测定治疗前后血脂和血浆 Hs-CRP 的水平，结果治疗组甘油三酯（TG）水平下降 18.6%，对照组下降 7%，同时两组均可降低 Hs-CRP。

2. 高脂血症　将单味中药姜黄制作为片剂治疗高脂血症患者 90 例，姜黄可以降低血脂，其中降低总胆固醇、β 脂蛋白、甘油三酯的有效率分别为 95.5%、66.6%、100%，治疗期间心前区疼痛、胸闷、失眠、头痛等自觉症状改善明显占 60%。

3. 妇科疾病　治疗妇科痛经、经闭、癥积。姜黄入肝经血分，能活血通经止痛，一切瘀血所致痛经、经闭、癥积、产后瘀滞腹痛，均可随证配伍用之，效果良好。

4. 瘙痒性皮肤病　临床上常见的瘙痒性皮肤病有慢性湿疹、成人痒疹、扁平苔藓、结节性痒疹等，姜黄消瘙搽剂具有抗过敏、抗炎、止痒作用。采用姜黄消瘙搽剂（由姜黄、重楼、扛板归、一枝黄花、土荆芥、绞股蓝、珊瑚姜等组成）治疗 210 例瘙痒性皮肤病患者，结果总有效率为 79.52%，慢性湿疹的总有效率为 66.00%，神经性皮炎的总有效率为 74.43%，局限性瘙痒症的总有效率为 80.00%，成人痒疹的总有效率为 67.74%。

5. 痤疮　外用姜黄消瘙搽剂治疗痤疮患者 150 例，8 周后总有效率达 98%，且复发率低。

6. 风湿痹痛　姜黄辛温兼苦，能外散风寒湿邪，内行气血通经络，采用羌活姜黄酒（羌活、姜黄、海桐皮、桑寄生、威灵仙、防风、秦艽、桂枝等浸入米酒浸泡而成）治疗各类肩臂痛 20 例，疼痛均完全消失。

7. 关节炎　Badria F 应用乳香-姜黄素制剂治疗 30 例膝骨性关节炎患者，给药 3 个月后，患者由运动引起的疼痛和触痛减轻，关节渗出液明显减少，且血中一氧化碳水平降低，超氧化物歧化酶（SOD）水平增加。

8. 肩周炎　姜黄与三七配伍可活血止痛，与威灵仙、川草乌、全蝎、蜈蚣等药合用有散寒止痛通络之效，采用姜黄威灵方浸酒治疗肩关节周围炎 54 例，痊愈 44 例，占 81.48%；好转 8 例，占 14.81%；无效 2 例，占 3.70%；总有效率为 96.30%。

9. 急性踝部韧带损伤　姜黄、大黄能降低毛细血管通透性，减少渗出，消退局部无菌性炎症，促进局部渗血、渗液的吸收，采用中药外敷可治疗急性踝部韧带损伤，结果 98 例患者中，痊愈 94 例（96%），好转 4 例（4%），无效 0 例，未见明显不良反应。采用本外敷法前应行 X 线摄片检查以排除踝部及足部骨折。

10. 多种肿瘤　姜黄素在体外可抑制神经胶质瘤、乳腺癌、肺癌、白血病、肾癌、横纹肌肉瘤等多种肿瘤细胞生长，还能抑制人类肿瘤在异种移植的动物模型中生长。临床Ⅰ、Ⅱ期试验已经证明姜黄素应用于人类十分安全，能发挥抗肿瘤治疗效果。25 例进展期胰腺癌的临床Ⅱ期试验结果表明，每日口服姜黄素 8g 的耐受性好，服用 2 个月，21 例有治疗反应。

11. 慢性肾衰竭　姜黄具有抑制炎症因子的作用，其可能是通过抑制 NF-κB 的激活和 TNF-α 的表达而达到抗炎效果。用姜黄和女贞子合用治疗慢性肾衰竭微炎症状态下的患者 150 例，较之未治疗者的肾功能恶化速度有明显抑制作用。姜黄可使慢性肾衰竭（CRF）微炎症状态病人肌酐清除率下降减慢，这样可延长病人到达透析或肾移植的时间。

12. 囊虫病　囊虫病是由猪带绦虫的幼虫猪囊尾蚴寄生于人体后所致的疾病。姜黄酊制剂能起到透过囊肿周围的结缔组织包膜而达到灭囊的效果。用姜黄酊治疗 56 例囊虫病患者，治愈 30 例（53.57%），好转 18 例（32.14%），无效 8 例

（14.29%）。

13. 其他 姜黄可以终止妊娠，抗生育。

【现代基础研究】 姜黄根茎含挥发油（4.0%～6.0%），其中的主要成分为 a-姜黄酮，芳姜黄酮、姜烯，水芹烯，香桧烯，桉油素，龙脑以及少量樟脑；黄色物质为酸性的姜黄素（1.8%～5.4%），脱甲氧基姜黄素和双脱甲氧基姜黄素等，其中姜黄素为最重要的组分。

1. 抗癌作用 姜黄素、姜黄及其水提物能抗诱变、抗亚硝酸化、抗血管生成，从而达到抗癌的作用。

2. 抗炎作用 实验表明姜黄素对小鼠和大鼠的急性、亚急性、慢性炎症具有抗炎作用。

3. 对微生物的作用 抗病毒作用，姜黄挥发油、姜黄素异构体有强烈的广谱抗真菌作用，姜黄挥发油对金黄色葡萄球菌、溶血性链球菌等革兰阳性球菌和大肠杆菌、类白喉杆菌等革兰阴性菌有强烈抑菌作用。

4. 对心血管系统的影响 狗静脉注射姜黄素 7mg/kg 后有急剧的一过性的降压，姜黄素对离体鼠心脏有抑制作用，姜黄素在体内外均有良好的抑制大鼠血小板聚集和血栓形成作用，复方姜黄素胶囊对脑缺血再灌注大鼠有保护作用。

5. 对消化系统的影响 姜黄素钠盐可使分泌的胆汁盐的总量及胆固醇和胆红素的总量均增加，而脂肪酸含量仍保持不变。姜黄和姜黄素还能有效地逆转黄曲霉素诱导的肝损害。此外，姜黄素还具有抗溃疡作用，姜黄可增加胃黏蛋白量。

6. 对呼吸系统的作用 姜黄挥发油对支气管哮喘病人进行临床试验，效果良好。

7. 抗氧化作用 $400\mu mol/L$ 的姜黄素就能抑制脂质过氧化作用。姜黄素的乙醇水浸膏能降低肝微粒体和线粒体膜对动脉粥样硬化兔子的脂质过氧化的敏感性。

8. 清除自由基作用 姜黄素结构上的酚性羟基，可以捕捉或清除自由基。另外，姜黄素对超氧阴离子也有很强的清除能力，并可抑制黄嘌呤脱氢酶向黄嘌呤氧化酶的转化，从而减少自由基的产生。

9. 其他药理作用 姜黄可局部用于治疗创伤，可用作杀线虫剂；低剂量姜黄素对 γ 射线引起的染色体损伤有保护作用；喂姜黄素（75mg/kg，14d）可防止大鼠白内障；姜黄水提取物在高剂量（大于 14mg/kg）时具有雌激素样作用；还可用作硝苯地平溶液的稳定剂；姜黄素还是一种有效的肛瘘治疗药 "Ksharsutm" 的重要组成部分。

【用法用量】 内服：煎汤 3～9g，或入丸、散；外用适量，研末调敷。

【使用注意】 血虚无气滞血瘀及孕妇慎服。

【不良反应】 临床应用本品尚未见到引起不良反应的报告。

（赵英强）

主要参考文献

1. 高学敏. 中药学 [M]. 北京：中国中医药出版社，2002.
2. 南京中医药大学. 中药大辞典 [M]. 第 2 版. 上海：上海科学技术出版社，2006.
3. 张庆斌，刘伏元. 姜黄素对冠心病患者血脂和高 C-反应蛋白的影响 [J]. 中成药，2007，29（2）：164-167.
4. 魏汝清，李文柱. 羌活姜黄酒治疗肩臂痛 20 例 [J]. 中国民间疗法，2001（11）：55-56.
5. 陈嫚嫚，杜金刚. 姜黄消痤搽剂抗过敏、抗炎、止痒作用研究 [J]. 中华现代医学与临床，2006，5（1）：62-64.
6. 李凯，刘文慧，曹煜，等. 姜黄消痤搽剂治疗瘙痒性皮肤病 210 例疗效观察 [J]. 贵州医药，2010，34（4）：340-341.
7. 王鸿泰，李秀珍，李捷. 姜黄对慢性肾衰竭微炎症状态下肾功能的影

响 [J]. 中国中西医结合肾病杂志，2007，8（7）：422-423.

8. 张东华，张怒，周红. 10%姜黄酊治疗囊虫病 56 例 [J]. 中国中西医结合杂志，2002，22（12）：898.

9. 李霞，王晓华，杨保华. 姜黄的研究进展 [J]. 药学实践杂志，2003，21（5）：298-301.

10. 张洪英. 中药姜黄的研究进展 [J]. 菏泽医专学报，2001，13（4）：84-87.

泽兰

【来源】　本品为唇形科植物毛叶地瓜儿苗和地瓜儿苗的干燥全草。夏、秋两季茎叶茂盛时采割，晒干。除去杂质泥土，润透，切段，干燥后生用。

【性味与归经】　苦、辛，微温。归肝、脾经。

【功能与主治】　活血调经，祛瘀消痈，利水消肿。用于血瘀经闭，痛经，产后瘀滞腹痛，跌打损伤，瘀肿疼痛，疮痈肿毒，水肿，腹水等症。治血瘀经闭，痛经，产后瘀滞腹痛常配伍当归、川芎、香附等药用，如泽兰汤；治跌打损伤，瘀肿疼痛，可单用捣碎，亦可配伍当归、红花、桃仁等药用，如泽兰汤；治疮痈肿毒，可单用捣碎，亦可配伍金银花、黄连、赤芍等药用，如夺命丹；治腹水身肿，宜配伍白术、茯苓、防己、车前子等。

【现代临床应用】

1. 2 型糖尿病　泽兰汤可以明显改善 2 型糖尿病病人的临床症状和体征，降低空腹血糖（FBG）和餐后 2 小时血糖（2hPBG）。泽兰汤治疗 2 型糖尿病 63 例，治疗组以自拟方泽兰汤为基本方（丹参、黄芪、泽兰、黄精各 15g，桃仁、菟丝子各 10g），加减法：气阴两虚型加西洋参 10g，女贞子 10g；阴虚血瘀型加龟板 15g，田七末 3g（冲服）。用法：水煎服，每天 1 剂。并根据患者血糖、尿糖情况服用美吡达片 5mg，每天 1 次，口服。对照组给予美吡达片 5mg，每天 1 次，口服。

观察两组临床症状、体征，治疗前后分别做以下检测：
①FBG,2hPBG；②糖化血红蛋白；③甘油三酯、总胆固醇、
高密度脂蛋白。治疗组 63 例中，显效 26 例，有效 31 例，无
效 6 例，总有效率 90.4%。对照组 36 例中，显效 12 例，有效
10 例，无效 14 例，总有效率 61.11%。两组比较，治疗组明
显优于对照组（$P<0.01$）。

2. **肾病综合征**　赤小豆泽兰汤治疗原发性肾病综合征 30
例，治疗组：所有病例接受本法治疗前停用一切西药，但先前
已经在服用激素的患者，只能逐渐减少，不能突然减少。均以
自拟赤小豆泽兰汤治疗，药物组成：赤小豆 30～60g，泽兰
15g，益母草 30g，连翘 10g，车前子 10～20g，青蒿 10g，土
茯苓 15g，茵陈 15g，木通 10g，菟丝子 10g，甘草 3g，以清
水 500ml 煎汁 200ml，每日 2 次温服，每日 1 剂，4 周为 1 个
疗程。对照组：强的松 1mg/kg 体重，1 次/日，加潘生丁
25mg，3 次/日。以上两组均以 1 个月为 1 个疗程，1～3 个疗
程后统计疗效。两组比较 $\chi^2=5.335$，$P<0.05$。

3. **流行性出血热急性肾衰竭**　大黄泽兰汤以通腑泻浊、
活血利水为治则，治疗流行性出血热急性肾衰竭 80 例。治疗
组：口服或鼻饲自拟大黄泽兰汤，方药组成：生大黄 40g，泽
兰、槐米各 15g，公英、黄芪各 30g，白茅根 45g。水煎，日 1
剂，分 3 次服，3～5 天为 1 个疗程，必要时可重复。对照组：
呋塞米 40～200mg 静脉滴注，2～6 小时 1 次，连用 3～5 天，
必要时可重复。治疗组显效率 88.9%，总有效率 93.5%；对
照组分别为 58.2%、75%。两组对比有较显著性差异（$P<0.01$）。

4. **急性腰扭伤**　泽兰汤对 388 例急性腰扭伤治疗，并与
西药治疗 108 例对照组对照，取得明显效果。治疗组采用泽兰
汤加味治疗，方由泽兰、莪术、三棱、重楼、白芍、牛膝、活
血龙、桃仁、丹参、当归、枳壳、忍冬藤、甘草等药组成。水

煎服，日 1 剂，3 天为 1 个疗程。对照组采用芬必得早晚饭后各 1 粒，强筋松、新 B_1 片早晚饭后各 2 粒，3 天为 1 个疗程。经 2 个疗程治疗后，治疗组 388 例，治愈 213 例，占 55%，好转 139 例，占 35.8%，未愈 36 例，占 9.2%，总有效率 90.8%；对照组 108 例中治愈 30 例，占 27.8%，好转 28 例，占 25.9%，未愈 50 例，占 46.3%，总有效率 53.7%。

【现代基础研究】　泽兰主要含三萜类成分：桦木酸，熊果酸，乙酰熊果酸，胆甾酸，齐墩果酸等；有机酸类成分：原儿茶酸，咖啡酸，迷迭香酸等；还含挥发油、黄酮、鞣质、皂苷等。

1. 抗凝作用　泽兰水煎剂家兔灌胃给药能明显延长家兔血浆复钙时间（RT）、凝血酶原时间（PT），提示泽兰有抗凝血作用；并且延长白陶土部分凝血活酶时间，提示泽兰可能作用于家兔内源性凝血途径；同时凝血酶原时间（PT）延长，提示泽兰可能作用于外源性凝血途径。

2. 抑制血小板聚集，抗血栓形成　研究证实，泽兰 F04-A、F04-B 不仅可以抑制血小板聚集，还可通过抑制凝血系统功能、减少血纤维蛋白原含量来抑制血栓形成。

3. 改善血液流变性　泽兰能改善家兔异常的血液流变性。用兔头低位悬吊制成血瘀模型，给予泽兰 4g/kg 口服 6 天，能明显降低家兔血液黏度、纤维蛋白原含量和红细胞聚集指数的异常升高。

4. 改善微循环　泽兰能扩张家兔微血管，使微血管中血流加快。对正常家兔按 0.5g/kg（体重）腹腔给药后 30 分钟，观察家兔球结膜的血流速度、流态、红细胞聚集和功能毛细血管的开放情况。给药后与给药前比较结果表明，泽兰对家兔的血流速度、流态和红细胞聚集情况无明显改变，但能够增加家兔功能毛细血管的开放数目（$P < 0.01$），说明该药具有扩张小血管的作用。

5. 降低血脂　家兔每日灌服泽兰 1g/kg，连续 4 天，能明显降低正常家兔血清总胆固醇和血清甘油三酯水平；并且对实验性高血脂大鼠升高的血清甘油三酯，也有降低作用。

6. 其他药理作用　泽兰尚有防治肝硬化、镇痛、镇静、利胆作用。

【用法用量】　煎服，10～15g。外用适量。

【使用注意】　血虚及无瘀滞者慎用。

【不良反应】　目前暂无泽兰水煎剂不良反应的报道。

（田国庆）

主要参考文献

1. 刘君. 泽兰的化学成分及药理研究进展 [J]. 辽宁中医药大学学报，2008，10 (1)：23-24.

2. 邱志楠，潘俊辉，喻清和，等. 泽兰汤治疗Ⅱ型糖尿病 63 例临床观察 [J]. 中国中医药科技，1999，6 (1)：51-52.

3. 肖晖，朱湘生. 赤小豆泽兰汤治疗肾病综合征 30 例临床分析 [J]. 中国医师杂志，2001，3 (7)：546-547.

4. 柳成，申文苍，高俊福. 大黄泽兰汤治疗流行性出血热急性肾功能衰竭 80 例 [J]. 陕西中医，1999，20 (10)：446-447.

5. Zhao Alin. Treatment of 388 cases of acute lumber sprain with lycopus decoction [J]. World Journal of Traditional Chinese Orthopedic，2002，4 (1)：39-40.

6. 国家药典委员会. 中华人民共和国药典临床用药须知·中药饮片卷（2010 年版）[M]. 北京：中国医药科技出版社，2011：775-777.

7. 胡慧娟，祁公任，陈玉兴，等. 泽兰水煎剂的抗凝血作用 [J]. 中药药理与临床，1995 (6)：28-30.

8. 田泽，高南南，李玲玲，等. 泽兰两个化学部位对凝血功能的影响 [J]. 中药材，2001，24 (7)：507-508.

9. 刘新民，高南南，于澎仁，等. 泽兰对模拟失重引起家兔血瘀症的改善作用 [J]. 中草药，1991，22 (11)：501-503.

10. 张义军，康白，张伟栋，等．泽兰对家兔血液流变性及球结膜微循环的影响［J］.微循环学杂志，1996，6（2）：31-32.

11. 张义军，康白，耿秀芳，等．泽兰的降血脂作用研究［J］.潍坊医学院学报，1993，15（1）：16-17.

12. 谢人明，张小丽，冯英菊，等．泽兰防治肝硬化的实验研究［J］.中国药房，1999，10（4）：151-152.

13. 冯英菊，谢人明，陈光娟，等．泽兰镇痛、镇静及对实验性肝再生作用研究［J］.陕西中医，1999，20（2）：86-87.

14. 谢人明，谢沁，陈瑞明，等．泽兰保肝利胆作用的药理研究［J］.陕西中医，2004，25（1）：66-67.

苏木

【来源】　本品为豆科植物的心材。野生或栽培，全年均可采伐，取树干，除去枝皮及边材，留取中心部分，锯段，晒干。炮制时，将其炮成薄片或砍成小块，或经蒸软切片用。

【性味与归经】　甘、咸、辛，平。归心、肝经。

【功能与主治】　活血疗伤，祛瘀通经。用于跌打损伤，骨折筋伤，瘀滞肿痛，血滞经闭，产后瘀阻腹痛，痛经，心腹疼痛，痈肿疮毒等症。治跌打损伤，骨折筋伤，瘀滞肿痛等症，常配乳香、没药、自然铜等药用，如八厘散；治血滞经闭，产后瘀阻腹痛，痛经，常配川芎、当归、红花等药用，如通经丸；治心腹疼痛，常配丹参、川芎、延胡索等；治痈肿疮毒，常配金银花、连翘、白芷等。

【现代临床应用】

1. 僵直性肘关节病　苏木有活血祛瘀，舒筋通络的功效，可缓解关节僵直症状，改善关节功能。采用苏木红花汤（苏木、当归、赤芍、红花、透骨草、伸筋草、大青盐等）熏洗配合手法治疗本病40例。结果总有效率95%。

2. 膝关节非感染性滑膜炎　以透骨苏木公英汤外洗为主治疗膝关节非感染性滑膜炎患者26例，疗效显著，痊愈20

187

例，有效 3 例，无效 3 例。

3. 急性关节扭伤　以虎杖、红花、苏木三味中药制成虎杖红花苏木搽剂治疗急性关节扭伤，有明显的消肿止痛效果，治疗观察 57 例患者，治愈 52 例，占 91％，好转 5 例，占 9％，疗效较好。

【现代基础研究】　苏木主要含色原烷类化合物，黄酮类成分，二苯并环氧庚烷类成分，还含苏木苦素 J、P 等。

1. 抗肿瘤作用　苏木水提物腹腔注射给药时高剂量组对各种腹水型移植瘤（EAC、P388、L1210）均有显著的抑制作用。体外抑瘤实验表明药物对各种瘤细胞均有一定的杀伤作用，且呈现出明显的量效相关性。

2. 抑制免疫作用　苏木水提物可抑制大鼠 T 淋巴细胞增殖。苏木醇提物可抑制大鼠 T、B 淋巴细胞增殖，降低巨噬细胞和 NK 细胞的活性。

3. 其他药理作用　苏木尚有抗心脏移植排斥反应、降血糖等作用。

【用法用量】　煎服，3～10g。外用适量，研末撒敷。

【使用注意】　月经过多和孕妇忌用。

【不良反应】　目前暂无苏木水煎剂不良反应的报道。

（田国庆）

主要参考文献

1. 李文胜，周兰英. 苏木红花汤熏洗配合手法治疗僵直性肘关节病 40 例［J］. 陕西中医，2009，30（4）：428-429.

2. 韩艳，郑世成，张根印. 透骨苏木公英汤外用治疗膝关节非感染性滑膜炎 26 例［J］. 陕西中医学院学报，2006，29（1）：38-39.

3. 朱悦萍，周海平. 虎杖红花苏木搽剂治疗急性关节扭伤 57 例［J］. 山东中医杂志，2006，25（10）：681.

4. 国家药典委员会. 中华人民共和国药典临床用药须知·中药饮片卷

（2010 年版）[M]. 北京：中国医药科技出版社，2011：796-798.

5. 任连生，汤莹，张蕻，等. 苏木水提物抗癌作用机制的研究 [J]. 山西医药杂志，2000，29（3）：201-203.

6. 于波，侯静波，吕航，等. 苏木有效成分对大鼠免疫活性细胞的影响 [J]. 中国急救医学，2002，22（4）：187-189.

7. 王栋，陈超，周珏. 苏木的临床药理及化学成分研究进展 [J]. 中医药信息，2003，20（3）：15-16.

益母草

【来源】　为唇形科植物益母草的干燥地上部分。

【性味与归经】　苦、辛，微寒。归肝、心包经。

【功能与主治】　苦泄辛散，主入血分，善活血调经，祛瘀通经，为妇产科要药，治血滞经闭、痛经、月经不调、产后恶露不尽、瘀滞腹痛或难产、胎死腹中等；既利水消肿，又活血化瘀，适用于水瘀互阻的水肿，血热与瘀滞之血淋尿血等；既活血散瘀以止痛，又能清热解毒以消肿，用于跌打损伤瘀痛，疮痈肿毒，皮肤隐疹等。

【现代临床应用】

1. 妇产科疾病

（1）痛经：用痛经方（当归、益母草各 20g，川芎 10g，乌药、延胡索各 15g）辨证加味治疗经行腹痛 300 例，显效 197 例，有效 102 例，无效 1 例，总有效率 99.7%。62 例痛经患者随机分为两组，分别用复方益母口服液（38 例），复方益母冲剂（24 例）治疗痛经，复方益母口服液的治疗效果明显高于复方益母冲剂的效果，总有效率为 94.7%。

（2）预防 ABO 型新生儿溶血症：以益母草 500g，当归、川芎各 150g，白芍 180g，广木香 12g，研末为丸，自妊娠 17 周开始服用，日 1～3 次，每次 1 丸，直至分娩，对既往有分娩过 ABO 型新生儿溶血症史者 16 例产妇进行统计分析，结果服药前后新生儿溶血症的发生率分别为 76.9% 及 26.3%，死亡率分别为55%及0，存活率分别为45%及100%，有非常显著性差异（$P<0.01$），19名新生儿随访均无后遗症。

(3) 药物流产后的应用：益母草具有活血调经、祛瘀生新的作用，可以加强子宫收缩，有利于流产后子宫内膜创伤的恢复再生。口服益母草膏治疗米非司酮流产后出血，共治疗106例，发现益母草膏可以减少药物流产后出血量和缩短出血时间。用益母草冲剂治疗药物流产后出血，对比研究发现治疗组药物流产后出血量明显少于对照组，出血持续时间也较短，两组对比有显著性差异（$P<0.05$）。在口服米非司酮流产的同时于第4天起加用生化合方（黄芪、白术、牡蛎、益母草、仙鹤草、当归等）治疗药物流产后阴道出血，连服15天，结果治疗组完全流产率为93.3%，与对照组有显著性差异（$P<0.05$）。分别用益母草冲剂及血府逐瘀冲剂治疗药物流产后阴道出血，结果发现单用益母草颗粒剂及血府逐瘀冲剂对减少阴道出血持续时间及出血量无临床差异，但二者合用却能明显缩短出血时间及减少出血量。

(4) 产后子宫复旧：鲜益母草胶囊对促进子宫复旧有较好的作用。将128例产妇随机分为两组，其中鲜益母草胶囊组68例，新生化冲剂组60例。两组均以抗生素预防产后感染。益母草组产后即服鲜益母草胶囊，每次2粒，每日3次，连服15天；生化组产后即服新生化冲剂，每次2袋，每日3次，连服15天。结果显示鲜益母草胶囊组在改善产后宫底高度和子宫三径方面的疗效明显优于生化组（$P<0.05$），而对恶露量和阴道流血时间方面，两组作用相似。

(5) 月经期偏头痛：益母草注射液治疗月经期偏头痛有效，且疗效优于西比灵。将128例月经期偏头痛患者随机分为两组：A组为益母草治疗组（$n=68$），予益母草注射液2ml肌内注射，每日1次；B组为钙离子拮抗剂对照组（$n=60$），予西比灵10mg，每日1次。治疗3个月后根据患者治疗前后

190

头痛发作次数、程度、持续时间及伴随症状的变化，经量化进行评定。结果显示 A 组显效率为 64.7%，总有效率为 88.2%；B 组显效率为 41.7%，总有效率为 85.0%。显效率 A、B 两组间存在显著性差异（64.7%/41.7%，$P<0.01$）。

2. 冠心病、心肌病　益母草注射液是治疗冠心病心肌缺血的有效药物。将病人分为益母草治疗组（42 例）和复方丹参对照组（30 例），治疗前后检测患者心电图、心功能、微循环、血液流变学等指标，结果两组病人治疗后症状、体征及上述各项指标均有明显改善（$P<0.05$，0.01），但益母草治疗组明显优于复方丹参对照组（$P<0.01$），表明益母草注射液对冠心病有明显疗效，比复方丹参疗效佳。益母草注射液治疗 52 例冠心病，结果显示心电图有效率明显优于低分子右旋糖酐对照组（$P<0.01$）。治疗前后比较血脂、血液流变学、微循环定量指标均有明显改善，有显著性差异（$P<0.01$，0.05）。用益母草注射液治疗冠心病频发室性期前收缩 40 例，显效 25 倒，有效 10 例，无效 5 例，总有效率为 88%，说明益母草注射液对冠心病合并室性期前收缩有效。用益母草注射液治疗 30 例无症状性心肌缺血患者，观察动态心电图、血液流变学及血脂等变化，治疗后动态心电图显示心肌缺血明显好转，血液流变学及血脂明显改善（$P<0.05$，0.01）。

3. 肾脏疾病　含益母草的复方被广泛用于慢性肾衰竭、糖尿病肾病、慢性肾盂肾炎等肾脏疾病，疗效显著。用基础方（益母草 100g，白茅根 50g，地龙 10g，大黄 10g，猪苓 10g，茯苓 10g）治疗肾炎患者 20 例，有效 19 例，无效 1 例，有效率为 92%。将 38 例慢性肾小管-间质性肾病所致慢性肾衰竭患者随机分为中药治疗组（20 例）和西药对照组（18 例，包醛氧化淀粉），用活血养阴合剂（生地、丹参、益母草、山楂、乌梅）进行治疗，治疗组总有效率 85.0%，对照组 44.4%，两组在明显降低血尿素氮（BUN）水平方面无显著差异外，在血清肌酐（SCr）、肌酐清除率（Ccr）、尿蛋白、尿渗透压、尿 β_2-MG、血细胞比容、血红蛋白等指标上，治疗组疗效明显优于西药组（$P<0.01$）。

4. 高黏血症 益母草制剂能够降低血液黏度。直接用 203 个高黏血症患者的血标本进行检测，并与复方丹参、血栓通、低分子右旋糖酐葡萄糖注射液进行对照，发现益母草的降血黏作用最好。用益母草注射液治疗血瘀高黏血症 105 例，获得了满意的效果。分别用益母草注射液和藻酸双酯钠（PSS）治疗高黏血症，测定全血黏度、血浆黏度、血细胞压积、血沉等 7 项指标，PSS 治疗组治疗前后血液流变学 7 项指标仅有 2 项指标有显著性差异（$P<0.05$），而益母草治疗组 7 项指标中有 3 项指标、4 项参数有显著性差异（$P<0.01$），表明益母草的降黏度作用优于 PSS，无不良反应。

5. 皮肤瘙痒 采用益母草膏（每瓶 400g）治疗女性皮肤瘙痒，每次 20g，每日 3 次，3 瓶为 1 个疗程，共治疗 21 例，均获痊愈。采用益母草内服外洗治疗荨麻疹 30 例，益母草 30g，水煎分服，2 周为 1 个疗程；益母草 120g，水浸 2 小时后，加水至 3000ml，煎 15 分钟，稍凉后全身沐浴，每日 1 次，结果 25 例痊愈，5 例有效。

【现代基础研究】

1. 对血管系统的影响

（1）对实验性心肌缺血的影响：益母草对实验性心肌缺血、心肌梗死及心律失常等模型均有不同程度的保护作用，对犬实验性心肌梗死模型，有减轻病变程度、减小梗死范围、保护心肌超微结构等作用；对大鼠异丙肾上腺素所致心肌缺血有明显改善，可增加冠脉流量，减慢心率等；对垂体后叶素所致心肌缺血及心律失常有保护作用。给心肌缺血再灌注的大鼠静脉注射益母草注射液，与对照组比较，治疗组与对照组各种心律失常的发生率持续时间均有显著性差异，显示益母草注射液对心肌的保护作用。

（2）对心脏血流动力学的影响：小剂量益母草对离体蛙心有增强收缩作用，大剂量反呈抑制；对离体豚鼠心脏，益母草能够增加冠脉流量，减慢心率；对正常麻醉犬，能够增加冠脉流量，减低冠脉阻力，减慢心率，减少心排出量及左室做功；能够明显减慢心肌细胞搏动频率，对新福林及异丙肾上腺素所致心率加快有抑制作用。益母草静脉给药有短暂的降压作用，可能与其对迷走神经末梢的兴奋作用有关；益母草动脉注射能够增加股动脉血流量，降低血管阻力，对血管壁有直接扩张作用。

（3）对微循环作用：益母草有促进微动脉血流恢复的作用，使闭锁的毛细血管重新开放，改善微循环功能状态，抗血小板聚集。

2. 对生殖系统（子宫、阴道等）的影响　煎剂、醇提物及所含益母草碱对多种动物的子宫均有兴奋作用。煎剂对兔未孕、早孕、晚期妊娠或产后子宫均有兴奋作用；对在体子宫亦有兴奋作用；益母草总碱对豚鼠子宫的兴奋作用类似麦角新碱；益母草兴奋子宫的有效成分主要存在于叶部。益母草水煎液对小鼠子宫有兴奋作用，与其兴奋组胺 H_1 受体及肾上腺素 α 受体作用有关。益母草对子宫似有双向调节作用，即当子宫在正常状态下表现为引起兴奋收缩，而当子宫在痉挛状态时则引起松弛。另外，益母草有微弱的雌激素样作用，有促阴道上皮增生作用。

3. 对血凝的影响　益母草对血小板聚集、血小板血栓形成、纤维蛋白血栓形成及红细胞聚集性均有抑制作用。

4. 对肠平滑肌的影响　小剂量益母草碱能使兔离体肠管紧张性弛缓，振幅增加；大剂量则振幅变小，频率增加。

5. 对呼吸中枢的影响　静脉注射益母草碱，麻醉猫呼吸频率及振幅均明显增加；切除两侧迷走神经后，仍有呼吸兴奋作用，认为可能对呼吸中枢有直接兴奋作用。

6. 对肾脏的作用 益母草中水苏碱能显著增加大鼠尿量，益母草可作为一种作用和缓的保钾利尿药使用。益母草可能通过改善肾内血流动力学、保护细胞亚微结构特别是线粒体功能、稳定酶体膜等作用保护肾脏。

7. 对淋巴细胞的作用 益母草素能协同刀豆素 A（ConA），增强机体的细胞免疫功能。

8. 抗炎镇痛作用 益母草胶囊各剂量组及强的松组均能显著抑制棉球肉芽肿，提示益母草胶囊具有抑制炎症增殖期反应的作用。

9. 其他作用 益母草能够明显改善犬缺血性初发期肾衰竭模型肌酐（Cr）、尿素氮（BUN）、肾血流量、动物存活数等指标；对蛙神经肌肉标本呈箭毒样作用；益母草碱较高浓度能使兔血悬液发生溶血作用。

【用法用量】 内服：10～30g，煎汤，或入丸、散剂、膏剂。外用：适量，取鲜品捣烂外敷。

【使用注意】

1. 血虚无瘀者不宜使用，阴虚血少者忌服；辛散之药，瞳子散大者忌服。

2. 本品虽胎前产后皆可用，然毕竟是通经祛瘀、利水下行之品，孕妇慎用。

3. 滑胎及孕妇虚证无瘀者忌用。

4. 忌用铁器切制或煎煮此药。 《经效产宝》谓："忌铁器。"

【不良反应】

1. 益母草碱对中枢神经系统有先兴奋后抑制作用，特别能引起呼吸中枢兴奋；具有箭毒样作用，使肌肉不再收缩而松弛；益母草碱有麦角碱样收缩子宫作用；能扩张小动脉，使血压下降。一般在服药后 4～6 小时出现中毒症状，中毒量为

90~150g。主要表现为突发全身乏力、疼痛酸麻，下肢呈瘫痪状态；重者伴有大汗、血压下降，甚或虚脱，呼吸增快、增强，甚至呼吸麻痹。此外，尚有腰痛、血尿、变态反应、腹泻、孕妇中毒可引起流产。

2. 益母草注射液肌内注射，偶有口干、睡眠缩短等不良反应。大剂量时，能引起过敏性休克表现。

(毛　敏)

主要参考文献

1. 阮金兰，杜俊蓉，曾庆忠，等．益母草的化学、药理和临床研究进展[J]．中草药，2003，34（11）：附15-附19．
2. 巫顺秀，许楚芸，陈显光，等．益母草注射液治疗月经期偏头痛的临床研究[J]．辽宁中医杂志，2004，31（12）：1013-1014．
3. 张冰．临床中药学[M]．北京：中国中医药出版社，2012．

延胡索

【来源】　为罂粟科植物延胡索的干燥块茎。

【性味与归经】　辛，苦，温。归肝、脾、心经。

【功能与主治】　辛散苦降，温通血脉，有活血、行气、止痛的作用。其能"行血中之气滞，气中血滞，故能专治一身上下诸痛"，临床上通治周身上下诸痛之气滞血瘀者，适用于胸痹心痛、胸胁痛、胃脘痛、风湿痹痛、寒疝腹痛、下痢腹痛、经闭痛经、癥瘕积聚、产后瘀阻、跌打肿痛、肢体疼痛等症。

【现代临床应用】

1. 各种头痛

（1）神经性头痛：对160例顽固性神经性头痛患者应用中西医结合治疗。给延胡索乙素30~60mg，谷维素20mg，每日3次，饭后服用。维生素B_{12} 500μg，每日1次肌内注射。10天为1个疗程。中药复方龙蝎散每次口服3g，每日3次，黄酒为引,连服 10 天为 1 个疗程。痊愈 136 例,好转 13 例,无效 11 例,总有效率 93%,一般 1 个疗程即可痊愈,个别病程较长的,连用 2 个疗程就不再复发。

(2) 无先兆性偏头痛和高频发作性紧张型头痛:灵通胶囊(含延胡索等五味中药)对无先兆偏头痛和高频发作性紧张型头痛的即时止痛疗效肯定。有两种头痛患者共 95 例随机分配到灵通组和延胡索组(对照组)。其中无先兆偏头痛入灵通组 25 例服药 51 例次,入延胡索组 28 例服药 53 例次;高频发作性紧张型头痛入灵通组 25 例服药 39 例次,入延胡索组 17 例服药 27 例次。分别于疼痛时即时服用灵通胶囊 2 粒和延胡索止痛颗粒 2 包。将疼痛程度分级量化,由患者记录服药前和服药后 2 小时内每 30 分钟时的疼痛程度。以服药后 2 小时疼痛减轻程度≥50%作为有效。结果无先兆偏头痛有效率在灵通组为 68.6%,在延胡索组为 32.1% ($P<0.001$);高频发作性紧张型头痛有效率在灵通组为 76.9%,在延胡索组为 59.3% ($P>0.05$);两种头痛的综合有效率在灵通组为 72.2%,在延胡索组为 41.3% ($P<0.001$)。灵通组在服药 30 分钟后各时点的疼痛评分显著低于延胡索组 ($P<0.001$)。

(3) 气滞血瘀型偏头痛:玄归止痛滴丸(主含延胡索、当归、川芎等)对气滞血瘀引起的偏头痛的疗效较好。将 130 例气滞血瘀型偏头痛患者随机分为两组,治疗组 100 例,服玄归止痛滴丸,6 粒/次,3 次/天;对照组 30 例,服元胡止痛片,5 片/次,3 次/天,两组疗程均为 1~7 天。治疗组有效率 87.0%,对照组为 60.0%,两组间结果具有统计学差异 ($P<0.001$);治疗组在起效时间、药效维持时间及给药次数等方面均优于对照组,用药后未见明显的不良反应。

2. 急性扭伤痛 有人用田七和延胡索治疗急性腰扭伤 34 例,结果痊愈 28 例 (82.4%),好转 5 例 (14.7%),无效 1 例 (2.9%),有效率 97.1%。其中 1 天痊愈者 10 例,2 天痊愈者16例，3天痊愈者2例。此外，应用复方延胡索散剂治疗急性踝扭伤，亦取得满意的治疗结果。

3. 带状疱疹遗留神经痛　大剂量元胡治疗带状疱疹后遗神经痛（postherpetic neuralgia，PHN）可取得较好的效果。将68例患者分为治疗组36例，对照组32例。两组病情、年龄、性别具有可比性。治疗组为精制元胡散（取元胡醋炙，研末，过筛，装入胶囊）口服，每次9g，3次/天，15天为1个疗程。对照组消炎痛25mg，泼尼松5mg口服，3次/天，15天为1个疗程。经过第1、2、3个疗程治疗后，对照组的有效率分别是22%、38%、47%，元胡组的有效率分别是69%、78%、86%。与其他多种药物的有疗效率比较：元胡组86.0%，5%布洛芬乳膏组97.4%，阿司匹林加阿米替林组87.5%，弥可保组93.5%。

4. 消化系统疾病

（1）消化性溃疡病：愈疡汤（黄芪、党参、茯苓、白芍、海螵蛸、延胡索、柴胡、枳壳、炙甘草等）联合西药治疗消化性溃疡综合疗效优于单用西药。将98例患者随机分为治疗组与对照组各49例。治疗组采用愈疡汤合西药治疗，对照组仅用西药治疗。疗程50天。结果治疗组治愈34例，有效13例，无效2例，总有效率为95.9%（95%CI 85.6%～98.9%）；对照组治愈22例，有效17例，无效10例，总有效率为79.6%（95%CI 65.5%～89.7%）；两组综合疗效比较（$u=2.4417$，$P=0.0154$），有显著性差异。中西医结合组综合疗效优于单用西药治疗，其收益为$OR=0.17$（95%CI 0.03～0.80），$NNT=6$（95%CI 3.4～29.9）。

（2）各种脘腹疼痛：元胡止痛合剂（由元胡、广郁金、枳壳、乌贼骨、槟榔、白芍、甘草等组成）治疗急慢性肠炎、慢性胃炎、胃及十二指肠溃疡、胆囊炎、胆石症、肠道寄生虫病等病有效。回顾性统计了上述疾病患者共计250例，分成治疗组 200 例，对照组 50 例。治疗组服用元胡止痛合剂，先顿服 10ml 止腹痛，如腹痛减轻而未消失者，改为每日 3 次，每次 10ml 服用；对照组服用颠茄合剂，服用方法同治疗组。确定疗效判定标准，治疗组治愈及好转总数为 188 例，有效率为 94%；对照组治愈及好转总数为 41 例，有效率为 82%。两组有效率有显著性差异。而且中药组的副作用明显少于西药组。

5. 妇科疾病　延胡索有行气，活血化瘀，止痛的作用，其单方或复方制剂常被用于各种妇科炎症、肿瘤疼痛的治疗。清代王清任《医林改错》的少腹逐瘀汤由小茴香、干姜、延胡索、没药、当归、川芎、官桂、赤芍、蒲黄、五灵脂组成，具有活血化瘀、温经止痛的作用。临床上被用于治疗子宫肌瘤、卵巢囊肿、闭经、不孕症等，疗效显著。有人用温经止痛方（含有延胡索 15g）治疗痛经、月经量少、崩漏等疾病效果较好。

6. 心血管疾病　从中药延胡索中提取出来的延胡索乙素的左旋体，治疗预激综合征（WPW）患者所合并的快速室上性心律失常有效。

运用可达灵片（延胡索醇浸膏片）治疗冠心病心绞痛总有效率可达 85.8%；心电图改善率达 65%，效果满意；辅助治疗急性心肌梗死可以明显降低病死率，对冠心病并发高血压、高脂血症和室性心律失常有一定治疗作用。此外，有研究用可达灵片与硝酸异山梨酯做对照治疗冠心病心绞痛。可达灵组总有效率 86.6%；硝酸异山梨酯组总有效率 84.6%，组间差异无显著性。而在心电图疗效方面，可达灵组总有效率 80.0%；硝酸异山梨酯组总有效率 57.1%。两组差异有显著性。

延胡索乙素注射液可应用于高血压患者，特别适用于高血压伴失眠、头痛者。对高血压患者静脉注射延胡索乙素进行降压治疗，静脉注射该药后，2 分钟开始降压，30 分钟达最大降压效果，降压作用维持大于 2 小时。收缩压及舒张压均显著降低，总有效率 90.5％，无严重不良反应，降压同时有较强的镇静、催眠作用。

7. 雷诺病　以芪附延胡索汤（黄芪 60g、附子 10g、延胡索 12g 等）为主，随证加减治疗雷诺病有效。将符合标准的 28 例患者予以芪附延胡索汤剂随证加减变化日 1 剂，水煎取汁 200ml，分 2 次温服。结果治愈 18 例，占 64.3％；好转 8 例，占 28.6％；未愈 2 例，占 7.1％；总有效率 92.9％。

【现代基础研究】

1. 对心血管系统的影响

（1）对心脏血流动力学及心肌缺血的影响：延胡索全碱能够明显减慢豚鼠心率，随剂量增加作用增强。乙素、丑素及脱氢延胡索碱能够使麻醉猫心率明显减慢。静脉注射延胡索醇提液可使麻醉犬心排出量及冠脉流量明显增加。静脉注射消旋体四氢巴马汀可使麻醉犬 LVSP、dP/dt_{max} 及 $VcE \pm dP/dt_{max}$ 等指标出现先兴奋后抑制的双向作用。

（2）对心律失常的影响：延胡索注射液能够对抗乌头碱所致心律失常。静脉注射延胡索碱 I、延胡索碱 II 对室性期前收缩疗效较好；使用细胞内固定微电极技术观察到，dl-四氢巴马汀 30～300μm 使家兔窦房结细胞动作电位振幅、零相去极化速率和舒张期 4 相去极化速率逐渐降低；并使高 K^+ 除极和河豚毒素所致豚鼠心乳头肌细胞慢反应动作电位的动作电位振幅、零相最大上升速率逐渐减低，复极 50％时程缩短等。

2. 对中枢神经系统的影响

（1）镇痛作用：小鼠尾法电刺激证实，延胡索粉的镇痛作用可以持续 2 小时；小鼠热板法证实，延胡索甲素及丑素有明显的镇痛作用；兔光热刺激法及电总和刺激法证实，静脉注射延胡索乙素、丑素或甲素均有镇痛作用；乙素或丑素大鼠皮下注射亦有相似作用；丙素对小鼠醋酸所致扭体反应及电刺激反应均有明显的镇痛作用。

（2）催眠与镇静作用：延胡索乙素对兔、鼠、猴、犬等动物均有明显的催眠作用；犬皮下注射乙素后出现安定、驯服及嗜睡等反应；对猴亦有同样作用；乙素能够明显降低小鼠自发活动与被动活动，并能对抗咖啡因和苯丙胺的中枢兴奋作用，对抗戊四氮所致惊厥；乙素对小鼠、兔和猫的条件反射有选择性抑制；乙素对犬有轻度中枢性镇吐作用，对大鼠有轻度降体温作用。

（3）解痉作用：左旋四氢巴马汀为有效抗癫痫和抗惊厥的药物，主要是通过抑制四氢巴马汀多巴胺释放而解痉治疗癫痫。

3. 肌肉松弛作用　溴化甲基延胡索乙素静脉注射可引起兔垂头反应，肌松作用部位在外周，是作用于神经肌肉接头后的非去极化型神经肌肉阻断药。甲基延胡索乙素和筒箭毒碱相比，效价低而作用较弱；其神经阻断作用能被新斯的明对抗。

4. 对消化系统的影响

（1）抗溃疡作用：延胡索的一些成分对胃溃疡有保护作用，如去氢延胡索甲素皮下注射，对大白鼠的实验性胃溃疡，特别是幽门结扎或阿司匹林诱发的胃溃疡，有明显保护作用。原阿片碱对幽门结扎性胃溃疡及延胡索乙素对饥饿诱发的胃溃疡均有一定的保护作用。但延胡索对利血平诱发的溃疡无效。

（2）抑制胃分泌作用：全碱对大鼠幽门结扎性溃疡胃液分泌有明显抑制，并能降低游离酸和总酸度；大剂量乙素能够明显抑制胃酸分泌；去氢延胡索甲素能减少大鼠胃酸分泌及胃酸量，降低胃蛋白酶含量；延胡索抑制胃液分泌及防治溃疡病作用可能与机体儿茶酚胺有关。

（3）对胃肠运动的影响：延胡索浸剂能使豚鼠离体小肠兴奋，使兔在体小肠暂时性兴奋；并可拮抗乙酰胆碱、毛果芸香碱及氯化钡对离体小肠的肠张力上升作用；乙素能抑制兔离体肠管活动，阻断乙酰胆碱、氯化钡及脑垂体后叶素和 5-HT 对肠肌的兴奋作用；丙素能够拮抗乙酰胆碱及氯化钡所致肠平滑肌收缩，推测其解痉作用为直接作用于平滑肌。

5. 对垂体-肾上腺皮质功能的影响 乙素能使幼年小鼠胸腺萎缩，明显降低大鼠肾上腺中维生素 C 含量，去垂体或以戊巴比妥钠麻醉大鼠后则上述作用消失，提示其促进肾上腺皮质分泌作用部位可能在下丘脑。

6. 抗菌作用 试验观察到巴马亭具有抗葡萄球菌、抗分枝杆菌的作用。

7. 抗肿瘤作用 元胡多糖 YhPS-1 能抑制小鼠体内路易斯肺癌和 S180 细胞瘤的生长。此外，延胡索乙素能够通过改变 P-gp 糖蛋白功能起到逆转肿瘤多药耐药性的作用，也能增强长春新碱对白血病细胞株的抑制作用。延胡索中的其他成分如小檗碱等具有显著的诱导细胞凋亡的作用，对 U937 等多种肿瘤细胞具有较强的抑制作用，并能诱导 HL-60 向中性粒细胞分化。

8. 其他作用 延胡索还具有较好的促进智力、增强免疫能力、延缓衰老和增强抗氧化能力等作用。

【用法用量】 内服：5～10g，煎汤，或入丸、散剂；研末吞服，一次 1～3g。外用：适量，捣碎，醋调外敷。

【使用注意】

1. 本品辛温走散，活血行气，凡经血枯少、月经先期、虚证崩漏、产后腹痛等属血热、血虚、气虚证者均慎用。

2. 本品辛温，走而不守，独用力迅。用于单纯之血瘀气滞之心腹疼痛时，宜单用独行，杂入他药则力较缓；虚人使用宜配伍补气血药。

3. 孕妇禁用。

【不良反应】

1. 延胡索含有多种生物碱，主要为异喹啉衍生物。超量中毒后可麻痹脊髓神经和四肢肌肉，抑制中枢神经，引起血管麻痹、呼吸抑制及心脏功能障碍。

2. 口服含延胡索的汤剂偶有恶心、眩晕、乏力等不良反应；服用延胡索粉末大于 10g，可出现食欲不振、腹胀、嗜睡，丙氨酸转氨酶（ALT）升高，心率减慢，心电图 T 波增宽、升高等。

3. 外用延胡索浸泡液可致过敏反应，症见全身皮肤潮红瘙痒、恶心、头晕，抗过敏治疗后好转。

4. 延胡索注射剂肌内注射致过敏反应，出现胸背部散在性红色丘疹及抓痕，停用药、抗过敏治疗后可缓解。

（毛　敏）

主要参考文献

1. 许培良，许静月．中西医结合治疗顽固性神经性头痛 160 例 [J]．中原医刊，1995，22（11）：34．

2. 袁鸣芳，何世民，孙燕，等．灵通胶囊治疗头痛的临床研究 [J]．中国疼痛医学杂志，2008，14（2）：67-71．

3. 邱财荣，逢帅，李新田，等．玄归止痛滴丸治疗气滞血瘀型偏头痛临床疗效 [J]．中国药师，2009，12（10）：1427-1429．

4. 张朝银，牟方友．田七和延胡索治疗急性腰扭伤 34 例 [J]．实用中医药杂志，2005，21（12）：735-735．

5. 曹辉．复方延胡索散治疗急性踝关节扭伤 27 例 [J]．临床军医杂志，2005，33（4）：521．

6. 剡建平．单味元胡治疗带状疱疹后遗神经痛 36 例及临床对照研究 [J]．中国皮肤性病学杂志，2005，19（7）：444，448．

7. 郝彦龙，贺小龙．中西医结合治疗溃疡病 49 例临床观察 [J]．山西中医，2008，24（6）：28-29．

8. 赵满靖．元胡止痛合剂临床疗效观察 [J]．中成药，2000，22（6）：451-452．

9. 唐久远．少腹逐瘀汤在妇科疾病中的临床运用 [J]．中医药临床杂志，2010，22（3）：206-207．

10. 张铧文，王哲．温经止痛方妇科临床应用举隅［J］．广西中医药，2012，35（4）：33.

11. 唐召力．颅痛定治疗预激综合征所合并的快速室上性心律失常［J］．中国急救医学，1999，19（11）：696.

12. 陈礼平，王德，陈文莉．可达灵片治疗冠心病心绞痛及急性心肌梗死疗效观察［J］．现代应用药学，1996，13（4）：56-57.

13. 李绍敏．可达灵片治疗冠心病心绞痛疗效分析［J］．浙江中西医结合杂志，2001，11（4）：226-227.

14. 程龙献，毛焕元，朱涛元，等．颅痛定降压作用的临床研究［J］．临床心血管病杂志，1996，12（1）：40.

15. 陈红英．芪附延胡索汤治疗雷诺病 28 例临床观察［J］．河北中医，2008，30（11）：1173.

16. 张冰．临床中药学［M］．北京：中国中医药出版社，2012.

牛膝

【来源】　牛膝为苋科多年生草本植物牛膝的干燥根，始载于《神农本草经》，列为上品。怀牛膝为苋科植物牛膝的根，主产于河南省古时怀庆府。川牛膝为苋科植物麻牛膝和甜牛膝的根。麻牛膝主产于四川西部，贵州、云南、福建亦产；甜牛膝产于四川、云南、贵州。土牛膝为苋科植物牛膝的野生种及柳叶牛膝、粗毛牛膝等的根和根茎。天全牛膝是产于四川省天全地区的川牛膝。冬季苗枯时挖根，干燥或经硫黄熏后保存。切片生用或酒炒用。

【性味与归经】　苦、酸，平。归肝、肾经。

【功能与主治】　活血祛瘀，补肝肾，强筋骨，引血下行，利尿通淋。

1. 用于瘀血阻滞的月经不调、痛经、经闭、产后瘀阻腹痛，以及跌打伤痛等症　本品有活血祛瘀之功。对上述妇科疾患，常配红花、桃仁、当归等以通经脉；对腰膝及足部伤痛，可与当归、川芎、续断等同用。

203

2. 用于腰膝酸痛、下肢无力等症　牛膝既能补肝肾、强筋骨，又能通血脉而利关节，性善下走，用治下半身腰膝关节酸痛，为其专长。当视证候不同，随证选配相应的药物。如肝肾不足所致的腰膝酸痛，可与杜仲、续断、桑寄生、木瓜等配伍；若虚损较甚，痿软无力者，又当与熟地、龟板、锁阳等合用，如虎潜丸；如因湿热下注引起的腰膝关节酸痛、脚气肿痛等症，常与苍术、黄柏、薏苡仁配用；如属风湿所致的下肢关节疼痛，可与木瓜、汉防己、萆薢、独活等同用。

3. 用于尿血、小便不利、尿道涩痛等症　本品能利尿、行瘀以通淋。可与当归、瞿麦、滑石、通草等配伍，如牛膝汤。

4. 用于吐血、衄血、齿痛、口舌生疮，以及头痛眩晕等症　牛膝功善苦泄下降，能引血下行，以降上炎之火。对上部血热妄行之证，可配白茅根、小蓟等以凉血止血；对阴虚火旺引起的齿痛、口疮，常配地黄、生石膏、知母等以滋阴降火，如玉女煎；对阴虚阳亢、肝风内动所致的头痛眩晕，常配代赭石、生牡蛎、生龙骨、白芍等以潜阳摄阴，镇肝息风，如镇肝熄风汤。

此外，本品又可用于难产，常与当归、川芎、龟板等配伍，亦是取其引血下行之功。

【现代临床应用】

1. 冠心病　将 50 例不稳定型心绞痛患者随机分为血府逐瘀汤组 32 例和对照组 18 例，对照组予常规治疗，血府逐瘀汤组在常规治疗基础上加服血府逐瘀汤，结果显示血府逐瘀汤组总有效率为 93.75%，明显优于对照组 66.67%。血府逐瘀汤组血清 ET、可溶性血管细胞黏附分子-1（sVCAM-1）及可溶性细胞间黏附分子-1（sICAM-1）的水平均明显低于对照组（$P<0.01$），血清 NO 的水平则高于对照组（$P<0.01$）。亦有研究证实，血府逐瘀汤在心力衰竭及心律失常治疗上有较好临

床效果。

2. 降压和肾功能改善作用　使用叶任高教授的降压方〔生地 20g，玄参 12g，菊花 10g，生牡蛎 25g（先煎），牛膝 10g〕，随症加减，联合 ACEI 治疗肾性高血压 35 例，不但在降血压疗效上差异有显著性，而且在肾功能改善上亦有显著性优势。另外，在降低肾素-血管紧张素-醛固酮系统（RAAS）水平上，与 ACEI 联合用药，效果显著，且治疗后不良反应发生率明显低于纯西药组。

3. 2 型糖尿病　将 2 型糖尿病患者 300 例进行临床实验对比观察。治疗组采用滋阴益肾降糖汤（生地 25g，熟地 25g，黄芪 30g，金樱子 25g，山药 15g，土牛膝 15g，黄连 6g，荷叶 10g）。对照组服用消糖灵胶囊。连续治疗 2 个月后观察临床指标变化。结果治疗组总有效率为 93%，对空腹血糖、血脂有明显降低作用，与对照组相比，差异有显著性（$P<0.05$）；治疗组对口渴多饮、多尿、多食善饥、心烦易怒、失眠多梦等症状有明显改善作用，与对照组相比，差异有显著性（$P<0.01$）。

4. 脑供血不足　脉络宁注射液系由中药玄参、石斛、牛膝等药物经化学提取后制成的复方注射剂，具有清热养阴、活血化瘀功能。对 28 例脑供血不足患者静脉滴注脉络宁注射液，效果较好，证实其具扩张血管，改善微循环，增加血管流量及抗 ADP 诱导的血小板凝集功能，溶解血栓，同时对动脉内皮具有保护作用，能增加红细胞和血小板的电泳率，以解除血管痉挛，可以预防心肌梗死、脑梗死等缺血性心脑血管疾病。

5. 人工流产，扩张宫颈　对 75 例要求终止妊娠的孕妇，运用经阴道羊膜腔外注射利凡诺，并用中药牛膝作为宫颈扩张棒引产效果好，宫缩发动早，产程明显缩短，术中、术后出血少，病人痛苦小，可减轻患者精神负担。使用牛膝棒在宫腔镜术前与术后可以随意进食；术时无需逐一用从小号到大号的扩宫器扩张宫颈，就能顺利置入外鞘 21Fr 带有器械通道的直管型治疗镜，同时还可放入卵圆钳进行宫腔内钳夹操作。牛膝价格低，无毒副反应，且操作简单，又未见引起并发症和感染。

6. 原发性痛经　缪锋等选取了 36 例痛经患者，采用牛膝散治疗，以 17 例同类型痛经患者作为对照组。治疗组以酒洗牛膝为主药，辅以桂心、赤芍、桃仁、延胡索、当归、木香、牡丹皮，主药与各辅药量之比为 3∶1，以上各药均研为细末备用，每次用 9g，温酒或温开水送服，局部热敷 30 分钟。对照组用针灸。针刺双侧合谷、三阴交穴，并留针 30 分钟。治疗组总有效率为 88.6%，对照组总有效率 65.2%（$P<0.05$），治疗组疗效明显优于对照组。

7. 治疗膝关节炎　内服牛膝丸（萆薢、牡蛎各 30g，肉苁蓉、菟丝子、木瓜、两面针各 15g，杜仲 20g，牛膝、全蝎、白芷、白蒺藜各 10g，桂枝 5g），外用痹通膏治疗 78 例膝骨性关节炎，116 病膝，痊愈 42 膝，显效 46 膝，有效 24 膝。

8. 预防肿瘤化疗所致的白细胞减少　以牛膝多糖类化合物为主要原料，制成牛膝合剂（牛膝提取物 25g，贡菊 6g，蔗糖 40g）。化疗前及化疗期间服用牛膝合剂，能有效预防肿瘤患者化疗后的白细胞计数下降，可防止因白细胞偏低而中断化疗疗程。

9. 治疗口腔溃疡　对 50 例口腔溃疡患者进行临床对比观察，治疗组使用复方土牛膝缓释口炎膜（卡波姆、羟丙甲纤维素、广东土牛膝药材提取液、聚山梨酯 80、甲硝唑、甘油等）贴于患处，对照组使用甲硝唑醋酸洗必泰含漱液漱口，每天 3 次，观察溃疡面直径及疼痛程度，结果前 3 天治疗组总有效率在 90% 以上，明显高于对照组。

10. 防治髋部骨折术后静脉血栓　对收治的 48 例髋部骨折及股骨头坏死关节置换患者采用牛膝活血汤防治下肢深静脉血栓，证实牛膝活血汤具有活血祛瘀、疏通经络的功能，能使血液运行畅通，阻止瘀血形成，预防血栓形成，并减少了西医治疗尿激酶、肝素溶栓抗凝药物的用量，大大降低了出血并发症的发生率。

11. 小儿急性咽炎，扁桃体炎　应用广州中医药大学附属中山中医院院内制剂复方土牛膝颗粒治疗小儿急性咽炎、扁桃体炎患者 120 例，随机平均分为两组。治疗组口服复方土牛膝颗粒（广东土牛膝 400g，山芝麻 160g，岗梅根 400g，野菊花 160g，水杨梅根 400g，淡竹叶 160g，一点红 160g），对照组口服头孢克洛颗粒。结果显示，治疗组疗效显著优于对照组（$P < 0.05$），两组均未发生不良反应。

12. 石淋　用自拟的牛膝汤治疗（牛膝 20～50g，乳香、没药各 5g，金钱草、鸡内金各 20g，海金沙 15g），加水 1000ml，煎取 500ml，晚饭后 1 小时顿服。第 2 天大量饮水，并做并腿跳跃运动，以利结石排出。对照组：服用复方石淋通片，每天 3 次，每次 4 片，10 天为 1 个疗程，连用 1～3 个疗程；若有尿路感染，常规用抗生素治疗。治疗组痊愈 43 例，好转 10 例，明显优于对照组。

【现代基础研究】　牛膝根所含三萜皂苷水解后生成齐墩果酸及葡萄糖醛酸等，尚含甾体类、糖类、氨基酸、生物碱类和香豆素类化合物，并含有钾盐及多种微量元素。

1. 对血液、心血管系统作用　川牛膝在控制自发性高血压大鼠血压的同时，可以不同程度地减轻左心室肥厚，改善心肌重构，并且与给药剂量有一定的关系。牛膝总皂苷能明显改善血瘀模型大鼠血液流变特性，抗血小板黏附和抗血栓形成。川牛膝醇提物具有抑制转化生长因子生成的作用，通过减少肾组织的纤维化，可能降低 TGF-β_1 对肾小球细胞的刺激，减少肾素的释放，减少血管紧张素 II 的生成，从而使血管舒张，血压下降。

2. 降血糖作用　牛膝多糖能够降低四氧嘧啶和肾上腺素

所致小鼠血糖升高，促进糖尿病小鼠肝糖原合成，而对正常小鼠血糖无明显影响。

3. 糖尿病肾脏保护作用 牛膝多糖具有减少尿微量白蛋白排出、血尿素氮浓度、肾脏 TGF-β_1 表达的作用，牛膝多糖有防治糖尿病肾病（DN）的作用，其防治 DN 及保护肾功能的作用与其降低肾脏 TGF-β_1 表达有关。

4. 降脂，降血尿酸作用 现代药理研究发现，牛膝具有蛋白同化作用，所含昆虫变态甾体激素具有强的蛋白质合成促进增强现象，牛膝能减少脂质吸收，阻止类脂质在血清滞留或渗透到动脉内膜，从而改变了脂质及嘌呤的代谢，最终达到降脂，降血尿酸，消除尿蛋白。

5. 抗生育作用 牛膝中的皂苷类成分是其抗生育作用的主要成分之一，而牛膝皂苷Ⅱ可能是其主要活性成分，牛膝皂苷Ⅱ的抗生育、抗着床作用很好。

6. 抗炎，镇痛和活血作用 不同剂量下的牛膝总皂苷能减轻大鼠和小鼠急性炎症反应，降低大鼠琼脂肉芽肿重量，延长热板上小鼠舔足时间，改善大鼠血液流变性。

7. 免疫调节作用 牛膝多糖硫酸酯（S-AbP）和磷酸酯（P-AbP）衍生物较牛膝多糖能更有效地促进小鼠脾淋巴细胞增生，还可以分别通过 IL-2 和 TNF-α 发挥免疫调节作用。

8. 抗肿瘤作用 中药牛膝提取物不仅对免疫功能具有抑制作用，而且可以通过延缓细胞周期、诱导肿瘤细胞凋亡、增强巨噬细胞对肿瘤细胞的杀伤作用及分泌细胞因子如 TNF-α、IL-6 等免疫学方面机制参与其抗肿瘤作用。

9. 抗衰老作用 以果蝇为动物模型研究 4 个牛膝多糖组分的抗衰老作用，结果表明，大分子量组分 Con.1 对果蝇无抗衰老作用，而另 3 个小分子量组分在培养基中浓度为 2mg/g和 5mg/g 时，都可显著或极显著地使果蝇平均体重增加，并使果蝇平均寿命延长。

10. 对神经系统的作用　牛膝多糖能够降低脑组织中活性氧（ROS）、黄嘌呤氧化酶（XOD）和髓过氧化物酶（MPO）活性，提高大鼠的抗氧化能力，减少对组织的直接损害，延缓和防治脑外伤发展，可用于治疗和预防脑外伤后的二次损伤。

11. 抗骨质疏松的作用　怀牛膝水煎液能显著增加维 A 酸所致骨质疏松大鼠的活动能力，阻止维 A 酸所造成的大鼠骨矿质的丢失，增加其骨中有机质的含量，提高骨密度。

【用法用量】　6～15g，煎服。

【使用注意】　孕妇及月经过多者忌用。

【不良反应】　未见明显不良反应。采用 40 只小鼠，随机分为空白对照组和 4 个剂量组（分别为 400g/kg、300g/kg、225g/kg、169g/kg），连续予土牛膝水煎液灌胃 7 天，观察小鼠症状表现及死亡情况，对死亡小鼠进行解剖，观察器官的损伤情况。病理组织学检查发现：大剂量给药后小鼠肝、脾组织有轻度瘀血，怀疑大剂量的土牛膝可能会引起心脏功能的改变，心力衰竭可能是导致小鼠死亡的原因。小鼠口服牛膝多糖的 LD_{50} 为 15.83g/kg，95％可信限为 18.87～13.27g/kg。川牛膝的苯提取物 2.5g（生药）/kg，从小鼠妊娠第 7 天开始连续灌服 3 天，抗生育有效率为 100％，使胚胎排出，死亡或阴道流血。炮制对牛膝有特殊毒性的影响，盐制后牛膝毒性增加。不同产地的牛膝给予小鼠腹腔注射的 LD_{50} 为：河南牛膝 1.620g/kg，山东牛膝 1.237g/kg，河北牛膝 3.531g/kg，江苏牛膝 2.446g/kg。

（李仁柱　李广珍）

主要参考文献

1. 凌一揆，颜正华. 中药学 [M]. 上海：上海科学技术出版社，1984：159-160.

2. 王宝祥，董雪梅，郭爱民，等．血府逐瘀汤对不稳定型心绞痛患者血管内皮功能的影响 [J]．中西医结合学报，2006，4（3）：256-259．

3. 杨德华．血府逐瘀汤治疗慢性肺心病心力衰竭的临床疗效观察 [J]．河南中医学院学报，2005，20（1）：32-33．

4. 李宏运，梁健．血府逐瘀汤治疗心律失常192例疗效观察 [J]．国医论坛，2005，20（4）：25-26．

5. 张晓江．叶氏降压方治疗肾性高血压的临床研究 [J]．湖南中医药大学学报，2007，27（1）：56-57．

6. 刘汉胜，郭皖北，刘庆武，等．滋阴益肾降糖汤治疗2型糖尿病的临床疗效研究 [J]．实用预防医学，2005，12（2）：288-289．

7. 刘爱秋，赵瑞玉．脉络宁注射液治疗脑供血不足28例分析 [J]．中国误诊学杂志，2007，7（5）：1097-1098．

8. 贺国丽，吴秀荣．牛膝在宫腔镜术前扩张宫颈的应用 [J]．实用妇产科杂志，2010，26（10）：796-797．

9. 张静燕，杨青雅，刘倩菁．牛膝合剂的制备及抗肿瘤效用 [J]．现代实用医学，2003，15（2）：115．

10. 张筱英，莫如昌，柯尊斌．复方土牛膝缓释口炎膜治疗口腔溃疡临床疗效 [J]．中国药师，2010，13（1）：108-109．

11. 袁荣清．牛膝活血汤防治髋部骨折术后静脉血栓 [J]．现代中西医结合杂志，2008，17（36）：5619-5620．

12. 徐庆文，孙一帆，梅全喜，等．复方土牛膝颗粒治疗小儿急性咽炎、扁桃体炎临床疗效观察 [J]．中国药房，2007，18（30）：2372-2374．

13. 郑勇文．牛膝汤治疗石淋56例 [J]．陕西中医，2007，28（8）：983-984．

14. 韩紫岩，牛艳阳．牛膝的研究概况 [J]．中国药业，2007，16（15）：64-65．

15. 徐婷，王微．川牛膝水煎液对自发性高血压大鼠血压和左心室肥厚的影响 [J]．长春中医药大学学报，2008，8（4）：367．

16. 司力，黄世福，李涛，等．牛膝总苷对急性血瘀模型大鼠血液流变性指标的影响 [J]．中医药临床杂志，2007，19（4）：356-358．

17. 刘彦灸，盖国忠．牛膝醇提物对肾脏转移生长因子蛋白表达的影响

[J].吉林中医药，2008，28（6）：454-455.

18. 李海泉.牛膝多糖降糖作用实验研究 [J].安徽医药，2004，8（5）：326-327.

19. 栾海艳，高艳华，赵晓莲，等.牛膝多糖对糖尿病肾脏保护作用的研究 [J].黑龙江医药科学，2008，31（1）：56-57.

20. 童琦燕.牛膝治疗高尿酸血症高脂血症 [J].辽宁中医杂志，2003，30（11）：943.

21. 刘建华，梁生旺，王淑美.牛膝皂苷栓的抗生育作用研究 [J].河南中医学院学报，2006，21（1）：35-37.

22. 高昌琨，高建，马如龙，等.牛膝总皂苷抗炎、镇痛和活血作用研究 [J].安徽医药，2003，7（4）：248-249.

23. 金丽琴，许艳芳，金晶，等.牛膝多糖对老龄大鼠非特异性免疫功能的影响 [J].中国病理生理杂志，2007，23（7）：1408-1411.

24. 金丽琴，薛胜霞，吕建新，等.牛膝多糖衍生物对小鼠脾淋巴细胞增殖及诱生 IL-2 和 TNF-α 的影响 [J].中国生化药物杂志，2008，29（5）：312-314.

25. 胡洁，齐义新，李巧霞，等.中药牛膝提取物抗肿瘤活性的初步研究 [J].中华微生物学和免疫学杂志，2005，25（5）：415-418.

26. 高昌琨.怀牛膝对维甲酸所致大鼠骨质疏松防治作用的实验研究 [J].基层中药杂志，2001，15（2）：9-11.

27. 马文杰，黄志芳，黄志红，等.土牛膝的急性毒性实验 [J].国际中医中药杂志，2010，32（4）：349-350.

28. 车锡平，朱和，史大平，等.中药怀牛膝对小白鼠的抗生育作用 [J].西安交通大学学报（医学版），1988，7（2）：7.

29. 聂淑琴，薛宝云，梁爱华，等.炮制对牛膝特殊毒性的影响 [J].中国中药杂志，1995，20（5）：275.

30. 张黎莉，宋义平，黄万珠，等.河南与异地产牛膝药理作用与毒性比较 [J].中药药理与临床，1998，14（4）：30-31.

乳香

【来源】　本品为橄榄科植物乳香树、鲍卡乳香树、野乳香树等皮部渗出的油胶树脂，因其滴下成乳头状，故亦称乳头香。春、夏将树干的皮部由下向上顺序切开，使树脂由伤口渗出，数天后凝成硬块，收集即得。入药多炒用。

【性味与归经】 辛、苦，性温。归心、肝、脾经。

【功能与主治】 活血行气、舒筋止痛。用于治疗气血凝滞、心腹疼痛、痈疮肿毒、跌打损伤、痛经、产后瘀血疼痛等。常与没药同用。

【现代临床应用】

1. 跌打损伤 乳香具有活血祛瘀、行气散滞、消肿止痛功效。用乳香、没药研末外敷治疗急性腰腿扭伤 100 例，其中1~3 天症状减轻，5~7 天消肿，7~10 天活动自如。

2. 类风湿关节炎 乳香具有祛风除湿，温经散寒，搜风通络的功效。采用乳香追风汤（乳香、没药、寻骨风、透骨草、制川乌、乌梢蛇、秦艽、知母、白术、白芍、当归、黄芪、炙甘草）治疗类风湿关节炎 40 例，对照组 20 例使用常规西药，两组均以 1 个月为 1 个疗程，结果治疗组总有效率92.5%，显著高于对照组。

3. 皮肤溃疡 乳香能活血化瘀、行气止痛、消肿生肌。采用乳香散剂治疗皮肤溃疡 386 例，10 天愈合 176 例，15 天愈合 109 例，20 天愈合 90 例，30 天愈合 5 例，手术皮瓣转移愈合 6 例，总有效率 98.4%。

4. 冻疮 乳香、没药等份外敷治疗冻疮 38 例，其中 6 例疮面溃烂，治疗 1~3 个疗程后，全部愈合，32 例红肿者，治疗 1~2 个疗程后仅 1 例消退不明显，其余痊愈，总有效率达 97.4%。

5. 压疮 乳香除具止血、活血止痛、解毒消肿功能外，还具有去腐生肌之功效，能改善微循环促进细胞生长，有利于组织修复，促进创面结痂愈合。使用自制中药三黄乳香油（黄柏、黄连、黄芩、地榆、乳香、没药、炉甘石、珍珠粉、冰片）治疗压疮溃疡期患者 49 例，治疗 2 周做统计，结果治愈率为 55.1%，显效率为 32.6%，有效率为 10.2%，总有效率 97.9%。

6. 治疗肌注硬结 乳香等外敷治疗肌注硬结，能较快地散结、消炎、止痛，又无明显不良反应。将乳香、没药、黄柏、大黄各 20g 共研细末混合均匀的药粉，用 30%乙醇溶液调为糊状，置于患处每天换药 1 次，直至局部发软为止，一般 3～5 次则硬结发软，压痛减轻，7 次则完全治愈。也有用乳香 20g、没药 20g、丹参 15g 共研细末，用甘油调为糊状外敷，一般 3～4 次症状明显减轻，5 天即愈。

7. 抗肿瘤 采用乳香提取物与化疗药物联合治疗急性非淋巴细胞白血病，结果完全缓解率 89.3%，总缓解率达 94.6%，明显高于单用化疗药物的对照组（$P<0.01$），且患者生存期明显延长，生存率明显提高。

【现代基础研究】 乳香的主要成分为挥发油、树脂及树胶，其中树脂含量为 60%～70%，树胶含量为 27%～35%，挥发油含量为 3%～8%，其余为杂质和水分。

1. 镇痛作用 乳香能直接作用于神经末梢达到止痛目的，又能抑制毛细血管通透性，改善局部血液循环，促进病灶处渗出液的吸收，达消肿止痛目的。

2. 抗炎作用 乳香酸类具有良好的抗炎作用。乳香的乙醇提取物能显著抑制角叉菜胶引起的小鼠和大鼠足趾肿，对葡聚糖引起的大鼠足肿胀和组胺诱导的大鼠后肢肿胀也有明显作用。其机制可能是通过抑制促炎症细胞活素类的生成起到抗炎的作用。

3. 抗肿瘤作用 乳香中的抗肿瘤活性成分主要为西松烷型二萜和五环三萜这两类化合物，多项药理试验提示这些成分可多靶点抑制肿瘤生长。

4. 抗胃溃疡作用 乳香抗胃溃疡作用主要是通过降低胃内游离酸度、抗幽门螺杆菌和抗炎等发挥作用。

5. 抗血小板黏附作用。

【用法用量】　内服：煎汤，5～15g；或入丸、散。外用：适量研末调敷。

【使用注意】　入煎剂汤液浑浊，胃弱者多服易呕吐，故用量不宜过多。孕妇忌服。过敏者禁用。

【不良反应】　在中医药典籍著作中，有关乳香的毒性有"入煎剂汤液浑浊，胃弱者多服易呕吐，故用量不宜过多"、"乳香、没药同用，两药用量皆需相应减少"的注释，提示内服乳香可能有胃肠道反应。

现代关于乳香、没药的不良反应报道主要有两方面：一为内服后出现恶心呕吐、食欲不振等胃肠道反应，二为过敏反应。过敏反应的表现形式主要有：①内服制剂患者在服药后，均可出现迟发型过敏反应。即出现周身发热，全身发痒，继而出现全身丘疹，以四肢躯干为多，或出现红肿，斑块，奇痒难忍；②外用制剂接触性过敏反应，患者在使用外用药或接触乳香、没药后，即可在用药部位或接触部位，以及身体其他暴露部位出现发热、发痒，继而出现丘疹，或红肿、斑块、奇痒等症状。

（贺　琳　杜金行）

主要参考文献

1. 马彬，张奉生. 乳香追风汤治疗类风湿性关节炎40例 [J]. 山东中医杂志，2004，23（6）：337-338.

2. 戴立拾，马胜利，齐月强. 乳香散剂治疗皮肤溃疡386例 [J]. 河北医药，2001，23（8）：587.

3. 杨柏如. 乳香没药治疗冻疮 [J]. 山西护理杂志，1998，12（6）：265.

4. 王艳青，张艳. 三黄乳香油治疗褥疮的临床观察49例 [J]. 实用护理杂志，2003，19（7）：11.

5. 庄淑萍，赵红兵. 大黄乳香方治疗肌注硬结 [J]. 中医外治杂志，

2004，13（4）：55.

6. 于丽瑛，孙小玲. 乳香方治疗肌注硬结［J］. 中医外治杂志，2005，14（2）：55.

7. 李亮，屈彩琴，周昆. 乳香没药的临床不良反应及其毒性研究［J］. 毒理学杂志，2008，22（6）：495-496.

8. 朱蓓，王永荣. 含乳香、冰片的中成药致严重皮肤损害1例［J］. 中国药物警戒，2007，4（2）：118，122.

9. 毛克臣，李卫敏，郑立红. 乳香、没药引起过敏反应的报道［J］. 北京中医，2004，23（1）：38-39.

10. 李苗，李伟. 乳香研究进展［J］. 齐鲁药事，2012，31（11）：667-669.

没药

【来源】 本品为橄榄科植物没药树及同属植物树干皮部渗出的油胶树脂。每年11月至次年2月将树皮刺伤，树脂由裂缝自然渗出，初为淡黄白色胶状液体，在空气中逐渐变为红棕色坚硬的硬块，收集即得。入药多炒用。

【性味与归经】 苦，性平。归肝经。

【功能与主治】 活血止痛，消肿生肌。用于跌打损伤瘀血肿痛，痈疽肿痛，胸腹诸痛；外用治疮口久不收敛。常与乳香同用。

【现代临床应用】

1. 冠心病 没药活血祛瘀、行气止痛，具有能散、能行、能润的特点，其油脂部分能降低血胆固醇含量。用没药纯粉胶囊口服治疗冠心病68例，心前区疼痛症状消失或减轻67例，活动后呼吸困难消失42例，取得明显疗效。

2. 跌打损伤 采用自拟的没药桃仁散（没药、桃仁、土元、栀子、大黄各等份）外敷治疗踝关节扭伤63例，全部治愈（踝关节肿痛消失，关节活动功能正常）。其中5～7天内治愈55例，占87.30％；10天内治愈8例，占12.18％。

因没药常与乳香同用，临床报道也多为二药的复方制剂，故其他应用可参见乳香部分条文。

【现代基础研究】 没药的主要化学成分有挥发油、树脂、树胶、灰分、盐类、酸类等。没药中起止痛作用的化学成分有呋喃桉叶烷-1，3-二烯、莪术烯、半萜烯，起止痛作用的有效物质为挥发油。

1. 镇痛作用 意大利佛罗伦萨大学研究人员从非洲没药中提取的 3 种倍半萜烯成分的动物实验表明，至少有两种成分具有强烈镇痛作用。没药提取物的强烈镇痛作用可能与吗啡一样作用于脑中阿片受体，却没有吗啡成瘾的副作用。

2. 降脂作用 没药油树脂部分能降低血胆固醇量，防止动脉内膜粥样斑块的形成。

3. 活血消肿作用 没药对外伤引起的小鼠足肿胀外敷后均有显著或非常显著的消肿作用，假若用生品没药外敷其化瘀消肿作用则更强。

4. 抗炎抗菌作用 没药对急性或慢性炎症均有良好抑制作用，对生物体内引起炎症的主要物质过氧化物酶有很强的抑制作用。从没药中得到的呋喃二烯-6-酮和甲氧呋喃愈创木-9-烯-8-酮对大肠杆菌、金黄色葡萄球菌、铜绿假单胞菌、白色念珠菌等显示抗菌活性。

5. 抗肿瘤作用 没药甾酮对多种肿瘤细胞有抑制增殖、诱导分化或凋亡、降低侵袭转移等作用。实验证明，没药甾酮对乳腺癌、人白血病细胞、前列腺癌、肺癌、卵巢癌、头颈癌、多发性骨髓瘤、黑素瘤等多种肿瘤细胞有明显的抑制作用。

6. 保护肝脏 实验研究发现没药对血吸虫肝损害及肝脏脂质过氧化损害有保护作用。

7. 保护黏膜、抗胃溃疡作用 没药能促进黏膜再生，增加核酸和非蛋白巯基浓度。

【用法用量】 内服煎汤，3～9g；或入丸、散。外用适量研末调敷。

【使用注意】 孕妇忌服。过敏者禁用。

【不良反应】 同乳香。

（贺琳 杜金行）

主要参考文献

1. 连秀娜，张琳. 没药防止冠心病 [J]. 山西中医，2002，18（4）：10.
2. 李燕，夏春芹，邓郁霞. 没药桃仁散外敷治疗踝关节扭伤 63 例 [J]. 中医外治杂志，2002，11（3）：54.
3. 李训东，刘雯静. 没药的实验研究概况 [J]. 中国医疗前沿，2009，4（17）：15-16.
4. 徐宏彬，李玲. 没药甾酮研究进展 [J]. 医药导报，2009，28（5）：617-619.

蛴螬

【来源】 本品为金龟子科昆虫朝黑金龟子或其他近缘昆虫的干燥幼虫。5—8 月间翻土捕捉，捕得后用沸水烫死，晒干。以干燥、色黄、条大、完整者为佳。

【性味与归经】 味咸，微温，有小毒。入足厥阴肝经。

【功能与主治】 破血，行瘀，散结，通乳，明目退翳。用于治疗折损瘀痛，痛风，破伤风，喉痹，目翳，丹毒，痈疽痔漏等。治破伤风，蛴螬配以蝉蜕共研细末加黄酒分服；治血滞经闭，配以三棱、红花、赤芍等；治痛风，配以甘草、乳香、没药研末酒调分服；治痈疽痔漏恶疮及小儿丹毒，单用蛴螬研末外敷，如蛴螬散；治喉痹，用蛴螬汁点喉中，如蛴螬汁方。

【现代临床应用】 蛴螬在中医临床上有较广泛的应用。其单用治疗破伤风、口疮，与其他药物组方治疗小儿哮喘、中风、血吸虫病肝硬化等症均取得了满意的疗效。

1. 破伤风　蛴螬在治疗破伤风方面疗效显著，治愈率高，显效快。治疗破伤风 14 例痊愈 11 例，死亡 3 例。有效病例均在 15～30 分钟张口自如，喉痉挛消失或减轻，口腔分泌物显著减少，能吞咽食物和药物。

2. 口疮　蛴螬单用治疗口疮简便易行、效果好，与其他药物配合使用疗效亦佳。经治疗 1～3 天痊愈 21 例，4～5 天痊愈 32 例，5～7 天痊愈 7 例，无效 3 例，治愈率 95%。蛴螬茧矾散外治口疮具有高效速效之特点。

3. 小儿哮喘　蛴螬与多种药物组方，外敷治疗小儿哮喘有满意效果。用蛴螬等多味中药外敷涌泉穴治疗小儿支气管哮喘 72 例，经治疗后 72 例全部缓解。其中用药 1 次完全缓解者 36 例，2 次完全缓解者 24 例，3 次完全缓解者 12 例。全部病例均随访，3 年以上未见复发。

4. 中风　临床上治疗中风，取得了较好疗效。含有蛴螬的血肿消口服液临床治疗中风病，发现此方药能明显促进血肿吸收，降低颅内压，促进神经功能恢复。另外，还能明显减少中风后呃逆、中枢性发热、出血后吸收热及应激性消化道出血的发生。

5. 血吸虫病肝硬化　用含有蛴螬的软肝丸治疗血吸虫病肝硬化，不仅在改善病人主症上疗效显著，而且对血红蛋白、白细胞及血小板减少，改善肝功能等方面都有很好的效果。所治疗的 102 例中，总有效率为 90.2%。50 例痊愈患者肝脏形态恢复正常，42 例好转患者从 3 期或 2 期恢复到 1 期。

6. 治疗咽喉肿痛、历节风和经闭　用蛴螬治疗咽喉肿痛、历节风和经闭，消肿定痛速度快，疗效满意。

7. 其他临床应用　临床上有将蛴螬用水提取制成滴眼液治疗白内障、角膜翳，取得了较好的疗效。

【现代基础研究】　棕色金龟子的幼虫含蛋白质、脂肪、氨基酸，还有多种酶，如外细胞糖酶、蔗糖酶，其脂肪体中抗坏血酸的含量达 0.1mg/g，大大高于脊椎动物血浆中抗坏血酸的含量。

1. 对离体动物器官作用　蛴螬水浸液 1∶1000 浓度对兔冠状血管、离体兔耳血管、蟾蜍肺血管皆有收缩作用；1∶1000 浓度能兴奋离体心脏，浓度更高则导致舒张期停止；1∶1000 以上能兴奋离体兔子宫，收缩蟾蜍内脏血管；1∶100 能抑制离体兔肠管，大剂量有利尿作用，但对血压无影响（急性兔试验）。

2. 抗肿瘤作用　有研究表明蛴螬不同溶剂提取液具有一定的抗肿瘤活性。蛴螬提取物、蛴螬石油醚提取物对 HeLa 细胞具有抑制增殖及诱导凋亡作用。

3. 保肝作用　蛴螬在一定程度上可以降低肝细胞损害，提示其可以用于肝硬化和急性肝损伤的治疗。

4. 抗菌作用　蛴螬体内含有多种 AMP，是具有抗菌活性短肽的总称。AMP 具有广谱抗菌活性，对细菌有很强的杀伤作用，尤其是其对某些耐药性病原菌具有杀灭作用。

5. 溶解血栓作用　蛴螬水煎醇沉提取物能明显溶解兔耳缘静脉血栓，显著增加兔体内的纤溶活性，体外实验也证实蛴螬能增强纤溶酶活性。

【用法用量】　内服：适量，入丸、散；外用：研末调服或捣服。

【使用注意】　恶附子，孕妇及体弱、心肺功能不全者忌用，且用量不宜过大。

【不良反应】　未见明显不良反应。

蛴螬，《名医别录》谓有毒，余书尚未见提及，现代人称有小毒。据该药用量及年老体弱、心肺功能不良者服用后之反应，将蛴螬按有小毒对待；蛴螬水浸液 1∶1000 浓度能兴奋离体心脏，浓度更高则导致舒张期停止，若大剂量应用则会对心肺功能不全患者造成极大的危害，所以切忌过量使用。

（王亚红）

主要参考文献

1. 董庆峰，张崇禧，张书峰，等. 蛴螬的化学成分及药理作用研究进展 [J]. 药学实践杂志，2008，26（1）：14-19.

2. 蔡永敏，任玉让，王黎，等. 最新中药药理与临床应用 [M]. 北京：华夏出版社，1999.

3. 夏丽英. 现代中药毒理学 [M]. 天津：天津科技翻译出版公司，2005.

4. 张丰强. 临床大本草 [M]. 北京：华夏出版社，2000.

5. 钱宗云，陈聪聪，陈连枝. 几种动物类中药对耳缘静脉血栓溶解作用的实验观察 [J]. 浙江中医杂志，1991，26（11）：512.

6. 江苏新医学院. 中药大辞典（下册）[M]. 上海：上海科学技术出版社，1986.

7. 侯士良. 中药八百种详解 [M]. 第2版. 郑州：河南科学技术出版社，2009.

8. 叶苓，林美熙. 虫类本草 [M]. 北京：中国医药科技出版社，2000.

鬼箭羽

【来源】 本品为卫矛科植物卫矛的干燥枝条及其翅状附属物。全年可采，割取枝条后，除去嫩枝及叶，晒干。或收集其翅状物，晒干。

【性味与归经】 苦，寒。归肝经。

【功能与主治】 行血通经，散瘀止痛，杀虫。主治月经不调、产后瘀血腹痛、产后血晕、心腹绞痛、冠心病、风湿痹痛等，也可用于治疗跌打损伤肿痛。治经闭、瘾瘕、痛经、产后瘀阻腹痛，常配当归、红花、益母草等药，以增强活血化瘀之力，方如《局方》当归散、《圣惠方》鬼箭羽散；治崩中下血，可配三七、蒲黄、茜草等药，以增强化瘀止血之功；治跌打伤痛，可配大黄、红花、赤芍等药，以增强化瘀消肿止痛之效；古云其能治虫积腹痛，可配苦楝皮、槟榔、南瓜子等药，以增强杀虫之力。

【现代临床应用】

1. 高血压 药理研究表明鬼箭羽具有改善血液流变学和微循环、降血糖、调血脂等作用；采用针箭颗粒（鬼针草、鬼箭羽、玄参、山萸肉、防己、泽泻等）治疗高血压Ⅰ、Ⅱ期患者78例，对照组予开搏通。两组患者观察期内均停用其他任何可能影响血压和血脂的药物。两组患者治疗后血压较治疗前明显下降，但两组间比较差异无显著性，临床结果表明其有确切的降压效应。

2. 高血压胰岛素抵抗 复方鬼箭羽汤（由鬼箭羽、葛根、丹参、当归、制大黄、黄连组成）加卡托普利治疗80例高血压胰岛素抵抗患者，对照组服用卡托普利，观察治疗前后两组空腹血糖（FPG）、空腹血清胰岛素（FINS）、胰岛素敏感指数（ISI）和血压、甲襞微循环的变化。观察发现复方鬼箭羽汤对高血压胰岛素抵抗有明确的改善作用，且能够改善微循环障碍异常。

3. 动脉粥样硬化 鬼箭羽苦寒入血、活血通脉，使瘀血得消，血脉自畅。以鬼箭羽与制首乌、黄精、海藻、僵蚕、片姜黄等配伍并随证加减，治疗脑动脉硬化50例。治疗组总有效率88.00%，显著高于对照组。

4. Ⅱ型糖尿病（消渴） 鬼箭羽有降血糖、降尿糖及增加体重的作用，可致胰岛细胞增殖、胰岛β-细胞增生、α-细胞萎缩，说明鬼箭羽所含的草酰乙酸钠能刺激β-细胞，加强胰岛素的分泌。采用疏肝调气方（柴胡、当归、白芍药、川芎、白术、茯苓、荔枝核、葛根、荷叶、黄芪、鬼箭羽、马齿苋）治疗100例2型糖尿病患者，服药4个月。治疗期间原口服西药降糖药物一律撤减至停用。观察患者症状与体征，空腹血糖及合并症，总有效率91%。

5. 糖尿病肾病 鬼箭羽通过调整糖脂代谢，减少尿蛋白，改善肾功能和血液流变学状态可以达到治疗糖尿病肾病，延缓肾功能衰退的作用。采用滋肾活血方（组成：熟地黄、丹参、黄芪、山药、沙参、山茱萸、茯苓、牡丹皮、泽泻、水蛭、鬼箭羽）治疗糖尿病肾病患者 72 例；对照组采用常规西医治疗。观察治疗前后两组患者尿、血、肾功能及血液流变学各项指标，总有效率治疗组 87.50%，明显优于对照组。

6. 慢性肾衰竭　鬼箭羽有降低全血黏度及调节脂质代谢的作用，与益气解毒、活血化浊类中药配伍可以明显降低慢性肾衰竭患者的甘油三酯、胆固醇、血肌酐、血尿酸，升高肌酐清除率。鬼箭羽与活血化瘀类中药配伍治疗慢性肾衰竭患者 68 例，对照组除针对原发病、慢性肾衰竭的治疗及必须的对症处理外（即西药综合治疗），不做其他处理。观察两组患者甘油三酯、内生肌酐清除率、血肌酐及临床症状改善情况，结果对照组有效率 47.06%，治疗组有效率 76.47%，与对照组相比有明显差异。

7. 泌尿系感染、前列腺炎、前列腺肥大　鬼箭羽又善清热、利尿、通淋。主治热淋涩痛、小便不利及前列腺肥大等，不论单用抑或组方应用，均可收到满意效果。以鬼箭羽 30～60g 与大柴胡汤、八正散或导赤散化裁成方治疗泌尿系感染患者 115 例，观察到临床加用鬼箭羽，在症状改善出现的时间、程度及疗程上均有明显差异，明显优于未使用者。将鬼箭羽粉碎为末冲作茶饮治疗 98 例前列腺肥大患者，其间停服其他中西药，观察症状改善的总有效率达 94.8%。

8. 慢性头痛　鬼箭羽具清荡痹络瘀血之效，对于由瘀血阻滞所导致的慢性头痛，在鬼箭羽基础上辨证组方治疗，显示良好疗效。

综上所述，虽鬼箭羽早在《神农本草经》中已有记载，但其功用主治大多围绕在妇女经血和除邪辟秽两方面，尤其侧重于除秽辟邪，历代医家对其余作用均论述甚少。近年研究对鬼箭羽的临床应用有所拓展，用于治疗高血压、糖尿病、高脂血症、动脉硬化等效果显著。

【现代基础研究】　鬼箭羽的主要成分有香橙素、d-儿茶素及去氢双儿茶素 A 等黄酮成分和木醋酸、槲皮素、金丝桃苷及卫矛醇等甾类物质。

1. 对心血管系统的作用　增加心肌营养性血流量，改善氧和营养物质的供应；耐缺氧作用；降血压作用；调血脂作用。

2. 对血液系统的形响　增加冠状动脉血流量，减少冠脉阻力，降低心肌耗氧量，改善心肌缺血状态；降低全血黏度；降低血糖、尿糖。

3. 中枢镇静作用　加大量时镇静作用明显，并能显著加强戊巴比妥钠及硫喷妥钠的中枢抑制作用。

4. 对免疫系统作用　鬼箭羽能使外周血 K 细胞作用的抗体依赖性细胞介导的细胞毒反应和血清甲状腺微粒体抗体（TMA）的结合率显著下降，从而改善甲状腺局部症状和降低血清抗甲状腺自身抗体。

5. 其他作用　鬼箭羽尚有抗过敏、抗肿瘤等作用。

【用法用量】　内服：煎汤，4～9g；或浸酒或入丸、散。外用：适量，捣敷或煎汤洗；或研末调敷。

【使用注意】　《品汇精要》：妊娠不可服。

【不良反应】　无记载。

（张京春　邬春晓）

主要参考文献

1. 尹贵宇，杨金平．鬼箭羽药理学研究浅谈［J］．黑龙江医药，2006，19（4）：300-301.

2. 国家中医药管理局《中华本草》编委会. 中华本草 [M]. 上海：上海科学技术出版社，1999.

3. 张丽芬，赵进喜. 中药鬼箭羽研究近况 [J]. 中国中药杂志，2005，30 (24)：1895-1898.

4. 陈晓虎，蒋卫民，焦广明. 针箭颗粒治疗高血压病 56 例 [J]. 中国中西医结合杂志，2000，20 (10)：752.

5. 彭利，鲍宜桂，李忠业. 复方鬼箭羽汤改善高血压病胰岛素抵抗和微循环的临床研究 [J]. 陕西中医，2007，28 (6)：677-679.

6. 张成新，杨茵. 滋肾养肝、化痰消瘀法治疗脑动脉硬化 50 例临床分析 [J]. 新疆中医药，2007，25 (4)：38-39.

7. 朱永娟. 从肝论治Ⅱ型糖尿病 100 例临床观察 [J]. 上海中医药杂志，1999 (7)：19-20.

8. 颜国富. 中西医结合治疗糖尿病肾病 40 例疗效观察 [J]. 新中医，2007，39 (5)：86-87.

9. 王刚，郭晓玲，阎圣玺. 保肾冲剂治疗慢性肾功能衰竭 34 例 [J]. 陕西中医，2006，27 (12)：1478-1481.

10. 王魏，王晋桦，赵德忠，等. 鸡血藤、鬼箭羽和土鳖虫调脂作用的比较 [J]. 中国中药杂志，1991，16 (5)：299-302.

王不留行

【来源】　王不留行为麦蓝菜的干燥成熟种子。多为野生，亦有栽种。夏季果实成熟、果皮尚未开裂时采割植株，晒干，打下种子，除去杂种，晒干生用或炒用。

【性味与归经】　苦，平。归肝、胃经。

【功能与主治】　活血通经，下乳消肿，利尿通淋。用于乳汁不下，经闭，痛经，乳痈肿痛，淋证涩痛等症。治疗经行不畅、痛经及闭经，常配当归、川芎、香附、红花等药用；治妇人难产或胎死腹中，可配酸浆草、五灵脂、刘寄奴等药，如胜金散；治疗产后乳汁不下，常配伍穿山甲等，如涌泉散；治疗产后气血亏虚、乳汁稀少，多与黄芪、当归，或当归、猪蹄等同用；治疗乳痈肿痛，可配蒲公英、夏枯草、瓜蒌等；治疗淋证，则常与石韦、瞿麦、冬葵子等配伍。

【现代临床应用】《本草纲目》云："穿山甲、王不留，妇人服之乳长流。"王不留行的主要功能是下乳汁，即催乳。除具有催乳功能和治疗产后缺乳外，王不留行还可以治疗痛经、闭经、乳痈肿痛，也可治疗小便不利、淋沥涩痛以及带状疱疹等。不过，本品很少单用，一般须辨明病情，配伍适当的药物，以增强疗效。近年来耳穴贴压王不留行应用日趋广泛。王不留行入肝胃经，具有疏通行脉，清热解毒，调整脾胃，扶正祛邪功效。耳郭与人体各个部分存在着一种生理性的内在联系。中医学认为，耳可通过十四经内属脏腑，建立起耳与五脏六腑的联系；耳还可通过十四经外络肢节，建立起耳与四肢百骸、五官七窍、皮毛肌肉的统一联系。现代医学研究表明，耳郭上有丰富的神经、血管、淋巴管分布，躯体内脏器官有病时可以通过经络在耳郭的相应穴位上出现反应。耳穴是经气输注的所在，利用各种方式刺激耳穴，可通过调整经络气血来治疗相应脏腑、器官或组织的疾患。耳穴贴压可广泛地应用于临床。

1. 乳少 脾胃功能旺盛，气血充足是产后乳汁分泌正常的先决条件。而气血不足，乳汁化生受到影响，是引起缺乳的主要原因。所以临床治疗产后乳汁不足以补气养血，调冲任，通络下乳为主。

王不留行苦平，入血分，善利血脉，行而不住，走而不守，故能上通乳汁。穿山甲咸微寒，能疏理气血，畅通经脉而使乳汁分泌流畅。二者皆入肝、胃经，合用通经活血下乳，兼能下恶露，促进产妇子宫收缩。观察100例产妇产后乳汁分泌及血清乳汁含量，治疗组与对照组比较，均有高度显著性差异，提示穿王合剂具有促进产后乳汁分泌、提高催乳素水平之用。

2. 乳腺增生 乳癖的病因病机为肝郁气滞、痰瘀凝积、冲任失调。王不留行活血通经、破气散结、化痰、消滞，常配伍疏肝解郁、行气活血之品共同达到疏理肝气、活血化瘀的功效，对肝气瘀滞、气滞血瘀所致的乳腺增生、乳痛症、乳腺良性肿块有很好的疗效。观察柴胡疏肝合剂（柴胡、丹参、郁金、王不留行、青皮、枳壳、瓦楞子、赤芍、当归、白术、栀子等）治疗乳腺增生病 568 例，并设对照组。结果治疗组总有效率为 98.2%，对照组总有效率为 71.3%，治疗组优于对照组（$P<0.01$）。柴胡疏肝合剂有疏肝理气、活血化瘀、软坚散结的疗效。王不留行贴压于相应穴位处，取神门穴、乳腺穴、内分泌穴等，用于治疗乳腺增生 112 例，结果总有效率为 97%。耳压疗法对乳腺增生亦有疏肝调冲、补脾益胃、化痰散结之功。

3. 乳痈　现代医学认为，乳腺炎性改变的同时，伴有乳腺周围结缔组织细胞增生，形成炎症与增生间的恶性循环。因此，治当疏肝解郁，调理冲任，活血化瘀，软坚散结。临床多用疏肝解郁、化瘀散结类中药配伍治疗乳腺增生，如采用加味逍遥散（逍遥散加丹参、王不留行、路路通、鹿角霜）治疗本病 100 例，结果总有效率达 94%。

4. 痛经　王不留行贴压穴位，能使气血充盈，血脉畅通，冲任调和。120 例痛经患者，随机分为两组。治疗组 70 例，将王不留行胶布贴压在穴位上，然后按压施术。对照组 50 例，用温灸器在腰骶部施灸。结果治疗组总有效率为 90%，与对照组无显著性差异，但止痛时间上对比治疗组能即刻取效。现代医学认为，痛经的病因已知部分与局部前列腺素（PG）水平升高相关，主要是前列腺素 F_2（PGF_2）含量的增高引起子宫平滑肌过于强烈地收缩甚至痉挛性收缩有关。耳穴贴压法治疗痛经，可能是通过经络感应和神经传递作用解除子宫平滑肌痉挛，调解 PGF_2 的分泌，并且提高脑内抗痛结构的功能，释放内啡肽、脑啡肽，从而达到镇痛目的。

5. 矫正胎位 采用艾灸配合王不留行贴压双侧至阴穴矫正胎位 68 例,临床效果良好。灸至阴穴能温通十二经,振兴冲、任、督三脉,启动肾气,温煦胞宫,推动胎儿落巢。该穴贴压王不留行,主要是取其机械压迫作用,刺激穴位,产生调和气血,振奋阳气,改变子宫活动,使胎动增加,并能兴奋肾上腺皮质系统,诱发子宫收缩,增强胎动,达到转正胎位的目的。

6. 人工流产 耳穴按压后可通过穴位刺激起到调节子宫颈的紧张度及内分泌、交感神经等,达到松弛宫颈及术中镇痛作用,从而缓解病人的紧张心态,减少出血量及人工流产综合征的发生。将王不留行粘在胶布上行耳穴按压,选子宫、神门穴按压配合微型吸管,结果观察组宫颈扩张明显好于对照组($P<0.05$),出血量少于对照组($P<0.05$),观察组术中疼痛及人工流产综合征人数均明显少于对照组($P<0.05$)。耳穴配合微型吸管行人工流产术效果满意,不用任何麻醉药物,避免了药物的毒副反应。

7. 围绝经期疾患 女性围绝经期综合征患者 69 例,其中耳穴贴压组 54 例,常规治疗组 15 例,kupperman 指数比显示,耳穴贴压疗法有效率为 100%,kupperman 指数明显降低,表明女性围绝经期症状得到了改善;同时促卵泡生长激素下降,雌二醇水平升高。耳穴贴压可调整经络脏腑,平衡阴阳,从而使阴阳平复,疾患得愈,因而取得了显著疗效。

8. 泌尿结石 利用王不留行疏通血脉、利小便的特性,可用于宫颈癌、直肠癌根治术后膀胱尿潴留、泌尿系结石的患者。

泌尿系结石治疗应清热利湿、通淋排石,佐以活血化瘀、滋阴补肾。采用自拟排石饮(王不留行、金钱草、鸡内金、瞿麦、车前子、海金沙等)口服治疗泌尿系结石 56 例,并设对照组对比。结果治疗组总有效率 91.1%,对照组总有效率

61.5%，$P<0.01$。排石饮有清热利湿，通淋排石的功效。方用王不留行能走血分，通血脉，利小便，故能化瘀溶石、通淋排石。

9. **慢性肾衰竭**　对于慢性肾衰竭患者，活血化瘀中药可以扩张肾脏血管，改善肾脏微循环，增加纤维蛋白活性，减少血小板凝集，清除免疫复合物，抑制增殖性病变，从而减少尿蛋白改善肾功能。由活血中药组成的慢肾平（穿山甲、王不留行、地龙、丹参、大黄、黄芪、枸杞、山萸肉等）具有活血补肾、解毒化浊的功效，能减少尿蛋白，改善肾功能。

10. **胆囊炎及胆石症**　针刺体穴加耳穴贴压可促进胆囊收缩、排空，降低胆囊内压力，防止胆汁及炎性产物的淤滞，减弱细菌感染及结石的形成，增加炎性产物及结石的排出，其疗效快，方法简便，是治疗胆囊炎及胆石症的有效方法。对76例胆囊炎患者采用针刺和耳穴贴压王不留行治疗，观察在脂餐前后胆囊大小、运动功能变化情况。结果治疗后较治疗前胆囊收缩明显提高、胆囊张力减低、胆囊回声减少或消失、胆囊壁厚度变薄，超声、墨菲征转阴者占84.2%，经统计学处理差异均有显著性意义（$P<0.05$）。

11. **恶心、呕吐**　王不留行入肝、胃经，有行血通经之功效。用王不留行刺激相应的穴位，可调理气机、和胃降逆、通畅经络，解除或抑制对迷走神经及膈神经的不良刺激，并能有效调整胃肠功能，改善内环境，促进胃肠蠕动。临床可用于呃逆、妊娠恶阻及恶性肿瘤化疗患者由化疗引起的恶心、呕吐及肠炎和便秘患者的治疗。

12. **高血压**　耳穴贴压对血压具有较明显的即时疗效。通过改变心泵力引起其他心血管功能的改变而调整异常动脉血压。观察用王不留行贴压耳穴对异常动脉血压（高血压与低血压）及心血管功能的即时影响。结果：高血压即时有效率为89.6%，低血压即时有效率为88.0%。耳穴贴压王不留行，刺激耳郭穴位及末梢神经感受器，通过经络或神经体液传导到心血管中枢，作出相应调节，使高血压患者血压降低，低血压患者血压升高，总的调节是使异常动脉血压趋于正常。

13. 冠心病 选取冠心病患者 46 例，分为对照组 20 例和耳穴组 26 例，均给予常规冠心病药物治疗，耳穴组同时加用耳穴压丸法治疗。结果显示，耳穴组应用耳穴压丸治疗后，患者血清 MDA 的含量较治疗前及对照组明显降低，SOD 活性则明显升高。耳穴压丸能提高冠心病患者抗氧化酶的活性，抑制脂质过氧化反应，对冠心病的治疗和康复具有明显的作用。

14. 带状疱疹 中医学认为，火邪湿毒蕴结于皮肤而成带状疱疹。王不留行味苦平，入肝、胃经，具有行血通经、催生下乳、消肿敛疮的功能。配合清热解毒、利水、止痛类中药制成带状疱疹膏（王不留行、紫草、当归、冰片等）治疗 36 例带状疱疹患者，总有效率 97.22%。

15. 皮肤瘙痒症 皮肤瘙痒症多由气血不足，虚热内生，虚火久郁肌肤而瘙痒。用王不留行辨证贴压心肺区耳穴可有效改善皮肤瘙痒症状。耳穴贴压对痤疮、扁平疣等亦有效果。

16. 近视眼 耳穴治疗眼病，是我国中医学宝贵的经验。中医认为王不留行入肝经，其性走而不守，善利血脉。《黄帝内经》曰："肝受血而能视。"用王不留行贴压耳穴的作用是一种物理压迫的性质。肝开窍于目，眼睛是肝的外经，视力的强弱与肝有着直接的关系。肝目同源，血脉通利，则目视物清楚。耳穴贴压王不留行通过按摩能促进肝经的血脉畅通，从而达到提高视力的目的。

17. 糖尿病末梢神经病变 生王不留行，辛、甘、平，具有活血通经、利尿作用。用之耳压可以改善交感神经的抑制和迷走神经的亢进状态，调节内分泌，促进新陈代谢，加强脂肪的分解。同时耳穴贴压可降低食欲，以用于减肥及对糖调节受损进行干预。

　　将糖尿病末梢神经病变患者随机分对照组 36 例，口服甲钴胺治疗；治疗组 42 例，在对照组基础上加服活血通经方（组成：黄芪、鸡血藤、丹参、王不留行、路路通、当归、三棱、川芎）。结果：总有效率治疗组为 97.62%，对照组为42.77%，两组比较差异有非常显著性意义。活血通经方治疗周围神经病变既改善了周围神经组织的微循环，又促进了神经纤维的恢复。

　　18. 稽延性戒断症状　耳穴贴压刺激特定穴位可以使脑内啡肽释放增加，兴奋蓝斑核等阿片受体，从而达到治疗稽延性戒断症状的目的，对控制阿片类药依赖者稽延性戒断症状效果明显。故可用于戒烟、戒毒及网络依赖综合征的治疗。

　　19. 失眠　耳为宗脉所聚，根据中医经络学说、脏腑学说，通过耳穴刺激，能调节脏腑功能，平衡阴阳。王不留行亦有活血通络作用，通过王不留行耳穴贴压来调节心、肝、脾、肾、脑的功能，以达到疏肝健脾、交通心肾、化痰活血安神的目的，因而可以较好地治疗失眠。耳穴贴压合中药内服治疗92 例慢性乙型肝炎伴失眠患者，临床治愈率为 54.3%，总有效率为 93.5%。

　　20. 鼻炎、咽炎　耳穴贴压相应穴位，能疏通经络、调节阴阳，使头面气血通畅，治疗牙痛、鼻炎、咽炎、面部黄褐斑等头面部诸疾，结合针刺、闪罐法能治疗面神经麻痹。耳穴贴压治疗过敏性鼻炎是通过利用肾上腺糖皮质激素的作用，抑制变态反应实现的；慢性鼻炎则是通过肾上腺穴刺激体内肾上腺素和肾上腺糖皮质激素增多来实现的，前者可促使血管收缩，后者可抑制组织的炎症反应，并能增强机体的抗毒能力。耳穴治疗慢性咽炎，主要是通过王不留行贴压刺激，按摩耳穴，使气血经络通调畅达，阴阳平衡，令肺肾津生而引火归原来实现的。

　　21. 头痛、偏头痛　现代医学认为，刺激耳穴可能会提高血浆中多巴胺、羟化酶活性，通过调节神经介质，调整自主神经功能状态，而达到止痛效果。王不留行的主要功效是通利血脉，走而不守，活血通经。故可消散瘀血，畅通气机，改善血液循环，促进局部水肿、血肿的吸收，使瘀去气行，经脉通畅而痛止。故耳穴贴压可用于各种痛证的治疗。

头痛及偏头痛的产生，就是因为脏腑功能失调，经气运行不畅，导致局部气血瘀滞所致，即所谓"不通则痛"，按压耳穴，则能起到调理脏腑，疏通经络，畅其血行，解除气血瘀滞的病理状态，从而达到治疗头痛及偏头痛的目的。

22. 软组织损伤 对 320 例急性软组织损伤予刺血结合耳穴王不留行贴压法，对照组 302 例予单纯针刺。结果短期治愈率、有效率两组比较，差异有显著性。刺血疗法结合耳穴王不留行贴压治疗急性软组织损伤有较好疗效。

23. 小儿遗尿 耳穴敷贴治疗小儿遗尿症有较好疗效。对 52 例遗尿症患儿采用王不留行敷贴耳穴肾、膀胱、遗尿点等。结果痊愈 22 例，好转 26 例，未愈 4 例，总有效率为 93.3%。故选取以上穴位，可通过神经反射改善脏器功能，以利于排尿反射恢复正常。

24. 儿童多动症 儿童多动症的主要病机是脏腑、阴阳失调。利用王不留行在耳穴上物理性压迫作为刺激，以疏通经络、调整阴阳，达到调治脏腑阴阳失调，且促进大脑皮质的觉醒兴奋，调节皮质抑制与兴奋功能的平衡，从而达到改善皮质功能活动的目的。

25. 前列腺增生 用通关胶囊（穿山甲、王不留行等组成）治疗 49 例前列腺增生症患者，前列腺腺体缩小率为 65.3%；腺体缩小病例的催乳激素（PRL）、PRL/T 比值明显下降（$P<0.05$），E_2/T（雌二醇/睾酮）比值下降。提示通关胶囊治疗前列腺增生症有一定疗效，并具有改善 E_2、PRL 与 T 比值平衡失调的作用。采用活血化瘀法（桃仁、红花、泽

兰、丹参、青皮、川楝子、王不留行等）组方加减配合前列安栓直肠给药治疗慢性非细菌性前列腺炎 160 例，结果总有效率 87%。活血化瘀法是治疗慢性非细菌性前列腺炎的一种比较有效的方法。本法选用的药物多具有改善微循环，抗亚急性、慢性炎症，抑制肉芽肿，抗纤维组织增生及镇痛，抑菌作用。

26. 其他 《本草纲目》云："王不留行能走血分，乃阳明冲任之药。"临床中亦可选用王不留行为主治疗不射精症、输卵管不通、子宫肌瘤、月经不调等症。

耳穴内耳、神门、内分泌贴压有耳聪之效。围术期行耳穴贴压法配合常规护理可缓解患者焦虑情绪，稳定心率和血压，利于手术的顺利进行。耳穴贴压还可通过加速脑部尤其是耳部的血液循环和淋巴循环，改善内耳迷路的积水和水肿，从而缓解眩晕、耳鸣、耳聋等症状，阻断梅尼埃综合征复发的途径。

综上所述，现代临床用王不留行配伍中药或用耳穴贴压相应穴位治疗除了妇科乳少、痛经、闭经、乳痈肿痛及泌尿系结石、小便不利等疾患外，还用于消化系统胆囊结石、呕吐、便秘，心血管系统高血压、冠心病，以及糖尿病和各种痛证等多方面疾病的治疗，并取得了显著疗效。王不留行的临床应用早已打破了只用于妇科及泌尿系的局限性，广泛应用于临床各科室。

【现代基础研究】 王不留行中主要含有三萜皂苷、黄酮苷、环肽、类脂、脂肪酸及单糖等，具有降脂、抗心律失常、抗炎、抗菌、抗病毒、泻下、收缩血管平滑肌及抗肿瘤活性等多种药理活性。关于其耳穴贴压及作为活血化瘀药物的药理作用的物质基础的研究也越来越广泛。

1. 对女性生殖系统的作用 作为活血化瘀药的王不留行具有改善全身和乳腺局部的血液循环，减轻乳腺的充血，抑制成纤维细胞分泌胶质，减轻结缔组织增生的作用；还可以降低血液黏稠度，加快血流速度，扩张血管，改善血液循环；并且通过耳穴贴压的经络感应和神经传递作用解除子宫平滑肌痉挛，调解 PGF_2 的分泌，从而达到镇痛的目的。王不留行对子宫有兴奋作用，并促进乳汁的分泌。

2. 对泌尿系统的作用　消除尿路水肿，又能促进输尿管蠕动，使结石外排；可以扩张肾脏血管，改善肾脏微循环，增加纤维蛋白活性，减少血小板凝集，清除免疫复合物，抑制增殖性病变，从而减少尿蛋白改善肾功能。

3. 对消化系统的作用　耳穴贴压能解除或抑制对迷走神经及膈神经的不良刺激，并能有效地调整胃肠功能，改善内环境，促进胃肠蠕动；促进胆囊收缩、排空，降低胆囊内压力，防止胆汁及炎性产物的淤滞，减弱细菌感染及结石的形成。

4. 对心血管系统的作用　耳穴压丸能提高冠心病患者抗氧化酶的活性，抑制脂质过氧化反应；调节血压，可改善心血管功能。

5. 对内分泌系统的作用　通过刺激耳郭上的神经，再通过丘脑交感肾上腺和迷走胰岛素途径而促胰岛分泌胰岛素；也可能通过刺激耳郭迷走神经支，直接作用于胰岛 β 细胞神经丛而起作用，调节体内胰岛素含量，提高组织细胞对胰岛素的敏感性，改善血糖调节机制。另外，对耳神经的机械刺激所产生的神经冲动，通过迷走神经传至中枢神经系统，又干扰了胃肠道的食欲信号，从而抑制食欲，控制饮食，起到降低血糖的效果。

6. 对血液系统的作用　降低血液黏稠度、抗凝、抗血栓形成。

7. 镇痛作用　刺激耳穴可能会提高血浆中多巴胺、羟化酶活性，通过调节神经介质，调整自主神经功能状态，而达到止痛效果。

8. 其他药理作用　王不留行降血脂、抗氧化、免疫调节及抗肿瘤等作用。

【用法用量】　水煎服，4.5～9g，外用适量。

【使用注意】　孕妇、月经过多者、小便带血而无滞涩疼痛者，均应忌用王不留行。此外，由于动物实验表明王不留行有抗早孕作用，故孕育者忌用本品。

【不良反应】　应用柴胡疏肝合剂的 270 名患者中有 13 例出现轻度腹泻，37 名患者月经期间服药后出现月经量增多。告知腹泻患者在药剂内加入生姜 5g 并煮沸后分次服用，腹泻症状消失。本品有活血化瘀功效，可导致月经期间服药月经量增多，改善方法为月经期间停止服药，停药期间治疗效果未受到影响。经实验室肝肾功能检查，所有患者均未出现明显肝肾损伤等毒副反应。

（张京春　陈　静）

主要参考文献

1. 李帆，梁敬钰．王不留行的研究进展［J］．海峡药学，2007，19（3）：1-5.

2. 高学敏．中药学［M］．北京：中国中医药出版社，2002.

3. 殷勇，唐珊玲，袁成业，等．穿王合剂对 100 例产妇催乳激素水平的影响［J］．江苏中医药，2005，26（3）：25-26.

4. 牛凤玲，赵刚，蔡海峰，等．柴胡疏肝合剂治疗乳腺增生病 568 例［J］．陕西中医，2006，27（8）：940-941.

5. 沈保强．耳压疗法治疗乳腺增生 112 例［J］．陕西中医，2003，24（7）：649.

6. 李抒云，李杰．耳穴贴压治疗痛经 70 例［J］．陕西中医，2004，25（6）：546-547.

7. 王爱波，夏新强．王不留行籽贴压至阴穴矫正胎位 68 例［J］．中国民间疗法，2002，10（3）：29-30.

8. 罗新芝．耳穴按压配合一次性微型吸管用于人工流产术镇痛的效果观察［J］．中国民康医学，2008，20（20）：2398，2409.

9. 李平．耳穴贴压对女性更年期症状及血清内分泌激素的影响［J］．中国临床康复，2005，9（15）：140-141.

10. 陈卫东．排石饮治疗泌尿系结石 56 例［J］．陕西中医，2006，27（12）：1492-1493.

11. 贾晓莉，陈国常，张健．慢肾平对慢性肾功能衰竭患者尿蛋白的影响［J］．陕西中医，2007，28（12）：1603-1604.

12. 张林昌，陈英红．B超直视下观察针刺耳穴贴压治疗胆囊炎疗效［J］．中国针灸，2003，23（8）：455-456.

13. 王岱君，田华，苗云芝，等．耳穴压丸对冠心病患者脂质过氧化的影响［J］．中国康复，2008，23（6）：405-406.

14. 华刚．带状疱疹膏治疗带状疱疹 36 例［J］．陕西中医，2003，24（3）：238-239.

15. 关淑芳．耳穴辨证贴压治疗皮肤瘙痒症［J］．中国针灸，2002，22（12）：827.

16. 石杰．耳穴贴压王不留行籽治疗青少年近视眼［J］．时珍国医国药，2001，12（2）：133.

17. 彭晶琪．耳穴贴压法治疗单纯性肥胖 150 例［J］．现代医药卫生，2005，21（16）：2187.

18. 李赐聪，林伟鹏，张建美．耳穴贴压法治疗阿片类药依赖者稽延性戒断症状的疗效观察［J］．实用医学杂志，2006，22（5）：591-592.

19. 何冠华，朱兰萍．耳穴贴压合中药内服治疗慢性乙型肝炎伴失眠 92 例［J］．四川中医，2007，25（7）：109.

20. 翟秀清．耳穴为主治疗慢性鼻炎 33 例［J］．中国针灸，2003，23（2）：106.

21. 高春花，曹军，曹雨林．耳压针刺配合中药治疗慢性咽炎 85 例［J］．陕西中医，2003，24（4）：351.

22. 范桂滨．王不留行治疗急性腰扭伤 72 例［J］．实用中医药杂志，2005，21（4）：202-203.

23. 刘吉占，宋玉堂，于海舰．按压耳穴法治疗偏头痛 46 例体会［J］．按康与导引，2001，17（5）：38.

24. 丁丽凤．耳穴敷贴治疗小儿遗尿症 52 例临床观察［J］．上海中医药杂志，2009，43（11）：54.

25. 于清，顾梯成，陈小芬，等．王不留行子耳压治疗儿童多动症 33 例 [J]．上海中医药杂志，2001，35（10）：38.

26. 段晓刚，何福平，李敏，黄俊刚，杨鹏，申红伟．活血化瘀法配前列安栓治疗慢性非细菌性前列腺炎 160 例 [J]．陕西中医，2007，2（10）：1351-1352.

27. 秦有学，贾旭仓．头针、耳压疗法相结合治疗美尼尔氏综合征 78 例 [J]．现代中医药，2003（6）：52-53.

28. 罗肖雪，蒋宗林，陈光英，等．王不留行中总黄酮的提取工艺研究 [J]．海南师范大学学报（自然科学版），2007，20（1）：53-55.

29. 王玲，林芳．定痛汤合耳穴贴压治疗原发性痛经 120 例 [J]．福建中医学院学报，2008，18（1）：7-9.

30. 王炜，吴殷夏，唐唯岚．耳穴贴压加中药治疗糖调节受损的临床研究 [J]．上海针灸杂志，2010，29（2）：94-96.

水蛭

【来源】 本品为水蛭科动物蚂蟥、水蛭或柳叶蚂蟥的干燥体。夏、秋二季捕捉，用沸水烫死，晒干或低温干燥。生用或用滑石粉烫后用。

【性味与归经】 咸、苦，平；有小毒。归肝经。

【功能与主治】 破血逐瘀。用于治疗血瘀经闭，癥瘕积聚，跌打损伤等症。本品破血逐瘀力强，善治血瘀经闭、癥瘕痞块，常与虻虫、桃仁、大黄同用，如抵当汤，亦常配伍三棱、莪术、红花等；若兼体虚，则与人参、熟地等相伍，如化癥回生丹。治跌打损伤，常与苏木、自然铜等配伍，如接骨火龙丹；若为瘀血内阻，心腹疼痛，二便不通，则与大黄、牵牛子同用，如夺命散。

【现代临床研究】

1. 冠心病 重组水蛭素有独特的抗凝作用，与肝素治疗组相比，在 AMI 溶栓治疗过程中，联合应用重组水蛭素能有效地提高疗效，降低再梗死率，出血发生率在可以接受的范围

236

内，没有颅内出血等。水蛭提取物胶囊治疗不稳定型心绞痛60例，结果心绞痛、心电图疗效以及血液流变学改善明显优于对照组。

2. 脑出血　水蛭素注射液治疗自发性脑出血465例，通过颅脑CT测量及神经功能缺损评估，结果提示水蛭素能促进脑出血血肿的吸收，使血肿周围低密度区缩小和促进神经功能恢复。

3. 脑梗死　水蛭素能有效抑制凝血酶对纤维蛋白原的活性，起到活血化瘀改善脑供血的作用。采用水蛭地龙复方注射液治疗脑梗死152例，评估治疗前后神经功能缺失程度的改善情况，结果总有效率达78.3%，明显优于灯盏花素对照组。

4. 肺系疾病　对于支气管哮喘、肺源性心脏病急性发作等症见瘀血征象的患者，采用水蛭于常规治疗中，均显示出临床疗效的提高。

5. 肾病综合征　肾病综合征患者往往存在高凝状态，而水蛭素能有效改善该类患者的高凝状态。水蛭地龙复方注射液加常规治疗方案治疗肾病综合征56例，能有效降低患者24小时尿蛋白、血浆纤维蛋白原、胆固醇、甘油三酯，升高血浆白蛋白，且较复方丹参注射液加常规治疗组疗效更为显著。

6. 糖尿病肾病　水蛭地龙复方注射液治疗86例糖尿病肾病患者，结果显示患者24小时尿蛋白定量、血糖、血肌酐、甘油三酯水平明显下降，且与对照组比较下降更明显。

7. 糖尿病周围神经病变　水蛭地龙复方注射液能抗凝，改善微循环，增加血液供应，有效改善糖尿病患者的神经缺血、缺氧状况。水蛭地龙复方注射液治疗糖尿病周围神经病变患者60例，结果显示，患者周围神经损害症状和体征明显改善，血液流变学指标有明显改善，周围神经传导速度明显提高，与对照组比较有显著性差异。

8. 深静脉血栓形成　水蛭素能有效预防深静脉血栓的形

成。Eriksson 等在欧洲开展了重组水蛭素的双盲和多中心临床试验，对象为 1119 例髋关节手术患者，结果表明，使用 3 个剂量重组水蛭素后，深静脉血栓形成（DVT）的发生率分别为 23.9％、18.4％ 和 17.7％，而肝素对照组的发生率为 34.2％。

9. 恶性肿瘤 水蛭治疗胃癌、食管癌及妇科肿瘤，对改善症状，提高生存质量有一定的疗效；有报道采用水蛭内服、外敷治疗乳腺癌可使肿块明显缩小。

10. 肝炎、肝硬化 用水蛭注射液加甘利欣治疗慢性病毒性肝炎，总有效率 98.83％，明显高于甘利欣对照组，且在缓解症状、体征，改善肝功能及血液流变学方面也优于对照组；水蛭有可能减低门脉高压，是当前治疗肝硬化腹水的理想药物，以生水蛭为主配伍其他药物，治疗肝硬化腹水总有效率 96.05％，且未见出血和毒副作用。

11. 血液系统疾病 以水蛭为主治疗真性红细胞增多症、脾切除后血小板增多症，均显示有良好的临床效果。

12. 妇科疾病 水蛭素具有促使炎症吸收、扩张输卵管使其复通的作用。临床采用内服水蛭胶囊、外敷中药的方法治疗输卵管不通所致不孕 35 例，治愈率达 82.86％。

13. 男科疾病 对于阳痿、强中、慢性前列腺炎及男性结扎术后精索肉芽肿等症，以水蛭为君药辨证施治常取得良好的临床疗效；水蛭治疗不育症可促进精子液化，提高精子活动度及成活率。

【现代基础研究】 水蛭主要含蛋白质、肝素、抗凝血酶，新鲜水蛭唾液中含有一种抗凝血物质名水蛭素，是其主要活性物质。此外，水蛭含 17 种氨基酸，其总量约占水蛭干重的 49％以上。国内外对其活血化瘀等药理作用及物质基础进行了较多实验研究，其被广泛应用于防治心脑血管等多个系统疾病的成果获得较充分的肯定。

1. 对神经系统的作用 能促进脑血肿吸收，减轻周围脑组织炎症反应及水肿，缓解颅内高压，改善局部血液循环，推迟脑细胞凋亡的发生，对缺血脑细胞起保护作用。

2. 对心血管系统的作用 扩张血管，增加心肌营养性血流量，对抗垂体后叶素引起的心律失常和心肌缺血。

3. 对血液系统的作用 水蛭素具有强大的抗凝作用，与肝素相比有不增加凝血酶Ⅲ消耗的特点，抑制血小板聚集，促进纤维蛋白溶解，抗血栓形成，改善血液流变学。

4. 抗肿瘤作用 能抑制肿瘤细胞，通过抑制凝血酶，抑制纤维蛋白的形成，防止肿瘤细胞与纤维蛋白或血小板凝集，达到抗肿瘤作用。

5. 保护肾功能作用 水蛭素改善肾脏血流变和高凝状态，对肾缺血有明显保护作用，降低血清尿素氮、肌酐，减少蛋白尿，有防治肾衰竭的作用。

6. 抗纤维化作用 对早期肝纤维化病理过程有阻断及逆转作用。

7. 其他药理作用 水蛭尚有降血脂、抗动脉粥样硬化、抗炎、抗氧化、兴奋子宫、终止妊娠和促进精液液化等作用。

【用法用量】 内服：水煎，3～6g；研末，每次 0.3～0.6g。外用适量。

【使用注意】 孕妇及有出血倾向者忌服。

【不良反应】 临床凡有凝血功能障碍（如血友病），或有潜在出血倾向者，即使血瘀见证明确，亦应禁用、慎用。

给小鼠皮下注射水蛭煎剂，LD_{50} 为 $(15.24\pm2.04)g/kg$。蚂蟥煎剂 0.5g/kg、1.0g/kg 给受孕 7～11 天小鼠灌胃，致孕18 天孕鼠和胎鼠体重、死胎、吸收胎及堕胎数比例明显升高；1.0g/kg 水蛭组孕鼠体重显著下降，有明显的堕胎作用。

（姚祖培 彭金祥）

主要参考文献

1. 陈可冀, 史载祥. 实用血瘀证学 [M]. 北京: 人民卫生出版社, 1999.
2. 黄兆胜. 中药学 [M]. 北京: 人民卫生出版社, 2007.
3. 莫炜, 宋后燕. 重组水蛭素临床应用的研究进展 [J]. 国外医学: 药学分册, 2004, 31 (2): 82-86.
4. 范胜代, 陈昱. 水蛭提取物胶囊治疗不稳定心绞痛 60 例临床观察 [J]. 中国中医药科技, 2004, 7 (4): 217.
5. 程方敏, 周风平, 王忠功, 等. 水蛭素注射液治疗脑出血的临床疗效观察 [J]. 中国脑血管病杂志, 2005, 11 (11): 506-509.
6. 王连东. 疏血通治疗糖尿病周围神经病变疗效观察 [J]. 中国误诊学杂志, 2007, 8 (17): 3971-3972.
7. 李明, 武继彪, 刘聪聪. 水蛭的临床应用综述 [J]. 中医研究, 2006, 19 (8): 62-64.
8. 陈春芳, 郭忠胜. 中药内服外敷治疗输卵管不通所致不孕 35 例 [J]. 国医论坛, 2006, 11 (6): 37.

虻虫

【来源】 本品为虻科昆虫复带虻的雌虫体。5～8 月间捕捉, 沸水烫或稍蒸, 晒干。去翅、足, 生用或炒用。

【性味与归经】 苦, 微寒; 有小毒。归肝经。

【功能与主治】 破血逐瘀。用于治疗血瘀经闭, 癥瘕积聚, 跌打损伤, 瘀滞肿痛等症。治血瘀经闭、产后恶露不下, 脐腹作痛, 常与熟地黄、水蛭、桃仁配伍, 如地黄通经丸(《妇人大全良方》); 治干血成劳, 肌肤甲错, 瘀结成块, 常与水蛭、蛴虫、大黄等配伍, 如大黄蛴虫丸(《金匮要略》); 治跌打损伤, 瘀滞肿痛,《备急千金要方》以本品配牡丹皮为末酒送服, 或配乳香、没药、三七等。

【现代临床应用】

1. 内痔出血 单味虻虫治疗内痔出血 107 例, 服药后停药1年以上未再出血者69例，较治疗前出血量次减少者15例，无效者23例，有效率78.5％。内痔出血的原因是直肠静脉曲张导致静脉血管部分破裂出血，然而引起直肠静动脉曲张的主要原因是血瘀，血瘀则血不归经而外溢出血，所以解决血瘀是治疗内痔出血的关键所在。用虻虫破血逐瘀可消除直肠静动脉丛瘀血曲张状态而达到止血目的。

2. 冠心病心绞痛 用虻虫复方（虻虫、陈皮）治疗心绞痛发作18例，连续煎服30天为1个疗程。结果心绞痛显效12例，好转6例，总有效率100％；心电图改善总有效率72.2％，对ST段降低及T波改变效果较好。

3. 肺癌合并胸腔积液 运用具有活血利水，解毒化瘀，止咳平喘作用的泽兰虻虫汤为主，随症加减，配合卡帕、足叶乙苷，治疗肺癌合并胸腔积液56例。结果显效19例，有效26例，无效11例。总有效率为80.3％。

【现代基础研究】 虻虫含有Cu、Mo、Zn、Fe、Mn等丰富的微量元素，有两种相对分子质量的纤溶成分存在，既具有纤溶酶的直接水解纤维蛋白的作用，又具有纤溶酶原激活物的间接水解纤维蛋白的作用。虻虫脂溶性化学成分含有胆甾烯醇、邻苯二甲酸双（2-乙基己基）酯、胞嘧啶、尿嘧啶、胆甾醇、胸腺嘧啶等14个化合物和20种脂肪酸成分。

1. 对血液系统的作用 能降低内、外源凝血系统因子的活性，增加纤溶系统的活力，减少血浆纤维蛋白原含量，抗血栓，抑制血小板聚集和黏附，改善血液流变性。

2. 对小肠功能的影响 虻虫水煎剂对小鼠离体回肠运动有明显抑制作用。

3. 其他药理作用 虻虫尚有兴奋子宫、抗炎镇痛及抑制内毒素所致肝出血性坏死病灶形成等作用。

【用法用量】 水煎服，1～1.5g；研末服，0.3g；或入丸、散。

【使用注意】　孕妇及体虚无瘀、腹泻者忌用；过敏体质者慎用。

【不良反应】　尚未见虻虫不良反应的报道。

（姚祖培　盛　炜）

主要参考文献

1. 高学敏．中药学［M］．北京：中国中医药出版社，2002.

2. 曹旭．单味虻虫治疗内痔出血107例［J］．中药药理与临床，1992，8（1）：40.

3. 杨丁友，刘献琳．泽兰虻虫汤配合化疗治疗肺癌合并胸腔积液56例［J］．新中医，1998，30（3）：32-33.

4. 李军德，黄璐琦，陈敏，等．中药虻虫研究进展［J］．中国实验方剂学杂志，2010，16（8）：228-230.

三棱

【来源】　本品为黑三棱科植物黑三棱的干燥块茎。

【性味与归经】　辛、苦，平。归肝、脾经。

【功能与主治】　辛、苦而性平，入血分能苦泄血瘀，入气分能辛散气滞，有较强的破血祛瘀，行气止痛功效。适用于血瘀气滞之癥瘕、经闭、产后瘀阻等症。对于食积气滞、胸腹胀痛，用之有行气消积止痛之功。

【现代临床应用】

1. 前列腺增生症　阳和三棱汤（熟地30g，补骨脂15g，三棱10g等）治疗前列腺增生症疗效显著。将70例前列腺增生症患者随机分为两组。治疗组36例，内服阳和三棱汤。对照组34例，以西药盐酸特拉唑嗪治疗。60天为1个疗程。结果显示总有效率治疗组为80.6%，对照组55.9%，两组比较，差异有显著性意义（$P<0.05$）。治疗后两组患者的国际前列腺症状评分、生活质量评分、夜尿评分、最大尿流率、残余尿量、前列腺体积等各项疗效指标均有所改善，经统计学处理

后，除前列腺体积外，其余各项疗效指标与本组治疗前比较，差异有显著或者非常显著的意义（$P<0.05$ 或 $P<0.01$）。治疗组和对照组治疗后比较，国际前列腺症状评分、生活质量评分差异有显著的意义（$P<0.05$）。

2. 乳腺增生病 《济生方》香棱丸由木香、三棱、丁香、莪术、枳壳、青皮、川楝子等组成，有疏肝解郁、行气散结之功。运用此方加减治疗乳腺增生病 100 例，月经后 3～5 天开始服用，每日 1 剂，上下午两次开水冲服，连服 7～10 天为 1 个疗程。100 例患者服药后，胀痛均明显减轻或消失，其中显效（结块消失）20 例，有效（结块变软）53 例。总有效率 73%。平均治疗 3 个疗程。

3. 肝硬化腹水 三棱莪术汤对肝硬化腹水有较好疗效。以三棱莪术汤（三棱 8g，莪术 8g 等）随证加减，水煎服，日 1 剂，每次煎取 100～150ml，2 个月为 1 个疗程。同时予以西药辅助治疗，腹水较甚者予以双氢克尿噻 25～50mg 口服，2 次/日；安体舒通 40～100mg 口服，2 次/日；腹水、浮肿转成轻度时停服。结果显示 40 例中腹水消退Ⅰ级 19 例，消退Ⅱ级 11 例，消退Ⅲ级 4 例，无效 6 例，腹水消退Ⅲ级以上者 80%。疾病疗效：显效 20 例，好转 17 例，无效 3 例，显效率为 50%，总有效率 92.5%。

4. 卵巢囊肿 以基本方剂（三棱、山慈菇各 15g 等）随证加减治疗卵巢囊肿 30 例，制订客观的疗效评判标准，9 例治愈，15 例显效，5 例有效，1 例无效，总有效率为 96.7%。1 年以内囊肿多在服药 2 个月后症状消失，B 超提示囊肿缩小，3 个月痊愈。囊肿在 2～5 年间，服药 4 个月显效。半年消失，B 超正常。平均疗程 70 天左右。

5. 慢性肾衰竭 复方三棱汤治疗慢性肾衰竭，短期随访发现有较好的肾功能保护作用。将血肌酐 133～442μmol/L 患者 70 例，予以复方三棱汤，每日 1 剂，分 2 次水煎服。2 个月为 1 个疗程，一般为 3 个疗程。结果显示，3 个疗程治疗后显效 10 例，有效 43 例，无效 17 例，显效率 14%，总有效率 76%；与治疗前比较，治疗后 3 个月及 6 个月 SCr 水平均显著降低（P 均小于 0.01），肌酐清除率水平均显著升高（P 均小于 0.01）；仅 1 例患者发生血清肌酐翻倍。

6. 顽固性呃逆病　三棱治疗顽固性呃逆有效。将 56 例门诊患者随机分为观察组和对照组各 28 例。观察组给予柴胡三莪汤（小柴胡汤加三棱 15g、莪术 15g）治疗，对照组给予小柴胡汤治疗。每日 1 剂，水煎分 2 次口服，服用 10 剂后观察疗效。结果显示柴胡三莪汤治疗顽固性呃逆的总有效率为 92.3%，高于小柴胡汤的 64.3%（$P<0.01$）。

此外，含莪术的复方内服或外用，广泛用于治疗药物流产后不全流产、骨折、胸胁（脑）挫伤、多发性寻常疣、各种声带疾患、急性中央型腰椎间盘突出症、小儿厌食等，均取得良好的临床疗效。

【现代基础研究】

1. 对血液系统的作用　体外实验表明，三棱水提物能显著延长凝血酶对人纤维蛋白的凝聚时间；三棱对血小板聚集有抑制作用。三棱总黄酮具有较强的抗血小板聚集及抗血栓作用，提示总黄酮是三棱活血化瘀的有效活性部位。

2. 对心脑血管的作用　三棱提取物可以抑制兔动脉中膜平滑肌细胞（SMC）的增殖，为防治 AS 及 PTCA 术后再狭窄提供了依据。三棱具有不同程度促进主动脉 AS 病灶及冠状动脉 AS 病灶消退的作用；同时还具有不同程度抑制原癌基因 $Cmyc$、$C\text{-}fos$、$V\text{-}sis$ 表达的作用。

3. 对平滑肌的作用　三棱其水煎剂对离体家兔子宫呈兴奋作用，表现为频率增加，张力提高。

4. 镇痛作用　三棱总黄酮能明显减少因醋酸刺激引起的扭体反应次数；提高小鼠的痛阈值，有显著镇痛作用。三棱不同提取物均能明显减少小鼠因醋酸刺激引起的扭体反应次数，能明显提高小鼠因热刺激引起疼痛反应的痛阈值，有明显的镇痛作用，其中以醋酸乙酯提取物作用强而持久。

5. 抗肿瘤作用　运用 EPICS-ELITE 型流式细胞仪，研究三棱对人肺癌 A549 细胞凋亡的诱导作用，结果发现三棱对人肺癌细胞的凋亡有诱导作用。

6. 其他作用　三棱有保护肝细胞、减轻肝细胞变性坏死，恢复肝细胞结构及功能作用；减少纤维化发展，促进纤维组织降解作用；三棱能有效地抑制博来霉素引起的肺纤维形成；三棱提取物具有降糖活性。

【用法用量】　内服：6～15g，煎汤，或入丸、散剂。外用：适量，煎汤外洗。

【使用注意】

1. 本品破血力强，且能耗气，故不可久服；长期用药应注意病人体质变化，体质转虚或素体虚弱并有出血倾向者宜慎用。

2. 本品破血力强，气虚体弱，血枯经闭，月经过多者禁用。

3. "十九畏"中三棱不能与牙硝合用。

4. 孕妇禁用。

【不良反应】　超剂量使用本品，可能会出现恶心、呕吐、腹胀、腹泻等不适。

（毛　敏　杜金行）

主要参考文献

1. 江立军，李波. 阳和三棱汤治疗前列腺增生症的临床观察 [J]. 时珍国医国药，2006，17（9）：1763-1764.

2. 王宁. 香棱丸治疗乳腺增生病 100 例临床观察 [J]. 浙江中医杂志，2010，45（10）：720.

3. 赵晓威，尚尔寿. 三棱莪术汤为主治疗肝硬化腹水 40 例 [J]. 湖南中医药导报，2001，7 (12)：590，606.

4. 祝均辉. 三棱慈姑莪苓汤治疗卵巢囊肿 30 例 [J]. 陕西中医，2001，22 (11)：683.

5. 李夏玉，贺学林，陈江华，等. 复方三棱汤治疗慢性肾功能衰竭 70 例 [J]. 现代中西医结合杂志，2008，17 (32)：5043-5044.

6. 马燕花，郑昱. 柴胡三莪汤治疗顽固性呃逆的临床疗效观察 [J]. 中国中西医结合消化杂志，2005，13 (5)：316-317.

7. 黄新炜，段玉峰，韩果萍，等. 中药三棱的化学及药理研究进展[J]. 西安联合大学学报，2003，6 (4)：22-25.

8. 张冰. 临床中药学 [M]. 北京：中国中医药出版社，2012.

莪术

【来源】 莪术为姜科植物蓬莪术或温郁金、广西莪术的根茎。

【性味与归经】 辛、苦，温。归脾、肝二经。

【功能与主治】 苦泄辛散温通，既入血分，能破血散瘀，消癥化积，行气止痛，适用于气滞血瘀、食积日久而成的癥瘕积聚以及气滞、血瘀、食停、寒凝所致的诸般痛证；又入气分，能行气止痛，消食化积，用于食积不化之脘腹胀痛或配伍补气健脾药，用于脾虚食积之脘腹胀痛的治疗。其破血祛瘀，消肿止痛，又可用于跌打损伤，瘀肿疼痛。

【现代临床应用】

1. 冠心病稳定型心绞痛 三棱莪术汤（黄芪、太子参、三棱、莪术等）治疗冠心病稳定型心绞痛临床疗效显著。将60 例冠心病患者随机分为两组，对照组 30 例，口服消心痛10g，3 次/天，阿司匹林肠溶片75mg，1 次/天；治疗组 30 例在上述治疗基础上采用三棱莪术汤，1 剂/天，水煎服，分 2次口服；28 天为 1 个疗程。结果临床总有效率、心电图总有效率、中医症状总有效率、硝酸甘油停减率治疗组均优于对照组。

2. 慢性肾衰竭　莪术通过调节内皮素及血栓素-前列腺素系统平衡来延缓早期慢性肾衰竭进程。将 45 例肾功能不全的患者（Scr＜350μmol/L）随机分为治疗组和对照组，两组患者均采用优质低蛋白饮食，原先服用的降压、降糖、降磷、补钙、纠正酸中毒药及其他对症治疗方案不变。对照组予以补肾健脾方（白术、山萸肉、薏苡仁、山药等）煎汁，每日 200ml，分早、晚 2 次分服。治疗组在补肾健脾方基础上加服莪术煎剂 50ml（含生药 12g），分早、晚 2 次服用。两组均以 1 个月为 1 个疗程，3 个疗程后显示治疗组内皮素、TXB_2、$PGF_{1\alpha}$、$PGF_{1\alpha}/TXB_2$、肾脏 B 超基质定量治疗前后比较有显著性差异（$P<0.05$）。

3. 妇科疾病　莪术破血行气，消积止痛。现代研究发现其具有抗肿瘤、抗炎、抗病原体等多种药理作用。目前临床上，各种莪术制剂被广泛用于妇科的癌肿、炎症及病毒感染等疾病的治疗。

（1）乳腺增生病：莪术消癥丸对乳腺增生病有效。将 71 例乳腺增生患者随机分为治疗组和对照组，治疗组予以莪术消癥丸（三棱、莪术、牡蛎等），1 丸，2 次/天，口服；对照组给予乳疾灵，3 次/天，口服。均 3 个月为 1 个疗程。结果治疗组总有效率为 80.55%，对照组总有效率为 62.71%，治疗组的临床疗效高于对照组，两组差异有统计学意义（$P<0.05$）。

（2）子宫内膜异位症腹腔镜术后：将 114 例盆腔子宫内膜异位症腹腔镜术后的患者，分为复方莪术散（三棱、莪术、元胡、黄芪、淫羊藿各 10g）组 59 例和孕三烯酮组 55 例。前者于术后 7 天开始用药，用开水冲药液 200ml，每天 1 次口服，连服 3 个月，经期不停药；后者亦于术后 7 天开始用药，采用孕三烯酮 2.5mg，2 次/周，口服，连服 3 个月。用药期间每

247

月复诊，均行妇科检查、盆腔 B 超检查，了解药物不良反应，复查肝功能，停药后随访 3～12 个月。结果两组疗效比较差异无统计学意义（$P>0.05$）。

（3）宫颈糜烂：复方莪术油栓治疗宫颈糜烂方法简单、方便、效果显著、无副作用。对 534 例宫颈糜烂患者的治疗进行分析，所有患者均于放置药物前用 102 液洗净外阴，取 1 枚栓剂轻轻推入阴道最深处，2 次/天，每次 1 枚，6 日为 1 个疗程。结果轻、中、重度糜烂者的痊愈率分别是 100%、94.2%、88.2%；单纯型、颗粒型、乳突型糜烂的痊愈率分别是 100%、89.3%、63.1%。

微波术联合复方莪术油栓治疗宫颈糜烂疗效明显，副作用少。将 240 例中、重度宫颈糜烂患者随机分成两组，单纯微波组 114 例及微波＋外用复方莪术油栓组（联合治疗组）126 例，两组均实行微波手术，联合治疗组术前阴道放置复方莪术油栓 3 天，术后第 3 天阴道放置复方莪术油栓 10～12 天，比较两组创面愈合、治愈时间、术后出血等情况。结果显示，联合治疗组治愈时间明显缩短，治愈时间 4～7 周，平均 5.8 周，微波组治愈时间 5～9 周，平均 7.7 周；两组有效率均 100%，但联合组一次治愈率为 96.8%，显著高于微波组 85.0%；微波组脱痂出血等于月经量 11 例，占 9.6%，联合治疗组无阴道出血等于月经量病例。

（4）阴道炎：应用莪术油阴道栓治疗霉菌性阴道炎、糖尿病阴道炎、念珠菌性阴道炎、老年性阴道炎、妊娠合并念珠菌性阴道炎均有较好的疗效，并且对外阴白色病变合并霉菌性阴道炎者，在同时治疗后，其外阴白色病变的症状和体征也有明显好转，甚至瘙痒消失。文献报道复方莪术油栓治疗各种阴道炎的有效率为 60.0%～97.7%。

（5）慢性盆腔炎：将 60 例输卵管结扎术后的慢性盆腔炎患者，采用中药保留灌肠，灌肠液组成为：红藤 30g、蒲公英

248

30g、败酱草 30g、鱼腥草 30g、紫花地丁 30g、黄芩 20g、黄柏 20g、丹参 15g、川芎 15g。所有中药用水煎取半小时以上，过滤取液 100ml，药液温度降至 35～39℃左右行直肠保留灌肠，每次保留药液 2 小时以上，每日 1 剂，连续 10 天为 1 个疗程。月经期间停用，一般应用 1～3 个疗程。同时予以莪术油葡萄糖注射液 10ml/kg 静脉滴注，1 次/天，7～10 天为 1 个疗程。治疗期间统一客观的疗效判定标准，观察疼痛缓解时间，分泌物情况，触压痛情况，复查 B 超进行前后对照分析。结果显示，痊愈 43 例，好转 14 例，无效 3 例，总有效率 95%。

4. 儿科疾病

（1）病毒性感染：莪术油葡萄糖注射液具有良好的抑菌、抗病毒作用，临床可用于病毒相关的急性上呼吸道感染、咽结合膜热、肺炎、EB 病毒感染、流行性腮腺炎、病毒性肠炎、病毒性角膜炎、麻疹、疱疹性咽峡炎、小儿手足口病、病毒性风疹、甲型病毒性肝炎等的治疗，疗效显著。如：将 160 例急性上呼吸道感染的患儿分为治疗组和对照组，治疗组 80 例应用莪术油葡萄糖注射液，每日 1 次静脉滴注；对照组 80 例应用病毒唑注射液。两组在治疗过程中出现脓涕、脓痰等继发感染者均加用青霉素或红霉素类抗生素，治疗 3～5 天，不加用其他任何抗病毒药物。两组患儿治疗 3 天评定疗效，结果治疗组痊愈 60 例（75.0%）、显效 10 例（12.5%）、好转 6 例（7.5%）、无效 4 例（5.0%），总有效率 95.0%；对照组痊愈 22 例（27.5%）、显效 20 例（25.0%）、好转 12 例（15.0%）、无效 26 例（32.5%），总有效率 67.5%。两组比较差异显著（$P<0.05$）。

（2）儿童过敏性紫癜：莪术油加川芎嗪辅助治疗过敏性紫癜能明显缩短治疗时间，有效降低过敏性紫癜病程中肾脏损害的发生率。将 85 例患儿分成两组，均采用常规治疗方法，治疗组加用 5％莪术油葡萄糖注射液、川芎嗪注射液静脉滴注。结果显示，治疗组皮肤紫癜、关节症状、消化道症状消退时间、肾脏损害恢复时间与对照组比较 $P<0.05$。皮肤紫癜消失后再次复发，治疗组 9 例（11％），对照组 18 例（23％）；治疗过程中出现肾功能损害，治疗组 8 例（9％），对照组 17 例（21％）。治疗组 5 例出现一过性皮疹，但症状较轻微，无须停药，自行消退。

（3）儿童难治性肾炎：莪术油雷公藤联合治疗小儿难治性肾病可以提高临床疗效。在常规皮质激素综合治疗的基础上，治疗组静脉滴注莪术油，同时口服雷公藤多苷片。观察患儿蛋白尿消失或减至（＋＋）以下的时间，结果治疗组明显优于对照组。治疗组 16 例，蛋白尿消失或减至（＋＋）以下的时间平均为 13.13 天；对照组 14 例，平均为 25.14 天；t 为 3.62，$P<0.01$。

5. 皮科疾病

（1）银屑病：将 35 例银屑病患者，以 5％莪术油霜剂涂患处，2 次/日，大斑块予以包扎，除 4 例进行期患者同时服银屑灵冲剂，无其他内服外用药。结果：治愈 10 例，显效 21 例，有效 4 例，总有效率 88.6％，无不良反应。

（2）压疮：莪术油涂抹创面结合红外线照射治疗压疮，疗效优于胰岛素、庆大霉素联合红外线照射。将 88 例压疮患者按照压疮分期、发生部位分为治疗组和对照组各 44 例。创面处理，消毒后，治疗组用莪术油涂抹创面，再用红外线照射；对照组采用胰岛素、庆大霉素联合红外线照射。结果显示，治疗组治愈 32 例，显效 9 例，有效 3 例；对照组治愈 20 例，显效 16 例，有效 8 例。两组治愈率和显效率差异有统计学意义（$P<0.01$ 或 $P<0.05$）。

6. 肿瘤　中药莪术能够行气破血，消积止痛。莪术油含有多种化学成分，其中莪术醇含量最高。莪术油在临床上被用于治疗肝癌、大肠癌、宫颈癌、子宫内膜癌、肺癌等多种肿瘤，可获得一定的疗效。

（1）晚期大肠癌：对不能切除的晚期大肠癌患者 18 例采用莪术油等中药制剂经植入式药泵行区域灌注治疗，并与同期同类患者术后经植入式药泵行区域灌注常规化疗药物者 16 例做对照。治疗组术中灌注下述药物 1 次，术后第 10 天开始按下述进行灌注治疗给药：①1％莪术油 20ml；②生脉注射液 40ml；③羟基喜树碱 6mg 加 0.9％氯化钠注射液 20ml，均经植入式药泵注入，每 2 天 1 次。用药后用肝素液封管。用药 4 周后休息 2 周，后改每周 1 次，每 4 周后休息 2 周。对照组术中灌注下述药物 1 次，术后第 10 天开始按下述进行灌注治疗给药：①5-氟尿嘧啶 500mg 加 0.9％氯化钠注射液 40ml，经植入式药泵注入，每 2 天 1 次；②羟基喜树碱 6mg 加 0.9％氯化钠注射液 20ml，经植入式药泵注入，每 2 天 1 次，用法和其他处理同治疗组。结果显示，在近期治疗结果、症状改善、生活质量、不良反应及远期随访结果、生存期等方面，治疗组均优于对照组，有显著的统计学差异（$P<0.01$）。

（2）肝癌：用中药莪术油进行肝动脉灌注治疗原发性肝癌的临床研究，显示治疗有效率为 40％，瘤体缩小率为 76％，其疗效和化疗栓塞相似，但中药介入治疗对肝功能有明显改善作用，治疗后没有出现明显的肝硬化。进一步研究证实，该法干预原发性肝癌无骨髓抑制现象。另外，以莪术油微球、华蟾素联合化疗药物治疗原发性肝癌，治疗后乏力、食欲不振情况明显改善，白细胞计数下降、血小板计数下降、血红蛋白含量下降和恶心呕吐等毒副反应的发生率均低于对照组。

【现代基础研究】

1. 抗病原体 莪术油有效成分之一莪术醇在试管中能抑制金黄色葡萄球菌、β溶血性链球菌、大肠杆菌、伤寒杆菌生长，对流感病毒 A_1、A_3 型可直接灭活，对 RSU 有直接抑制作用，尚能对风疹、水痘病毒有抑制作用。

2.抗肿瘤 莪术油制剂体外对小鼠艾氏腹水癌细胞、L615白血病细胞及腹水性肝癌细胞等多种瘤株的生长具有抑制作用。

3.抗炎 莪术挥发油能抑制多种致病菌生长，1%莪术油对动物醋酸性腹膜炎有抑制作用，对小鼠局部水肿、炎症及大鼠棉球肉芽胞有明显的治疗作用。

4.对免疫系统的作用 给小鼠腹腔注射莪术油浓缩液，并以0.9%氯化钠注射液为对照，结果实验组小鼠胸腺、脾脏重量、淋巴细胞绝对值、巨噬细胞吞噬功能、溶菌酶活性、血清抗体滴度、Ea和Eb花环形成率均高于对照组，显示莪术油对小鼠有免疫增强作用。

5.对心血管的作用 莪术油可抑制Ⅰ、Ⅲ型胶原生产，有防治血管成形术后再狭窄的作用。莪术醇能改变大鼠血液流变活性，延长小鼠血凝时间。

6.对消化系统的作用 25.0%莪术水煎剂对胃电节律失常有改善作用，能增强胃的动力顺应性，具有促进胃动力的作用。莪术油是治疗小儿秋季腹泻理想的药物；与大黄配伍，治疗胆汁反流性胃炎、胃溃疡、糜烂性胃炎等胃病，具有推动胃肠蠕动、祛瘀生新、护胃止血作用。

【用法用量】 内服：3～15g，煎汤，或入丸、散剂。外用：适量，捣敷。现多制成油胶剂、栓剂、注射液，内服、外用皆可。

【使用注意】

1.使用莪术，尤其是莪术油注射液时，一定要监测患者皮肤、心率、呼吸、血压、肝功能及心电图等；对于有过敏史者，应尤其慎重。

2.本品破血力强，气血两虚，脾胃虚弱无积滞者慎服；月经过多者忌用。

3. 孕妇忌用。

【不良反应】　临床上使用莪术油注射液的过程中，滴注速度过快，可有胸闷、心慌、面部潮红、呼吸困难等。部分患者可有头晕、恶心、发热、发绀，甚至出现过敏性休克。此外，亦有鼻出血、腹痛、一过性转氨酶升高等不良反应的报道。

（毛　敏　杜金行）

主要参考文献

1. 李建民. 三棱莪术汤治疗冠心病稳定型心绞痛临床观察 [J]. 天津中医药，2007，24（6）：470-471.

2. 刘迟，胡仲仪. 莪术对肾间质病变引起的早期慢性肾功能衰竭影响的临床观察 [J]. 上海中医药杂志，2004，38（11）：15-16.

3. 郗超，张茂新. 莪术消癥丸治疗乳腺增生病 36 例临床观察 [J]. 吉林医学，2010，31（24）：4101-4102.

4. 倪俏，曹保利，李继坤，等. 复方莪术散在子宫内膜异位症腹腔镜术后的临床应用 [J]. 中国中西医结合杂志，2010，30（6）：663-664.

5. 谢云妹. 复方莪术油栓治疗 534 例宫颈糜烂的临床分析 [J]. 中国妇幼保健，2006，21（12）：1743.

6. 秦坤，朱丽娟，冯玉玲，等. 微波治疗中-重度宫颈糜烂加用复方莪术油栓 240 例临床观察 [J]. 中外健康文摘，2012，9（49）：217-218.

7. 王瑞旻，吴爱芬. 中药保留灌肠配合莪术注射液治疗输卵管结扎术后慢性盆腔炎 60 例临床体会 [J]. 中国医药，2007，2（8）：510.

8. 邢丽娟，王洪艳. 莪术油葡萄糖注射液治疗小儿急性上呼吸道感染的疗效观察 [J]. 中国中西医结合耳鼻咽喉科杂志，2003，11（6）：294.

9. 张贺，韩子明，白海涛. 莪术油联合川芎嗪辅助治疗儿童过敏性紫癜 85 例疗效分析 [J]. 新医学，2003，34（8）：485.

10. 刘世平，马瑞，成均. 莪术油雷公藤联合治疗小儿难治性肾病临床研究 [J]. 延安大学学报（自然科学版），2001，20（4）：77.

11. 宋智琦，林熙然．外用莪术油霜剂治疗银屑病［J］．中华皮肤科杂志，1998，31（2）：124-125.

12. 周继红．莪术油治疗Ⅲ期褥疮的临床观察［J］．浙江中医药大学学报，2008，32（4）：470.

13. 李智勇，邓晓军．莪术油等中药经植泵区域灌注治疗晚期大肠癌的临床观察［J］．中国中西医结合杂志，2003，23（1）：72.

14. 程剑华，刘伟胜，吴万垠，等．中药莪术油肝动脉灌注治疗原发性肝癌的临床研究［J］．中医杂志，1999，40（1）：25-26.

15. 程剑华，常钢，吴万垠，等．莪术油和化疗药对照肝动脉灌注栓塞治疗原发性肝癌的临床研究［J］．中国中西医结合杂志，2001，21（3）：165-167.

16. 徐凯，罗海英，李柳宁，等．中药灌注栓塞为主综合治疗原发性肝癌的临床研究［J］．中国中西医结合杂志，2005，25（4）：299-302.

17. 宋步昌，鞠建峰．莪术油的药理作用及临床应用［J］．山东中医杂志，2003，22（9）：555-556.

18. 向春燕．莪术油及其制剂药理研究及临床应用进展［J］．湖南中医药导报，2004，10（8）：48-49.

19. 张冰．临床中药学［M］．北京：中国中医药出版社，2012.

血竭

【来源】 《中华人民共和国药典》中血竭为棕榈科麒麟竭果实渗出的树脂经加工而成，我国用百合科龙血树属剑叶龙血树的含脂木质部提取的树脂（即龙血竭）来代替进口血竭。

【性味与归经】 甘、咸，性平。归心、肝经。

【功能与主治】 活血行瘀，止痛，敛疮肌，止血。用于跌仆折损，内伤瘀血，外伤出血不止。治疗跌打损伤，常与儿茶、乳香、没药等活血消肿止痛药配伍；用于血瘀经闭或瘀血心腹刺痛，常与当归、三棱、莪术等配伍；用于外伤出血或疮疡不敛，常与乳香、没药配伍，研末外敷。

【现代临床应用】

1. 冠心病 在常规治疗基础上加用龙血竭胶囊治疗急性

254

心肌梗死患者 36 例，并与 34 例采用常规疗法治疗的患者进行疗效对比，结果龙血竭胶囊可快速改善心肌梗死患者临床症状，尤其是胸痛、胃肠道症状及由于卧床所致的腰背酸痛，且可降低血液黏稠度。

2. 溃疡性结肠炎　采用血竭口服及保留灌肠治疗溃疡性结肠炎患者 81 例，并与柳氮磺胺吡啶口服保留灌肠治疗患者 81 例对照，治疗组完全缓解率为 24.69%，总有效率为 67.90%；对照组中 9 例因不良反应未完成疗程，完全缓解率为 25.33%，总有效率为 72.22%，两组无显著性差异，但两组不良反应有显著性差异，提示血竭与柳氮磺胺吡啶治疗溃疡性结肠炎疗效相近，但前者不良反应明显少于后者。

3. 上消化道出血　血竭粉能对抗毛细血管的通透性，抑制炎症渗出，促进组织创面修复。在常规治疗基础上，加用血竭粉、三七粉治疗 80 例患者，并与单纯西药对照组比较，治疗组的临床疗效明显优于对照组，差异有统计学意义。

4. 带状疱疹后遗神经痛　采用龙血竭胶囊治疗带状疱疹后遗神经痛，将 40 例患者随机分两组，治疗组 25 例，对照组 15 例。治疗组总有效率 92.0%，对照组 73.3%，治疗组明显优于对照组（$P<0.05$）。

5. 慢性皮肤溃疡（压疮、糖尿病足）　观察龙血竭治疗晚期恶性肿瘤患者压疮的效果，结果观察组换药次数较对照组明显减少、愈合时间提前，观察组总有效率为 97.44%，对照组为 87.18%，提示龙血竭治疗晚期恶性肿瘤患者压疮见效快、安全、有效（$P<0.05$）。观察龙血竭外敷治疗糖尿病足溃疡的临床疗效，对照组 26 例与治疗组 33 例，治疗组总有效率、溃疡愈合时间明显优于对照组（$P<0.05$）。

6. 宫颈糜烂　龙血竭治疗宫颈糜烂，观察组 289 例用龙血竭，对照组 258 例用爱宝疗栓局部上药，结果观察组和对照组临床有效率分别为 82.4% 和 47.3%。治疗组有效率明显优

于对照组（$P < 0.05$）

7. 眼科疾病　血竭对出血性眼病或各类血瘀病症效果良好，如眼外伤、玻璃体积血、视网膜静脉阻塞，同时对糖尿病视网膜病变，年龄相关性黄斑变性亦有一定疗效。

【现代基础研究】

1. 对血液流变性及血小板聚集的影响　可降低全血黏度、血浆黏度，加快红细胞电泳时间，抑制花生四烯酸、腺苷二磷酸及血小板活化因子诱导的血小板聚集，显著缩短肝脏创面的出血和凝血时间，并具有抗肝素的作用。

2. 对心血管的影响　血竭对正常和缺氧心肌的电生理影响与 Ib 类抗心律失常药有相似之处。同时减慢心脏的心率，减弱收缩力，增加冠脉流量。并使缺氧心肌细胞的乳酸脱氢酶释放减少，降低心律失常发生率。可调节血脂，并通过改善斑块内部成分来稳定易损斑块。

3. 抗炎和抗菌　血竭外涂，能明显抑制毛细血管通透性，对慢性炎症有明显抑制作用；对堇色毛癣菌、石膏样毛癣菌、许兰毛癣菌等多种真菌有不同程度的抑制作用。对金黄色葡萄球菌、白色葡萄球菌、柠檬色葡萄球菌、奈氏葡萄球菌、白喉杆菌及伤寒杆菌都有很强的抑制作用，对大肠杆菌、铜绿假单胞菌、乙莲杆菌、福氏痢疾杆菌也有较强的抑菌作用。

4. 增强免疫　血竭能激活白细胞，改善机体免疫功能。可显著增加大鼠脾重，脾脏滤泡生发中心扩大，髓索中浆细胞显著增多，多核巨细胞及网状细胞显著增加，证明血竭具有促进免疫器官发育和免疫细胞增殖的作用。

5. 其他药理作用　血竭还具有抗肿瘤、调节代谢、促进表皮修复的作用。

【用法用量】　内服多研末或入丸、散，每次 $1 \sim 1.5\text{g}$。外用适量，研末外敷或入膏药敷贴。

【使用注意】　本品入血分功专活血，单用、多用会引起气血失调，故不可多用、久用。孕妇禁用。

【不良反应】　外用可致接触性皮炎，接触部位或全身皮肤红肿，热胀，瘙痒，散在颗粒状丘疹或小水疱。口服可出现荨麻疹，伴发热、恶心、呕吐和心慌。

（邵明晶）

主要参考文献

1. 王宁波. 龙血竭胶囊治疗急性心肌梗死 36 例疗效观察 [J]. 现代中西医结合杂志，2003，12（12），1267.

2. 李敏，唐学贵，吴至久，等. 血竭治疗溃疡性结肠炎临床研究 [J]. 中成药，2007，29（7）：956-959.

3. 傅俊杰，吴会战，宋慧敏. 三七、血竭粉治疗上消化道出血 80 例 [J]. 光明中医，2004，19（2）：49-50.

4. 蔡红兵，黄少慧，邓燕. 龙血竭胶囊治疗带状疱疹后遗神经痛 25 例疗效观察 [J]. 新中医，2008，40（7）：19-20.

5. 肖春芳. 龙血竭治疗晚期恶性肿瘤患者压疮的效果观察 [J]. 临床护理杂志，2008，7（2）：65-67.

6. 宋文信. 龙血竭外敷治疗糖尿病足溃疡 33 例 [J]. 中国药业，2008，17（17）：62.

7. 刘立红，李艳玲，李丹燕. 中成药龙血竭治疗宫颈糜烂的疗效观察 [J]. 医药世界，2006（4）：112-113.

8. 李文静，杨光. 血竭在眼科的临床应用 [J]. 辽宁中医药大学学报，2007，9（5）：109-110.

9. 周明学，徐浩，潘琳，等. 血竭提取物对 ApoE 基因敲除小鼠主动脉粥样硬化斑块稳定性及清道夫受体 CD36 表达的影响 [J]. 中草药，2008，39（12）：1825-1829.

桃仁

【来源】　桃仁为蔷薇科植物桃及山桃的种仁。全国各地普遍种植，6～7 月果实成熟时采摘，将桃除去果肉及核壳，取出种子，晒干，即做药用。

【性味与归经】　苦、甘，平。归心、肝、大肠经。

【功能与主治】　活血祛瘀，润肠通便，止咳平喘。用于经闭，痛经，癥瘕痞块，跌仆损伤，肠燥便秘。治瘀血经闭、痛经，常与红花相须为用，并配当归、川芎、赤芍等，如桃红四物汤；治产后瘀滞腹痛，常配伍炮姜、川芎等，如生化汤；治瘀血日久之癥瘕痞块，常配桂枝、丹皮、赤芍等药，如桂枝茯苓丸，或配三棱、莪术等药；若瘀滞较重，须破血逐瘀，可配伍大黄、芒硝、桂枝等药用，如桃核承气汤；治跌打损伤，瘀肿疼痛，常配当归、红花、大黄等药用，如复元活血汤；治肺痈可配苇茎、冬瓜仁等药用，如苇茎汤；治肠痈配大黄、丹皮等药，如大黄牡丹皮汤；治肠燥便秘，常配伍当归、火麻仁、瓜蒌仁等，如润肠丸；治咳嗽气喘，既可单用煮粥食用，又常与杏仁同用，如双仁丸。

【现代临床应用】

1. 冠心病心绞痛　血府逐瘀汤加味能降低血液瘀阻型冠心病心绞痛的发生率，改善微循环，降低血黏度。

2. 无症状性高脂血症　桃仁红花煎不但能通过直接降低患者的 TC、TG、LDL，升高 HDL 及载脂蛋白 A（APoA）保护血管，并可能在一定程度上防止动脉粥样硬化发生；还可以通过增强 SOD 活性，清除氧自由基，降低 MDA 含量，从而减少氧自由基对血管造成的伤害，减少脂质过氧化过程对血管内皮细胞的损害。桃仁红花煎还可升高血液中 NO 的含量，从而降低血小板的黏附、聚集作用，降低血压，保护血管。因而桃仁红花煎不但可以直接降血脂，还可通过多层面的作用，启动对血管的保护作用。

3. 血管性痴呆　桃仁红花煎加减治疗 20 例血管性痴呆患者，基本治愈 3 例，显效 9 例，有效 6 例，无效 2 例。有较好疗效。

4. 脑血栓　通脉合剂（桃仁、红花、当归、川芎等）口服，治疗气虚血瘀之脑血栓患者 46 例。结果：基本恢复 29 例，显效 14 例，好转 3 例；伴有高血压者 23 例，治疗后半数以上血压下降。

5. 血吸虫性肝硬化　用桃仁中提取的有效成分苦扁桃仁苷注射液 500mg 静脉滴注，隔日 1 次，观察 20 例血吸虫性肝硬化患者。结果：患者乏力、体力、体重、血红蛋白、红细胞、血小板、血清蛋白等指标均有明显好转或改善；肝脏缩小 3cm 以上者 11 例（55%），且肝左叶肿大明显缩小。

6. 急性淤胆型乙型肝炎　应用桃仁佐治急性淤胆型乙型肝炎，其降低胆红素效果满意。

7. 单纯性胸腰椎体骨折后肠麻痹　早期应用桃核承气汤加减治疗单纯性胸腰椎体骨折后肠麻痹，能明显缩短肠蠕动恢复时间。

8. 桃仁或桃仁的复方在临床上还用于抗过敏，治疗口疮、失眠多梦、慢性胃炎、脉管炎、急性肾衰竭、急慢性肾炎、精神病症、肺炎等。桃仁泥敷脐还可治疗产后尿潴留。

【现代基础研究】　桃仁主要化学成分是脂溶性物质、蛋白质、甾醇及其糖苷类、黄酮类、酚酸类等，其药理作用主要包括抗凝血、抗血栓、预防肝纤维化和增强免疫力等。

1. 对心血管系统的作用　预防心肌梗死。桃仁的石油醚提取物能降低急性心肌梗死大鼠心电图 ST 段的抬高，抑制血清中磷酸肌酸激酶、乳酸脱氢酶的升高，降低冠状动脉结扎造成的急性心肌梗死大鼠的梗死面积（$P < 0.05$），说明桃仁提取物对心肌缺血损伤有改善作用。

2. 对神经系统的作用　桃仁能增加脑血流量，防止脑缺血。桃仁中的有效成分苦杏仁苷能增加正常鼠脑中能量代谢的细胞色素氧化酶的活性，同时也能增加脑缺血状态下的能量代谢中细胞色素氧化酶的活性。

3. 对血液系统的作用　抗血栓、抗凝血。桃仁的醇提取物有抗凝血作用和弱的溶血作用，其所含三油酸甘油酯具有抗凝血活性，凝血时间延长率为 37%，其对改善血液流变性有一定作用。桃仁还有抑制血小板聚集和抗血栓的作用。

4. 对肝脏的作用　桃仁提取物注射液对肝脏表面的微循环有一定的改善作用，对胆汁分泌有轻微作用，其提取物合虫草菌丝对肝炎后肝硬化肝窦毛细血管化的逆转有一定作用。

5. 抗炎作用　桃仁的水提物还具有一定的抗炎作用，桃仁蛋白对炎症引起的血管通透性亢进具有抑制作用。

6. 提高免疫力和抗肿瘤　桃仁蛋白具有增强免疫力和抗肿瘤的作用，且其对免疫系统与对肿瘤的影响之间或许存在一定的相关性。

7. 其他药理作用　桃仁含有大量脂肪油，能润滑肠黏膜而有润肠通便作用。桃仁液对小白鼠离体子宫具有兴奋作用，其复方对小白鼠离体子宫有舒张作用。桃仁还具有抑制纤维母细胞增生及急性炎症反应等药理作用，为探讨该药在青光眼手术中的应用提供依据。桃仁水煎液具有促纤溶作用。另外，苦杏仁苷对体外高氧暴露早产鼠肺泡 II 型细胞（AEC II）有一定的保护作用，对大鼠慢性胃炎及慢性萎缩性胃炎有较好的防治作用，对晚期癌症患者有缓解癌症疼痛和改善症状的作用。

【用法用量】　煎服，5～10g，捣碎用；桃仁霜入汤剂宜包煎。

【使用注意】　孕妇忌用。便溏者慎用。本品有毒，不可过量。

【不良反应】　桃仁中的苦杏仁苷在体内分解出较多的氢氰酸，对中枢神经系统先兴奋后麻痹，其中引起呼吸麻痹是其致死的主要原因。此外，氢氰酸对皮肤有局部麻醉作用，对黏膜有刺激作用。桃仁中毒的主要表现首先是对中枢神经的损害，出现头晕、头痛、呕吐、心悸、烦躁不安，继则神志不清、抽搐，并引起呼吸麻痹而危及生命。也有引起皮肤刺痛，出现红疹块等皮肤过敏的报道。桃仁的毒性反应主要是因口服剂量过大或是使用不当所致。因此，临床用量不宜过大，并应禁止儿童食用。同时，孕妇、血虚血燥及津液亏虚者慎用。桃仁中毒时根据其轻重反应，可用静脉注射硫代硫酸钠、高锰酸钾或双氧水溶液洗胃等方法救治，亦可用中药甘草、大枣、绿豆等煎汁频服。

（王承龙）

主要参考文献

1. 高学敏. 中药学 [M]. 北京：中国中医药出版社，2002.
2. 汪宁，刘青云，彭代银，等. 桃仁活血化瘀作用的研究进展 [J]. 安徽中医学院学报，2002，21（3）：63-64.
3. 王仁芳，范令刚，高文远，等. 桃仁化学成分与药理活性研究进展 [J]. 现代药物与临床，2010，25（6）：426-429.
4. 赵强，李莹，孔令升，等. 桃仁化学成分及药理作用研究进展 [J]. 天水师范学院学报，2008，28（2）：56-59.
5. 张建花. 桃仁的临床应用 [J]. 中国误诊学杂志，2007，7（28）：6946-6947.
6. 刘俊峰，张建伟. 桃仁红花煎加减治疗血管性痴呆 20 例 [J]. 新中医，2007，39（1）：50.
7. 王凤秋. 血府逐瘀汤治疗冠心病不稳定型心绞痛的临床观察 [J]. 长春中医药大学学报，2011，27（1）：87-88.
8. 马志杰，吴锦才，张少光. 桃仁承气汤加减治疗单纯性胸腰椎体骨折后肠麻痹 30 例疗效观察 [J]. 新中医，2005，37（7）：27-28.
9. 陈孝银，章群，杨钦河，等. 桃仁红花煎治疗无症状性高脂血症的作用研究 [J]. 中国病理生理杂志，2002，18（12）：1529-1531.

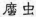 䗪虫

【来源】　为鳖蠊科昆虫地鳖或冀地鳖的雌虫体。

【性味与归经】　咸，寒；有小毒。归肝经。

【功能与主治】　破血逐瘀，续筋接骨。治骨折伤痛，可单用本品焙干研末吞服，也可与自然铜、骨碎补、乳香等活血疗伤药配伍；治疗骨折伤筋，筋骨软弱无力，常与杜仲、续断等配伍；治疗血滞经闭，产后瘀阻腹痛，常与大黄、桃仁配伍；治疗干血成劳，经闭腹痛，常与水蛭、虻虫等破血药配伍；治疗癥瘕积聚，常与杜仲、续断配伍。

【现代临床应用】　单纯应用该药的临床报道甚少，其与大黄等配伍组成的大黄䗪虫丸在临床有较广泛的应用：

1. 慢性乙型肝炎　大黄䗪虫丸能祛瘀生新，破血通络；能抑制乙型肝炎病毒复制，提高乙型肝炎病毒、抗原（HBeAg）转阴率，加快肝功能恢复，减轻干扰素的副作用，故可用于慢性乙型肝炎的治疗。将 120 例慢性乙型肝炎患者随机分成两组，治疗组在应用干扰素同时加服大黄䗪虫丸，对照组单用干扰素，疗程均为 6 个月。结果：治疗组临床基本治愈 32 例，显效 17 例，好转 6 例，无效 5 例，总有效率 91.7%；对照组临床基本治愈 17 例，显效 14 例，好转 16 例，无效 19 例，总有效率 68.3%。两组总有效率比较有显著性差异。

2. 慢性胰腺炎　应用大黄䗪虫丸治疗慢性胰腺炎，能使厌食、上腹痛、腹泻症状减轻，可明显改善血、尿淀粉酶活性。对 20 例患者给予大黄䗪虫丸，连续服用 6 周后，厌食、上腹疼痛、腹泻症状和血、尿淀粉酶活性均有显著性改善。

3. 高脂血症　大黄䗪虫丸能降低原发性高脂血症患者的甘油三酯、总胆固醇。用大黄䗪虫丸治疗高脂血症 48 例，治疗组在应用他汀类降脂药的同时加用大黄䗪虫丸，对照组单纯应用他汀类降脂药物，疗程均为 30 天。结果治疗组 48 例中显效 20 例，有效 22 例，无效 6 例，总有效率 87.5%；对照组 24 例中显效 7 例，有效 9 例，无效 8 例，总有效率 66.7%。治疗组优于对照组（$P < 0.05$）。

4. 冠心病 将 82 例心绞痛患者随机分为大黄䗪虫丸组（治疗组）和西药常规治疗组（对照组）。两组疗程均为 2 周。结果：治疗组显效 32 例，有效 9 例，无效 2 例，总有效率为 95.35%；对照组显效 21 例，有效 10 例，无效 9 例，总有效率为 77.50%。治疗组疗效、心电图改善情况均优于对照组。

5. 脑出血 大黄䗪虫丸能促进脑血肿吸收，减轻周围组织炎症反应及水肿，缓解颅内压升高，改善局部血液循环，保护脑组织，有利于神经功能恢复。用大黄䗪虫丸治疗急性期脑出血 22 例，两组均做常规处理，治疗组在常规治疗的基础上加用大黄䗪虫丸，两组均以 15 天为 1 个疗程。结果：治疗组脑出血急性期患者的神经功能缺损积分和中医症状积分得到了改善，与对照组比较具有显著性差异，其综合疗效优于对照组。

6. 痛风性关节炎 大黄䗪虫丸能祛瘀通络，化痰消湿。应用大黄䗪虫丸治疗痛风性关节炎患者 30 例，每日 1 剂，对照组单纯西药治疗，疗程两组均为 10 天。结果：治疗组 30 例中，治愈 24 例，好转 5 例，无效 1 例，总有效率为 96.6%；对照组 24 例中治愈 10 例，好转 8 例，无效 6 例，总有效率为 74.9%；两组总有效率有显著性差异。

7. 其他 大黄䗪虫丸对慢性前列腺炎、乳腺增生、支气管哮喘、慢性心力衰竭等也有治疗作用，可辨证应用。

【现代基础研究】 该药的实验研究报道较少，其与大黄等配伍组成的大黄䗪虫丸有较多药理作用研究。

1. 对肝胆系统的作用 大黄䗪虫丸可使慢性肝损伤大鼠血清蛋白回升，γ-球蛋白下降，肝胶原明显减少，病理改变减轻，同时对肝星状细胞增殖有一定抑制作用。

2. 对血脂和心血管系统的作用 大黄䗪虫丸可降低血清甘油三酯、总胆固醇，降低全血比黏度、全血还原黏度和纤维蛋白原水平对动脉粥样硬化、缺血性心脑血管疾病有一定防治作用。

3. 对血液系统的作用　抑制血栓形成和血小板聚集，明显缩短红细胞电泳时间。

【用法用量】　煎服 3～10g。研末服 1～1.5g，以黄酒送服为佳。

【使用注意】　䗪虫用量大能堕胎，故孕妇忌服。对心脏病患者，应监测心率、血压及心电图的变化。

【不良反应】　可发生过敏反应，表现为均匀密集的小丘疹，多见于手背、臀部、双膝关节以下，伴全身瘙痒。亦有出现全腹剧烈疼痛、纳呆、乏力、眩晕、腰部沉重感等，也有窦性心率减慢的报道。

（邵明晶）

主要参考文献

1. 李太荣．大黄䗪虫丸联合 α-干扰素治疗慢性乙型肝炎 60 例疗效观察 [J]. 时珍国医国药，2005，16（5）：407-408.

2. 韩建香，王晓林．大黄䗪虫丸治疗慢性胰腺炎临床观察 [J]. 齐鲁医学杂志，2002，17（3）：191.

3. 范慈君．大黄䗪虫丸治疗高脂血症 48 例疗效观察 [J]. 现代实用医学，2003，15（6）：36.

4. 邓建华．大黄䗪虫丸治疗不稳定型心绞痛临床观察 [J]. 中国中西医结合急救杂志，2003，10（1）：61.

5. 戴高中，陈汝兴，顾明昌，等．大黄䗪虫丸治疗脑出血急性期的临床观察 [J]. 上海中医药杂志，2005，39（3）：14-16.

6. 彭伟，欧阳敦光．大黄䗪虫丸治疗痛风性关节炎 30 例 [J]. 湖南中医杂志，2000，16（2）：4.

干漆

【来源】　本品为漆树科植物漆树树脂经加工的干燥品。主产于湖北、四川、云南、广东安徽等省，夏季以铁器凿伤茎干树皮，有树脂渗出，谓之生漆。干漆系由浓稠生漆干涸而成。

【性味与归经】　辛、苦，性温；有小毒。归肝、胃经。

【功能与主治】　破血祛瘀，消积杀虫。用于瘀血阻滞引起的经闭不通，脐腹疼痛，肌肤甲错等证，本品与牛膝共为末，生地黄汁和丸，有祛瘀通经之效，如万病丸；治癥瘕痞块，配大黄、桃仁、䗪虫等，如大黄䗪虫丸；治蛔虫腹痛，配使君子、苦楝皮、乌梅等；治脑囊虫病，与雷丸、穿山甲、朱砂同用。

【现代临床应用】

1. 肠易激综合征　以干漆为主药，配以马钱子、郁金、枳壳、大黄、白及粉、青黛、元明粉等，研末，加 0.9% 氯化钠注射液保留灌肠，治疗 52 例，显效 39 例，10 例好转，3 例无效，总有效率 94.2%。

2. 鼓胀　鸡骨干漆丸（以鸡骨草、干漆为主，配合三七粉、丹参等药制成的丸剂）口服，每日 3 次，每次 1～2 丸，治疗鼓胀 10 例，其中肝脾肿大 3 例，肝硬化 5 例，肝硬化腹水 2 例，结果均有明显好转。

3. 囊虫病　应用消囊散（干漆炭、芜荑、雷丸、朱砂）每次服 3g，每日 2 次，治疗囊虫病 52 例，治愈率 67.3%，有效率 100%。

4. 丝虫病　应用漆龙丝虫丸（干漆、地龙、苍术）治疗丝虫病 15 例，痊愈 3 例，好转 12 例，有效率 100%。

5. 血吸虫病　应用漆雄丸（干漆、雄黄）治疗血吸虫病 10 例，结果虫卵阴性率 80%，半数病人肝脾逐渐缩小变软。

6. 血栓闭塞性脉管炎　干漆 10g，三棱、莪术、地龙、元胡、川楝子、川芎、生甘草各 12g，当归、红花各 15g，每日 1 剂，水煎服，3 个月为 1 个疗程，疗程间隔 10 天。治疗中辨证属暑湿瘀滞脉管炎者 423 例，痊愈率 40.8%，显效率

25.6％，进步 31.1％，无效 2.5％。

7. 颅脑损伤　以干漆、苏木、山甲、莪术加入血府逐瘀汤中治疗瘀血重型颅脑损伤 24 例，其中 1 例外伤后脑压增高，21 例 X 线平片可见颅骨骨折和蛛网膜下腔出血，平均住院 20 天，痊愈 17 例，随访 7 例均愈。

8. 子宫内膜异位症　干漆 4.5g，川牛膝、炒当归、制香附、炙甲片、海藻、赤芍各 9g，皂角刺、莪术、丹参各 12g，桂枝、血竭各 3g，随症配合经痛方与血崩方治疗 143 例，显效 13 例（症状基本消失 9 例，受孕 4 例），好转 102 例，无效 11 例，总有效率 94％。

9. 慢性盆腔炎　干漆、威灵仙、赤芍、蒲黄、皂刺、山甲、虻虫、没药药各 60g，红娘、蜂房、藤黄各 30g，铅丹、白竭各 35g，沉香 20g，麝香 1g。按传统手工黑膏药制法摊成膏药。每贴直径 4cm，厚 3mm。贴敷穴位，根据不同辨证，分别贴敷水道、归来、气海、中枢、府舍、命门、关元、石门、肾俞、三阴、血海等。每日换贴 1 次，10 次为 1 个疗程。酌情配服中药汤剂。治疗 184 例，痊愈 71 例，好转 102 例，无效 11 例，总有效率 94％。

10. 治疗癌瘤　用平消片治疗 180 例癌症患者，其中包括肺癌、肝癌、食管癌及骨肿瘤等 5 种。结果显效 25 例，有效 91 例，无效 64 例，总有效率为 64.5％。本片既能减轻病人的痛苦，增加食欲，延长寿命，又能使瘤体缩小以至消失。本片由仙鹤草、枳实、郁金、干漆、五灵芝、净火硝、白矾、制马钱子制成片剂，每片 0.48g。每次 4～8 片，每日 3 次，连服 3 个月为 1 个疗程。

【现代基础研究】　生漆主要化学成分是漆酚，为儿茶酚的 4 种衍生物的混合物，还含有少量氢化漆酚、漆树蓝蛋白、虫漆酶、鞣质及树胶等。

1. 解痉作用　干漆醇提取物对离体的平滑肌器官有拮抗

组胺、5-羟色胺、乙酰胆碱的作用，能有效改善平滑肌痉挛。

2. 对心血管系统的作用　收缩心肌，增加搏出量，收缩血管，升高血压，大剂量时能抑制心脏，使血压下降。还能部分对抗垂体后叶素引起的急性心肌缺血。

3. 对神经系统的作用　本品大剂量时能麻痹中枢神经系统。

4. 对血液系统的作用　干漆炭能缩短出血时间和凝血时间，干漆浸膏能抗凝血，抑制血栓形成。

5. 耐缺氧作用　干漆浸膏能延长小鼠常压和减压耐缺氧存活时间。

6. 抗氧化作用　含有干漆的补肾活血方能清除氧自由基，抑制肝匀浆中脂质过氧化物（LPO），抑制透明质聚解和胶原蛋白交联。

7. 其他药理作用　与戊巴比妥钠协同延长睡眠，促进蛋白质和核酸合成，降血糖，镇痛，抗炎，利尿，抗肿瘤等。

【用法用量】　入丸、散剂，每次 0.06～0.1g，不入煎剂。

【使用注意】　孕妇及无瘀滞者忌用；虫积体虚者，不宜用加颜料的调和漆干块入药。过敏者禁用。

【不良反应】　临床上有干漆引起不良反应的报道。主要临床表现：过敏性皮炎，引起充血发痒，激烈的发疱、化脓等不同症状，若内服可致恶心、呕吐、头晕、肛门和会阴部皮肤产生丘疹，甚痒。对生漆敏感者，0.001mg 的纯漆酚即可引起皮炎，漆树酸钠对家兔的致死量为 6.67mg/kg，有轻度蓄积作用。

（王亚红）

主要参考文献

1. 张丰强. 临床大本草 ［M］. 北京：华夏出版社，2000.

2. 金莲花. 中药干漆的药理作用及临床应用 [J]. 现代医药卫生，2007，23（16）：2467-2468.

3. 梅全喜. 现代中药药理与临床应用手册 [M]. 北京：中国中医药出版社，2008.

4. 蔡永敏、任玉让、王黎，等. 最新中药药理与临床应用 [M]. 北京：华夏出版社，1999.

5. 侯士良. 中药八百种详解 [M]. 第 2 版. 郑州：河南科学技术出版社，2009.

6. 夏丽英. 现代中药毒理学 [M]. 天津：天津科技翻译出版公司，2005.

7. 徐树楠. 中药临床应用大全 [M]. 石家庄：河北科学技术出版社，1999.

8. 梅全喜. 简明实用中药药理手册 [M]. 北京：人民卫生出版社，2010.

9. 赖祥林. 常见中草药毒副反应与合理应用 [M]. 广州：广东科技出版社，2007.

凌霄花

【来源】　本品为紫葳科凌霄花属植物凌霄或美洲凌霄的花。夏、秋两季花盛开时采摘。晒干或低温干燥，生用。

【性味与归经】　酸，微寒。归肝经。

【功能与主治】　清热凉血，化瘀散结，祛风止痒。用于治疗血瘀经闭，癥瘕积聚，跌打损伤，风疹，皮疹，痤疮，便血，崩漏。治血瘀经闭，可与当归、红花、赤芍等同用；治瘀血癥瘕积聚，可配鳖甲、丹皮等用；治跌打损伤，可单用捣散，亦可配乳香、没药等药；治风疹、皮疹，配雄黄、黄连、天南星等为末外搽；治血热便血、崩漏，可单用研末冲服，亦可与地榆、槐花、生地等同用。

【现代临床应用】

1. 椎-基底动脉供血不足性眩晕　凌霄花汤由凌霄花、丹参、党参、黄芪、川芎、白芷等水煎制成，主药凌霄花既是血

268

药又是风药，在治疗中能产生"风去血自通"的效果。凌霄花汤随证加减治疗椎-基底动脉供血不足性眩晕 55 例患者，2 个疗程后，总有效率为 92.7%。

2. 失眠　黄芪凌霄胶囊由凌霄花、黄芪、水蛭、桃仁、红花、泽泻、石菖蒲、胆南星等药物组成，全方以益气活血为主，凌霄花具有活血化瘀的功能，可抗血小板凝聚，抑制内源性凝血系统，扩张小动脉，增加脑血流量，改善病变与周围组织缺血状况，使脑动脉硬化得到改善。治疗中老年失眠患者 100 例，口服 30 天，总有效率为 94.0%。

3. 荨麻疹　凌霄花合剂由凌霄花、土茯苓、生地黄、白鲜皮、地肤子、防风、蝉蜕、金银花、蒲公英等制成，共奏解毒除湿、清热凉血、祛风止痒之功。水煎服用，治疗 95 例荨麻疹患者，全部治愈，平均治愈天数为 5～8 天。

4. 痤疮　三白饮由凌霄花、白芷、白僵蚕、茵陈、白花蛇舌草、金银花等制成，口服治疗颜面部痤疮 386 例，总有效率 95.6%，且服用方便，不良反应少。

5. 接触性皮炎　复方白鲜皮清洗液由凌霄花、白鲜皮、甘草提取有效成分，加入表面活性剂制成，有抗炎、抗过敏、止痒作用。治疗化工厂作业工人中 156 例接触性皮炎患者，用药 4 周后，总有效率 92.3%。此制剂使用方便，无刺激性，对职业性接触性皮炎疗效显著。

6. 酒渣鼻　凌霄花性善升浮，轻扬宣透，治疗风热、血热所致头面及身体上部皮肤疾患疗效较好。凌霄花、鸡冠花、玫瑰花、生槐花、野菊花等加生石膏，加水煎服治疗酒渣鼻，14 剂后，患者面部潮红减轻，丘疹减少，继服 1 个月后，面部皮疹全部消退。

7. 黄白带　凌霄花、墓头回两药合用，清利湿热止带，治疗黄白带下可获良效。凌霄花、墓头回、椿根皮、知母、土茯苓、黄柏等制成中药汤剂，随证加减治疗黄白带下，7 剂后患者带下已少，色白，阴痒明显好转，再投 7 剂，诸症痊愈。

8. **复发性口疮** 复方凌霄胶囊由凌霄花、丹参、黄柏、红花、川芎、北豆根粉碎、过筛、灭菌，装入胶囊制成。凌霄花破瘀散结，清热凉血，治疗复发性口疮有较好疗效。38 例复发性口疮患者服药后，溃疡愈合时间缩短，10～20 天治疗后总有效率为 97.37%。

9. **急性会厌炎** 凌霄贝射通翘汤由凌霄花、浙贝母、射干、连翘、木通、瓜蒌等水煎制成，以凌霄花、射干为主，散痰热之结，泻心包之火，临床治疗急性会厌炎取得了良好的疗效。

10. **小儿哮喘** 银龙凌霄汤由凌霄花、川芎、白果、地龙干、细辛、炙麻黄、仙灵脾等制成，随证加减治疗 12～16 岁少年儿童支气管哮喘 55 例，临床控制 20 例，显效 29 例，好转 5 例，疗效显著。

11. **其他** 凌霄花亦能用于治疗原发性肝癌、红斑狼疮、胃肠道息肉等。

【现代基础研究】 凌霄花的主要化学成分包括齐墩果酸、山楂酸、阿江榄仁酸、α-香树脂醇、β-香树脂醇、熊果酸、熊果醛、2β-羟基熊果酸、可乐苏酸、芹菜素、花色素苷、凌霄花红色素等。

1. **对血管平滑肌的作用** 凌霄花水煎液 12.5mg/ml 对猪冠状动脉有抑制收缩的作用，且作用强于丹参注射液，作用缓慢，持续时间长，美洲凌霄花的作用与凌霄花基本相似。

2. **抗血栓形成作用** 给大鼠饲喂凌霄花水煎液 33mg/kg，能够明显抑制血栓形成，而美洲凌霄花无此作用；凌霄花能加快红细胞电泳，增加红细胞电泳率，使血液红细胞处于分散状态，美洲凌霄花也有此作用。本品粗提取物对老龄大鼠微循环有较好的改善作用。

3. **对子宫平滑肌的作用** 在 7.5mg/ml 浓度时，凌霄花和美洲凌霄花能非常显著地抑制离体未孕小鼠子宫收缩。凌霄花能显著降低子宫收缩强度，减慢收缩频率，降低收缩活性；美洲凌霄花能降低收缩强度和收缩活性，对收缩频率无影响。美洲凌霄花对离体已孕子宫作用特殊，能增强离体已孕子宫的收缩活性，并呈节律性的兴奋和抑制作用。凌霄花对已孕子宫能增加收缩频率和收缩强度，增加收缩活性。

4. 抗炎、镇痛作用 凌霄花喷雾剂对组胺所致小鼠皮肤毛细血管通透性增强有明显的抑制作用，可明显降低二甲苯致小鼠耳壳炎性肿胀和琼脂致小鼠足踝肿胀的程度；灌胃给药能使热板法小鼠慢性疼痛模型痛阈值有显著的提高。

5. 抗氧化作用 凌霄花 50％乙醇提取物可以对抗过氧化氢，对人皮肤成纤维细胞具有显著的保护作用，还可以显著抑制过氧化氢诱导的乳酸脱氢酶释放和 DNA 断裂。

6. 对神经系统的作用 口服凌霄花水煎液可轻度抑制小鼠的自主活动。

7. 抗菌作用 50％凌霄花、叶水煎液对福氏痢疾杆菌和伤寒杆菌有不同程度的抑制作用。

8. 其他作用 凌霄花有抗溃疡、降血胆固醇、止咳、抗癌等作用。

【用法用量】 内服：煎汤，3～6g；或入散剂。外用：研末调涂；或煎汤熏洗。

【使用注意】 气血虚弱、内无瘀热者及孕妇慎服。

【不良反应】 临床上未见凌霄花不良反应的报道。其毒性很低，小鼠灌胃的最大耐受量为 50g/kg。

（赵英强）

主要参考文献

1. 南京中医药大学．中药大辞典［M］．上海：上海科学技术出版社，2006.

2. 高学敏. 中药学 [M]. 北京：中国中医药出版社，2002.

3. 梅金喜. 现代中药药理与临床应用手册 [M]. 北京：中国中医药出版社，2008.

4. 杨阳，汪念，张慰，等. 凌霄花及其复方制剂的临床应用 [J]. 中国实用医药，2010，5（1）：132-133.

5. 楚敏，赵鲁青，慕红丹. 凌霄花喷雾剂的药效学 [J]. 中国医院药学杂志，2000，20（12）：726-728.

6. 杨阳，绳慧峰，张慰. 凌霄花的化学成分及药理作用综述 [J]. 中国药师，2008，11（12）：1521-1522.

7. 王贤斌，王英. 凌霄花汤治疗椎基动脉供血不足性眩晕 [J]. 湖北中医杂志，2002，24（9）：26.

8. 付革新. 黄芪凌霄胶囊治疗失眠 100 例临床观察 [J]. 中西医结合心脑血管病杂志，2005，3（11）：1007.

9. 耿引循. 耿鉴庭先生治疗急症关下喉痹经验 [J]. 江苏中医，2000，21（10）：11-12.

10. 李建平，侯安继. 凌霄花粗提物对老龄大鼠微循环的影响 [J]. 医药导报，2007，26（2）：136-138.

全蝎

【来源】 本品为钳蝎科动物东亚钳蝎的干燥体。春末至秋初捕捉，除去泥沙，置沸水或沸盐水中，煮至全身僵硬，捞出，置通风处，阴干。

【性味与归经】 辛，平；有毒。归肝经。

【功能与主治】 息风镇痉，攻毒散结，通络止痛。用于小儿惊风，抽搐痉挛，中风口歪，半身不遂，破伤风，风湿顽痹，偏正头痛，疮疡，瘰疬。

【现代临床应用】

1. 疼痛 无论是外周还是中枢给药，全蝎具有显著的镇痛作用。临床可用于多种疾病所致的疼痛。顽固性偏头痛：其疼痛剧烈，如刀割电击，或撕裂样疼痛，治以平肝息风泻火，通络止痛。癌性疼痛：其疼痛较甚，如锥如刺，治以扶正祛肿毒，化瘀止痛。骨质增生性疼痛：症见颈项强痛，腰部胀痛，四肢麻木酸痛，抬举活动受限等症状，治以温经散寒，通络止痛。其他疼痛：有报道，全蝎膏（由全蝎、蜈蚣、冰片、凡士林组成）局部外敷，患者用药当日疼痛明显减轻，皮疹红肿开始减退，水疱开始吸收。平均止痛时间 2.5 天，平均痊愈时间 5 天。全蝎末口服治疗带状疱疹后遗神经痛有效率达 94%。用蝎毒膏（由蝎毒、蟾酥、丁香、雪上一枝蒿组成）穴位贴敷治疗骨质增生引起的腰痛患者，有效率在 90% 以上。蛇蝎散（乌梢蛇 2 份，全蝎、蜈蚣各 1 份）内服，治疗神经根痛有较好的止痛作用。

2. 心脑血管疾病　选用全蝎、蜈蚣、水蛭、土鳖虫、蝉蜕 5 种虫药组方，其通络作用不仅对动脉硬化、血管阻塞、血液的黏稠凝聚有良好的治疗作用，而且能修复由于长期高血脂、动脉硬化造成的血管内皮损伤，解除血管痉挛，从而达到双重防治心脑血管病，尤其是冠心病、脑血栓的目的。

3. 治疗乳腺疾病　临床报道，全蝎 60g、瓜蒌 25 个，将瓜蒌开孔，把蝎子分装于瓜蒌内，放在瓦上晾干后研细末，日服 3 次，每次 1g。治疗乳房肿瘤 11 例，痊愈 10 例，治疗乳腺小叶增生 243 例，均治愈。

4. 治疗呼吸系统疾病　全蝎配伍桑叶、菊花、射干、山豆、连翘、僵蚕、鳖甲，治疗上呼吸道感染、咽喉肿痛疗效颇佳。治疗小儿百日咳，用全蝎 1 只，炒焦研末，治疗肿痛疗效颇佳。

5. 治疗附睾炎性硬结　全蝎、蜈蚣、地鳖虫、血竭、参三七各等份，烘干研末，装胶囊，每次 0.3g，治疗附睾炎性硬结取得了满意效果。

6. 治疗化脓性中耳炎　全蝎、枯矾各等份，研细末，将患耳处洗净擦干，撒入药粉少许，每日 1 次，连用 3～5 天可愈。

7. 治疗神经系统疾病　全蝎与其他中药配伍组方，内服用于治疗各种癫痫、乙型脑炎抽搐及各种原因引起的小儿惊厥。

8. 治疗各种疮疡肿毒　全蝎具有解毒消肿止痛的功效，临床上配伍全蝎为主，治疗各种疮肿如乳房肿块、痈疽、压疮、疖、淋巴结核及各种无名肿毒。可内服或加外敷，疗效明显。

9. 治疗感染性疾病　某些感染性疾病如结核病、流行性腮腺炎、急性扁桃体炎以及血栓闭塞性脉管炎、糖尿病坏疽等，用全蝎配方治疗非常有效。

【现代基础研究】

1. 镇痛作用　无论是外周还是中枢给药，全蝎均有显著的镇痛作用。全蝎的中枢镇痛作用可能是通过吗啡受体实现的。李宁等证明纳洛酮可部分拮抗全蝎的镇痛作用，这种拮抗作用可能通过拮抗 β-内啡肽作用而实现；但纳洛酮对大剂量的全蝎无翻转作用，提示全蝎的镇痛作用不仅是通过激活内源性阿片系统，还存在其他的镇痛途径。

也有研究表明，蝎毒素 IV（SVC-IV）蛛网膜下腔注入后可显著压抑屈肌反射，提示 SVC-IV 镇痛机制与吗啡不同，不是通过阿片受体发挥镇痛作用。SVC-IV 静脉给药亦有一定镇痛作用，其镇痛作用强于吗啡。

2. 抗惊厥作用　研究证明，全蝎乙醇提取物对耐苯妥英钠大鼠惊厥模型产生明显的对抗作用。其抗耐药机制与抑制耐药惊厥大鼠脑内 mdr1 mRNA 表达和相应减少其表达产物 P-gp 有关。

3. 抗癫痫作用　实验证明，全蝎蝎毒是抗癫痫的主要有效药用成分，从中提纯的多肽（AEP）作用更强，且 AEP 不易使人产生依赖性，是一种理想的抗癫痫药物。对头孢娄利定诱发的动物癫痫有较强的抑制作用。

4. 抗肿瘤作用　蝎毒组分Ⅱ（SVCⅡ）是蝎毒中具有抗癌活性的细胞毒素，对人喉癌（HEp-2）细胞有较强的毒性杀伤作用和集落形成的抑制作用，其中大剂量的 SVCⅡ的抑制作用略强于丝裂霉素（MMC）。对小鼠前胃癌及癌前病变具有阻断作用。全蝎的醇制剂在体外能显著抑制人肝癌细胞呼吸，并对结肠癌和人肝癌细胞的生长均有明显抑制作用。

5. 抗凝、抗血栓、促纤溶作用　全蝎提取液能明显延长活化凝血活酶时间（APTT）、凝血酶原时间（PT）、凝血酶时间（TT），对内源性及外源性凝血均有抑制作用。还可通过抑制血小板聚集，减少纤维蛋白含量和促进纤溶系统活性等因素抑制血小板形成。

6. 对心血管系统的作用　静脉注射蝎毒能使大鼠血压升高，心肌收缩力增强，显著改善左心室收缩功能，其升压作用与肾上腺素 α 受体有关，正性肌力作用与肾上腺素 β 受体关系不大。蝎毒和全蝎提取液对离体蛙心收缩和心率具有较强的抑制作用。另外，蝎毒对血小板聚集功能的影响有助于减少斑块形成，延缓动脉粥样硬化进程。

7. 其他　全蝎与蝎身煎剂 2g/kg 连续灌胃给药 6 天，可使小鼠网状内皮系统对碳粒的廓清作用明显降低，提示有一定免疫作用。另外，蝎毒毒素对鼠脑神经细胞线粒体结构和功能具有显著的影响。

【用法用量】　煎服，2～6g，外用适量。

【使用注意】

1. 过敏反应　患者用药后出现瘙痒、皮疹，表现为典型的组胺样反应。

2. 循环、消化系统反应　患者用药后出现胃痛、心悸、胸闷、气短，经检查发现频发室性期前收缩、十二指肠溃疡。

3. 急性肝、肾功能损害　据报道有患者用药后导致急性肝损害和肾功能损害，最终死亡。

4. 神经系统中毒反应　患者服用含蜈蚣、全蝎组成的止痉散后，致两腿挛急抽筋，颈部阵发性角弓反张，鼻音重，左耳听力下降，左眼开合障碍等多条神经不同程度的病理改变。

5. 溶血性贫血反应　据报道有患者服用全蝎后致溶血性贫血的病例。

【不良反应】　全蝎毒素类似蛇神经素，毒性甚剧。不良反应有过敏反应，临床上表现为全身剥脱性皮炎、大疱性表皮坏死松解症和剧烈腹痛。全蝎对心血管、泌尿系统也有损害，患者用药后可出现心悸、心慌，心动过缓，血压升高，继之血压突然下降，小便涩痛不利，尿少，尿蛋白等。另外，全蝎可产生剧烈的毒性反应，常常表现为呼吸系统毒性反应与神经系统中毒反应。全蝎蝎毒对骨骼肌有直接抑制作用，可诱发骨骼肌自发性颤搐和强直性收缩，最后导致不易恢复的麻痹。

全蝎提取液还可对非特异性免疫和体液免疫功能有抑制作用。研究表明，全蝎盐制后，其有毒微量元素钯含量明显增高，提示盐制后可能使其毒性增加。故临床上应严格遵循其使用范围、剂量及方法，应详细询问患者病史、既往史、过敏史，切不可忽视患者的体质及个体差异。对于连续用药者，应加强监护，以防发生体内蓄积中毒。

（陈利国）

主要参考文献

1. 陈可冀，史载祥 . 实用血瘀证学 [M]. 北京：人民卫生出版社，1999.
2. 罗顺华 . 难治性疼痛中蜈蚣全蝎的应用 [J]. 医学信息，2011，24（11）：3270.
3. 黄民，潘玉贞，毛华伟，等 . 蝎毒中枢镇痛机制的初步探讨 [J]. 中国应用生理学杂志，2001，17（1）：85-88.

4. 李宁，吕欣然，张广学，等．蝎毒素镇痛活性成分对神经痛动物模型镇痛作用的实验研究［J］.中国医药科技，2002，9（6）：345-346.

5. 张荒生，王进军．中药全蝎的药理研究进展［J］.中国中医急症，2007，16（2）：224-226.

6. 王莉，徐宁，孙娟，等．12种中药乙醇提取物抗惊厥作用和时间-体存生物当量的比较研究［J］.中西医结合心脑血管病杂志，2010，8（4）：460-462.

7. 王新风，陈靖京，王明正，等．全蝎乙醇提取物对耐药惊厥大鼠脑内mdr1 mRNA 和 P-gp 表达的影响［J］.中国中药杂志，2009，34（17）：2223-2227.

8. 陈谦，连小云，张晓智，等．蟾皮、全蝎、蜂房对小鼠前胃癌及癌前病变的干预试验研究［J］.陕西中医，2003，24（1）：84-86.

9. 王继红．全蝎抗癌的研究进展［J］.现代中西医结合杂志，2003，12（15）：1662-1663.

10. 易小民，彭延古，徐爱良．全蝎抗凝研究进展［J］.湖南中医药大学学报，2010，30（3）：79-81.

11. 雷田香，彭延古，徐爱良．中药全蝎的研究进展［J］.湖南中医学院学报，2006，26（4）：60-61.

蜈蚣

【来源】 为动物大蜈蚣科少棘巨蜈蚣的全虫体。春夏捕捉，用两头尖的竹片插入头尾两部，绷紧，晒干，亦可用沸水烫过，晒干，生用。

【性味与归经】 辛，平；有毒。归肝经。

【功能与主治】 祛风，定惊，攻毒，散结。治中风，惊痫，破伤风，百日咳，瘰疬，结核，癥积瘤块，疮疡肿毒，风癣，白秃，痔漏，烫伤。

【现代临床应用】

1. 败毒抗癌

（1）肝癌：蜈蚣、阿魏、五灵脂各15g，红娘（糯米炒）4.5g，炙狼毒9g，蜂房21g，急性子24g，全蝎、僵蚕、木鳖子、威灵仙各 30g，山慈菇 50g。共研细末，水泛为软坚丸，每服 1.5g，日 2 次，温开水送。能使症状缓解，肿块软缩，延长生存期。

（2）乳腺癌：蜈蚣 2 条，蜂房、海藻、昆布、天花粉各 9g，土贝母、玄参各 15g，牡蛎、夏枯草各 30g，切碎，水煎 2 次分服，日 1 剂。迄皮肤凹陷恢复，肿块及结节软缩，肿痛消除。

（3）宫颈癌：蜈蚣 2 条，麝香 0.15g，冰片 0.3g，轻粉、雄黄各 3g，黄柏 15g。共研细粉，用适量包于消毒纱布中间，送入阴道穹窿部，紧贴宫颈，每天上药 1 次，月经期停用。可根据病情好转，减少上药次数，直至活检转阴。同时，隔日服下药 1 剂：蜈蚣 2 条，柴胡 2.5g，全蝎 3g，昆布、海藻、香附、白术、茯苓各 4.5g，当归 6g，生白芍 9g，切碎，水煎服。可获近期痊愈。绒毛膜癌：蜈蚣 2 条，蜂房 6g，白花蛇 60g，切碎，水煎服，日 1 剂，2 次煎服。能使肿块消除，转移症状缓减，迄阴道流血停止，尿妊娠试验连续多次均为阴性，可获痊愈。

（4）卵巢癌：蜈蚣 15g，乳香 1g，全蝎 3g，带子蜂房、活蜗牛各 5g，马钱子 1g。先将马钱子用开水泡 24 小时，换清水连续浸 7～10 天，取出去皮晒干，用麻油炒黄研末；将蜈蚣、全蝎、蜂房炒至微黄，捣末；蜗牛捣烂，晒干，研末。将所有药末研和丸，日 3 次。用下列汤药送服：白花蛇舌草、薏仁、铁树叶各 30g，鳖甲、桃仁、熟地、炙穿山甲、三棱、莪术、黄芪各 15g，赤芍、丹参、香附各 12g，枳壳、小茴香、七叶一枝花各 9g，切碎，水煎 3 次分服，日 1 剂。能使症状缓解，肿块软缩。可结合手术切除。亦宜于术后有阴道转移者。

（5）阴茎癌：蜈蚣、制马钱子、山慈菇各 30g，熟大黄 9g，紫草、黄连各 15g，马蔺子、蚤休各 45g，菊花、海藻、

278

三棱、莪术、党参、黄芪、金银花、山豆根、漏芦各 60g，共研细末，醋制为丸，每服 10g，日服 2 次。

(6) 白血病：蜈蚣、壁虎、蟾蜍各 26 枚，水蛭、急性子各 24g，徐长卿、韩信草各 48g，七叶一枝花、金牛根、穿心莲、虎杖、白花蛇舌草各 90g，共为细末，和猪胆汁、马蹄子制成颗粒，压成舌癌片，亦可制成丸剂，每服 9g，日服 3 次。同时肝脾肿大处外敷消癌散（土半夏、生半夏、生南星、生栀子、生川乌、一枝黄花、生草乌、穿心莲、韩信草各 48g，野香薷、芙蓉叶各 90g，金牛根 138g，共研细末，适量蜜调外敷患处），日换 1 次。如此内服外敷，迄症状完全缓解，肿块缩成，延长生存期。

(7) 恶性淋巴瘤：蜈蚣、全蝎、生水蛭、雄黄、血竭、枯矾各 30g，轻粉 2g，硼砂、白硇砂、苏合油、白及各 15g，共为细末，水泛为丸，绿豆大，每服 3g，日 3 次。能使肿块软缩，压迫症状缓解。可连服 3～6 个月，可获较好效果，缓解期较长。

(8) 胃癌：蜈蚣 5 条，三棱、莪术、枳实各 12g，海藻、昆布各 15g，水蛭 24g，金银花 90g，切碎，水煎 3 次分服，白糖调磅。开始时或有恶心、闷胀等副作用，继续应用，可以缓解。坚持 6 个月，可使胀痛等症状消失，肿块软缩，溃疡平复，病情显著好转。

(9) 食管癌：蜈蚣 5 条，大枣 5 枚，全蝎 6g，半夏、沙参、旋覆花、鸡内金各 9g，山药 15g，夏枯草、紫草根、白茅根、白花蛇舌草各 30g，半枝莲 60g，切碎，水煎 3 次，合并煎液，加蜜糖 120g，浓缩，分 3 次服。能使癌肿逐渐缩小，吞咽顺利。继续服药 4 个月，症状基本消失，获近期痊愈。

(10) 肺癌：蜈蚣、山甲各 24g，硫黄、蜂房各 9g，守宫、炙马钱、全蝎各 12g，石见穿、急性子各 30g，僵蚕 60g，共为细末，炼蜜和为抗癌丸，丸重 3g，每服 1 丸，日服 2 次。

用下方送服：生地、天冬各 6g，麦冬、玄参各 4g，浙贝（去心）、牡丹皮、炒白芍各 2.5g，生甘草、薄荷各 1.5g，水煎 2 次分送，亦可制成糖浆，日 1 剂。能使血痰、胸痛等症状缓解，癌肿缩小，X 线复查阴影消失。

（11）鼻咽癌：蜈蚣 3 条，炮甲、土鳖虫、地龙、三七各 3g，研细末，用米酒服，分 3 次，送服辛荑散（辛荑、细辛、藁本、升麻、川芎、木通、防风、羌活、白芷、炙甘草各等份，共研细末），每次 3g。同时用山苦瓜液（山苦瓜 10g，切碎，浸于 75% 乙醇溶液与蒸馏水各 25ml 的混合液中，3 天后，再加蒸馏水 50ml，搅匀，用消毒纱布过滤去渣，入甘油 20ml）滴鼻，每日滴鼻 3～6 次，每次 2 滴。坚持至肿块缩小、头痛、鼻塞等症状基本消失。

2. 息风解痉

（1）中风痉搐：蜈蚣 3 条，黄芪 18g，当归 12g，全蝎、羌活、独活各 6g，切碎，水煎服，为逐风汤。

（2）百日咳：蜈蚣、甘草各等份，焙干，研末，口服，日 3 次，每次 1～2 岁 1.5g，3～4 岁 2g。连服 7 天为 1 个疗程，有效率 90%。

3. 退炎治疮　骨髓炎：蜈蚣 10 条，焙干，研粉，分为 7 份，装入胶囊，日服 1 份。遇有瘘管者可用凡士林纱布条蘸上蜈蚣末，填入瘘管内，每日换药 1 次。本药对急慢性骨髓炎均有抗炎、促进骨包壳新生及促使瘘管愈合的作用。

【现代基础研究】

1. 镇静、镇痛、解痉和抗炎作用　墨江蜈蚣和少棘巨蜈蚣有相似的药用价值，醇提物、水提物均有明显的镇静、镇痛、解痉和抗炎作用，对热板法刺激引起的疼痛有显著镇痛作用，且小剂量优于大剂量；对二甲苯引起的小鼠耳郭炎症也有显著的抑制作用。体外抑菌实验发现两者的酸性水提液均有明显的抑制致病真菌作用，强度亦十分相近，1/100 浓度的酸性提取液对致病性真菌有较强的抑菌作用，而中性和弱碱性水提取液抑菌效果不佳；鲜体蜈蚣及其毒素没有抑菌作用。少棘蜈蚣的抑菌强度和抗真菌广谱性稍优于墨江蜈蚣。

2. 免疫调节作用　蜈蚣含有人体 8 种必需氨基酸以及 α_1、α_2 和 γ 球蛋白，可以直接补充人体所需，具有强壮滋补作用。蜈蚣作为异体蛋白，服用后亦可刺激人体产生非特异性抗体，提高人体的免疫力，扶助人体正气，有利于祛邪散毒。

3. 抗肿瘤作用　研究表明，蜈蚣对肝癌、肺癌、肾癌、结肠癌和卵巢癌等均有抑制作用。蜈蚣油性提取液加入至肝癌细胞株中一起培养，对肝癌细胞增殖有较强抑制作用。在对蜈蚣提取物抗癌活性体外筛选得到的 8 个组分 $E_{1\sim8}$ 中，初步确定 $E_{1\sim6}$ 组分具有不同程度的抗肺癌、肾癌、结肠癌、肝癌和卵巢癌活性，且以 E_1 和 E_6 活性最强。

4. 对心脑血管疾病的作用　蜈蚣具有调节脂代谢、改善血液流变学、降低血脂、增强心肌抗氧化能力及保护心肌免受脂质过氧化损伤的作用，可保护血管内皮细胞免受损伤，有效防治动脉粥样硬化的形成，改善心肌缺血，增加冠脉血流量。

5. 对消化功能的作用　蜈蚣水提物冻干粉 20mg/kg 剂量时对大鼠胃液、胃酸、胃酶、胃蛋白酶总活力及对小鼠小肠推进运动有促进作用，40mg/kg 剂量时还可提高胃蛋白酶活力及胰液量、胰液蛋白量，提示蜈蚣具有增强胃肠功能的作用。

6. 其他作用　研究发现全蝎蜈蚣散治疗阵挛性面肌痉挛、色素性紫癜性苔藓样皮炎、泌尿道的耐药金葡菌感染、血管神经性头痛，按中医辨证施治用一般草木之品往往效果显而不著，病情缠绵难愈，经加用搜风通络、攻窜迅猛之蜈蚣后，则多能取得较理想的效果。

【用法用量】　煎服，0.5~1g，外用适量。

【使用注意】

1. 在应用蜈蚣时，要严格遵循其使用范围、剂量及使用方法。

2. 诊断中特别注意患者的体质及个体差异，应详细询问其病史、既往史和过敏史。

3. 对于连续用药者，应加强其监护，以防发生体内蓄积中毒。

4. 孕妇禁用，研究表明可能导致怀孕率降低，致畸率增高。

5. 建议处方中蜈蚣的计量应准确至克。

【不良反应】

1. 过敏反应　用药后出现瘙痒、皮疹。

2. 循环、消化系统反应　用药后出现胃病、心悸、胸闷、气短、频发室性期前收缩、十二指肠溃疡。急性肝、肾功能损害，有的患者服用该药导致急性肝损害，两患者均表现为右肋下痛，厌油纳呆，身、目、尿皆黄等症。有一例患者出现尿少，腰痛加重，即自行停药。4 天后，患者出现双侧眼睑浮肿，恶心，呕吐胃内容物，鼻衄，皮下瘀斑及排黑便，最终死亡。

3. 神经系统中毒反应　患者服含蜈蚣、全蝎的散剂后，致两腿挛急抽筋，颈部阵发性角弓反张，鼻音重，左耳听力下降，左眼开合障碍，喝水时卷舌，呛水，似有舌、舌咽、三叉、瞪眼、面听等多条神经不同程度的病理改变。

4. 溶血性贫血反应　患者服药 3 天后即感头昏，周身不适，四肢无力，尿呈酱油色；继服 4 剂后，症状加重，遂卧床不起。

药理及毒理实验证明：蜈蚣含两种类似蜂毒的有毒成分，即组胺和溶血性蛋白质，此外尚含各种脂肪酸、氨基酸、蚁酸等多种成分。且有研究证明，蜈蚣的各个部位中均存有毒性成分组胺，且主要存在于躯干部。不同产地的少棘蜈蚣组胺的含量差异较大。对活体少棘蜈蚣和多棘蜈蚣的粗毒进行溶血活性

282

比较，结里显示均有溶血活性，且药材较活体蜈蚣毒性降低，陈药材毒性较新鲜药材降低，这也为蜈蚣药材的采购及安全应用提供了依据。

（陈利国）

主要参考文献

1. 杨永华，张水寒，徐琳本，等．僵蚕、蜈蚣提取工艺的研究［J］．中国中药杂志，2001，26（9）：599-601.

2. 周永芹，韩莉．中药蜈蚣的研究进展［J］．中药材，2008，31（2）：315-319.

3. 张明泉，王亚利，温瑞书，等．蜈蚣提取液对大鼠心脏血流动力学的作用研究［J］．河北中医，2004，26（9）：716-717.

4. 刘国清，田秉漳，皮执民，等．蜈蚣油性提取液对肝癌细胞增殖的影响［J］．中国现代医学杂志，2002，12（4）：55-56.

5. 曾红，张国刚，程巨龙．蜈蚣中抗癌活性成分的提取［J］．湖南中医杂志，2004，20（5）：57-58.

6. 刘国清，田秉漳，皮执民，等．蜈蚣油性提取液对肝癌细胞增殖的影响［J］．中国现代医学杂志，2002，12（4）：55-56.

7. 周永芹，韩莉．蜈蚣提取物对宫颈癌 Caski 细胞增殖的抑制效应［J］．中国组织工程研究与临床康复，2007，11（34）：6805-6807.

8. 秦晋之，闫智勇．蜈蚣的药理作用和临床应用研究进展［J］．河北农业科学，2008，12（10）：164-166.

9. 司秋菊，王亚利，王鑫国，等．蜈蚣对心肌缺血性损伤小鼠 NO 及 iNOS 的影响［J］．山东中医杂志，2004，23（8）：492-494.

10. 赵志国，李军云，蒋晔，等．蜈蚣酸性蛋白对急性心力衰竭大鼠心功能的影响［J］．北京中医药大学学报，2008，32（2）：106-109.

瓜蒌

【来源】　瓜蒌为葫芦科植物瓜蒌和中华瓜蒌的成熟果实。秋季果实成熟时采收，悬挂通风干燥处晾干，或剖开将壳与种子分别干燥。瓜蒌壳称瓜蒌皮，瓜蒌仁（种子），生用或炒用，皮仁合用称全瓜蒌。

【性味与归经】　性寒，味甘、微苦。归肺、胃、大肠经。

【功能与主治】　清热涤痰，宽胸散结，润燥滑肠。用于胸痹心痛，结胸痞满，乳痈，肺痈，肠痈肿痛，大便秘结等。治疗痰稠，常与知母、浙贝等配用；痰热内结，胸闷而大便不畅，以瓜蒌仁配黄芩、胆南星、枳实等，如清气化痰丸；治疗胸痹心痛，结胸痞满，与薤白、半夏同用，如瓜蒌薤白半夏汤；治痰热结胸，胸胁痞满，与半夏、黄连配伍，如小陷胸汤；治肠燥便秘，用瓜蒌仁和火麻仁、郁李仁、枳壳等；治乳痈肿痛，常与乳香、没药、蒲公英等配伍。

【现代临床应用】

1. 缺血性心肌病　采用瓜蒌皮注射液静脉滴注治疗 115 例缺血性心肌病患者，对患者胸痹心痛的有效率达 94.3%～98%，对心电图的有效率达 89.6%，而且能明显降低胸痹心痛的发作频率，对速效救心丸的使用亦可明显减少。另外，瓜蒌皮注射液对降低血压、降低血黏度、减慢心率、改善微循环等有较好的作用。

2. 心律失常　对心律失常所致的临床表现，如胸闷、不适等有一定的疗效。瓜蒌皮注射液臀部肌内注射，治疗 12 例心律失常患者，其中，症状疗效属显效者 2 例，其余 8 例为改善。

瓜蒌能扩张冠状动脉，增加冠脉血流量，减弱心肌收缩力和减慢心率，抗缺氧，降低急性心肌梗死室性再灌注心律失常发生率。西药常规治疗基础上加用瓜蒌皮注射液治疗 32 例溶栓后患者，并与 ATP、辅酶 A 组对照，期前收缩全部消失为显效，期前收缩次数减少 50% 以上为有效，达不到有效指标为无效。治疗组总有效率为 78.1%，对照组总有效率为 53.3%，两组比较差异有显著性。

3. 冠心病稳定型心绞痛　瓜蒌皮注射液可以改善患者的心绞痛症状及缺血性心电图。108 例冠心病心绞痛患者分为治疗组（73 例）和对照组（35 例），在常规治疗基础上治疗组加瓜蒌皮注射液静脉滴注，对照组加复方丹参注射液静脉滴注。结果治疗组心绞痛缓解率为 94.5%、心电图改变率为 69.9%，均优于对照组的 80.0%和 37.1%。

4. 冠心病不稳定型心绞痛　瓜蒌皮注射液具有扩张冠状动脉、增加血流量、对抗垂体后叶素所致的急性心肌缺血及保护心肌缺血后再灌注损伤的作用。54 例不稳定型心绞痛患者在常规治疗基础上加瓜蒌皮注射液，并与复方丹参注射液对照。结果治疗组心绞痛缓解率（93%）明显高于对照组（67%），治疗组心绞痛发作次数和持续时间均较对照组减少，心电图和耗氧指数均较对照组有明显好转。

5. 冠心病稳定型心绞痛合并 2 型糖尿病　瓜蒌皮注射液有降低全血黏度低切，降低血浆黏度，抑制红细胞聚集，改善血流动力学指标，保护血管内皮功能的作用。对冠心病稳定型心绞痛合并 2 型糖尿病 117 例患者在常规治疗基础上加瓜蒌皮注射液静脉滴注，并与复方丹参注射液对比。结果两组患者的心绞痛症状明显缓解，瓜蒌皮组血浆全血黏度低切和红细胞聚集指数均较治疗前明显降低，且血浆 ET 水平降低，NO 水平升高，差异具有统计学意义。

6. 急性脑梗死　瓜蒌皮注射液具有扩张脑血管作用。在常规治疗的基础上予瓜蒌皮注射液治疗 50 例急性脑梗死患者，并与舒血宁注射液做对照，观察两组患者的神经功能恢复情况、心电图、血脂及不良反应。结果试验组与对照组比较，神经功能恢复良好、合并有心肌缺血者的心电图较治疗前有明显改善、血脂水平明显下降。

7. 脑梗死伴无症状心肌缺血　瓜蒌皮注射液具有扩张冠状动脉和脑血管、降低心肌耗氧量、降低血液黏度、改善微循环的作用。常规治疗基础上，瓜蒌皮注射液治疗 35 例无原发性器质性心脏病的脑梗死患者，对照组予复方丹参注射液静脉滴注。观察治疗前后心电图及脑梗死改善率，结果治疗组心电图改善率 74.3%，脑梗死总有效率为 77.1%，优于对照组。表明瓜蒌皮注射液具有心脑同治的作用，从而改善脑梗死患者的预后。

8. 肺源性心脏病急性发作期　对 40 例慢性肺源性心脏病急性发作期出现血液高凝状态的患者，在常规治疗基础上加用低分子肝素和瓜蒌皮注射液，并与对照组（常规治疗组）相比。结果治疗后血红蛋白计数、血细胞比容、全血黏度下降，治疗组有统计学意义，而对照组无统计学意义。

9. 小儿便秘　常用干品（即干瓜蒌实蒸软压扁后加工之饮片）煎汤内服治小儿便秘及习惯性便秘。

10. 小儿急性肾小球肾炎　瓜蒌皮能利水消肿，对尿少、水肿，属湿热证者，用瓜蒌皮、陈皮、生姜皮、大腹皮、桑白皮煎服，消肿较快。

11. 小儿急性支气管炎、支气管肺炎　瓜蒌子善治痰热咳嗽及肺燥咳嗽，功在清肺、润燥、豁痰。用瓜蒌子配浙贝母等药治疗咳嗽痰多久久不愈者。

12. 胆道蛔虫　瓜蒌有效成分对蛔虫有麻痹或杀死的作用，同时能够促进胆汁的分泌、松弛胆道平滑肌；脂肪油润滑肠道，从而使蛔虫从胆道中排入十二指肠进入肠道。另外，瓜蒌对大肠杆菌、痢疾杆菌、铜绿假单胞菌、金黄色葡萄球菌等有抑制作用，从而达到治疗胆道蛔虫的目的。

13. 带状疱疹　瓜蒌有提高免疫功能、抗菌、抗病毒作用。重用瓜蒌治疗 15 例带状疱疹患者，经治后患者痛胀痒明显减轻或消失，疱液变混浊，继之疱疹部位干燥结痂。

【现代基础研究】　瓜蒌的主要成分是油脂和有机酸类、甾醇类、三萜及其苷类、氨基酸和蛋白质类、无机元素和瓜蒌酯碱等。

1. 对心血管系统的作用　瓜蒌及瓜蒌皮提取物能扩张冠状动脉，增加血流量，保护再灌注损伤及缺血心肌，提高耐缺氧能力；保护损伤的血管内皮细胞，防治动脉粥样硬化；消除氧自由基，减少脂质过氧化反应，抑制血管平滑肌的增殖；抗缺血缺氧，减少心律失常发生。

2. 抗氧化作用　瓜蒌仁有一定的抗氧化作用。

3. 对血液系统的作用　抗血小板聚集，改善血液流变学及血管内皮素的水平。

4. 抗动脉粥样硬化作用　瓜蒌皮提取物有降低血清胆固醇，抗动脉粥样硬化作用。

5. 祛痰作用　瓜蒌皮分离出的总氨基酸有祛痰作用。其所含天门冬氨酸促进细胞免疫，有利于减轻炎症程度，减少分泌物；其半胱氨酸能裂解痰液黏蛋白，使痰变稀、黏度下降易于咳出。

6. 对消化系统的作用　瓜蒌醇提取物有降低大鼠胃酸分泌和胃酸浓度的作用，从而起到抗溃疡作用；瓜蒌提取物对肠道平滑肌有松弛作用；瓜蒌有强致泻作用，从而起到润肠通便作用。

7. 对免疫系统的作用　瓜蒌皮有提高免疫功能的作用。

8. 抗肿瘤作用　瓜蒌煎剂及提取物有一定的抗肿瘤效果。

9. 其他药理作用　瓜蒌提取物对大肠杆菌、痢疾杆菌、铜绿假单胞菌、金黄色葡萄球菌等有抑制作用，有抗病毒等多种作用。

【用法用量】　煎服。全瓜蒌 10～20g，瓜蒌皮 6～12g，瓜蒌仁 10～15g。

【使用注意】　脾虚湿痰不宜用。不宜与乌头类药物同用。

【不良反应】　临床有瓜蒌皮注射液引起不良反应的报道较少，主要有心慌、头晕、颜面潮红、局部皮肤轻度瘙痒。

瓜蒌皮注射液毒性甚低。小鼠 1 次静脉注射 LD_{50} 为（363±22）g/kg；麻醉犬 1 次静脉注射 LD_{50} 为 100g/kg（相当于人治疗量的 100 倍），除血压轻度暂时下降外，未见其他毒性反应。长期毒性试验，静脉注射 30g/（kg·d），连续 21 天，除个别犬在给药第 3 周胃纳较差，未见其他明显形态学及功能学的毒性反应。

（尚菊菊）

主要参考文献

1. 凌一揆，颜正华. 中药学 [M]. 上海：上海科学技术出版社，1984.

2. 徐明兴. 瓜蒌皮注射液治疗胸痹心痛 115 例疗效观察 [J]. 浙江临床医学，2010，12（10）：1076.

3. 蔡文仁. 瓜蒌皮注射液治疗心律失常临床观察小结 [J]. 上海医药，2009，30（3）：137.

4. 吕建新. 瓜蒌皮注射液治疗急性心肌梗死室性再灌注心律失常 32 例 [J]. 浙江中医杂志，2011，46（6）：467.

5. 郑文祥. 瓜蒌皮注射液治疗心绞痛的临床观察 [J]. 临床误诊误治，2008，12（1）：37-38.

6. 宋宏雁，班努·库肯. 瓜蒌皮注射液治疗不稳定型心绞痛疗效观察 [J]. 现代中西医结合杂志，2009，18（31）：3820-3821.

7. 赵然尊，石蓓，王冬梅，等. 瓜蒌皮注射液治疗冠心病稳定型心绞痛合并 2 型糖尿病的临床观察 [J]. 中国新药杂志，2010，19（20）：1871-1874，1884.

8. 李继业，刘涛，张震. 低分子肝素钙联合瓜蒌注射液治疗肺心病急性发作期高凝状态临床观察 [J]. 山西医药杂志，2010，39（5）：447-448.

9. 蔡川，周扬，刘卫辉，等. 川芎、瓜蒌仁、桑叶提取物对肝微粒体脂质过氧化模型的影响 [J]. 中国临床康复，2006，10（11）：90-93.

10. 张弢，沈文芳，朱俊. 瓜蒌对心血管系统的药理作用及临床应用 [J]. 中国乡村医药，2007，14（11）：52.

11. 刘艳艳，聂本津，张志明. 瓜蒌皮注射液治疗急性脑梗死的临床疗效 [J]. 中国医药指南，2010，8 (30)：286-288.

12. 管钦鸿. 瓜蒌皮注射液治疗脑梗死患者的无症状心肌缺血的疗效评价 [J]. 新疆医学，2008，38 (8)：18-19.

13. 孙浩. 瓜蒌、瓜蒌皮、瓜蒌子常用于治疗何种小儿疾病？[J]. 中医杂志，2006，47 (9)：713-714.

14. 黄齐生. 鲜瓜蒌治疗胆道蛔虫病 [J]. 中国社区医师，2002 (1)：37.

15. 李凤梅，李笑晗. 重用瓜蒌治疗带状疱疹 15 例 [J]. 中国中医药科技，1997，4 (2)：72.

16. 滕勇荣，张永清. 瓜蒌化学成分研究进展 [J]. 山东中医药大学学报，2011，35 (1)：85-86.

17. 谭斌，刘韵，谷彬，等. 瓜蒌皮提取物对大鼠血管内皮损伤的保护作用 [J]. 中国现代医药杂志，2010，12 (9)：9-12.

18. 赵海燕，赵婷. 瓜蒌皮注射液协同阿司匹林对不稳定性心绞痛患者血小板聚集功能的影响 [J]. 中国城乡企业卫生，2009，10 (5)：45-47.

19. 肇启春. 瓜蒌皮注射液对血瘀证模型大鼠血液流变学及血管内皮素的影响 [D]. 大连：大连医科大学，2007.

20. 王冬梅，代世元，芦丽莉，等. 瓜蒌皮提取物对大鼠动脉粥样硬化保护作用的实验研究 [J]. 北华大学学报（自然科学版），2008，9 (2)：128-131.

21. 张霄翔，王艳苹，王玉凤，等. 瓜蒌皮对环磷酰胺致免疫功能低下小鼠免疫功能的影响 [J]. 中国药房，2009，29 (9)：648-649.

枳实

【来源】 本品为芸香科植物酸橙及其栽培变种或甜橙的干燥幼果，5～6 月间采摘或采集自落的果实，自中部横切为两半，晒干或低温干燥，较小者直接晒干或低温干燥。生用或麸炒用。

【性味与归经】 苦、辛，寒。归脾，胃，大肠经。

【功能与主治】 破气消积，化痰除痞。治饮食积滞，脘腹痞满胀痛，常与山楂、麦芽、神曲等同用，如曲麦枳术丸；胃肠积滞，热结便秘，腹满胀痛，则与大黄、芒硝、厚朴等同用，如大承气汤；治湿热泻痢、里急后重，多与黄芩、黄连同用，如枳实导滞丸；治胸阳不振、痰阻胸痹之胸中满闷、疼痛，多与薤白、桂枝、瓜蒌等同用，如枳实薤白桂枝汤；治痰热结胸，可与黄连、瓜蒌、半夏同用，如小陷胸加枳实汤；治心下痞满，食欲不振，可与半夏曲、厚朴等同用，如枳实消痞丸；气血阻滞之胸胁疼痛，可与川芎配伍，如枳芎散；产后瘀滞腹痛、烦躁，可与芍药等分为末服用，如枳实芍药散。

【现代临床应用】

1. 急性冠脉综合征　枳实能改善急性冠脉综合征（ACS）患者内皮功能，降低血小板聚集率、红细胞聚集指数，增强抗氧化功能。在常规治疗基础上加用枳实胶囊治疗 34 例 ACS 患者，并与常规治疗组、正常组对照。结果治疗前与对照组比较，ACS 患者红细胞聚集指数、D-二聚体（D-Dm）、P-选择素（CD62p）、ET-1、氧化低密度脂蛋白（Ox-LDL）水平明显升高，NO 水平明显下降；治疗后枳实组与常规组 NO 明显上升，血小板聚集率、红细胞聚集指数、CD62p、D-Dm、ET-1、Ox-LDL 明显下降；与常规组比较，枳实组血清 NO 明显上升，红细胞聚集指数、D-Dm、ET-1、Ox-LDL 水平明显降低。

2. 功能性消化不良　枳实水煎剂能增强小肠平滑肌张力，使胃肠运动收缩节律增加。用枳实消痞汤治疗功能性消化不良患者 40 例，并与西药吗丁啉片对照，治疗组总有效率 92.5%，对照组总有效率为 72.5%，$P<0.01$。

3. 胃肠功能障碍　枳实能增强胃肠道平滑肌的蠕动，改善胃肠功能，联合肠内营养可减少胃肠道不良反应的发生。用枳实消痞汤加肠内营养支持治疗 20 例危重病并胃肠功能障碍患者，并与 20 例肠内营养支持患者对照。结果与对照组比较，治疗组患者胃肠道不良反应和营养不良事件的发生减少，免疫功能增强。

4. 慢性溃疡性结肠炎　用枳实导滞汤加减治疗 52 例湿热困脾、阻滞肠胃型慢性溃疡性结肠炎患者，并与甲磺酸培氟沙星注射液 50ml 保留灌肠对照。治疗组总有效率为 90.4%，对照组总有效率为 70.0%。两组总有效率差异有显著性。

5. 原发性低血压　枳实能兴奋心脏，收缩血管，产生升高血压的作用。枳实注射液联合参麦注射液治疗 40 例原发性低血压患者，并与参脉注射液静脉滴注作为对照。结果：观察组总有效率为 95.0%，与对照组比较差异有统计学意义。治疗组患者收缩压、舒张压、心排出量、心脏指数和射血分数均明显增加，与治疗前比较有统计学意义（$P<0.05$）；与对照组比较亦有统计学意义（$P<0.05$）。

6. 糖尿病胃轻瘫　糖尿病常规治疗的基础上，枳实消痞丸加减治疗糖尿病胃轻瘫 32 例，并与西药多潘立酮片对照。结果：治疗组在改善临床症状、促进胃蠕动或胃排空时间方面，明显优于对照组。

7. 非酒精性单纯性脂肪肝　利用枳实增强胃肠道平滑肌的蠕动，改善胃肠功能的作用，用枳实消痞汤治疗 30 例痰湿内阻型非酒精性单纯性脂肪肝患者，并与多烯磷脂酰胆碱胶囊对照。结果治疗后患者肝功能、血脂、体重均有改善。

8. 各类胃肠疾病　与枳实增强胃肠道平滑肌的蠕动，改善胃肠功能的作用有关。临床多用枳实为君药的汤剂加减治疗胃扩张、习惯性便秘、急慢性胃炎、胃及十二指肠溃疡、单纯性、机械性肠梗阻等。

9. 脏器下垂病症　子宫脱垂、脱肛、胃下垂等病症，多于汤剂中应用，如临床应用人参枳实汤治疗胃下垂能改善胃脘痛、痞满等症。

【现代基础研究】 枳实的主要化学成分是挥发油、黄酮类、香豆素类、生物碱类和微量元素等。生物碱和黄酮类是其主要有效成分。各国学者对其破气消积、化痰除痞药理作用进行了许多实验研究,其防治心血管系统、胃肠系统疾病的成果已经得到广泛确认。

1. 对心血管的作用 枳实主要含有黄酮类、生物碱类和挥发油类成分,研究表明,枳实所含生物碱和黄酮类成分对心血管系统的作用不尽相同,甚至相反。枳实生物碱具有强心、增加心排出量、收缩血管提高总外周血管阻力而使左心室压力和动脉血压上升、抗休克的作用。

2. 对胃肠道的作用 枳实对胃肠道具有双向调节作用,枳实挥发油对大鼠、兔离体肠平滑肌的收缩呈抑制作用,在体研究发现枳实具有增强胃肠运动的作用,并且能够拮抗吗啡所致的胃肠抑制运动。

3. 对子宫平滑肌的作用 枳实煎剂对家兔子宫有明显的兴奋作用,枳实能使家兔子宫收缩有力,张力增加,收缩节律加强,但对小鼠的离体子宫则主要表现为抑制作用。

4. 抗血小板聚集 枳实具有明显的抗血小板聚集及抑制红细胞聚集的作用,其作用优于阿司匹林,并呈明显的量效关系。

5. 对血压的作用 枳实升压成分辛弗林在甜橙中的含量明显高于酸橙,而具有降压作用的黄酮类成分含量酸橙明显高于甜橙,两种组分的综合作用结果是酸橙枳实对血压的影响明显大于甜橙枳实,由甜橙和酸橙所含有效成分有质和量的差异所致。

6. 抗氧化作用 枳实提取物能有效清除羟自由基、超氧阴离子自由基、1,1-二苯基-2-三硝基苯肼(DPPH)自由基,抑制脂质过氧化作用,单体之间存在协同作用;枳实提取物能增强肾脏的抗氧化能力,保护胰岛组织细胞并降低胰岛细胞损伤。

7.对呼吸道平滑肌的作用　枳实对呼吸道平滑肌有一定的兴奋作用，但作用短暂。

8.利尿作用　枳实和 N 甲基酪胺都有明显增加尿量的作用。

9.其他药理作用　枳实黄酮类成分具有抗炎和抗过敏等药理作用，挥发油有一定程度的镇痛作用和中枢抑制作用。

综上所述，与枳实破气消积、化痰除痞相关的药理作用为：强心、增加心排出量、收缩血管，调节胃肠道功能，兴奋子宫，抗血小板聚集，抗氧化，利尿，抗炎、抗过敏等。

【用法用量】　煎服，3～10g；或入丸、散。外用：适量，研末调涂；或炒热熨。

【使用注意】　脾胃虚弱及孕妇慎服。

【不良反应】　未发现枳实及其提取物不良反应的相关临床及文献报道。

（尚菊菊）

主要参考文献

1. 凌一揆，颜正华.中药学 [M].上海：上海科学技术出版社，1993.
2. 吴立华，吉中强，纪文岩，等.枳实对急性冠脉综合征病人血管内皮功能及血小板活化的影响 [J].中西医结合心脑血管病杂志，2007，5（1）：5-7.
3. 吉中强，纪文岩，吴立华，等.枳实胶囊对急性冠脉综合征患者血栓前状态危险因子的影响 [J].中医杂志，2008，49（12）：1087-1089.
4. 苑静，施凤英.枳实消痞汤治疗功能性消化不良 40 例疗效观察 [J].中国民族民间医药，2009，18（7）：126.
5. 王跃.枳实消痞方治疗危重患者胃肠功能障碍 [J].上海中医药杂志，2010，44（9）：42-44.
6. 薛东领.枳实导滞汤治疗慢性溃疡性结肠炎 52 例 [J].山西中医，

2009，25（4）：15.

7. 董文玲. 枳实消痞丸加减治疗糖尿病胃轻瘫 32 例疗效观察［J］. 时珍国医国药，2009，20（2）：476-477.

8. 刘向敏. 枳实注射液联合参麦注射液治疗原发性低血压临床观察［J］. 中西医结合心脑血管病杂志，2011，9（3）：297-299.

9. 蒋俊民. 枳实消痞汤治疗痰湿内阻型非酒精性单纯性脂肪肝 30 例［J］. 云南中医中药杂志，2009，30（4）：28-29.

10. 许爱华. 枳实、枳壳的应用及配伍规律研究［D］. 南京：南京中医药大学，2009.

11. 孙晓玲，党中方. 人参枳实汤治疗中重度胃下垂 39 例［J］. 四川中医，2009，25（2）：69.

12. 徐欢，陈海芳，介磊，等. 枳实、枳壳的化学成分及胃肠动力研究概述［J］. 江西中医学院学报，2009，21（1）：42-44.

13. 宋婷婷，寻庆英，魏义全，等. 枳实对大鼠小肠电活动影响的下丘脑作用机制研究［J］. 中国中西医结合杂志，2006，26（S1）：55-58.

14. 刘昳，叶峰，王锐，等. 枳实及其含药血清对慢传输性便秘大鼠离体肠平滑肌条的作用［J］. 北京中医药大学学报，2010，33（6）：402-405.

15. 张启荣，朱克刚，彭吉霞，等. 枳实煎剂对兔离体肠平滑肌活动的影响［J］. 中国中医药科技，2006，13（5）：335-336.

16. 焦士蓉，马力，黄承钰，等. 枳实提取物的体外抗氧化作用研究［J］. 中药材，2008，31（1）：113-116.

17. 谢贞建，焦士蓉，唐鹏程. 枳实类黄酮体外抗氧化作用研究［J］. 林产化学与工业，2009，29（4）：33-36.

18. 焦士蓉，黄承钰，王波，等. 枳实对糖尿病小鼠肾脏抗氧化能力及胰岛影响［J］. 中国公共卫生，2009，25（6）：662-664.

19. 崔海峰，周艳华，吕署一，等. 不同品种枳实对大鼠心血管及呼吸系统的影响［J］. 中国中医药信息杂志，2010，17（6）：41-43.

银杏叶

【来源】 银杏叶为银杏科植物银杏的干燥叶。秋季叶尚绿时采收，待干，还须经炮炙后方可服用。临床更多使用银杏叶提取物。

【性味与归经】　甘、苦、涩，平。归心、肺经。

【功能与主治】　活血化瘀，通络止痛，敛肺平喘，化浊降脂。用于瘀血阻络，胸痹心痛，中风偏瘫，肺虚咳喘，高脂血症。

【现代临床应用】

1. 治疗缺血性脑病　银杏叶注射液能够改善脑缺血区域血液循环，恢复脑组织细胞功能，解除脑血管痉挛，从而改善能量代谢，清除自由基，抑制血小板活化因子生成，促进血肿的吸收，降低颅内压，缩小脑梗死范围，从而提高缺血脑组织对缺氧的耐受力，减少缺氧所致的脑损伤。临床在常规治疗的基础上运用银杏叶提取物制剂金纳多注射液治疗短暂性脑缺血发作（TIA）100 例，与对照组（仅常规运用抗凝、改善循环、营养神经药物）比较，治疗组疗效明显优于对照组，并具有统计学差异。用银杏叶提取物金纳多注射液治疗急性脑梗死23 例，与对照组比较，治疗组脑梗死患者血清丙二醛（MDA）和脂质过氧化物（LPO）含量显著降低，血清超氧化物歧化酶（SOD）活性明显提高，并且治疗前后银杏叶组改良的爱丁堡-斯堪的纳维亚神经功能缺损评分量表（SSS）差值明显大于对照组，证明该药具有较强的抗自由基作用，可保护缺血损伤的脑组织。在运用奥扎格雷的基础上加用银杏叶注射液治疗急性腔隙性脑梗死 113 例，总有效率为 97.3%，明显高于对照组，且可减少单纯西药治疗的不良反应。

2. 治疗冠心病　银杏叶中提取的黄酮类化学成分能扩张冠状血管、改善脏器血液循环及末梢微循环；银杏萜内酯是具有高度专属性的血小板激活因子（PAF）受体阻断剂，能抑制血小板活化因子和环氧化酶或酯氧化酶，降低全血黏度、血浆纤维蛋白原，减少微血栓形成；银杏叶提取物还是一个较强的自由基清除剂，能减低由自由基诱发的通过脂酯氧化而形成冠状动脉粥样硬化，从而改善心血管血液流变，减少血栓形成等。对冠心病心绞痛患者，在用硝酸甘油、美托洛尔、阿司匹林、阿托伐他汀钙治疗的基础上加用银杏叶提取物静脉滴注，治疗组总有效率为 95.46%，心电图改善总有效率为 95.56%，疗效均优于对照组，并未发现有不良反应。银杏叶制剂舒血宁治疗稳定型心绞痛不仅可改善患者疼痛、胸闷、心悸、气短等症状，并可使心电图得以明显改善，同时具有一定的调脂作用。

3. 治疗糖尿病肾病　现代药理研究表明，银杏叶提取物可通过刺激前列环素和内皮生长因子的生成而降低外周血管阻力，增加肾血流量，有利于维持肾小球血液动力平衡，改善肾循环障碍；此外，还具有提高机体抗氧化能力、降低氧自由基含量、抑制脂质过氧化、保护细胞膜等药理作用，从而达到改善肾功能的作用。临床运用银杏叶注射液联合贝那普利治疗早期糖尿病肾病 35 例，研究结果显示短期内即能使尿微量白蛋白排泄明显减少，达到肾保护作用。另有研究，在对Ⅲ～Ⅳ期糖尿病肾病常规治疗的基础上联合应用银杏叶制剂（静脉滴注 3 周后改为银杏叶片口服），可显著降低蛋白尿，改善血脂代谢紊乱，从而有可能延缓或阻断糖尿病肾病的进展。

4. 治疗突发性耳聋　银杏达莫可显著改善内耳缺血状态，辅以其他治疗，可很快提高缺血组织对氧的利用率，改善组织细胞代谢，提高听力。有研究在常规治疗（地塞米松、ATP、肌酐和 B 族维生素等药物）的基础上加用含银杏叶提取物和双嘧达莫的银杏达莫注射液治疗突发性耳聋 44 例（59 耳），与复方丹参组比较，有效率明显升高达 88.4%，疗效优于对照组，且未发现有不良反应。

5. 调节血脂　银杏叶提取物能够降低总胆固醇、甘油三酯，升高高密度脂蛋白胆固醇，有清除多种自由基的作用，是一种很好的自由基清除剂。口服银杏叶片 60 天，治疗高脂血症患者 40 例，服药后血浆总胆固醇、低密度脂蛋白胆固醇、甘油三酯水平明显减低，血浆高密度脂蛋白胆固醇明显升高，血浆超氧化物歧化酶活性明显增强，丙二醇及晚期蛋白质氧化产物水平明显降低，证明银杏叶片具有降血脂、抗氧化的生物活性，从而减少脂质对血管内皮细胞的损害，抑制动脉粥样硬化，对预防和治疗心血管疾病有重要意义。

6. 下肢静脉疾病　有研究口服银杏叶片 2～12 个月，治疗下肢静脉疾病（下肢深静脉血栓形成、血栓性浅静脉炎），有效率达 90%，其作用缓和，疗效优于阿司匹林，无明显胃肠道副作用，可以长期服用，还可以和其他药物联合使用，从而减少西药抗血小板和抗凝药物的副作用。

7. 其他作用　银杏叶注射液尚可改善慢性乙型肝炎患者的肝纤维化；银杏叶片与葛根素联合应用，可治疗颈源性眩晕，明显改善临床症状；银杏叶提取物注射液治疗缺血型视网膜中央静脉阻塞具有良好的疗效。

【现代基础研究】　银杏叶主要含有黄酮类、萜内酯类以及少量的多酚类、生物碱、长链醇、酮类及微量元素等化学成分，主要有效成分为黄酮类和萜内酯化合物。目前银杏叶制剂具有改善心脑血管循环、降低血脂、抗菌抗炎等药理作用，广泛用于治疗冠心病、脑梗死、哮喘、痴呆症等疾病。

1. 抗氧化、清除自由基作用　银杏叶提取物酮分子中含有还原性羟基功能基团，可直接发挥抗氧化作用。黄酮类中的槲皮素可直接捕捉和清除氧自由基和过氧化氢，通过对其起一种氢原子供体的作用而阻断和终止自由基连锁反应链，有效地拮抗自由基对多不饱和脂肪酸破坏，阻止和抑制氧自由基反应和脂质过氧化反应引起的病理性损伤。同时银杏叶提取物还可参与调节和提高过氧化物歧化酶（SOD）、谷胱甘肽过氧化物酶（CSH PX）等抗氧化酶的活性，从而加快了自由基的清除。

2. 抗血小板活化因子作用　银杏叶提取物有效成分内酯类物质是血小板活化因子（PAF）特异性受体拮抗药，通过作用于靶细胞膜上的受体，竞争性抑制 PAF 与其受体结合，从而减轻细胞毒性，恢复组织的正常功能。另外，银杏内酯 GB 是花生四烯酸诱导的血小板聚集和血栓素 A_2 形成的弱抑制剂，可预防 PAF 诱导的血小板聚集和血栓素增加，可竞争性的在受体上拮抗 PAF 的作用。

3. 调节血管活性、增加血流量作用　动物及人体实验均证实，银杏叶制剂具有较强的调节血管活性，增加血流量的作用。银杏叶制剂金纳多也可扩张脑部血管，并能使缺血性脑组织脑血流恢复。

4. 神经保护作用　银杏内酯 A、B 对大鼠脑缺血和半球脑缺血有保护作用；银杏叶提取物内酯 B 还能保护小鼠神经元对抗谷氨酸的损伤，阻止谷氨酸诱发的 Ca^{2+} 内流的升高，从而起到保护神经细胞的作用。

【用法用量】　临床常用银杏叶提取物制剂，片剂：口服每次 1～2 片，每日 3 次；静脉注射液：需根据不同的产品，严格按说明书使用。

【使用注意】　银杏叶也可泡水饮用，有一定的降脂作用，但须注意要从小剂量开始，无不适反应方可逐渐加量，饮半个月停 2～3 天后再服。中药学里记载，银杏叶有小毒，虽可供食用，但多食则可导致中毒。一般中毒症状表现为恶心呕吐、腹痛腹泻、发热、烦躁不安、惊厥、精神委顿等。严重者可引发肌肉抽搐、呼吸困难、瞳孔对光反应迟钝或消失。

【不良反应】　皮肤过敏反应：主要见于口服银杏叶片后出现全身皮肤瘙痒、荨麻疹，严重者可致过敏性紫癜、剥脱性皮炎。对于过敏体质的患者应慎用。

个别病例报道，单纯服用银杏叶制剂或与其他抗血小板、抗凝药物配伍使用，可导致出血，如脑出血、蛛网膜下腔出血等。分析认为，导致出血的原因可能与银杏叶提取物抑制血小板活化因子（PAF）有关，其中银杏内酯 B 被认为是抑制PAF 的最重要成分。提醒医师注意，尽量避免银杏叶提取物制剂与阿司匹林、华法林等抗凝药物同时使用。

有报道静脉滴注银杏叶制剂"舒血宁注射液"过程中，个别病例出现了过敏反应，主要表现为咽痒、周身发热感、四肢发红、皮疹、心前区不适，严重者可出现寒战、高热；更甚者出现胸闷气促、呼吸困难、口唇面色发绀、大汗淋漓，继之神志不清、血压测不到。立即停药，进行抗休克治疗，症状可逐渐缓解。其不良反应的机制可能与以下两方面有关：①舒血宁注射液含有银杏叶提取物，其成分较为复杂，提取不纯时易引起过敏反应；②与个体差异及患者特异性过敏体质有关。提醒临床医生注意，在使用舒血宁注射液时，应严格按药品说明书规定的剂量、疗程、滴速合理用药；并注意药物间相互作用，加强用药监护；用药前详细了解患者既往药物过敏史及患病史，对过敏体质者应慎用；如发现有异常反应时，应立即停药并对症处理。另外尚有极个别报道，使用银杏叶制剂导致粒细胞减少、高血压、血管性红肿、癫痫发作、中枢神经兴奋等不良反应。

（侯丕华）

主要参考文献

1. 姜秀娥. 银杏叶提取物的药理作用及其临床应用 [J]. 内蒙古中医药，2010，(14)：108-109.

2. 解颖，周琪. 银杏叶提取物治疗短暂性脑缺血发作的疗效分析 [J]. 中国医药指南，2010，(25)：101-102.

3. 果春雨，韩佩华，金梅，等. 银杏叶提取物治疗急性脑梗死的临床研究 [J]. 当代医学，2011，17 (1)：228-229.

4. 冯凯. 银杏叶制剂治疗腔隙性脑梗死 113 例临床观察 [J]. 现代中西医结合杂志, 2011, 20 (8): 974-975.

5. 苏海建, 张明. 银杏叶注射液治疗冠心病心绞痛 45 例 [J]. 实用中医内科杂志, 2010, 24 (11): 55-56.

6. 刘群, 刘宇毅, 王力成. 银杏叶制剂对稳定型心绞痛患者的疗效观察 [J]. 中国心血管杂志, 2010, 15 (5): 373-374.

7. 张海生, 赵莉娟, 彭宝虹. 银杏叶注射液对糖尿病肾病早期尿微量白蛋白的影响 [J]. 中国中医药信息杂志, 2009, 16 (11): 66.

8. 涂元宝, 刘贤亮, 束永兵, 等. 银杏叶制剂治疗Ⅲ～Ⅳ期糖尿病肾病疗效观察 [J]. 中医药临床杂志, 2010, 22 (8): 675-676.

9. 王延飞, 陈军, 刘连新, 等. 银杏达莫治疗突发性耳聋的临床疗效观察 [J]. 滨州医学院学报, 2010, 33 (5): 351-352.

10. 吴沁. 银杏叶调节血脂和抗氧化作用研究 [J]. 江苏预防医学, 2010, 21 (6) 10-11.

11. 李元. 银杏叶片在下肢静脉疾病中的应用 [J]. 现代中西医结合杂志, 2010, 19 (36): 4685-4686.

12. 韦丽华, 李懿. 银杏叶制剂的药理作用及不良反应 [J]. 海峡药学, 2007, 19 (7): 101-103.

13. 谢荣梅. 舒血宁注射液致不良反应报道 5 例 [J]. 中国医药指南, 2010, 8 (15): 128-129.

大蒜

【来源】　本品为百合科葱属植物大蒜的地下鳞茎, 夏秋季节采收, 生用。

【性味与归经】　性温, 味辛平。入脾、胃、肺经。

【功能与主治】　散寒凝, 行滞气, 通血脉, 消癥积, 暖脾胃, 解毒, 杀虫。治饮食积滞, 脘腹冷痛, 水肿胀满, 泄泻, 痢疾, 疟疾, 百日咳, 感冒, 痈疽肿毒, 白秃癣疮, 蛇虫咬伤等症。《本草纲目》载其能"通五脏, 达诸窍, 去寒湿, 辟邪恶, 消痈肿, 化癥积, 消肉食"。现代药理研究显示, 大蒜具有消炎、降血压、降血脂、抑制血小板凝集、防癌、抗病毒等多种生物学功能。

【现代临床应用】

1. 肿瘤　来自山东省苍山县的流行病学调查研究显示，苍山县各种肿瘤的患病率和死亡率在全省是最低的，常见的食管癌、宫颈癌等的死亡率小及全省平均数的一半。研究显示，大蒜素对肝癌、胃癌、结肠癌、肺癌、前列腺癌、乳腺癌、白血病等多种肿瘤均有明显抑制作用。

2. 病原微生物感染　大蒜素抗菌谱广，对大肠杆菌、金黄色葡萄球菌、沙门菌、链球菌、克雷伯杆菌、变形菌、梭状杆菌等均有明显抑制作用。大蒜素抗菌活性主要在于它能够与含有巯基的酶相互作用，而这些酶对于微生物来说是至关重要的，大蒜素能够不可逆地抑制巯基蛋白酶的活性。

3. 冠心病　大蒜素片和大蒜素注射治疗冠心病、心绞痛和心肌缺血再灌注损伤，可以明显改善冠心病心绞痛患者的症状和缺血性心电图改变。大蒜素静脉滴注治疗不同证型不稳定型心绞痛 51 例，结果发现大蒜素对偏寒证不稳定心绞痛的疗效优于硝酸甘油，对偏寒证不稳定心绞痛的疗效优于偏热证不稳定心绞痛，并可明显改善寒证患者的血液流变学指标。另有研究表明大蒜素治疗冠心病心绞痛的机制可能通过多方面机制而起作用：①抑制血小板中脂氧化酶和环氧化酶，阻断血栓素合成，并可抑制前列腺素合成；②增加纤维蛋白溶解系统活性；③通过降低内皮素（ET）和血中一氧化氮（NO）水平，扩张冠脉，缓解冠脉痉挛；④通过消除冠心病的危险因素和降低心率，降低心肌耗氧，缓解氧的供需矛盾。

4. 动脉粥样硬化　在大蒜素对原发性高血压合并冠心病患者颈动脉粥样硬化斑块稳定性的影响研究中，将 79 例患者随机分为大蒜素加福辛普利组和福辛普利组，每 6 个月做超声检查动脉粥样硬化斑块变化，并检测细胞间黏附分-1 和高敏 C-反应蛋白，共观察 52 周。结果：治疗组的复合斑块数量、积分，血管内、中厚度，血清细胞间黏附分-1 和高敏 C-反应蛋白，均较对照组显著降低。表明大蒜素能在一定程度上稳定颈动脉粥样硬化斑块，对原发性高血压合并冠心病患者有确切的血管保护作用。

5. **病毒性心肌炎**　研究大蒜素注射液对急性病毒性心肌炎的临床疗效和细胞免疫的影响，将 60 例患者者随机分为两组，治疗组给大蒜素注射液治疗、对照组用病毒唑治疗，疗程14 天。结果：治疗组在改善患者临床症状、改善心电图异常ST-T、降低心肌酶学指标、改善左心室功能状态等方面优于对照组；治疗组 CD3、CD4、CD8 及 CD56 细胞数量较对照组显著增高。表明大蒜素能提高细胞免疫，减少心肌损伤，改善患者临床状况和心功能状态。

6. **心律失常**　大蒜素治疗 132 例不同病因和类型的期前收缩患者，所有病例停用抗心律失常药后，在常规治疗的基础上加用大蒜素注射液 60mg 加入 500ml 0.9%氯化钠注射液中，缓慢静脉滴注，每日 1 次，连续应用 5 天。结果期前收缩明显减少，总有效率为 88%，其中以室上性期前收缩效果较好。在不同病因中，以病毒性心肌炎和冠心病效果较好，治疗后24 小时总心率下降不明显，P-R 间期和 Q-T 间期显著延长。表明大蒜素可能通过延长心肌细胞的有效不应期而发挥抗心律失常作用。

7. **高血压**　大蒜素对高血压影响的研究报道尚不多。在一项正常人群的调查研究中发现，日常生活中大蒜的消耗量与个体血压水平有关，大蒜消耗量较多组，血压水平较低。还有研究将香菇嘌呤与大蒜素在 pH 为 5 的环境下制成混合物，以其制成的制剂在较小剂量下即可降低血压，大蒜素在此过程中可能作为香菇嘌呤的载体而本身并不发挥降血压作用。这些研究均表明大蒜素具有协同降血压作用。

8. **脑梗死**　流行病学研究结果显示，在每人平均每日吃生蒜 20g 的地区，人群因心脑血管疾病死亡的发生率明显低于无食用生蒜习惯的地区。有临床研究显示，大蒜素注射液可以改善脑梗死的临床症状，使白细胞滤过指数明显降低，全血流变学指标改善。抵抗血栓研究发现大蒜中的精油具有抑制血小板凝聚的作用，可达到预防血栓形成的效果。

9. 降血脂 临床研究结果显示，受试者每日食用生蒜 50g，连服 6 天后血清总胆固醇、甘油三酯及低密度脂蛋白胆固醇的含量均明显低于试验前的含量。

【现代基础研究】 大蒜中含有许多化学成分，其主要的成分包括糖类、氨基酸类、脂质类、肽类、含硫化合物及多种维生素、微量元素等。大蒜中含有高浓度的磷、钾、硫、锌；中等浓度的硒、维生素 C 和维生素 A；低浓度的钙、镁、钠、铁、锰和复合维生素 B。大蒜中含有人体中几乎所有的必需氨基酸，其中胱氨酸、组氨酸和赖氨酸含量较高。

大蒜中发挥活血化瘀作用的主要生物活性物质是含硫化合物，主要有：S-丙烯基-L-半胱氨酸亚砜（蒜氨酸，allicin）、二烯丙基三硫醚（Diallyl Trisulfide，DATS）、二烯丙基二硫醚（Diallyl Disulfide，DADS）、阿藿烯（ajonene）、S-烯丙基-L-半胱氨酸（SAC）等，各国学者对其药理作用的物质基础进行了许多实验研究，其防治心脑血管疾病的成果得到了广泛确认。

1. 防治心脑血管疾病 大蒜可防止心脑血管中的脂肪沉积，诱导组织内部脂肪代谢，显著增加纤维蛋白溶解活性，降低胆固醇，抑制血小板的聚集，降低血浆浓度，增加微动脉的扩张度，促使血管舒张，调节血压，增加血管的通透性，改善血液流变性，从而抑制血栓的形成和预防动脉硬化。此外大蒜还有抗心律失常、清除自由基、扩血管及钙拮抗作用等。

2. 抗肿瘤 大蒜中的锗和硒等元素可抑制肿瘤细胞和癌细胞的生长。大蒜素可提高细胞免疫、体液免疫和非特异性免疫功能，有助于提高肿瘤患者免疫力，发挥抗肿瘤作用。

3. 降低血糖 大蒜可促进胰岛素的分泌，增加组织细胞对葡萄糖的吸收，提高人体葡萄糖耐量，迅速降低体内血糖水平，并可杀死因感染诱发糖尿病的各种病菌，从而有效预防和治疗糖尿病。

4. 保护肝脏 大蒜素可抑制脂质过氧化物对肝脏膜结构的损伤，阻抑小鼠肝组织内谷胱甘肽（GSH）耗竭及谷胱甘肽 S-转移酶（GST）下降，增加肝细胞中谷胱甘肽转移酶的活性，增加肝脏的结合解毒功能，从而对肝脏乃至整个机体起保护作用。大蒜素可通过提高肝脏环腺苷酸的水平，调节脂质代谢、膜转运及细胞增殖，并增加酶的活性，使血脂水解增加，生物合成降低，增加血脂成分的排泄，维持血清、肝、肾的脂蛋白及甘油三酯在正常范围内，从而防治脂肪肝。

综上所述，与大蒜散寒通经、活血化瘀作用功效相关的药理学作用为扩张血管、抑制血小板聚集、改善血液流变性、抑制血栓形成、降低血脂、清除自由基、钙拮抗、调节免疫和抗肿瘤。

【用法用量】 生用适量。大蒜素注射液 60mg 加入 500ml 0.9％氯化钠注射液中，缓慢静脉滴注。大蒜素肠溶胶囊或片，每日 60～120mg，分 3 次口服。

【使用注意】 由于大蒜素对血管有刺激作用，静脉滴注时应注意缓慢滴注，一般 4 小时滴完 500ml 液体。口服大蒜素时因大蒜素对胃有刺激性且易被胃液破坏，故服用本品时不得咬破，应整颗吞服。

【不良反应】 临床上大蒜素注射液引起的不良反应主要为静脉炎。静脉炎的主要临床表现：静脉针刺点周围皮肤疼痛，表现为其周围皮肤颜色发黯，皮肤肿胀，压之凹陷，有胀痛感，其疼痛自穿刺点沿静脉走行向上扩散，或沿血管走行部位呈索条状硬节。出现不良反应可能与植物药的提取工艺有关，其中含的某些刺激成分很难除去而刺激静脉引起静脉炎。

为了预防静脉炎的产生，应该严格按照说明书的要求，缓慢滴注，且在将大蒜素注射液与葡萄糖或氯化钠注射液配剂之前，先用葡萄糖或氯化钠注射液冲满输液针管，然后再将大蒜素注射液配于葡萄糖或氯化钠注射液中。对于老年病人，血管弹性较差，在临用大蒜素前，最好先局部进行预处理，如热湿敷等，这样可以大大降低静脉炎的发生率。

（张海啸）

主要参考文献

1. Sengupta A，Ghosh S，Bhattacharjee S. Allium vegetables in cancer prevention：an overview ［J］. Asian Pac J Cancer Prev，2004，5（3）：237-245.

2. 梅四卫，朱涵珍. 大蒜素的研究进展 ［J］. 中国农学通报，2009，25（9）：97-101.

3. 李格，谷万里，史载祥. 大蒜素治疗心血管疾病临床与实验研究进展 ［J］. 中国中医药信息杂志，2008，15（12）：104-107.

4. 贾海忠，史载祥，李格，等. 大蒜素对不同中医证型不稳定性心绞痛及其血液流变的影响 ［J］. 北京中医药大学学报，2001，24（3）：52-54.

5. 顾兵，游剑，金建波，等. 大蒜的血脂调节作用研究进展 ［J］. 中药材，2010，33（8）：1355-1358.

6. 吕凤英，黄雪梅，赵咏梅，等. 富硒大蒜肠溶片治疗冠心病心绞痛的临床观察 ［J］. 临床医学，1999，19（10）：24-25.

7. Martinet MC，Corzo N，Villamiel M. Giological properties of onions and garlic ［J］. Trends Food Sci Technol，2007，18（5）：609-625.

8. Slowing K，Canado P，Sanz M，et al. Study of garlic extracts and fractions on cholesterol plasma levels and vascular reactivity in choles-terol-fed rats ［J］. J Nutr，2001，131（3s）：994S-999S.

9. 哈敏文，董明，王兰，等. 大蒜素协同抗癌药对肿瘤细胞杀伤作用的研究 [J]. 中国肿瘤临床，2004，31（4）：193-196.

10. 谢黎崖，卓素联. 大蒜素注射液引起静脉炎及其处理 [J]. 海峡药学，2005，17（1）：110-111.

第四章 常用活血化瘀复方研究

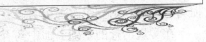

补阳还五汤

【来源】 清代王清任《医林改错》。

【组成】 黄芪，当归尾，赤芍，地龙，川芎，桃仁，红花。

【功能与主治】 补气活血，通经活络。主治气虚血瘀之中风。半身不遂，口眼㖞斜，语言謇涩，口角流涎，小便频数或遗尿不止，舌黯淡，苔白，脉缓。兼痰浊者，加半夏、薏苡仁、苍术、天竺黄；口眼㖞斜重者，加白附子、僵蚕、全蝎；言语不利者，加菖蒲、远志、郁金；兼阴虚者，加麦冬、生地黄、五味子；兼阳虚者，加红参（另煎）、制附片（先煎）、桂枝。患侧肢体不温者，加桂枝、鸡血藤；小便失禁者，加桑螵蛸、山萸肉、肉桂、五味子；大便秘结者，加火麻仁、郁李仁、肉苁蓉等。

【现代临床应用】

1. 急性闭塞性缺血性脑血管疾病 许多临床研究显示补阳还五汤能明显改善急性脑梗死患者临床症状和血脂、血液流变学指标；增加脑动脉血流量，改善脑组织代谢，降低血管压力，从而促进神经功能的恢复。

在西药常规治疗基础上，分补阳还五汤治疗组治疗 33 例急性脑梗死患者，并以胞二磷胆碱静脉滴注为对照组。制定疗效标准：基本治愈：神经功能缺损评分减少＞90%，病残程度 0 级；显著进步：神经功能缺损评分减少 46%～89%，病残程度1～3级；进步：神经功能缺损评分减少18%～45%；无变化：神经功能缺损评分减少或增加<18%；恶化：神经功能缺损评分增加>18%。基本治愈加显著进步为显效，显效加进步为有效。结果：治疗组有效率87.88%，对照组有效率65.63%，两组比较有显著性差异；两组治疗前后神经功能缺损均有改善，治疗组改善更明显。

在常规治疗的基础上加中药补阳还五汤加减治疗60例急性脑梗死患者，并与常规治疗组对照。结果：治疗组神经功能缺损程度改变总有效率高于对照组，血脂、血液流变学水平与对照组比较，差异均有非常显著意义。

2. 出血性脑血管疾病 补阳还五汤可改善脑循环部位毛细血管壁的通透性，减少渗出，降低脑组织含水量，降低颅内压；改善出血局部的微循环，增强吞噬细胞的作用，促进颅内血肿的吸收；解除脑损伤部位血管痉挛状态，提高脑血管的自身调节功能，增强脑组织对缺氧耐受性，促进神经功能恢复，缩小病灶范围。

在微创术基础上加用补阳还五汤保留灌肠及鼻饲内服治疗48例脑出血患者（治疗组），并与微创治疗（对照组）比较。制定疗效标准：基本痊愈：神经功能缺损评分减少90%～100%，病残程度0级；显著进步：神经功能缺损评分减少46%～89%，病残程度1～3级；进步：神经功能缺损评分减少18%～45%；无变化：神经功能缺损评分减少或增加在18%以内。分别观察两组的临床疗效及并发症。结果：治疗组有效率及显效率均明显优于对照组（$P<0.05$）；存活患者中治疗组日常生活能力优于对照组（$P<0.05$）；治疗组意识恢复时间明显短于对照组（$P<0.05$）。

3. 慢性脑供血不足 服用补阳还五汤能够有效改善慢性脑供血不足患者的血栓前状态，可以作为脑血栓形成的一级预防治疗。将90例慢性脑供血不足患者随机分为基础治疗组，基础治疗＋补阳还五汤组，联合用药组（基础治疗＋补阳还五汤＋尼莫地平、肠溶阿司匹林组）。分别观察3组患者用药前和用药3个月后NO、ET-1、纤维蛋白原（FIB）、组织型纤溶酶原激活物抑制物（PAI-1）和组织型纤溶酶原激活物（t-PA）的变化。结果：后两组经过治疗后，NO水平升高，ET-1水平和FIB减低，t-PA活性增强，PAI-1活性降低。

4. **高血压脑病** 在西医常规治疗基础上，采用补阳还五汤治疗高血压脑病30例，并与单纯西医常规治疗加甘露醇静脉滴注做对照。疗效标准：参照《中医病证诊疗标准与方剂选用》；治愈：症状、体征及有关实验室检查基本正常；好转：症状及体征减轻，实验室检查有改善；无效：症状无改变或恶化；以治愈、好转统计总有效率。结果两组总有效率比较无差异，但治愈率比较有差异，治疗组优于对照组。

5. **急性脑梗死并发脑心综合征** 补阳还五汤可改善急性脑梗死并发脑心综合征属气虚血瘀证患者心脑的血供，抗缺血缺氧，保护心脑血管。对照组给予西药常规治疗，治疗组在常规治疗的基础上加服补阳还五汤治疗90例急性脑梗死并发脑心综合征患者，观察两组临床症状改善疗效。结果治疗组总有效率（92.22%）高于对照组（75.53%）；治疗组心律失常、ST-T改变、心肌酶及心功能异常均较对照组有显著改善。

6. **颅脑外伤后脑梗死** 补阳还五汤可显著改善患者预后，提高生活质量。对42例外伤后发生脑梗死患者予补阳还五汤配合西药治疗。参照格拉斯哥预后评分标准，常规出院后随访6个月。其中恢复良好者24例。

7. **脑梗死后中枢性疼痛** 补阳还五汤可增加脑动脉血流量，改善脑组织代谢，降低血管压力，从而可改善脑梗死后中枢性疼痛。常规治疗加卡马西平基础上加补阳还五汤为治疗组，治疗30例脑梗死后中枢性疼痛患者，并与常规治疗加卡马西平对照。采用疼痛视觉模拟评分法（VAS）对疼痛进行评估，比较两组治疗前后 VAS 值。结果：治疗组治疗后 VAS 分值较治疗前显著降低，且明显低于对照组。

8. 脑血管病后遗症　补阳还五汤可治疗各种中风后遗症。常规的内科治疗基础上加服加味补阳还五汤治疗 35 例中风康复期或后遗症期患者，并与常规治疗组对照。观察治疗前后神经功能缺损评分（Fugl-Meyer 评分和 Barthel 指数）及治疗后神经功能缺损疗效分级和中医证候疗效分级。结果：加味补阳还五汤可显著抑制治疗前后 Fugl-Meyer 评分和 Barthel 指数差值的增加、改善治疗后神经功能缺损疗效分级和中医证候疗效分级。

应用补阳还五汤加减治疗缺血性、出血性脑血管病 68 例。制定临床标准：临床治愈：肢体活动自如，言语清晰，功能活动如初，3 年内无复发；有效：肢体活动正常，言语欠利，但生活能够自理；无效：病情无变化。结果经治疗 1～3 个月总有效率达 86%，其中临床治愈 19 例占 28%、有效 36 例占 53%、无效 13 例占 19%。

常规治疗及接受早期吞咽训练，加用补阳还五汤口服治疗 42 例中风所致的球麻痹患者，对照组接受吞咽训练及常规治疗。以饮水试验和临床评定来评价疗效。结果治疗组总有效率为 90%，优于对照组的 40.9%，治疗后治疗组吞咽得分显著降低，且与对照组比较有差异。

9. 冠心病心绞痛　很多临床实验证实补阳还五汤能显著地增强心肌的收缩幅度，并可降低心肌张力时间指数，不增加心肌耗氧量；降低 TNF-α、IL-6 水平，抑制炎症反应或减轻动脉粥样硬化，改善心肌供血和缺氧；缓解垂体后叶素所致急性及慢性心肌缺血，对垂体后叶素所致心律失常有明显保护作用；抑制心肌细胞磷酸二酯酶的活性，减少心肌细胞内 CAMP 的水解，从而增加 CAMP 的含量而发挥正性肌力作用；稳定细胞膜，保护心肌细胞，同时有改善血液流变性、降低血小板聚集的作用。

用补阳还五汤加减配合西药常规治疗 60 例冠心病心绞痛患者，并与西药常规治疗组对照。观察心绞痛的疗效及心绞痛发作次数、持续时间，硝酸甘油用量变化情况及心电图改变情况。结果：治疗组总有效率为 88.3%，对照组为 70.0%，两组比较：心电图疗效总有效率治疗组为 73.3%，对照组为51.7%；两组治疗前后心绞痛发作次数、持续时间、硝酸甘油用量变化情况比较，治疗组优于对照组。

用补阳还五汤加减配合西药常规治疗 68 例冠心病心绞痛患者，并与西药常规治疗对照。观察临床疗效、症状积分及心电图变化。结果：治疗组总有效率 92.6%，对照组为 66.7%。症状积分、心电图疗效治疗组均好于对照组，差异均有显著意义。

10. 冠心病心律失常 用补阳还五汤联合阿替洛尔治疗冠心病心律失常气虚血瘀型患者 42 例，并与阿替洛尔组对照。观察 8 周后评定疗效。疗效标准为显效：临床主症消失，心电图或动态心电图检查恢复正常；有效：临床主症减轻，心电图或动态心电图明显改善；无效：临床症状和心电图或动态心电图无变化。结果：总有效率对照组为 82.0%，治疗组为92.8%。提示补阳还五汤合常规西药阿替洛尔治疗提高了抗心律失常的功能。

11. 慢性心力衰竭 用补阳还五汤加减合常规西药治疗 50例充血性心力衰竭病人，并与常规西药〔包括吸氧、限盐、利尿剂、血管扩张剂、ACEI 或血管紧张素 II 受体拮抗剂（ARB）、β-受体阻滞剂、洋地黄等〕治疗组对照。制定疗效标准：参照 NYHA 心功能分级标准和《中药新药临床研究指导原则》制定，显效：心衰完全控制或心功能改善≥2 级，临床症状明显改善；有效：心功能改善 1 级，临床症状有改善；无效：未达到有效标准。分别观察两组临床疗效及心功能、超声心动图参数变化。结果：治疗组总有效率92%，对照组为72%，两组比较差异有统计学意义。表明补阳还五汤具有正性肌力作用，能增加心肌收缩力，降低周围血管阻力及心肌耗氧量；提高心力衰竭患者的心功能，具有改善心功能和血流动力学的作用。

12. 扩张型心肌病　对扩张型心肌病患者的症状及心功能改善均有良好的作用。在西药治疗基础上补阳还五汤加减治疗扩张型心肌病36例。制定疗效标准：临床症状基本消失，心功能提高Ⅱ级或Ⅱ级以上；有效：临床症状明显改善，心功能改善Ⅰ级；无效：症状及心功能均无改善或反而恶化。结果：显效22例，有效12例，无效2例，总有效率94%。

13. 代谢综合征（MS）　补阳还五汤能改善MS患者的气虚血瘀症状和血液流变学异常。在控制血糖、血压及血脂基础上口服补阳还五汤治疗38例气虚血瘀MS患者，并与控制血糖、血压及血脂组对照。观察两组患者治疗前后中医证候积分、血液流变学指标。结果：治疗后治疗组中医证候积分改善明显优于对照组，血液流变学各项指标较治疗前显著下降。

14. 周围神经病变　补阳还五汤可改善局部缺血缺氧环境，改善局部微循环，促进神经施万细胞的氧利用率和神经轴突的再生。用于治疗各种周围神经病变。补阳还五汤加减治疗糖尿病周围神经病变患者28例，并设对照组观察。观察患者的甲襞微循环血管形态，血液流态及袢周状况变化。结果治疗后甲襞微循环明显改善。

在西医手术的基础上加补阳还五汤加减口服治疗27例腕管综合征（治疗组），并与单纯手术治疗组对照。结果：治疗组总有效率92.5%，对照组总有效率73.9%。在改善临床症状和提高肌电图神经传导速度方面，治疗组明显优于对照组。

补阳还五汤加减治疗坐骨神经痛38例。疗效评价标准为治愈：临床症状消失，腰腿活动功能恢复正常，随访半年以上无复发者；好转：腰腿疼痛明显减轻，腰腿活动功能基本恢复正常者；无效：用药治疗半个月以上，症状无明显好转者。结果治愈 26 例，好转 10 例，无效 2 例，有效率 94.7%。

15. 糖尿病肾病　许多研究显示，补阳还五汤可通过改善肾血液循环及血流灌注、抑制肾脏肥大、改善脂质代谢、降低炎症反应、减少尿蛋白的排泄从而延缓糖尿病肾病的发展。将 35 例糖尿病肾病患者在控制血糖、血压、血脂、利尿等常规治疗基础上加用补阳还五汤，并与常规治疗组对照。制定疗效标准：参照《中药新药临床研究指导原则》中消渴病（糖尿病）及慢性肾炎的疗效标准，显效：临床症状基本消失，UAER 或 24 小时尿蛋白定量恢复正常或下降 50% 以下，FBG、HbA_1c、BUN、Cr 等改善在 30% 以下或恢复正常。有效：临床症状改善，FBG、HbA_1c、BUN、Cr、UAER 或 24 小时尿蛋白定量较治疗前有所改善，但达不到显效标准。无效：临床症状无变化或加重，实验室指标无变化或升高。结果：治疗组总有效率为 88.6%，优于对照组的 73.3%。治疗组治疗后尿白蛋白排泄率（UAER）、24 小时尿蛋白定量、空腹血糖（FBG）、糖化血红蛋白（HbA_1c）、血浆白蛋白（A_1b）、尿素氮、肌酐均显著下降，与治疗前及对照组比较，差异有显著性。

西药常规治疗基础上加服补阳还五汤治疗 30 例早期糖尿病肾病患者，并与常规治疗组做对照。观察治疗前后 24 小时尿蛋白定量、IL-6 及 TNF-α 水平的变化。结果两组治疗后 24 小时尿蛋白定量、IL-6 及 TNF-α 与本组治疗前比较均降低，且治疗组治疗后 24 小时尿蛋白定量、IL-6 及 TNF-α 均低于对照组治疗后，差异均有统计学意义。

16. 原发性肾病综合征　有研究对补阳还五汤治疗原发性肾病综合征进行 Meta 分析。检索随机对照试验文献，筛选合格的研究，应用 ladad 评分法进行质量评价，运用异质性检验、Meta 分析、敏感性分析等方法统计相关数据。结果：补阳还五汤治疗原发性肾病综合征总有效率比较的 RR（99% CI）为 1.14（1.01，1.28），且敏感性分析显示该统计结果较稳定可靠。显示补阳还五汤对于治疗原发性肾病综合征有效，且安全性较高。

17. 慢性心力衰竭肾损害　补阳还五汤能显著提高 PGE_2、降低 TXB_2 水平，从而降低肾血管阻力，改善肾脏微循环，提高肾组织血流灌注，增加肾小球滤过率，减轻肾小管的损害。治疗组在西药常规治疗基础上加用补阳还五汤治疗慢性心力衰竭所致肾损害 35 例，并与西药组对照。观察治疗后 24 小时尿微量白蛋白及尿蛋白定量、α_1 微球蛋白（α_1-MG）、尿 N-乙酰-β-D-葡萄糖苷酶（NAG）NAG 及 Ccr、血半胱氨酸蛋白酶抑制剂 C（CysC）、肾功能和血浆中 PGE_2、TXB_2 等指标，两组除对照组尿 NAG 无明显改善外，其余各项指标均改善显著，但包括尿 NAG 在内而除 BUN 外的各项指标均以治疗组改善更显著，表现在治疗后的上述各项指标治疗组均显著优于对照组（$P < 0.05$）。

18. 慢性肾衰竭　补阳还五汤加减配合西药治疗慢性肾衰竭氮质血症期患者 42 例，并与西药组对照。制定疗效标准：显效：Scr 下降 20% 以上；有效：Scr 下降 10% 以上；无效：Scr 下降 10% 以下。结果：治疗组总有效率 95.4%，优于对照组的 71.2%。

19. 高脂血症　补阳还五汤有降血脂作用。补阳还五汤加减治疗高脂血症 35 例，并与洛伐他汀 40mg/d 对照。疗程 2 个月，观察血脂、血液流变学变化情况。制定疗效标准：显效：TC 下降 $\geqslant$ 20%，或 TG 下降 $\geqslant$ 40%，或 HDL-C 上升 $\geqslant$ 0.26mmol/L；有效：TC 下降 10% ~ 20%，或 TG 下降 20% ~ 40%，或 HDL-C 上升 0.104 ~ 0.26mmol/L；无效：未达到有效标准者。结果：临床疗效总有效率治疗组为94.29%，对照组为80.00%；血脂、血液流变学的改善，治疗组也明显优于对照组。

20. 颈动脉软斑块 补阳还五汤治疗 30 例颈动脉软斑块气虚血瘀证患者，并与阿司匹林组对照，治疗 3 个月。疗效判定标准：显效：颈动脉 IMT<1.2mm，即斑块消失；有效：IMT 减少>0.1mm 以上；无效：IMT 无变化或升高。结果：治疗组总有效率（73.3%）显著高于对照组（50.0%）。治疗组治疗后血脂水平均显著降低，对照组血脂治疗前后比较无明显差异。

21. 肢体缺血性疾病 利用补阳还五汤改善血液流变学的作用治疗肢体缺血性疾病。补阳还五汤加减治疗 50 例人工全髋置换术患者或人工全膝关节置换术后患者 25 例，并与速碧林治疗组做对照。观察两组患者手术后 1 天和手术后 15 天的患肢周径和患肢肿胀率的变化，及临床症状、体征、出血倾向、彩色多普勒超声的改变，同时观测其血液流变学、凝血等指标变化。结果：两组深静脉血栓发生率均为 8.00%，补阳还五汤与速碧林都能明显改善患肢的肿胀程度，两组患者在治疗前后自身全血黏度低切、高切，血浆黏度和红细胞聚集指数指标均有所降低，两组之间无差异，APTT 和 PT 延长，对照组优于治疗组；出血倾向（血肿和瘀斑）补阳还五汤组发生率为 12.00%，速碧林（低分子肝素）组为 32.00%，补阳还五汤组优于对照组。

口服补阳还五汤治疗 80 例下肢动脉硬化闭塞症患者（治疗组），并与口服脉络通组对比。观察治疗前后临床症状、下肢动脉彩色多普勒超声血流动力学指标的改变，同时观察其血液流变学及血脂的变化。结果：治疗组总有效率100%，优于对照组的 80.26%；治疗组治疗后血脂多项指标、血液流变学和血流动力学均较治疗前明显改善，与对照组比较有明显差异。

22. 介入术后再狭窄　许多研究显示，补阳还五汤加减可降低介入术后血管内皮生长因子及其受体 Flt-1 表达，降低脑血管、糖尿病足等介入术后再狭窄发生率。

补阳还五汤加氯吡格雷预防治疗 43 例脑血管支架术后气虚血瘀型患者，对照组应用氯吡格雷加阿司匹林预防治疗，观察 1 年，复查支架处血管狭窄程度，检测治疗前后 TXA_2、PGI_2 及 TXA_2/PGI_2 比值变化。结果：治疗组治疗后 TXA_2、PGI_2 及 TXA_2/PGI_2 比值比治疗前明显降低，两组治疗后比较，差异无显著性意义，但治疗组的并发症明显较少。治疗组支架段血管直径与对照组比较，有显著性差异，再狭窄率、再介入率两组比较，差异均无显著性意义。

糖尿病足行膝下微球囊扩张术且中医辨证均为气阴两虚兼血瘀证的 60 例患者术后给予常规治疗加补阳还五汤（处理组），与常规治疗组对照。比较两组术后疗效、再狭窄率及血清 VEGF 和其受体 Flt-1 变化。结果：术后平均 9 个月处理组再狭窄率、血清 VEGF、Flt-1 水平均明显低于对照组。

23. 各种溃疡　补阳还五汤能促进创面的肉芽组织生长，缩短创面组织的愈合时间。在西医常规治疗的基础上加用冰蜜膏外敷、补阳还五汤加减内服治疗 24 例 2 型糖尿病足（wagner1 级）患者，并与西医常规治疗组、西医强化治疗组（加前列地尔静脉滴注、甲钴胺肌内注射）对比。制定疗效评定标准：显效：创面愈合≥90%；进步：创面愈合≥70%；有效：创面愈合≥50%；无效：创面改善不明显或病情继续进展，出现创面扩大，组织坏死严重，或创面愈合<50%。结果：①中西医治疗组和西医强化治疗组疗效均明显高于西医常规治疗组（$P<0.01$）；②中西医治疗组疗效优于西医强化治疗组（$P<0.05$）；③中西医治疗组费效比明显高于西医常规治疗组及西医强化治疗组（$P<0.01$）。

补阳还五汤配合生肌玉红膏治疗足踝部损伤性溃疡 56 例，对照组单纯应用生肌玉红膏治疗。疗程 40 天，观察两组患者肉芽长出、肉芽与皮面齐平的时间及肉芽色泽和生长情况。结果：治疗组总有效率 98.21％，优于对照组的 83.93％，治疗组在肉芽出现时间、肉芽与皮面齐平时间方面均明显短于对照组；且治疗组肉芽色泽鲜活红润，血运充沛。

24. 骨折术后谵妄　补阳还五汤可有效抑制脑组织神经细胞外钙离子的内流，调节细胞内钙稳态，纠正脑组织神经细胞内电解质的紊乱，节约 ATP 酶，使单胺类递质（如多巴胺、5-羟色胺等）释放进一步减少。用补阳还五汤治疗高龄髋部骨折术后谵妄 17 例，与奥氮平对照。采用简明精神病量表（BPRS）、临床总体印象量表（CGI）进行评估，观察 2 周。结果显示，两组临床疗效相近，临床总体印象量表严重度 CGI-SI 分值在治疗后均明显降低，两组间无差异。

25. 各种椎体病变　补阳还五汤能促进周围神经再生，有助于神经损伤局部施万细胞增殖，可改善神经轴浆运输，提高周围神经损伤后功能恢复效果，促进脊髓细胞体外存活和突起生长以及神经生长因子的表达。

口服补阳还五汤、牵引、理疗综合（治疗组）治疗青年腰椎间盘突出症患者 84 例，并与牵引、理疗（对照组）对照。疗效标准：治愈：腰腿疼痛消失，椎旁无压痛及放射痛，腰部活动自如，直腿抬高试验约 85°；显效：腰腿疼痛大部分消失，椎旁无压痛及放射痛，腰部活动无明显不适，直腿抬高试验＞70°；好转：腰腿疼痛部分消失，椎旁压痛及放射痛减轻，腰部活动功能改善，直腿抬高试验 30°～60°；无效：症状无减轻，直腿抬高试验无明显改善。结果：治疗组总有效率 84.5％优于对照组的 55.6％。

补阳还五汤合手法治疗 21 例脊髓型颈椎病患者（治疗组），对照组采用西药合手法治疗。制定疗效标准：优：症状消失，功能恢复正常；良：主要症状消失，四肢功能基本正常或仅有轻微的感觉、运动障碍；差：症状和体征无明显改善。结果：治疗组总有效率为 85.7%，优于对照组的 66.7%。

26. 肌筋膜炎　补阳还五汤有抗缺氧、抗炎作用。加味补阳还五汤配合特定电磁波谱（TDP）照射治疗肌筋膜炎 46 例为治疗组，对照组口服芬必得缓释胶囊结合 TDP 照射治疗。结果：1 周后治疗组总有效率 86.96%，优于对照组的 66.67%；2 周后治疗组总有效率 93.48%，优于对照组的 80.00%。

27. 继发子宫性闭经　补阳还五汤对子宫平滑肌呈兴奋和抑制双重作用。补阳还五汤加减治疗 59 例继发子宫性闭经患者，制定疗效标准（治愈：月经来潮，连续 3 次以上正常行经。好转：月经恢复来潮，但月经周期未正常。未愈：月经仍未来潮），以治愈、好转统计总有效率。治愈 17 例，好转 34 例，未愈 8 例，总有效率 86.44%。

28. 耳鼻喉科疾病　补阳还五汤改善血流变、扩张血管、抗炎等，可用于治疗耳鼻喉科疾病。如感音神经性耳聋、耳源性眩晕、过敏性鼻炎、慢性咽炎等见气虚血瘀者。

29. 恶性肿瘤　研究显示，补阳还五汤对免疫器官有显著增重作用，对巨噬细胞吞噬功能有明显促进作用，并显著增加特异性抗体溶血素的含量，对非特异性和特异性免疫功能均有增进作用。52 例恶性肿瘤患者口服补阳还五汤合阳和汤治疗，观察瘤体的近期疗效、药物毒副反应、病人生活质量变化情况。结果：肿瘤完全缓解 7 例，部分缓解 12 例，稳定 19 例，无效 14 例；未见毒副反应发生；生活质量临床受益率为 80.77%。

30. 皮肤病　补阳还五汤有提高免疫功能、调节血清炎症因子、改善血流变的功能，用于治疗老年皮肤瘙痒症、寒冷性荨麻疹、带状疱疹后遗神经痛、局限性硬皮病、结节性红斑等中医辨证属气虚血瘀证者。

【现代基础研究】

1. 改善血流变　补阳还五汤可降低老龄大鼠的高、中、低切变率下的全血黏度、血浆黏度，减轻血细胞比容、降低纤维蛋白原浓度、抑制血小板聚集、增强红细胞变形能力。

2. 改善脑缺血再灌注损伤　补阳还五汤能够增加缺血海马区血流量，抑制再灌注时的急性高灌注，增加再灌注延迟性低灌注期的血流量，减轻脑缺血再灌注时的脑微血管结构破坏，抑制血管通透性增加，减轻脑组织含水量，可改善沙鼠脑缺血再灌注损伤后的学习记忆能力；能通过抑制 caspase-1 表达，减少炎性细胞因子的产生，从而对抗大鼠大脑中动脉闭塞局灶性脑缺血后炎症反应；抑制 caspase-3 表达，抑制大鼠脑缺血后神经元凋亡，从而对抗神经元迟发性死亡。

3. 促进损伤神经再生修复　补阳还五汤对各种神经损伤均有保护作用。将补阳还五汤浸膏静脉滴注于夹伤腓总神经大鼠，显示能促进损伤局部血液循环，改善神经营养，能显著提高复合肌动作电位的波幅，增加再生有髓神经纤维数量和髓鞘厚度，促进轴突生长和髓鞘再生；能促进移植的骨髓间质干细胞迁移，有利于损伤的脊髓功能的恢复；提高损伤后神经干细胞的增殖，增加迁出细胞数和迁移距离，增加新生神经元数量，促进神经再生。补阳还五汤加减可通过抑制青光眼大鼠视网膜神经节细胞凋亡而发挥视神经保护作用。

4. 抗血栓形成　补阳还五汤及主要有效组分生物碱和苷对凝血酶诱导的血管内皮细胞抗凝、纤溶功能的改变具有调节作用，使血管内皮细胞的抗凝、纤溶作用趋于正常；可抑制 $FeCl_3$ 诱导的动脉血栓形成，其作用与抗血小板活化、提高血中抗凝蛋白活性、促进纤溶活性有关；能抑制二磷酸腺苷（ADP）和胶原诱导的血小板聚集，促进血栓溶解；体内、体外给药均能明显抑制血小板活化因子（PAF）诱导的家兔血小板的聚集作用，而体外低浓度给药则表现出促进作用。

5. 抗缺氧　补阳还五汤有抗缺氧作用。用家兔补阳还五汤含药血清培养液抚育缺氧 PC12 细胞损伤模型，显示补阳还五汤含药血清可促进 PC12 细胞缺氧模型损伤的自我修复、细胞存活力，降低凋亡率及降低细胞上清 PAF 含量。

6. 抗动脉粥样硬化　补阳还五汤能改善高脂血症大鼠血液浓、黏、凝、聚状态，保护内皮细胞，降低 C-反应蛋白和血脂水平；下调血管基质金属蛋白酶-9 的表达；抑制一氧化氮水平，并降低诱导型一氧化氮合酶的表达，从而起到抗 AS 作用。

7. 提高免疫功能　用补阳还五汤给气虚血瘀型的小鼠模型灌胃后，可以提高 C3b 受体花环形成率，增强红细胞的黏附作用，降低体内的循环免疫复合物的含量，从而减少对血管内皮的损伤；提高巨噬细胞的吞噬率，增强机体损伤的恢复能力。

8. 降低血管内皮细胞黏附分子表达　补阳还五汤不同剂量对血瘀证大鼠血管内皮细胞细胞间黏附分子-1（ICAM-1）、血管细胞黏附分子-1（VCAM-1）、血小板-内皮细胞黏附分子-1（PECAM-1）和诱生型一氧化氮合酶（iNOS）的表达均有降低作用，且随着药物剂量的减少，各分子表达呈递增趋势，具有明显的量-效关系；补阳还五汤生物碱和苷可下调凝血酶诱导的体外培养脐静脉内皮细胞株 ECV-304 细胞黏附分子 PECAM-1 和 ICAM-1 表达。

9. 调节血清炎症因子　不同黄芪剂量的补阳还五汤对大鼠局灶性脑缺血模型，可降低脑缺血模型大鼠血清中 IL-1 和 IL-6 水平，显著升高 IL-10 水平；从而降低 IL-6 协同 IL-1 的炎性反应，减轻脑缺血损伤。

10. 改善胰岛素抵抗及代谢综合征　补阳还五汤可降低血糖、血脂，使 PPARα/γmRNA 的表达上调，改善胰岛素抵抗；改善代谢综合征模型的胰岛素抵抗，降低其血管性血友病因子。

11. 提高胰岛素含量　实验研究显示，补阳还五汤可显著降低老年性痴呆模型大鼠血清中胰岛素降解酶的含量，提高血清中胰岛素、胰岛素样生长因子-1 的含量，从而改善学习记忆障碍，起到防治老年性痴呆的作用。

12. 抗视网膜缺血再灌注损伤　补阳还五汤可明显减轻大鼠视网膜缺血再灌注恢复期视网膜的变性、坏死，对于神经节细胞、内外核层的细胞具有明显的保护作用。

13. 抗心肌缺血再灌注损伤　补阳还五汤及拆方可改善缺血再灌注损伤兔的心功能，减轻心肌缺血再灌注损伤。

综上所述，补阳还五汤扩张动脉血管、改善微循环、提高组织耐氧能力、减轻缺血再灌注损伤、改变血液流变性、降低血脂、抗动脉硬化、抗血栓、抗血小板聚集、降低纤维蛋白原、提高免疫功能等作用是其补气活血通络的现代药理学基础。

【用法】　水煎服。

【使用注意】　阴虚阳亢，或阴虚血热，或风、火、痰、湿等余邪未尽者，均忌用。

【不良反应】　未发现补阳还五汤不良反应的相关临床及文献报道。

（刘红旭）

主要参考文献

1. 申俊岭. 中药补阳还五汤加减对急性脑梗死临床及血脂和血液流变学的影响 [J]. 光明中医，2009，24 (7)：1250-1251.

2. 王财. 补阳还五汤合微创术治疗高血压性脑出血 48 例 [J]. 中西医结合新脑血管病杂志，2011，9 (5)：626-627.

3. 董婷，杨文明，汪美霞，等. 补阳还五汤治疗急性脑梗死并发脑心综

合征（气虚血瘀证）90 例临床观察 [J]. 中国中医急症，2011，20
(1)：5-7.

4. 武慧丽，冀润利，赵永青．加味补阳还五汤防治脑卒中后遗症临床疗
效观察 [J]. 中西医结合心脑血管病杂志，2011，9 (6)：682-683.

5. 孔慧．补阳还五汤配合早期吞咽训练治疗中风球麻痹患者临床观察
[J]. 湖北中医杂志，2011，33 (6)：8-9.

6. 李全胜．补阳还五汤对冠心病心绞痛患者肿瘤坏死因子-α 及白细胞介
素-6 的影响 [J]. 中国中医急症，2011，20 (2)：198-199.

7. 何群芳．补阳还五汤治疗冠心病心绞痛 60 例临床观察 [J]. 中医药导
报，2011，17 (1)：51-52.

8. 秦书杰．补阳还五汤联合阿替洛尔治疗冠心病心律失常疗效分析[J].
光明中医，2008，23 (12)：1986-1987.

9. 李洁，纪爱娟，王莉莉．补阳还五汤治疗充血性心力衰竭临床观察
[J]. 中西医结合心脑血管病杂志，2011，9 (3)：292-293.

10. 沈璐，杨明丽，胡筱娟．补阳还五汤对气虚血瘀症代谢综合征患者
血液流变学指标的影响 [J]. 中国微循环，2009，13 (6)：562-
563，569.

11. 刘才金，袁柳仙，何晓凤．补阳还五汤治疗坐骨神经痛 38 例疗效观
察 [J]. 中外医学研究，2011，9 (7)：36.

12. 叶仁群，林国彬，邓淑玲，等．补阳还五汤对早期糖尿病肾病患者
血清白细胞介素-6 及肿瘤坏死因子-α 的影响 [J]. 河北中医，2011，
33 (3)：383-384，399.

13. 李可建．补阳还五汤治疗原发性肾病综合征随机对照试验的系统评
价研究 [J]. 辽宁中医药大学学报，2006，8 (6)：63-64.

14. 翟晓丽，谢华，许筠．补阳还五汤对改善慢性心力衰竭肾损害作用
的临床观察 [J]. 中医药临床杂志，2010，22 (3)：229-230.

15. 黄素结，敬娇娇．补阳还五汤合阳和汤化裁治疗肢体缺血性疾病体
会 [J]. 现代中西医结合杂志，2011，20 (12)：1508.

16. 郑大伟，秦克力，程卫平，等．补阳还五汤治疗下肢动脉硬化闭塞
症形态学血流动力学疗效及作用机理的探讨 [J]. 中医药信息，
2011，28 (4)：76.

17. 吴云虎，黄龙坚，王殿华．补阳还五汤对脑血管支架术后气虚血瘀

型再狭窄预防作用研究［J］.新中医，2011，43（5）：19-21.

18. 高印生，姚玮，张君儒，等.补阳还五汤应用于糖尿病足介入治疗后的疗效观察［J］.实用医学杂志，2011，27（6）：1088-1089.

19. 倪洪岗，李雪梅.冰蜜膏外敷联合补阳还五汤内服治疗2型糖尿病足（wagner1级）的疗效观察［J］.中国实用医药，2011，6（11）：168-170.

20. 齐建永，张丽萍，巴英伟.补阳还五汤配合生肌玉红膏治疗足踝部损伤性溃疡56例疗效观察［J］.河北中医药学报，2011，26（2）：23-24.

21. 黄学忠.补阳还五汤配合手法治疗脊髓型颈椎病21例临床观察［J］.中医药导报，2011，17（4）：72-73.

22. 张亚力.补阳还五汤在耳鼻喉科疾病治疗中的应用［J］.中国中医药信息杂志，2010，17（1）：80.

23. 彭仁通.补阳还五汤合阳和汤治疗晚期恶性肿瘤52例疗效观察［J］.辽宁中医杂志，2010，37（3）：471-472.

24. 赵雅宁，吴晓光，李建民，等.中药补阳还五汤对沙鼠脑缺血再灌注损伤及微循环障碍的治疗作用［J］.四川大学学报（医学版），2010，41（1）：53-56.

25. 梅晓云，周岚，吴灏昕，等.补阳还五汤促进大鼠腓总神经再生的实验研究［J］.中国实验方剂学杂志，2010，16（5）：114-117.

26. 尹连荣，徐胜利.补阳还五汤加减对高眼压大鼠视网膜神经节细胞的保护作用［J］.眼科新进展，2008，28（3）：117-180.

27. 赵贵起，周爱民，李秀军，等.补阳还五汤对高脂血症大鼠血流变及血清一氧化氮的影响［J］.河北中医，2009，31（6）：911-913.

28. 欧明娥，唐利文，邓常清.补阳还五汤有效组分对血管内皮细胞抗血栓功能及蛋白激酶C的影响［J］.中草药，2008，39（10）：1514-1520.

29. 朱晓晨，田昕，杨傲然.补阳还五汤对气虚血瘀型小鼠免疫功能影响的实验研究［J］.世界中医药，2010，5（1）：67-68.

30. 张林，孙宏伟，马贤德，等.不同黄芪剂量的补阳还五汤对局灶性脑缺血大鼠血清IL-1，IL-6，IL-10的影响［J］.中国实验方剂学杂志，2009，15（10）：62-64.

31. 常庚，潘莉，王菊素，等．补阳还五汤对 2 型糖尿病大鼠模型
    PPARα/γ 表达的影响［J］．中国老年学杂志，2010，30（3）：
    358-361.

32. 崔翰博，韩涛，张东钰，等．补阳还五汤干预代谢综合征血管性血
    友病因子的研究［J］．中国实验方剂学杂志，2011，17（7）：
    173-175.

33. 韩雪燕，李宝龙，刘旭，等．补阳还五汤对 AD 大鼠血清中胰岛素
    含量影响的实验研究［J］．中医药信息，2010，27（1）：93-95.

血府逐瘀汤

【来源】 清代王清任《医林改错》。

【组成】 当归，生地，桃仁，红花，枳壳，赤芍药，柴胡，甘草，桔梗，川芎，牛膝。

【功能与主治】 活血祛瘀，行气止痛。主治上焦瘀血，头痛胸痛，胸闷呃逆，失眠不寐，心悸怔忡，瘀血发热，舌质黯红，边有瘀斑或瘀点，唇黯或两目黯黑，脉涩或弦紧；妇人血瘀经闭不行，痛经，肌肤甲错，日晡潮热，以及脱疽、白疕、眼科云雾移睛、青盲等目疾。胸部属肝而包括上焦，肝司营血，性喜畅达，功能疏泄。今血瘀胸中，肝失疏泄，故症见头痛、胸痛、失眠、心慌、呃逆等。治宜调肝逐瘀为法。

【现代临床应用】

1. 冠心病心绞痛 冠心病心绞痛属于中医"胸痹"、"心痛"等范畴，多因气虚、痰浊、寒凝、气滞、瘀血等导致心脉痹阻不畅所致，治以活血化瘀、通络止痛为法。74 例冠心病心绞痛患者随机分为两组，治疗组 40 例，其中男 24 例，女 16 例；年龄 42～75 岁，平均 57.8 岁；病程 1 个月～12 年，平均 5.6 年。对照组 34 例，其中男 23 例，女 11 例；年龄 40～76 岁，平均 58 岁；病程 2 个月～14 年，平均 6 年。治疗组 40 例服用血府逐瘀汤；对照组 34 例服用复方丹参滴丸。4 周后通过观察两组患者的心绞痛发作次数、心电图改善情况，

比较两组患者的疗效。结果提示，治疗组在改善心绞痛发作次数上总有效率为 95%，对照组为 64.71%；改善心电图方面治疗组总有效率为 70%，对照组为 38.23%，治疗组的总体改善程度优于对照组。

2. 缺血性中风 缺血性中风病属中医"中风"范畴。中医认为，本病是由于气虚证兼以血瘀为甚，瘀虽由虚而起，但瘀积已甚，则新血不生，正气无由恢复。使用血府逐瘀汤治疗缺血性中风，60 例患者随机分为治疗组和对照组，治疗组 30 例中，男 17 例，女 13 例；年龄 45～72 岁，平均（60.2±4.6）岁；病程 25～110 天，平均（35.2±29.6）天。对照组 30 例中，男 16 例，女 14 例；年龄 51～72 岁，平均（65.0±5.5）岁；病程 27～116 天，平均（38.8±28.6）天。对照组口服维脑路通胶囊，治疗组根据辨证加减服用加味血府逐瘀汤。1 个月后评价疗效。治疗组总有效率 93.3%，对照组总有效率 66.6%，治疗组比对照组明显有效，差异具有统计学意义（$P < 0.05$）。

3. 高血压 在常规西医治疗基础上，采用具有活血祛瘀、行气止痛功用的血府逐瘀汤治疗高血压取得显著疗效，尤其在改善症状方面体现出了良好优势。122 例原发性高血压患者随机分为治疗组和对照组，治疗组 64 例，男性 40 例，女性 24 例；病程最短 2 年，最长 12 年；1 级高血压 18 例，2 级高血压 46 例。对照组 58 例，男性 38 例，女性 20 例；病程最短 3 年，最长 10 年；1 级高血压 13 例，2 级高血压 45 例。对照组给予口服常规降压药物治疗，治疗组在对照组基础上合并血府逐瘀汤加减，1 个月后观察两组临床症状、血压的变化评估疗效。结果显示，在降压疗效方面治疗组显效率 25.8%，总有效率 95.2%；对照组显效率 12.1%，总有效率 75.8%；治疗组显效率与改善症状方面优于对照组，两组比较差异有显著性意义。

4. 颅脑损伤后综合征　颅脑损伤后综合征是临床常见病之一，属中医"血瘀头痛"之范畴。其主症为受伤当时可有短暂的意识丧失，受伤局部可见软组织损伤、血肿等。但神经系统检查无阳性体征。伤后多遗留有顽固性头痛、眩晕、健忘、失眠或倦困、嗜睡等。使用血府逐瘀汤治疗颅脑损伤后综合征108例，男82例，女26例。最小年龄12岁，最大年龄77岁。病程1～25年。颅脑超声检查95例，脑电图检查98例，CT扫描52例。其中脑电图轻度异常62例，中度异常10例，局部异常22例。从中医方面检查符合血瘀证诊断标准，即顽固性头痛，痛有定处，头部有外伤史，舌质瘀紫或有瘀点。根据辨证进行加减用药。根据病情治疗15～120日，显效94例（87%），有效12例（11%），无效2例（2%）。

5. 偏头痛　偏头痛是临床常见病、多发病，多与精神紧张、情绪焦虑抑郁，以及头、颈部使用姿势不当有关。有证据显示，使用血府逐瘀汤进行治疗可取得良好效果。共观察治疗80例，均为临床确诊后治疗无效的门诊患者。随机分为治疗组50例，男28例，女22例，病程0.6～21年，平均（7.2±2.5）年。对照组30例，男16例，女14例，病程1.8～15年，平均（5.8±2.2）年。两组性别、年龄、病程等比较无显著性差异（$P>0.05$），具有可比性。所有病例均经头颅CT或MRI等检查，排除颅内器质性病变或颅脑外伤引起的偏头痛。治疗组使用血府逐瘀汤辨证加减治疗，对照组使用常规西药治疗。半年后进行疗效评价。结果显示，治疗组有效率96%，对照组有效率86%，两组差别具有统计学意义（$P<0.05$）。

6. 顽固性失眠　失眠多使用调补心脾、滋阴降火、益气宁神、和胃化痰等治法进行治疗。但病程较长的顽固性失眠，使用活血化瘀法进行治疗往往能获得意想不到的疗效。使用血府逐瘀汤治疗顽固性失眠，治疗组59例（其中男21例、女38例），对照组37例（其中男13例、女24例），年龄在25～

63 岁之间，病程最短者 6 个月，最长者 4 年。治疗组使用加味血府逐瘀汤进行治疗，对照组采用朱砂安神丸、谷维素片进行治疗，20 日后评价疗效。治疗组总有效率 89%，对照组总有效率为 67%。

7. 下肢动脉硬化闭塞症　动脉硬化闭塞性疾病是一种老年高发性疾病，多发于下肢，属于中医"脱疽"范畴。选择 Fontaine 分级 Ⅰ～Ⅲ 级动脉硬化闭塞性疾病患者 166 例，男 134 例，女 32 例；年龄 48～85 岁，平均 67.4 岁。所有患者均经血管造影或超声检查证实存在股浅动脉狭窄。84 例西医治疗组使用前列地尔 $10\mu g$，加入 0.9% 氯化钠注射液 100ml 中静脉输注，1 次/日。82 例中西医结合治疗组在前列地尔基础上加服血府逐瘀汤，治疗 21 天后检测凝血功能、踝/肱指数、多普勒超声。中西医结合治疗组比西医治疗组明显有效，显效率为 82.9% 和 54.8%（$P<0.05$）。

8. 糖尿病周围神经病　100 例糖尿病周围神经病变病人随机分为治疗组和对照组，治疗组 50 人，男 28 例，女 22 例；年龄 30～78 岁，平均（54.8 ± 5.2）岁；1 型糖尿病 5 例，2 型糖尿病 45 例；糖尿病病程（7.3 ± 3.5）年，糖尿病周围神经病病程（3.5 ± 2.5）年。对照组 50 人，男 30 例，女 20 例；年龄 31～75 岁，平均（53.3 ± 4.8）岁；1 型糖尿病 4 例，2 型糖尿病 46 例；糖尿病病程（7.3 ± 3.5）年，糖尿病周围神经病病程（3.8 ± 2.1）年。两组患者在年龄、性别、病型、病程等方面经统计学处理无明显差异（$P>0.05$），具有可比性。两组均以二甲双胍和（或）格列吡嗪、拜糖平、胰岛素、维生素 B_1、维生素 B_{12} 等常规治疗。治疗组加用血府逐瘀汤加减进行治疗。分别在治疗前和治疗 7 周后，观察并记录患者的临床症状和体征，神经传导速度。两组治疗 7 周后，治疗组大部分临床症状均有不同程度改善，治疗组与对照组症状改善的平均有效率分别为 73.3% 和 51.3%，经统计学处理有明显差异

（$P<0.05$）。

9. **慢性肾功能不全** 本病属"关格"、"癃闭"、"水肿"范畴，为本虚标实，正气衰虚，湿浊内壅，肾络瘀阻，血瘀伴随全病程，瘀而不通致水肿。运用血府逐瘀汤合前列地尔治疗能延缓肾衰竭的进展，预防肾纤维化的发生。患者 50 例，男27 例，女 23 例，年龄 25～69 岁，平均 43 岁。血肌酐（Scr）265～442mol/L，肌酐清除率（Ccr）40～20ml/min。原发病：慢性肾炎 26 例，糖尿病肾病 18 例，慢性肾盂肾炎及高血压肾小动脉硬化各 3 例。50 例分成两组，其中 25 例给予血府逐瘀汤合前列地尔治疗（前列地尔组），25 例给予速尿等治疗（速尿组）作为对照。1 个月后治疗组患者治疗后倦怠乏力、恶心呕吐消失，胃纳好转，尿量增加，血压降低。25 例中，显效 9例，有效 14 例，无效 2 例，总有效率 92%。对照组患者治疗后尿量增加，血压有所下降，仍感倦怠乏力、腹胀纳差。25例中显效 2 例，有效 11 例，无效 12 例，总有效率 52%。两组显效率及总有效率比较，差异有显著性意义（$P<0.01$）。

10. **崩漏** 崩漏是妇科常见病、多发病，久治不愈之顽固性崩漏对患者身心健康危害极大。42 例患者，年龄最小 17岁，最大 47 岁；未婚 4 例，已婚 38 例；病程最短者 3 个月，最长者 2 年；均有反复发作史。使用血府逐瘀汤进行治疗，治疗 1～4 个月后，42 例患者均有明显好转，总有效率 100%。

11. **围绝经期综合征** 使用血府逐瘀汤治疗围绝经期综合征 96 例，年龄最小 40 岁，最大 62 岁，平均 46 岁；病程最短半年，最长 6 年，平均 2 年。根据辨证进行加减，10 日为 1个疗程。服药 1～2 个疗程。治疗结果：96 例患者，痊愈 86例，好转 10 例，总有效率 100%。

12. **肝硬化** 肝硬化是一种常见的由不同病因引起的肝脏慢性、进行性、弥漫性病变，中医病机多为气滞、血瘀和水停，以疏肝解郁、行气活血、化瘀通络为原则，选用血府逐瘀汤加减治疗本病确诊患者 50 例。肝功能异常 39 例，脾脏肿大 16 例，兼腹水 18 例。按病因分类，肝炎后肝硬化 26 例，酒精性肝硬化 20 例，原发性胆汁性肝硬化 2 例，中毒性肝硬化 1 例，原因不明肝硬化 1 例。按西医分期，代偿期 30 例，失代偿期 20 例。按肝硬化病人 child-pugh 分级标准属 A 级 27 例，B 级 19 例，C 级 4 例。疗程最短 2 个月，最长 8 个月，以 4～5 个月为最多。均采用血府逐瘀汤治疗，治疗期间，原则上不用西药，12 周后评估疗效，结果显示，显效 28 例，好转 17 例，无效 5 例，总有效率 90%。

13. 干燥综合征　干燥综合征（SS）是一种以泪腺、唾液腺等外分泌腺为靶器官的慢性自身免疫疾病，属中医学燥证、痹证等范畴，初期多以口眼干燥为主要表现，病程日久则血行涩滞，瘀血内生。辨证为瘀血内阻、气阴两虚的干燥综合征患者，运用血府逐瘀汤煎剂口服活血祛瘀，减少行气药用量以防耗气，干燥症状明显好转。

14. 抑郁症　抑郁症属于中医"郁证"、"脏躁"、"癫证"等范畴，肝气郁结，气滞则血瘀，津聚而生痰；或久郁化热灼津亦成痰，痰瘀互结，导致脏腑功能失调，采用疏肝理气、活血化瘀之功效的血府逐瘀汤治之，可改善抑郁症患者出现的头晕作痛、胸胁胀痛、周身窜痛、舌质紫黯，或有瘀斑，脉弦或涩等气滞血瘀症状。

【现代基础研究】

1. 改善微循环　实验研究发现，血府逐瘀汤能够明显改善大鼠急性微循环障碍，并且可以防止由于微循环功能紊乱而导致的血压急剧下降，增加组织器官血流灌注量的效应，从而为临床以本方加减用于瘀血病症及休克的抢救提供了药理学的依据。

2. 改善血液流变学　采用血府逐瘀汤观察对血瘀动物模型的血液流变学影响，结果提示，治疗组不同切变率下的全血比黏度值均低于模型组，证实了血府逐瘀汤对血瘀大鼠的血液黏度具有明显的降低作用，且这种降低作用呈剂量依赖性。

3. 促进血管新生　实验观察血府逐瘀汤动员大鼠骨髓内皮祖细胞迁移，发现血府逐瘀汤通过 NO 途径动员骨髓中内皮祖细胞释放，参与血管新生，说明药物能动员骨髓中内皮祖细胞迁移至外周血中，提高循环血中内皮祖细胞的数量。

4. 抗肿瘤　通过接种 H22 肝癌细胞复制腹水型 H22 移植性肿瘤模型，研究血府逐瘀汤对该模型的抗肿瘤作用和对 VEGF 的影响，证实该方能明显抑制荷瘤小鼠肿瘤细胞增殖，明显延长小鼠的生存时间，降低肿瘤组织和瘤周组织中的 VEGF 表达。

5. 对免疫功能的影响　研究观察血府逐瘀汤对小鼠特异性和非特异性免疫应答的影响，发现该方既可使超常的细胞和体液免疫应答降低至正常水平，又可使低下的免疫应答增高至正常水平，其作用与机体当时的状态有关；对机体特异性细胞免疫应答根据机体当时的免疫功能状态，具有针对性、选择性、剂量依赖性为特点的双向性调节作用。

【用法】　水煎服。

【使用注意】　孕妇慎用。

【不良反应】　未发现血府逐瘀汤不良反应的相关临床及文献报道。

（杜金行）

主要参考文献

1. 王锐，王泳初，欧阳丽娜. 加减血府逐瘀汤治疗偏头痛 50 例 [J]. 湖北中医杂志，2009，31（1）：35.

2. 华刚，管爱芬，张敏. 血府逐瘀汤治疗更年期综合征 [J]. 山西中医，2009，25（4）：60.

3. 周德仁. 加味血府逐瘀汤治疗顽固性失眠 59 例 [J]. 陕西中医.

2009，30（8）：1023-1024.

4. 董卫民. 血府逐瘀汤治疗冠心病心绞痛 40 例［J］. 现代中医药，2010，30（1）：8-9.

5. 柳传鸿，沈桂根. 血府逐瘀汤治疗缺血性中风 30 例［J］. 陕西中医，2010，31（6）：669-670.

6. 王增慰. 血府逐瘀汤治疗颅脑损伤后综合征 108 例［J］. 陕西中医，2010，31（7）：850.

7. 王爱军. 血府逐瘀汤治疗糖尿病周围神经病变疗效观察［J］. 辽宁中医杂志，2007，34（8）：1095-1096.

8. 高冬，林薇，郑良朴，等. 血府逐瘀汤动员大鼠骨髓内皮祖细胞的实验研究［J］. 中西医结合心脑血管病杂志，2007，5（9）：829-831.

9. 暴永贤. 血府逐瘀汤治疗崩漏的体会［J］. 长春中医药大学学报，2007，23（6）：54.

10. 曹聪，张伟君. 血府逐瘀汤合前列地尔治疗慢性肾功能不全［J］. 浙江中西医结合杂志，2008，18（2）：79-80.

11. 陈洁，陈宝刚. 血府逐瘀汤治疗肝硬化 50 例［J］. 辽宁中医杂志，2008，35（2）：239-240.

12. 王菲菲，马健. 血府逐瘀汤治疗干燥综合征举隅［J］. 现代中西医结合杂志，2008，17（15）：2371.

13. 王勉，秦扬. 加味血府逐瘀汤治疗高血压 64 例疗效观察［J］. 中国热带医学，2008，8（9）：1564，1595.

14. 王骧腾，张继磊. 运用血府逐瘀汤治疗抑郁症的体会［J］. 光明中医，2008，23（11）：1780.

15. 耿兆辉，寿保栋，刘辉，等. 血府逐瘀汤对动脉粥样硬化大鼠血脂及血管活性物质的影响［J］. 河北大学学报（自然科学版），2011，31（3）：304-308.

16. 马鲁波，于春利，张童，等. 血府逐瘀汤治疗下肢动脉硬化闭塞症临床观察［J］. 中西医结合心脑血管病杂志，2011，9（11）：1318-1319.

17. 李延，田伟，马中龙. 加味血府逐瘀汤抗肿瘤作用的实验研究［J］. 世界中医药，2012，7（1）：72-74.

18. 樊巧玲，郑有顺，刘江，等. 血府逐瘀汤对微循环作用的实验研究

[J].中成药,1988 (7):29-30.

19. 栾杰男,巩琪.活血化瘀法与心肌缺血预适应"第二窗口"保护的实验研究 [J].中国中医急症,2005 (6):560-561,604.

20. 黄宏伟.血府逐瘀汤对大鼠血液流变学的影响 [J].甘肃中医,2005,18 (4):39-40.

21. 张书芬,王雅贤,张鹏宇,等.血府逐瘀汤对小鼠免疫功能的影响 [J].北京中医药大学学报,1998 (5):34-35.

失笑散

【来源】 《太平惠民和剂局方》。

【组成】 生蒲黄,五灵脂。

【功能与主治】 祛瘀止痛。用于瘀血阻滞,胸脘疼痛,产后腹痛,痛经。五灵脂通利血脉而散瘀血,生蒲黄活血止血,与五灵脂相须为用,其活血散结、祛瘀止痛的作用增强,可用于心腹诸痛。常用于月经不调、痛经、慢性胃炎、心绞痛、宫外孕等瘀血阻滞者。

【现代临床应用】

1. 原发性痛经 将68例痛经患者随机分为两组,治疗组40例,平均年龄23岁,病程3个月~3年,服用失笑散加味汤;对照组28例,平均年龄22岁,病程3个月~3年2个月,服用玄胡止痛片。治疗组总有效率92.5%,对照组总有效率53.57%。治疗组40例停药3个月后复发5例(12.50%),对照组28例复发15例(53.57%),治疗组复发率明显低于对照组(P<0.01)。结果提示,失笑散加味汤在减轻疼痛,特别是远期疗效方面明显优于对照组。

2. 子宫内膜异位症 将76例子宫内膜异位症患者随机分为两组。观察组38例,对照组38例。观察组口服活血化瘀中药,非经期以桂枝茯苓丸加减,经期以失笑散加减;对照组口服米非司酮。连服6个月,比较两组用药前后症状及体征的改善情况、不良反应、复发率等。结果:观察组总有效率

92.11%，对照组 73.68%，差异有统计学意义（$P<0.05$）；在痛经改善与临床体征疗效方面，观察组亦优于对照组，差异有统计学意义（$P<0.05$）。结论提示，活血化瘀中药治疗子宫内膜异位症具有较好的临床疗效。

3. **慢性盆腔炎**　运用红蒲四逆失笑散治疗慢性盆腔炎 60 例，患者年龄 22～30 岁 25 例，30～40 岁 26 例，40～48 岁 9 例。口服红蒲四逆失笑散 6 周，本组治愈 20 例，有效 35 例，未愈 5 例，总有效率 92%，有效者中有 3 例继续治疗 2 个疗程，其症状及体征亦明显缓解。

4. **产后恶露不绝**　38 例均为门诊病人，年龄在 19～42 岁之间，血性恶露病程均在产后 10 天以上，症见阴道出血淋漓不净，色紫黯或淡黯偶夹小血块或鲜红或淡红，伴少腹坠胀或隐痛或刺痛。根据产后多虚多瘀的特点，以生化汤合失笑散加益母草为基本方加味治疗。结果 38 例患者中治愈 28 例，好转 8 例，无效 2 例，总有效率为 94.7%。本病缘于瘀血阻滞冲任，新血不得归经，又加上气虚或血热则恶露淋漓不止，故以生化汤合失笑散加益母草活血祛瘀为主随证加味。

5. **前列腺痛**　前列腺痛属于慢性前列腺炎范畴，其发病机制不明。治疗组 42 例，对照组 30 例。对照组口服肠溶消炎痛 25mg，日 3 次，并配合用谷维素 20mg 每日 3 次，安定 2.5mg 每日 1 次等。治疗组用自拟加味失笑散（蒲黄、泽兰、王不留行、牛膝，五灵脂、元胡、川楝子、三七粉、琥珀粉）。2 周为 1 个疗程，观察 2 个疗程，治疗组总有效率 92.9%，对照组总有效率 60.0%。而各种原因引起的前列腺慢性长期充血、血液瘀滞被认为是引起该病的主要诱因，加味失笑散通过改善前列腺的充血程度，减轻骨盆底部肌肉的紧张，从而达到改善症状、消除疼痛的作用。

6. **冠心病心绞痛**　采用丹参饮合失笑散加减治疗不稳定型心绞痛 64 例，基础治疗（皮下注射低分子肝素钙、口服阿司匹林、静脉滴注极化液）同对照组（64 例患者），治疗组总有效率 93.75%，优于对照组总有效率 81.25%（$P<0.05$）。

7. 冠心病介入术后心绞痛 将 63 例已行冠脉支架植入术后再发心绞痛的患者，随机分为对照组 30 例，采用常规西医治疗；治疗组 33 例，在常规西医药治疗的基础上加用生脉瓜蒌失笑散（党参，麦冬，五味子，全瓜蒌，薤白，法半夏，五灵脂，蒲黄，桂枝，白芍、丹参，延胡索，三七粉）治疗。4 周后，治疗组患者心绞痛发作次数、疼痛持续时间、硝酸甘油消耗量较对照组显著降低（$P<0.05$），心电图 ST 段缺血改善较对照组显著提高（$P<0.05$）。提示生脉瓜蒌失笑散可以减少冠状动脉内支架植入术后患者再发心绞痛的次数、减轻疼痛程度、缩短疼痛持续时间、降低硝酸甘油消耗量、改善心电图 ST-T 缺血、提高患者生存质量。

8. 流行性胸痛 将 48 例流行性胸痛患者随机分为治疗组和对照组各 24 例。对照组常规给予卧床休息、抗病毒、止痛、局麻、局部热敷等综合治疗；治疗组在上述综合治疗基础上加用丹参饮合失笑散（丹参，檀香，砂仁，五灵脂，蒲黄），水煎服，每日 1 剂。治疗组 24 例，全部在 2~7 天内缓解；对照组 24 例，在 3~10 天内缓解。治疗组缓解时间短于对照组（$P<0.01$）。治疗组无并发症，对照组并发心肌炎 3 例、睾丸炎 2 例。

9. 带状疱疹 采用柴胡疏肝散合失笑散（柴胡，赤芍、白芍，川芎，枳壳，陈皮，香附，蒲黄，五灵脂，马齿苋，甘草，淡竹叶）治疗带状疱疹 103 例，其中男 65 例，女 38 例；平均年龄 64.5 岁；病程最短 2 天，最长 3 个月，平均 1 周左右。103 例中，治愈 88 例，显效 6 例，有效 2 例，无效 7 例，总有效率为 93.2%。

10. 偏头痛 将 60 例偏头痛患者随机分为治疗组和对照组各 30 例，对照组给予尼莫地平 40mg，每日 3 次；罗通定

60mg，每日 3 次，口服。治疗组在对照组的基础上加服当归四逆汤、失笑散（当归，桂枝，白芍药，细辛，甘草，通草，大枣，五灵脂，蒲黄）。治疗 20 日，治疗组总有效率 90.0%，对照组 67.7%，两组总有效率比较差异有统计学意义（$P<0.05$），治疗组疗效优于对照组。治疗组治疗后较治疗前疼痛程度积分减少（$P<0.01$），疼痛持续时间缩短（$P<0.01$），而对照组治疗前后变化不明显。提示治疗组疗效明显优于对照组（$P<0.01$）。

11. 溃疡性结肠炎　将 100 例入选患者随机分为两组，治疗组 50 例采用失笑散加味（蒲黄、五灵脂、三七、白及、乳香、没药）保留灌肠治疗；对照组 50 例口服柳氮磺胺吡啶片。两组均以 3 周为 1 个疗程。结果：治疗组总有效率 92.00%，对照组总有效率 68.00%，两组比较，治疗组疗效明显优于对照组。结论：失笑散加味保留灌肠治疗溃疡性结肠炎疗效确切。

12. 慢性肾功能不全　选择慢性肾功能不全患者 100 例，其中治疗组 50 例，观察组 50 例，治疗组给予茵陈失笑散（茵陈，蒲黄，五灵脂，大黄，黄芪，川芎）制剂，对照组给予尿毒清颗粒。观察治疗后患者 24 小时尿蛋白定量、血脂、血尿素氮（BUN）、肌酐（SCr）指标的变化。结果：治疗后患者的 24 小时尿蛋白定量减轻；血浆胆固醇（TC）、甘油三酯（TG）降低；血尿素氮（BUN）、SCr 减低，与对照组比较 $P<0.01$。结论提示，茵陈失笑散可以延缓患者慢性肾功能不全的进程，其作用机制可能与改善脂质代谢、减轻高凝状态、改善肾小球滤过率、降低肾脏血管阻力、保护和改善患者肾功能有关。

13. 卵巢囊肿　以自拟香棱失笑散（香附、三棱、莪术、蒲黄、五灵脂等）加减治疗本症 126 例，囊肿最小 2.9cm×3.5cm，最大 4.1cm×4.8cm，其中 68 例均伴有不同程度的盆腔积液。结果痊愈 95 例（75.39%），有效 25 例，无效 6 例，总有效率为 95.3%。提示本方有行气消瘢的功效。

14. **慢性萎缩性胃炎**　门诊病人 100 例，年龄 18～74 岁，男 57 例，女 43 例，均经胃镜及病理诊断为慢性萎缩性胃炎，部分有不典型增生及肠化生，合并浅表性胃炎者 26 例。给予枳实消瘢丸和失笑散口服。100 例中治愈 66 例，占 66%；好转 26 例，占 26%；无效 8 例，占 8%，总有效率 92%。

15. **糜烂性胃炎**　门诊患者 60 例，随机分为两组。对照组给予奥美拉唑胶囊 20mg，早晚分服；治疗组 30 例，予五味消毒饮和失笑散加减（蒲黄，五灵脂，金银花，蒲公英，紫花地丁，紫背天葵，白花蛇舌草，白及）。治疗 4 周后复查，治疗组总有效率为 93.33%，对照组总有效率为 86.67%。治疗组有效率显著高于对照组（$P<0.05$）。

16. **过敏性紫癜**　将 82 例过敏性紫癜患者随机分为两组，治疗组 51 例，其中男 30 例，女 21 例，年龄 15～57 岁，病程 7～29 天；对照组 31 例，男 19 例，女 12 例，年龄 16～49 岁，病程 7～25 天。治疗组和对照组均给予黄芪注射液、香丹注射液静脉滴注，在此基础上治疗组口服桃红四物汤合失笑散加味（桃仁，红花，川芎，白芍，生地黄，当归，蒲黄，五灵脂，天花粉，苦参，牡丹皮，丹参，白鲜皮）。对照组口服扑尔敏 2mg，每日 3 次；强的松 5mg，每日 2 次，10～15 天为 1 个疗程。治疗组 51 例中痊愈 43 例，好转 4 例，有效 4 例，治愈率 72.16%；对照组 31 例中痊愈 16 例，好转 10 例，有效 5 例，治愈率 51.61%。两组治愈率比较，治疗组高于对照组（$P<0.01$）。

17. **消化性溃疡**　84 例门诊消化性溃疡患者，随机分为两组。治疗组 42 例，男 20 例，女 22 例；年龄 37～62 岁；病程 4～17 个月；胃溃疡 24 例，十二指肠溃疡 18 例。对照组 42 例，男 19 例，女 23 例；年龄 35～59 岁；病程 3～19 个月；

胃溃疡 22 例，十二指肠溃疡 20 例。两组一般资料具有可比性（$P>0.05$）。治疗组予失笑散合丹参饮（蒲黄、五灵脂、丹参、砂仁、檀香）；对照组予奥美拉唑肠溶片 20mg，每日 2次，口服。60 天后观察症状、体征。治疗组总有效率 85.71%，对照组总有效率 71.43%，两组总有效率比较差异有统计学意义（$P<0.05$），治疗组疗效优于对照组。

【现代基础研究】

1. 抑制 TNF-α 诱导的血管平滑肌细胞 ICAM-1 的表达，且呈剂量依赖性，提示失笑散可能通过抑制 TNF-α 诱导的血管平滑肌细胞 ICAM-1 的表达，干预了 TNF-α 诱发动脉粥样硬化初期的炎症反应，延缓了动脉硬化的病变进程。

2. 加味失笑散对心肌缺血再灌注损伤的保护作用 动物实验提示，加味失笑散（蒲黄、五灵脂、川芎、红花、桃仁、赤芍、郁金、冰片）对心肌缺血再灌注的损伤有保护作用，其作用机制是通过增强 SOD 的活力、清除自由基、抑制脂质体的氧化，减轻心肌再灌注的损伤。

3. 四妙勇安汤合失笑散对血管内皮生长因子（VEGF）的影响 动物实验提示，四妙勇安汤合失笑散可增高血清中 VEGF 含量，同时可上调心肌 VEGF mRNA 的表达，提示本方可通过上调 VEGF 的表达，从而促进梗死心肌血管新生。

4. 黄芪失笑散对血管内皮功能的影响 动物实验提示，黄芪失笑散（黄芪、蒲黄、五灵脂）能明显升高一氧化氮（NO）、降低血浆内皮素（ET），作用与氟伐他汀相当（$P>0.05$）。提示黄芪失笑散具有调节 NO/ET 平衡的作用，有效保护血管内皮细胞的功能。

5. 黄芪失笑散对 VEGF 及 bFGF mRNA 基因表达的影响 动物实验提示，黄芪失笑散可有效地使大鼠梗死心肌内的 VEGF 及成纤维细胞生长因子（bFGF）的 mRNA 表达升高，与贝复济组比较无显著性差异。从而证明黄芪失笑散对缺血性心肌保护作用源于冠脉侧支循环血管新生。

6. 黄芪失笑散的促血管生成作用　药理实验提示，黄芪失笑散组在鸡胚绒毛尿囊膜（CAM）一级及二级血管数目上均与贝复济组相当（$P > 0.05$），说明黄芪失笑散有显著的促血管生成作用。

【用法】　水煎服。

【使用注意】　无特殊记载。

【不良反应】　未发现失笑散不良反应的相关临床及文献报道。

（贺　琳　杜金行）

主要参考文献

1. 谢玉红，王小玲．失笑散加味治疗痛经 40 例 [J]．中国中医急症，2008，17（7）：1001-1002．

2. 余姬文，赵蕾，李瑞兰，等．活血化瘀中药治疗子宫内膜异位症的临床观察 [J]．中国中医药科技，2010，17（4）：344-345．

3. 李丽，卓毅．红蒲四逆失笑散治疗慢性盆腔炎 60 例 [J]．现代中西医结合杂志，2008，17（34）：5341-5342．

4. 谭桂兰，金季玲．生化汤合失笑散加益母草治疗产后恶露不绝 38 例 [J]．云南中医中药杂志，2009，30（5）：23-24．

5. 朱明．加味失笑散治疗前列腺痛 42 例观察 [J]．实用中医药杂志，2010，17（4）：9．

6. 方春凤，代景贤．自拟丹参饮合失笑散加减治疗不稳定型心绞痛 64 例疗效观察 [J]．临床和实验医学杂志，2008，7（1）：128．

7. 章伟明，张卫，曾佳．生脉瓜蒌失笑散治疗冠脉内支架植入后再发心绞痛的临床研究 [J]．湖南中医药大学学报，2007，8（4）：49-51．

8. 徐君霞．丹参饮合失笑散治疗流行性胸痛 24 例 [J]．中国中医急症，2010，19（5）：840．

9. 乔艳贞，朱章杰．柴胡疏肝散合失笑散治疗老年带状疱疹 103 例 [J]．吉林中医药，2004，24（5）：32．

10. 曹聪云，甄庆丰．当归四逆汤合失笑散配合西药治疗偏头痛 30 例 [J]．河北中医，2008，30（6）：610-611.

11. 许凤莲．失笑散加味保留灌肠治疗溃疡性结肠炎急性期 50 例 [J]．中国中医急症，2013，22（4）：576，588.

12. 樊威伟，车树强，徐英，等．茵陈失笑散延缓慢性肾功能不全进程的临床研究 [J]．天津中医药，2010，27（2）：103-104.

13. 钟光华．香棱失笑散加减治疗卵巢囊肿 126 例 [J]．陕西中医，2006，27（10）：1193-1194.

14. 刘长发，王炳予，王雨燕．枳实消痞丸合失笑散治疗慢性萎缩性胃炎 100 例 [J]．中国中医药现代远程教育，2011，9（19）：33-34.

15. 王芸．失笑散合五味消毒饮加减治疗糜烂性胃炎 30 例 [J]．中国中医急症，2011，20（8）：1316.

16. 王纪云，姜玲，吴涛，等．桃红四物汤合失笑散加味治疗过敏性紫癜 51 例 [J]．中国中医药信息杂志，2004，11（1）：60.

17. 田建荣，李小江，韩宏伟，等．失笑散合丹参饮治疗消化性溃疡疗效观察 [J]．河北中医，2012，34（8）：1168-1169.

18. 曹晋，黄文权．失笑散对大鼠血管平滑肌细胞细胞间黏附分子-1 表达的影响 [J]．中国老年学杂志，2011，31（8）：1364-1366.

19. 曹志然，王蓓，申文增，等．加味失笑散对家兔心肌缺血再灌注损伤保护作用机制的研究 [J]．时珍国医国药，2009，20（12）：3084-3085.

20. 张淑芹，陶红，刘翠文．四妙勇安汤合失笑散对急性心肌梗死模型大鼠 VEGF 表达的影响 [J]．中国中医急症，2013，22（2）：208-210.

21. 祝光礼，魏丽萍，方伟，等．黄芪失笑散对血管内皮功能的影响 [J]．浙江临床医学，2008，10（8）：1016-1018.

22. 祝光礼，范翠娟，陈铁龙，等．黄芪失笑散对实验大鼠梗死心肌内 VEGF 及 bFGF mRNA 基因表达的影响 [J]．中华中医药学刊，2008，26（1）：41-43.

23. 祝光礼，范翠娟，陈铁龙，等．黄芪失笑散对鸡胚绒毛尿囊膜促血管生成实验研究 [J]．中华中医药学刊，2007，25（12）：2462-2464.

桃红四物汤

【来源】 清代吴谦等撰《医宗金鉴》。

【组成】 桃仁，红花，当归，赤芍，川芎，生地。

【功能与主治】 本方实为四物汤加味而来，具有养血活血的作用，主治血虚兼血瘀证。可用于妇女月经前后期，月经量少或经闭不行，脐腹作痛，痛经，月经色紫稠黏或有血块等，伴发症状可见头晕，爪甲色淡，面色无华或萎黄，舌质淡黯有瘀点瘀斑，脉细涩等，较多用于妇科，也可用于其他疾病证为血虚血瘀者。

桃红四物汤以祛瘀为核心，辅以养血、行气。方中以强劲的破血之品桃仁、红花为主，力主活血化瘀；以甘温之熟地、当归滋阴补肝、养血调经；芍药养血和营，以增补血之力；川芎活血行气、调畅气血，以助活血之功。全方配伍得当，使瘀血祛、新血生、气机畅，化瘀生新是该方的显著特点。

【现代临床应用】

1. 妇科疾病 将 56 例原发性痛经患者随机分为治疗组 32 例和对照组 24 例，治疗组予桃红四物汤加味治疗，对照组给予西医对症治疗。连续 3 个月经周期后，两组治愈率、总有效率比较，差异均有非常显著性意义（$P<0.01$），治疗组明显优于对照组。应用本方合失笑散治疗瘀滞性痛经 60 例，气滞者加柴胡、香附、青皮；寒凝血滞者加小茴香、肉桂、吴茱萸；痛剧者加川牛膝、玄胡索，自月经第 5 日开始连服 20 日，每日 1 剂，水煎分 2 次服，20 日为 1 个疗程，患者年龄 16～69 岁，皆有下腹疼痛伴排出膜状物。以疼痛消失，无膜状物排出者为临床治愈，共 28 例；疼痛缓解，伴随症状消失，膜状物呈不完整或碎片状排出者为好转，共 24 例；经治 1～2 个疗程，临床症状和膜状物无改变者为无效，共 8 例；近期有效率为 86.7%。使用本方治疗妇女围绝经期综合征，将 100 例

患者随机分为西药组 46 例和中药组 54 例，西药组口服结合雌激素，中药组口服桃红四物汤。1 个月后，两组治愈率经统计学处理有显著性差异（$P<0.05$），中药组明显高于西药组。

2. 冠心病　将 154 例冠心病心绞痛患者分为治疗组（服用桃红四物汤）80 例和对照组（服用复方丹参片）74 例，3 个疗程后，两组间心绞痛及心电图疗效有非常显著性差异（$P<0.01$）。桃红四物汤比复方丹参片更能缓解轻、中度心绞痛发作。另有学者将 93 例冠心病左心功能不全的病人随机分为治疗组 46 例和对照组 47 例，两组病人在给予吸氧等一般处理基础上，治疗组加服桃红四物汤，对照组口服消心痛与静脉滴注硝酸甘油，1 个疗程后，两组总有效率比较有显著性差异（$P<0.05$），治疗组疗效优于对照组。

3. 肝脏疾病　将 84 例亚急性重症肝炎患者随机分为治疗组 51 例和对照组 33 例，两组均采用常规保肝支持疗法和新鲜血浆、胸腺肽综合治疗，治疗组在此基础上加用桃红四物汤。治疗 2~3 个疗程后，治疗组患者治疗后血 LPO 与 SOD 含量均有改善（$P<0.05$），且与对照组相比有显著性差异（$P<0.05$）。提示该方具有抑制过氧化反应、提高 SOD 活性的作用，可能在亚急性重症肝炎的肝细胞损害中起一定治疗作用。有学者将 110 例肝硬化腹水患者随机分为对照组 50 例，采用西医治疗；治疗组 60 例，在对照组治疗的基础上加用中药汤剂（桃红四物汤加味）。3 个月后，在总有效率、并发症的发生率、腹水消退时间方面，治疗组明显优于对照组（$P<0.05$）。

4. 肾脏疾病　使用该方加减治疗慢性肾小球肾炎 42 例，3 个疗程后，有效率为 100%。有学者将 86 例难治性肾病综合征患者随机分为对照组 43 例，采用单纯西医治疗；治疗组 43 例，在对照组治疗基础上加用该方加减。两组疗程均为 6 个月，随访 2 年。结果：治疗组总缓解率明显高于对照组（$P<$

0.05），复发率显著低于对照组（$P<0.01$）。且治疗组较对照组药物不良反应发生率显著降低（$P<0.01$）。

5. 糖尿病并发症 将78例糖尿病足患者随机分为治疗组40例和对照组38例，对照组在饮食治疗基础上针对每个患者的不同情况制订具体治疗方案，治疗组在对照组的基础上加用桃红四物汤加味治疗，两组在糖尿病足病变及并发症疗效、TG、B超检查足背动脉血流量及收缩期峰流速方面进行比较，结果治疗组明显优于对照组（$P<0.05$）。有学者将62例糖尿病周围神经病变患者在控制饮食、运动疗法、口服降糖药及皮下注射胰岛素的基础上，用本方加味治疗，总有效率为88.7%。

6. 乳腺疾病 将38例原发性乳腺癌瘀血内阻型患者随机分为桃红四物汤＋化疗组（治疗组）20例和单纯化疗组（对照组）18例，两组在近期疗效、血瘀证候、毒副反应改善方面比较有显著性差异（$P<0.05$），提示桃红四物汤加减对提高化疗疗效、改善患者临床症状及减轻毒副反应具有较好价值。

7. 创伤性疾病 使用该方加减治疗膝关节慢性创伤性滑膜炎60例，总有效率100%。有学者在常规治疗的基础上加服桃红四物汤治疗新鲜四肢骨折患者30例，并与常规治疗的30例做对照。结果发现，治疗组疗效明显优于对照组（$P<0.05$），提示桃红四物汤可促进局部血肿吸收，改善血液流变学状态，加快毛细血管增生等，对骨折初期主要临床症状、体征有明显缓解作用。

8. 皮肤科疾病 将109例黄褐斑患者随机分为治疗组72例与对照组37例。治疗组以该方加味为基础，对照组口服逍遥舒心丹。3个疗程后，两组疗效比较有显著性差异（$P<0.05$）。治疗组疗效明显优于对照组。采用加味桃红四物汤治疗血瘀型银屑病43例，总有效率为83.72%。

9. 其他 文献尚有采用桃红四物汤或加味桃红四物汤治疗糖尿病胃轻瘫、慢性萎缩性胃炎、偏头痛、类风湿关节炎、脑卒中、子宫出血、哮喘、外伤性眼出血等有效的报道。

【现代基础研究】

1. 抗炎 动物实验表明，桃红四物汤不仅可降低损伤血瘀证模型大鼠血清中 TNF-α、IL-18 含量，而且可在正常范围内下调血清 IL-8 水平，还可通过调节 TNF-α、IL-1β 的水平，减轻炎症程度，提高免疫力。给 SD 大鼠灌服桃红四物汤还能显著抑制塑料环所致的大鼠肉芽组织增生，且同时增加胸腺重量。

2. 降血脂 本方有较好地降低血清胆固醇的作用，而且呈剂量效应关系，还可降低肝脂质。

3. 扩血管 本方能扩张豚鼠离体心脏冠状动脉，增加冠脉血流。拆方研究发现以川芎、当归的作用为强，各组成单药间有协同作用。给大鼠下肢血管灌注本方后，能显著降低血管阻力，拆方分析显示以当归、红花、川芎的作用为强，地黄、白芍、桃仁作用较弱，全方的作用最强。

4. 抗疲劳及耐缺氧 给小鼠灌服桃红四物汤浓缩液，实验组的耐缺氧时间和游泳时间均显著长于对照组，证明本方具有较好地耐缺氧及耐疲劳的作用。

5. 抗休克 给烧伤的休克犬输入桃红四物汤注射液，尿量明显多于对照组，且可延长烧伤狗的存活时间。

6. 镇痛作用 可以显著提高小鼠痛阈，减少痛经大鼠 30 分钟内扭体次数，扭体发生率降低。

【用法】 水煎服。

【使用注意】 出血者忌服。孕妇忌服。平素脾胃虚弱者慎用。

【不良反应】 孕妇忌用，气血两虚之月经病慎用。

(杜金行)

主要参考文献

1. 彭卫，邹万成，梁利球．桃红四物汤加味治疗肝硬化腹水的临床观察［J］．光明中医，2006，21（4）：28-30.

2. 陈海标，邓新征，敖银柳．桃红四物汤治疗原发性痛经 32 例［J］．新中医，2006，38（6）：69-70.

3. 杨娇妹．应用桃红四物汤治疗冠心病心绞痛 154 例疗效观察［J］．中国现代医学杂志，2007，17（18）：2268-2269，2275.

4. 王全胜，程长有．桃红四物汤加减治疗膝关节慢性创伤性滑膜炎［J］．吉林中医药，2008，28（12）：936.

5. 何章朵．桃红四物汤加味治疗糖尿病足 40 例临床观察［J］．浙江中医杂志，2008，43（4）：202-203.

6. 张文彩．桃红四物汤加味治疗糖尿病周围神经病变 62 例［J］．光明中医，2008，23（6）：856.

7. 张朝勃．加味桃红四物汤治疗血瘀型银屑病［J］．山西中医，2008，24（11）：60.

8. 张伟，吴瑕，韩玲娣．桃红四物汤加味治疗黄褐斑 72 例［J］．四川中医，2003，21（2）：58-59.

9. 王琨．桃红四物汤加减治疗慢性肾小球肾炎 42 例［J］．河南中医，2005，25（8）：67-68.

10. 王淑美，徐晓玉，张文亮，等．桃红四物汤及其拆方对血管生成的影响［J］．中药药理与临床，2005，21（4）：4-7.

11. 陈培智，杨曼，陈绍辉．桃红四物汤加味方治疗难治性肾病综合征的研究［J］．现代中西医结合杂志，2004，13（3）：295-296.

12. 郭春燕，张万明，付煜荣，等．桃红四物汤的实验研究（Ⅰ）——水与乙醇对桃红四物汤中芍药苷含量的影响［J］．中国实验方剂学杂志，2004（4）：3-5.

13. 徐智．桃红四物汤加减治疗女性更年期综合征 100 例观察［J］．现代中医药，2004（5）：77-78.

14. 王芦群，皮理广．桃红四物汤治疗冠心病左心功能不全 46 例［J］．国医论坛，1999（6）：34-35.

15. 刘剑华．桃红四物汤在亚急性重症肝炎治疗中的作用［J］．天津药学，2009，21（2）：32-33.

16. 丁艳杰，张前德. 桃红四物汤临床与实验研究进展［J］. 江苏中医药，2010，42（1）：77-79.

17. 张永华，裴林. 糖尿病肾病血液流变学改变及桃红四物汤的治疗作用［J］. 浙江中医杂志，1995（2）：88-89.

桃核承气汤

【来源】　东汉张仲景《伤寒论》。

【组成】　桃仁，大黄，桂枝，芒硝，甘草。

【功能与主治】　泻热逐瘀。主治下焦蓄血证。少腹急结，小便自利，其人如狂，甚则烦躁谵语，至夜发热，或妇人闭经、痛经，脉象沉实或涩。跌打损伤，瘀滞疼痛者，可加赤芍、当归尾、红花、苏木等；月经不调瘀滞较甚者，痛经可加延胡索、五灵脂；闭经可加牛膝、当归、川芎；恶露不下者，加五灵脂、蒲黄；若用于上部瘀热之头痛头胀，面红目赤，吐衄者，可加牛膝、生地、丹皮、白茅根。

【现代临床应用】

1. 脑梗死　临床证实桃核承气汤能改善血液循环，对脑梗死有明显的治疗效果。治疗对象为多发性脑梗死、瘀血得分在 20 分以上的患者 6 例，平均年龄（72.3±5.2）岁。不辨证给予桃核承气汤 4 周，根据问诊表探讨证候的变化，分为有效组与无效组。研究其瘀血得分、红细胞变形能力、红细胞聚集性、纤维蛋白原的变化，以问诊表计算得分，探讨阴阳所致的证候变化及血流变的变化。结果，有效组 3 例［平均年龄（76.0±2.65）岁］，无效组 3 例［平均年龄（68.7±4.51）岁］。有效组瘀血得分明显改善，无效组未见改善。有效组与无效组的红细胞变形能力都有缓慢改善的倾向。红细胞聚集性有效组显著改善，而无效组未见变化。纤维蛋白原的变化与红细胞聚集性相同。认为有效组的改善是伴随着瘀血得分及血液流变学异常的改善。

桃核承气汤联合灯盏花注射液治疗急性脑梗死，也能很好地改善血液循环。将 100 例病例随机分为对照组和治疗组各 50 例。对照组采用常规治疗，治疗组用桃核承气汤服用合灯盏花注射液静脉滴注。观察两组疗效及治疗后神经功能缺损评分，以及血浆黏度、纤维蛋白原水平变化。结果：治疗组总有效率、神经功能缺损减少差值、血浆黏度及纤维蛋白原水平变化均优于对照组。结论：桃核承气汤合灯盏花注射液治疗急性脑梗死疗效可靠，安全性好。

2. 脑出血　运用桃核承气汤加减配合西医常规治疗急性脑出血疗效较好。46 例急性脑出血患者随机分为治疗组 26 例，男 22 例，女 4 例，年龄 51～70 岁，CT 示单侧基底区内囊出血 16 例，外囊出血 4 例，颞顶叶出血 2 例，桥脑出血 3 例，小脑出血 1 例。对照组 20 例，男 18 例，女 2 例，年龄 50～72 岁，其中病情属重度 8 例，中度 12 例，CT 示内囊出血 12 例，外囊出血 3 例，颞顶叶出血 2 例，桥脑出血 2 例，小脑出血 1 例。对照组采用脱水、降血压及减轻脑水肿，吸氧，维持水、电解质平衡等常规西医治疗，治疗组用上述西医常规方法外加桃核承气汤加味治疗。结果：治疗组愈显率 88.46%，对照组愈显率 65.00%，两组有显著性差异。

3. 精神病　30 例患者，其中周期性精神病 17 例，精神分裂症 13 例，曾用过多种抗精神病药，2 例用过电休克，多不能控制病情发作。病程最短 7 天，最长 7 年，年龄 20 岁以下者 18 例，20 岁以上者 12 例，舌红者 17 例，黯红者 13 例，以桃核承气汤加减治疗 35 天为 1 个疗程，最长 120 天，最短 28 天。结果：精神症状消失，内省力恢复，正常参加工作者为痊愈计 6 例；症状大部消失，内省力部分恢复者为显效计 17 例；症状有改善，内省力未恢复者为进步计 4 例；精神症状无变化者为无效计 3 例。

4. 外伤后头痛　临床验证桃核承气汤加减治疗外伤性瘀

血型头痛，疗效显著，病程越短，收效越快。以桃核承气汤为主方加减治疗 10 例头痛患者，男性 6 例，女性 4 例。年龄 4～50 岁。病程 5 天～26 年。皆有头部外伤史。10 例患者就诊前，均经医院诊断为"脑震荡后遗症"、"脑外伤后遗症"、"脑挫伤"、"脑外伤性瘫痪"、"脑外伤性癫痫"等。患者经治疗疗效均较显著。其中 8 例在服药 10～15 剂后，头痛即明显减轻，服 40～90 剂后，主证及兼证均全部消失而痊愈，且无任何后遗症。尚有 2 例服药 60～90 剂，头痛基本痊愈，仅在情志不舒、阴雨天及劳倦后，偶有轻微头痛。

5. 高脂血症 桃核承气汤加味能够降低血脂。高脂血症患者分为两组，观察 TC、TG、LDL、HDL、APOA、APOB（载脂蛋白 B）治疗前后的变化。结果：治疗组（桃核承气汤方加味）治疗前后比较，TC、TG、APOA 差异均有统计学意义（$P < 0.05$，$P < 0.01$），APOB 基本无变化（$P < 0.05$）；与对照组（脂必妥片）比较，TC、TG、APOA 差异均有统计学意义（$P < 0.05$）。疗效比较：治疗组显效 18 例，有效 20 例，无效 5 例，总有效率 88.37%；对照组显效 8 例，有效 21 例，无效 8 例，总有效率 78.38%，差异有统计学意义（$P < 0.05$）。

6. 血小板减少性紫癜 以桃核承气汤去芒硝，加水蛭、白僵蚕、䗪虫、紫草、商陆、仙鹤草为基础方，外感风寒者加麻黄、细辛，夹湿热者加柴胡、秦艽、滑石，气虚者加党参，阳虚者加制附片、干姜，治疗 18 例原发性血小板减少性紫癜患者。结果：显效 15 例，良效 2 例，平均治疗 63 天，总有效率达 94.4%。

7. 糖尿病 以桃核承气汤加玄参、生地、麦冬、黄芪为基础方，气虚重者重用黄芪，阴虚重者重用生地、熟地，阴虚有热者去桂枝加知母、地骨皮，脾虚者加苍术、怀山药，肾阳虚者去桂枝加肉桂、附子，尿多者加山茱萸，眼底出血者加赤芍、牡丹皮，若伴周围神经炎者加鸡血藤、忍冬藤、防风，治疗 20 例患者，有效率达 90%，其中显效率为 55%，患者经治疗后空腹血糖下降（均差）80.4mg%，胰岛素分泌水平普遍提高。糖耐量明显改善，胰高血糖素下降。

8. **肝性血卟啉病**　以桃核承气汤加白芍为基础方，治疗以急腹症为突出症状的肝性血卟啉病 35 例，腹痛甚者加元胡，或配失笑散，瘀血重者加枳实、厚朴，结果治愈 31 例，好转 3 例，总有效率达 97.1%。

9. **肝硬化并发高氨血症**　对 13 例并发高氨血症的肝硬化患者（代偿期 6 例，非代偿期 7 例）给予桃核承气汤。结果：服用桃核承气汤的患者排便次数均增加，血氨值降低者 10 例。其中肝硬化代偿期 5 例，非代偿期 5 例，桃核承气汤的泻下作用是引起血氨降低的主要原因，而且与氨代谢有关，对肝硬化并发的高氨血症有改善作用。

10. **流行性出血热**　以桃核承气汤为主，治疗 19 例具有蓄血证的流行性出血热患者，上述蓄血证见于少尿期者 15 例，其中患者大便下血 14 例，尿血 9 例，鼻衄 14 例，呕血 11 例，阴道出血 2 例，咯血 2 例。19 例患者全部采用桃核承气汤加味治疗，间或使用西医纠酸疗法。结果：19 例中，除 1 例因投药稍晚而继发腔道大出血、脑干出血而死亡外，余 18 例均获成功，蓄血证全部消失。

11. **便秘**　以桃核承气汤加味，可治疗胸腰椎骨折合并便秘及老年顽固性便秘。

54 例胸腰椎骨折合并便秘患者，男性 34 例，女性 20 例，年龄 18～78 岁，其中椎体压缩 1/2 以上者 7 例，粉碎性骨折 9 例，均为屈曲型单纯性胸腰椎压缩性骨折，未波及脊髓神经。服药 1 剂后便通、排气，腹部胀痛基本消失，共 44 例；服药 1 剂后，虽已排便、排气，但腹部胀痛仍未完全消除，续服药后达到上述标准者为有效，共 10 例。服药后排气、排便时间最早 3 小时、最晚 30 小时。服药剂数最少 1 剂，最多 3 剂。54 例患者，随着排便、排气，腹部症状的消失，瘀热得到缓解，骨折局部的疼痛也有不同程度减轻。

桃核承气汤加味治疗老年顽固性便秘 32 例。男 20 例，女 12 例；年龄最小 50～78 岁，全部病例均经中西医常法治疗而效果不佳。采用加味桃核承气汤煎服，32 例全部治愈，随访半年均未复发。

12. 胆囊炎　桃核承气汤对胆囊炎有较好的治疗效果。用桃核承气汤加减治疗胆囊炎患者 108 例，其中男 55 例，女 53 例，年龄最大者 19～54 岁，病程 1 天～13 个月。以桃核承气汤为主方加减煎取汤剂内服。疗效标准：临床症状和 B 超探查胆囊收缩功能评价疗效。结果：总有效率为 94%。

13. 慢性肾衰竭　在常规西医治疗基础上，采用桃核承气汤合生姜泻心汤加减治疗慢性肾衰竭疗效显著。将 190 例肾衰竭患者随机分为两组，治疗组 100 例，男 52 例，女 48 例，肾功能不全代偿期 26 例，氮质血症期 56 例，肾衰竭期 13 例，尿毒症期 5 例；对照组 90 例，男 48 例，女 42 例，肾功能不全代偿期 22 例，氮质血症期 48 例，肾衰竭期 14 例，尿毒症期 6 例。两组一般资料比较差异无统计学意义。两组均予常规西医治疗，治疗组同时予桃核承气汤合生姜泻心汤加减。结果：治疗组 100 例总有效率 80%，对照组 90 例总有效率 50%，两组总有效率比较差异有统计学意义。

14. 尿道结石　用桃核承气汤加减治疗尿道结石症效果满意。经 X 线平片、部分做肾盂造影检查证实泌尿系结石共 41 例，其中男 25 例、女 16 例，年龄 18～65 岁，结石位于肾盂 5 块，位于输尿管 38 块。以桃核承气汤加减煎汤内服，服药最多的 46 剂，最少的 2 剂，平均服药 16 剂，有 39 块结石排出或经 X 线平片示结石阴影消失，5 块结石较服药前下降 8cm 左右，有 3 块结石出现裂解，结石排出率为 76.6%，总效率为 92.9%。

15. 慢性前列腺炎　桃核承气汤合薏苡附子败酱散治疗慢性前列腺炎。慢性前列腺炎 112 例，随机分为治疗组 56 例以薏苡附子败酱散合桃核承气汤治疗；对照组 56 例以前列康片治疗。结果：治疗组痊愈 21 例，显效 20 例，有效 7 例，无效 8 例；对照组痊愈 10 例，显效 11 例，有效 16 例，无效 19 例。两组疗效有显著性差异，薏苡附子败酱散合桃核承气汤治疗慢性前列腺炎疗效确切。

16. 牙痛　用桃核承气汤，通降阳明胃肠，引热下行，对牙痛有良好的治疗效果。以桃核承气汤为主方治疗牙痛患者 100 例，其中男 64 例，女 36 例，牙周炎 24 例，牙根炎 19 例，牙龈炎 15 例，急性牙髓炎 8 例，牙周脓肿 9 例，急性根尖周炎 8 例，龋齿 18 例，其他 4 例。治愈 94 例，有效率为 94%。说明桃核承气汤对牙痛有显著疗效。

17. 荨麻疹　以桃核承气汤加减治疗荨麻疹患者 30 例，其中男 12 例，女 18 例，年龄 25～65 岁，病程 6 个月～7 年。全部病例均接受过西医及中医消风祛湿、止痒、凉血清热等治疗数月至 2 年不等，治疗未痊愈，经常复发。疗效判定标准：痊愈：无风团和皮肤瘙痒；显效：无风团，皮肤微痒；有效：间或出现风团，略痒；无效：风团和皮肤疹痒均未改变。结果：30 例中痊愈 26 例，显效 2 例，有效 1 例，无效 1 例，总有效率 96.7%，治愈率 86.7%。治疗中未发现明显不良反应。

18. 妇科疾病　痛经、闭经、盆腔炎、经前期紧张综合征、产后发热、乳痈等妇科疾病均可用桃核承气汤加减治疗，疗效显著。

【现代基础研究】

1. 改善血流动力学　用大肠杆菌内毒素复制大鼠内毒素性热瘀证模型，观察桃核承气汤对血液流变学和凝血指标的影响，证实该方能明显改善异常血液流变学的变化，具有对抗凝血酶原时间和部分凝血酶原时间缩短、降低纤维蛋白原含量的作用。

2. 增强免疫功能 通过观察桃核承气汤对免疫低下模型鼠的免疫调节作用，证实该方能明显提升免疫低下鼠 T 细胞亚群的数值，平衡 T 淋巴细胞各亚群，还能提高免疫低下鼠细胞因子白细胞介素-2 的分泌，全面增强免疫低下模型鼠免疫功能状态，提高机体免疫功能。

3. 溶石作用 用加味桃核承气汤（桃仁、桂枝、大黄、芒硝、白芍、滑石、鸡内金、金钱草、海藻）研究对实验性膀胱结石的作用，显示该方可预防结石形成，对动物膀胱结石有较好的溶石作用，同时发现尿钙较给药前下降，尿磷较给药前升高。

4. 抗心律失常 研究发现，桃核承气汤具有抗心律失常作用，能对抗氯化钡、乌头碱、氯仿及结扎冠状动脉引起的心律失常，认为本方可能是通过对抗儿茶酚胺类物质对心脏的影响，从而产生抗心律失常作用。

5. 抗中毒 实验观察桃核承气汤对利多卡因毒性的影响，发现腹腔注射桃核承气汤能预防利多卡因的毒性，降低小鼠的死亡率，并增加大鼠对利多卡因的耐受量，预防作用与其剂量呈显著的量效关系。静脉注射桃核承气汤可救治利多卡因中毒，能明显推迟小鼠死亡发生的时间。

6. 改善肾功能及调节血脂 采用 5/6 肾切除法制作 CRF 大鼠模型，随机分为模型组、桃核承气汤高剂量组、桃核承气汤低剂量组和福辛普利（蒙诺）对照组，另设空白对照组，相应药物治疗 10 周后观察大鼠肾功能及血脂的变化。结果：模型组大鼠尿素氮、血肌酐和血清甘油三酯、胆固醇、低密度脂蛋白较正常组明显升高，高密度脂蛋白明显降低，出现明显的肾功能下降并伴有脂质代谢紊乱；而桃核承气汤高、低剂量治疗组和蒙诺对照组肾功能和脂质代谢紊乱均有明显改善。结论：核承气汤可明显改善5/6肾切除所致慢性肾衰竭大鼠肾功能和脂质代谢紊乱。

7. 通便作用 桃核承气汤对小鼠实热型便秘、燥结型便秘、寒积型便秘和脾胃虚寒型便秘均有明显的泻下作用。还可使小鼠尿量明显增加，体重减轻。

8. 降糖作用 通过动物实验证实"加味桃核承气汤"能降低糖尿病大鼠的高血糖。提示本方对糖尿病控制有一定作用。

综上所述，桃核承气汤改善血流动力学，增强免疫功能，溶石，抗心律失常，抗中毒，改善肾功能、调节血脂，通便及降糖等作用是其泻热逐瘀功效的现代药理学基础。

【用法】 水煎服。

【使用注意】 若兼表证未解者，当先解表，而后再用本方。孕妇忌用，体虚者慎用。

【不良反应】 未发现桃核承气汤不良反应的相关临床及文献报道。

（程 伟）

主要参考文献

1. （日）引网宏彰，等. 桃核承气汤对多发性脑梗塞患者的疗效 [J]. 日本东洋医学杂志，1995，45（5）：131.

2. 杨通宝，彭清玲，谭晖. 桃核承气汤合灯盏花注射液治疗急性脑梗塞50例临床观察 [J]. 中国民族医药杂志，2004，5（S1）：50-52.

3. 杨培泉. 施引娣. 以桃核承气汤加减为主治疗少女癫狂30例 [J]. 江西中医药，1984，12（6）：352-353.

4. 秦增寿. 桃核承气汤加味治疗外伤性头痛 [J]. 河南中医，1983，6（4）：11-12.

5. 王延文，贺景宏，田勇. 桃核承气汤治疗急性脑出血26例疗效观察 [J]. 中西医结合实用临床急救，1999，6（1）：36.

6. 贾孟辉，于晓宁，贺晓慧．桃核承气汤加味治疗高脂血症 43 例疗效观察［J］．宁夏医学院学报，2008，30（2）：249-251．

7. 陈忠琳，魏雪舫．桃仁承气汤加味治疗原发性血小板减少性紫癜 18 例［J］．辽宁中医杂志，1989，13（11）：22．

8. 熊曼琪，吴清和．加味桃核承气汤（片）治疗糖尿病临床疗效观察［J］．新中医，1988，20（4）：54-57．

9. 游开泓．桃核承气汤治疗肝性血卟啉病 35 例报告［J］．中医杂志，1987，（5）：356-357．

10. 高森成之．桃核承气汤对肝硬变并发高氨血症的疗效［J］．日本东洋医学杂志，1997，47（6）：75．

11. 傅书勤，刘文普，童运科，等．桃核承气汤在治疗"流行性出血热"中的应用［J］．国医论坛，1986，5（2）：36-37．

12. 柳景红．桃核承气汤治疗早期胸腰椎压缩性骨折 33 例［J］．湖南中医杂志，1989，6（5）：45．

13. 李贞，韩芳．桃核承气汤加减治疗胆囊炎 108 例［J］．山西中医，1995，11（2）：22-23．

14. 杨福明．桃核承气汤治泌尿系结石［J］．医学文选，1991，5（3）：432-433．

15. 曹永贺．薏苡附子败酱散合桃核承气汤治疗慢性前列腺炎 56 例［J］．河南中医，2008，28（9）：21-22．

16. 白峻峰．桃核承气汤加减治疗牙痛 100 例［J］．天津中医药，1991，6（2）：53．

17. 王继仙．桃核承气汤加味治疗急性咽炎 47 例［J］．广西中医药，1989，12（2）：69．

18. 黄继荣．桃核承气汤加味治疗顽固性便秘 32 例［J］．河南中医，2004，24（8）：7．

19. 曾国根．桃核承气汤治疗慢性荨麻疹 30 例［J］．时珍国医国药，2001，12（9）：830．

20. 张艳枫，靳春凤，李成东．桃核承气汤合生姜泻心汤治疗慢性肾衰竭 100 例［J］．河北中医，2009，31（7）：1020．

21. 何赛萍，徐晓东，高欣杰，等．桃核承气汤对热瘀大鼠模型血液流变学和凝血指标的影响［J］．浙江中医学院学报，2003，27（6）：

56-58.

22. 王雅贤, 孙洪, 李建志, 等. 桃核承气汤对免疫低下模型鼠免疫调节作用的实验研究 [J]. 中医药学报, 2001, 29 (6): 54-55.

23. 陈庆平, 赵聚凯, 张艺平, 等. 加味桃核承气汤对实验性膀胱结石作用的研究 [J]. 实用中西医结合杂志, 1997, 10 (19): 67.

24. 栾中山, 赵光东, 李在邠, 等. 桃核承气汤抗心律失常作用的实验研究 [J]. 医教研究, 1994, 22 (3): 21, 14.

25. 赵光东, 王骅丽, 宋忆菊, 等. 桃核承气汤对利多卡因毒性的影响 [J]. 解放军医学高等专科学校学报, 1997, 25 (2): 22-23.

26. 赵艳明, 李冀. 经方桃核承气汤对 5/6 肾切除大鼠肾功能和脂质代谢紊乱的影响 [J]. 中医药学报, 2008, 36 (1): 46-48.

27. 李在邠, 徐学试, 刘子民, 等. 桃核承气汤药理作用的实验研究 [J]. 中成药, 1990, 12 (11): 24-26.

28. 张国梁, 熊曼琪. 加味桃核承气汤对糖尿病大鼠脂质代谢的影响 [J]. 新中医, 1990, 22 (8): 54-55, 53.

29. 闫宏宇. 桃核承气汤在妇科疾病中的应用 [J]. 新疆中医药, 2004, 22 (1): 28-29.

温经汤

【来源】　东汉张仲景《金匮要略》。

【组成】　吴茱萸, 桂枝, 当归, 川芎, 芍药, 阿胶, 麦冬, 牡丹皮, 人参, 生姜, 半夏, 甘草。

【功能与主治】　温经散寒, 养血祛瘀。主治冲任虚寒, 瘀血阻滞证。漏下日久, 月经提前或推后, 或一月数行, 或经停不至, 或痛经, 小腹冷痛, 唇口干燥, 傍晚发热, 手心烦热。亦治女子久不受孕。若寒甚而见月经推后, 或闭经而小腹冷痛甚者, 可重用桂枝、当归, 加小茴香; 若虚甚而月经提前, 或一月数行, 或漏下不止而眩晕、心悸、失眠、面色无华、舌淡、脉细者, 重用当归、阿胶, 加熟地、大枣; 若瘀重而月经推后, 或痛经, 或闭经, 或漏下不止而经来块多, 少腹痛甚, 舌有瘀斑, 脉迟细而弦者, 重用当归、川芎, 加蒲黄、乳香、没药；若烦热时作，可加生地、赤芍；若无热象，可去丹皮；若气滞有少腹胀痛，胸胁不舒者，加香附、乌药；若乏力，食少，体倦气虚者，加黄芪；若女子久不受孕，加艾叶、鹿角霜、仙灵脾。

【现代临床应用】

1. 妇科疾病

（1）产后腹痛：以温经汤治疗产后腹痛 82 例，年龄 25～29 岁，其中初产妇 77 例，经产妇 5 例，病程 3～15 天，中医辨证属血虚腹痛者 33 例，寒凝腹痛者 20 例，血瘀腹痛者 29 例，用温经汤加减治疗，每天 1 剂，水煎，分 2 次服。7 天为 1 个疗程。观察中将患者分血虚、寒凝、血瘀 3 型以评价其临床疗效，结果温经汤对各证型的疗效无明显差异。

（2）不孕症：治疗女性不孕症 32 例，疗效明显。32 例已婚女性中，年龄：20～29 岁者 14 例，30～39 岁者 16 例，40 岁以上者 2 例；夫妻同居 3～5 年不孕者 19 例，5～8 年者 11 例，8 年以上者 2 例；输卵管阻塞 17 例，子宫发育不良 5 例，附件炎、输卵管炎 4 例，排卵障碍 3 例，其他 3 例。经温经汤加减治疗，结果：32 例中，已怀孕 19 例，其中 3～5 年不孕者中孕 14 例，5～8 年不孕者孕者 5 例，不孕期限越长，治愈率越低。

（3）功能性子宫出血：用温经汤加味治疗功能性子宫出血 57 例，每日 1 剂，7 天为 1 个疗程。结果痊愈（阴道出血停止，临床症状消失，月经周期正常，3 个月以内无复发者）43 例；有效（阴道出血停止，临床症状明显改善，3 个月内偶有复发，再治有效者）12 例；无效（服药前后病情无变化）2 例。

（4）痛经：用加味温经汤治疗原发性痛经 80 例，每日 1 剂，水煎分 2 次温服，于经前 5 天至行经第 1 天，经净后服用乌鸡白凤丸，每次 1 丸，每日 2 次；归芍调经片，每次 4 片，每日 2 次，服至经前 5 天。1 个月经周期为 1 个疗程，连续使用 3 个疗程。结果：痊愈（疼痛消失，停药后连续 3 个月经周期未复发者）45 例，好转（连续 3 次疼痛减轻者）33 例，无效（疼痛未见改善）2 例。总有效率 97.5 ％。

（5）继发性闭经：继发性闭经 36 例门诊患者，年龄 21～39 岁，病程 3～9 个月。临床表现为闭经症状：小腹胀痛，腰背酸痛，胸胁胀满，精神抑郁，小便清长，面色淡黯或白而无华，舌质淡或舌边尖有瘀点、瘀斑，苔白润，脉沉细涩等，妇科检查正常。以温经汤加减化裁内服治疗。结果：治愈 28 例，经治疗后月经恢复正常，按期来潮，经量按时，色泽适中，其他临床症状消失，随访半年未复发。好转 7 例，经治疗后月经恢复来潮，但停药后月经周期不正常，经期时有先后，其他临床症状减轻。未愈 1 例，治疗后月经仍未来潮。

（6）月经后期：对月经后期患者 40 例分析，其中已婚 30 例，未婚 10 例，年龄 16～ 55 岁。月经周期延后 8～90 天。以温经汤为主方加减治疗。结果：有 28 例痊愈，其中有月经恢复正常 2 个月以上，有的在治疗期间受孕得子。症状明显减轻者有 7 例，服药后腹痛症状减轻，月经周期恢复正常，但有时偶有反复。在 3 例无效果中有 2 例未坚持治疗。治疗时间：连续服药 2 个月经周期的 32 例，连续服药 3～4 个月经周期的 6 例，中断治疗的 2 例。服药剂量的多少：服药最少者约有 6 剂，最多者有 15 剂。

（7）子宫内膜异位症：用服用温经汤煎剂治疗子宫内膜异位症 45 例，对照组 40 例，口服安宫黄体酮。疗效：治疗组总有效率 84.44％，对照组总有效率 62.50％，经 Ridit 分析二者差异有显著性。

（8）乳腺增生症：乳腺增生病 54 例，年龄 20～52 岁，病程 2 个月～8 年，双侧者 30 例，单侧者 14 例，以温经汤加减口服治疗。治疗结果：治疗时间最短为 10 天，最长为 5 个疗程，总有效率91.11％。

2. 其他系统疾病

(1) 消化系统疾病：脾胃虚寒型胃脘痛病共60例，随机分为治疗组32例，治疗组中包括慢性浅表性胃炎15例，萎缩性胃炎3例，胃溃疡9例，十二指肠球部溃疡4例，幽门痉挛1例；对照组内包括慢性浅表性胃炎12例，萎缩性胃炎4例，胃溃疡8例，十二指肠球部溃疡2例，幽门痉挛2例。诊断符合普通高校规划教材《中医内科学》脾胃虚寒型胃脘痛的证型特点及钡餐透视或胃镜确诊。治疗组以温经汤加减内服，对照组以黄芪建中汤内服，均停服西药。治疗组治愈率为65.63％，总有效率为96.88％，对照组治愈率为35.71％，总有效率为78.57％，两组临床治愈率和总有效率间均有显著性差异。

(2) 前列腺炎：慢性无菌性前列腺炎30例，年龄25～60岁；病程平均半年，以温经汤加减内服治疗。疗效标准：痊愈，临床症状消失，前列腺液检查卵磷脂小体上升至正常，白细胞每高倍视野可低于10个；好转，临床症状减轻，前列腺液检查卵磷脂小体上升接近正常，白细胞每高倍视野可低于10个；无效，临床症状和前列腺液检查，均与治疗前无明显改善。结果：痊愈22例，好转8例，无效0例，总有效率100％。

(3) 阑尾炎：慢性阑尾炎19例，其中男16例，女3例；年龄21～58岁，平均42岁；病程4个月～3年。以温经汤加减治疗，每日1剂，水煎服。7日为1个疗程，可连续治疗2～3个疗程。治愈为症状、体征消失，2年内无复发，计18例，1例服药后失去联系。

(4) 荨麻疹：80例急慢性荨麻疹病例，年龄19～48岁，平均32.6岁，均为女性，以温经汤加减内服治疗，期间停用其他药品，服药时间最短的2天（2剂），最长的20天（20

剂)。疗效标准：凡服药后皮疹完全消失，不发生新疹，无瘙痒，跟踪3个月无复发者为痊愈；服药后症状明显好转，但皮疹、微痒偶有轻度反复者为好转；服药后症状虽有所好转，但皮疹、瘙痒时轻时重者为无效。结果，痊愈者56例，好转者20例，无效者4例，总有效率为98%。

【现代基础研究】

1. 改善微循环　药理实验表明当归有缓解子宫痉挛收缩的作用，当归、香附、益母草等可不同程度地扩张周围小血管，改善微循环，从而改善子宫平滑肌的营养和缺氧状态，故能有效地缓解痛经等。

2. 促进促性腺激素分泌　研究表明温经汤可促进促性腺激素的分泌，使血浆激素水平正常化，使无排卵月经周期患者恢复排卵。

3. 降低血黏度　药理实验表明，温经汤治疗组与模型组比较，全血黏度及血浆黏度均明显降低（$P<0.05$ 或 $P<0.01$）。提示寒冷刺激、血液凝滞会导致血黏度增高，而温经汤可以起到有效降低作用。

4. 抗红细胞聚集　动物实验提示中药温经汤可以有效减低红细胞聚集力，并提升其变形性。

5. 调节趋化因子　研究表明，温经汤具有促进内分泌细胞分泌生长激素（GH）的作用，但可通过滤泡星状细胞抑制GH的分泌。即当细胞功能发生障碍或功能低下时，温经汤可激活细胞功能，反之当细胞功能亢进时，温经汤又可抑制细胞的功能，以这种双向调节作用使机体的健康状态恢复平衡。

6. 增强免疫功能　药理实验表明温经汤治疗后，不仅使CD3、CD4与CD4/CD8比值回升，而且增强了NK细胞的活性。

综上所述，温经汤改善微循环，促进促性腺激素分泌，降低血黏度，抗红细胞聚集，调节趋化因子，增强免疫功能等作用是其温经散寒、养血祛瘀的现代药理学基础。

【用法】 水煎服。

【使用注意】 崩漏患者服药后，可能会出现短时出血增多的情况，此属正常现象。月经不调属瘀热或阴虚者应慎用。

【不良反应】 未发现温经汤不良反应的相关临床及文献报道。

（程 伟）

主要参考文献

1. 魏家亭，贺子岑. 温经汤治疗虚寒性胃脘痛 [J]. 湖北中医杂志，2001，23（11）：25.

2. 黎清婵，马春远. 温经汤治疗产后腹痛 82 例 [J]. 新中医，2004，36（8）：65-66.

3. 姚海滨. 温经汤为主治疗慢性无菌性前列腺炎 30 例 [J]. 实用中医内科杂志，2008，22（6）：95.

4. 王乐湖，王建新. 温经汤加减治疗慢性阑尾炎 19 例 [J]. 广西中医药，1994，17（3）：9.

5. 王彩清，魏晓林. 温经汤治疗女性荨麻疹 80 例临床观察 [J]. 包头医学院学报，1998，14（2）：57.

6. 甘锡民. 温经汤加减治疗不孕症 32 例 [J]. 湖南中医学院学报，1988，8（4）：34.

7. 王英梅，左山，赵延龙，等. 加味温经汤治疗功能性子宫出血 57 例 [J]. 中医药信息，2004，21（4）：235.

8. 高晓俐. 加味温经汤治疗原发性痛经 80 例 [J]. 陕西中医，2004，25（11）：963-964.

9. 浦应. 应用《金匮要略》温经汤治疗继发性闭经 36 例临床小结 [J]. 云南中医中药杂志，2000，21（6）：13.

10. 李德新，梁伯盈. 温经汤治疗月经后期 40 例 [J]. 河南中医，1988，11（6）：67.

11. 张永洛，王便琴，岳月娥，等. 温经汤治疗子宫内膜异位症 45 例临

床观察 [J]. 中国中医药科技，1998，5（4）：243-244.

12. 陶勇军. 温经汤治疗乳腺增生症 45 例 [J]. 中国中医药现代远程教育，2011，9（4）：32.

13. 肖先莉. 活络效灵丹加味治疗原发性痛经 39 例 [J]. 四川中医，2005，23（7）：81.

14. 姜羡华. 温经汤对年轻女性无排卵月经周期中垂体促性腺激素的分泌和排卵的影响 [J]. 国外医学：中医中药分册，1996，18（5）：26-27.

15. 陆一竹，王学岭，姜智浩，等. 温经汤对寒凝血瘀证大鼠模型血液流变学指标的影响 [J]. 北京中医药，2011，30（1）：58-59.

16. 白宣英. 温经汤对趋化因子 CINC 的作用 [J]. 国外医学：中医中药分册，2001，23（3）：185.

通窍活血汤

【来源】 清代王清任《医林改错》。

【组成】 赤芍，川芎，桃仁，红花，老葱，鲜姜，红枣，麝香，黄酒。

【功能与主治】 活血化瘀，通窍活络。主治瘀血阻于头面部所致的头痛昏晕，耳聋年久，脱发，面色青紫，暴发火眼，酒糟鼻，白癜风，紫癜风，紫印脸，青记脸如墨，牙疳，以及妇女干血痨，男子劳病，交节病作，小儿疳积，肌肉消瘦，腹大青筋，潮热等。

【现代临床应用】

1. 外伤性癫痫 外伤性癫痫是指继发于颅脑损伤后的癫痫性发作。其发生率约 25%～30%，是颅脑外伤后的主要并发症之一，也是临床比较棘手的难治性癫痫。78 例外伤性癫痫患者，其中男 52 例，女 26 例；年龄 26～75 岁，平均 50.5 岁。78 例患者随机分为治疗组 40 例，对照组 38 例，两组在脑外伤急性期均予常规脱水降颅内压、抗炎、营养脑细胞等治疗，对照组予丙戊酸钠片，治疗组则在对照组治疗的基础上加用通窍活血汤加减治疗。观察 16 周，治疗组 40 例，显效 20 例，有效 16 例，无效 4 例，总有效率为 90%。对照组 38 例，显效 13 例，有效 16 例，无效 9 例，总有效率为 76.3%。两组总有效率比较有显著性差异（$P<0.05$），治疗组疗效优于对照组。

2. 紧张性头痛　主要由精神紧张及颅周肌肉张力持久增高引起。头痛为非搏动性，常为双侧或整个头部弥漫性压紧痛。因长期焦虑、紧张、抑郁，导致脏腑内伤，气滞血瘀，经络痹阻而发头痛。56 例紧张性头痛，其中男 12 例，女 44 例；平均年龄 32.8 岁；病程最短 7 日，最长 27 年，平均 4 年；本组 56 例，治愈 35 例，占 62.50%；好转 17 例，占 30.36%，无效 4 例，占 7.14%。总有效率达 92.86%。

3. 血管性头痛　血管神经性头痛是一种以头部血管舒缩功能障碍及大脑皮质功能失调为主的常见病。属中医学"头风"、"偏头风"范畴。32 例血管性头痛，其中男性 12 例，女性 20 例；年龄最小者 26 岁，最大者 56 岁；病程 3 个月～15 年。结果：治愈 23 例，有效 8 例，无效 1 例，总有效率为 96.9%。

4. 血管性痴呆　血管性痴呆是指由于脑血管病引起的痴呆和老年性痴呆，是老年期痴呆中最主要的类型。此病属于中医"痴呆"、"呆证"、"健忘"等范畴。60 例患者随机分为两组，治疗组 36 例，男 21 例，女 15 例，平均年龄（62.37±8.19）岁，平均病程（1.9±1.01）年，平均中风（1.74±0.68）次。对照组 28 例，男 19 例，女 9 例，平均年龄（63.64±7.21）岁，平均病程（1.8±0.99）年，平均中风（1.9±0.74）次。治疗组服用通窍活血汤合补阳还五汤，对照组服用都可喜每日 2 次，每次 1 片。两组总疗效比较，治疗组 36 例，基本痊愈 4 例，显效 9 例，有效 9 例，无效 14 例，恶化 0 例；对照组 28 例，基本痊愈 2 例，显效 5 例，有效 9 例，无效 12 例，恶化 0 例。治疗组总有效率为 61.1%，对照组总有效率为 57.1%。两组总有效率经统计学检验，差异无显著性 $P > 0.05$，但治疗组中符合气虚血瘀证型的总有效率为 74.2%，非符合证型的总有效率为 32.7%，两者比较差异有显著性 $P < 0.05$。提示本法更适用于气虚血瘀型血管性痴呆。

5. **防治蛛网膜下腔出血后迟发性缺血性脑损害**　将 283 例蛛网膜下腔出血患者随机分为治疗组 143 例，男 77 例，女 66 例，平均年龄 49 岁，病后 48 小时内就诊率 81.8%；对照组 140 例，男 76 例，女 64 例，平均年龄 49 岁，病后 48 小时内就诊率 79.3%。治疗组予通窍活血汤，对照组予尼莫地平片 60mg/4h 口服，疗程 21 天。治疗组病情总恶化发生率为 47.6%，明显低于对照组的 60.7%（$P < 0.05$）；治疗组迟发性缺血性脑损害发生率为 11.9%，明显低于对照组的 22.9%（$P < 0.05$）；再出血发生率治疗组与对照组分别为 12.6%、11.3%，无显著性差异（$P > 0.05$）。本结果表明，通窍活血汤有预防蛛网膜下腔出血后迟发性缺血性脑损害的发生和改善迟发性缺血性脑损害患者生存质量的作用，无诱发再出血危险性。

6. **硬脑膜外血肿**　从 639 例硬脑膜外血肿病例中随机抽取各 40 例患者分为中西医结合保守疗法综合治疗组（A 组）、西医保守治疗组（B 组）和手术治疗组（C 组），各组年龄、血肿部位、体积、症状、体征相匹配。A 组冰帽冷敷、甘露醇脱水、口服通窍活血汤、配合耳针治疗；B 组保守治疗，静脉应用甘露醇脱水剂，止血药品，抗生素防治感染，应用促脑细胞恢复剂及钙离子拮抗剂和维生素类药品；C 组行手术清除血肿，术后抗生素防治感染，维生素类药品等对症治疗，并行高压氧疗。A 组患者均保守治疗康复出院，无任何并发症，60ml 以上的血肿门诊 CT 复诊 2 个月时完全吸收。B 组、C 组患者较 A 组住院时间长且住院费用高。C 组病例中 1 例出现颅内感染，2例头皮切口感染，1例术后再出血二次手术。出院后头痛、头晕、失眠、情绪紧张等脑外伤综合征例数B组为8例，C组为22例，较A组明显增多。

7. 椎-基底动脉供血不足性眩晕　本病为各种病因导致椎动脉血流不畅、减少，进而基底动脉供血不足的疾病，常见于老年人，目前有日益年轻化趋势。用通窍活血汤治疗本病45例，其中男性27例，女性18例；年龄50～72岁；病程最短3个月，最长5年。10天为1个疗程，共3个疗程，服药前后做多普勒超声（TCD）检查和血黏度检测对比。临床疗效：本组45例，痊愈17例，好转24例，无效4例，总有效率91.11%。检查结果提示：通窍活血汤对全血黏度、血浆黏度有较为明显的降低（$P<0.05$），从而加快了椎-基底动脉的血流速度（$P<0.01$或0.05），改善了患者的脑部供血。

8. 急性脑梗死　将56例急性脑梗死患者随机分为观察组和对照组各28例，两组均给予常规治疗，另观察组给予通窍活血汤加减口服，对照组给予疏血通注射液静脉滴注，15天后比较两组的神经功能缺损评分、血液流变学指标和高敏C-反应蛋白。结果：观察组的总有效率为96.4%，显著高于对照组的71.4%，差异有统计学意义（$P<0.05$）。治疗后两组的神经功能缺损评分、血液流变学指标和高敏C-反应蛋白均有显著改善，观察组与对照组比较差异有统计学意义（$P<0.05$）。结论：通窍活血汤加减治疗急性脑梗死疗效显著，可以改善患者的血流变，降低高敏C-反应蛋白水平。

9. 颈椎病　将100例椎动脉型颈椎病随机分为治疗组和对照组各50例。治疗组男28例，女22例；年龄23～78岁，平均41岁；病程最短1天，最长5年。对照组男29例，女21例；年龄22～76岁，平均40岁；病程最短2天，最长6年。治疗组口服通窍活血汤，对照组行推拿、针灸治疗，治疗组总有效率94%，对照组总有效率62%，提示通窍活血汤有较好地改善脑部供血的作用。

10. 糖尿病视网膜病变　糖尿病视网膜病变是以视网膜微循环障碍为主要病理改变的眼病,也是糖尿病常见的、严重的并发症之一。将符合标准的 80 例患者随机分组,依就诊顺序排序,单数者为治疗组,双数者为对照组。治疗组给予通窍活血汤口服,并将舒血宁注射液 10ml 浸透 4 层纱布置于患眼外行离子导入。对照组给予通窍活血汤口服。结果提示两组在治疗结束后,视力、视网膜病变改善情况均较明显,治疗组更优于对照组。

11. 急性缺血性视神经病变　急性缺血性视神经病变是由于营养视神经的小血管发生循环障碍,使视神经缺血、缺氧,而致组织水肿从而导致视功能下降。治疗 72 例,其中双眼发病 8 例,共 80 只眼。年龄 45～78 岁;男性 38 例,女性 34 例。随机分为治疗组 38 例 42 只眼与对照组 34 例 38 只眼。治疗组予通窍活血汤加减。对照组予低分子右旋糖酐 500ml 静脉滴注。两组同时予地塞米松 15mg 静脉推注,3 天后逐渐减量停药。均以 2 周为 1 个疗程。结果:治疗组痊愈率 14.29%,总有效率 90.48%,对照组痊愈率 5.88%,总有效率 60.53%。治疗组疗效显著优于对照组。在临床短期大量使用激素的基础上配合通窍活血汤治疗,有效地改善了血液的循环与灌注,增加了视神经的血液供应,使受损的视神经功能得到恢复,因而提高了治疗效果。

12. 久聋　应用通窍活血汤合通气散治疗气滞血瘀型久聋 86 例,病程最短 30 天,最长为 2 年。早服通气散(香附,川芎,柴胡),每日 1～2 剂,晚服通窍活血汤,每日 1 剂,连服 21 日后停服 5 日,再服 21 日,此为 1 个周期,连续用药 6 个周期。本组 86 例中,显效 45 例,占 52.33%;有效 39 例,占 45.35%;无效 2 例,占 2.32%;总有效率 97.68%。此二方配伍,活血通络,着力运用活血行气药物,目的是改善血液微循环，抑制血小板聚集，降低血脂、血黏度，预防血栓形成，改善耳内外供血环境，使耳聋逐渐恢复至正常听力。

13. 黄褐斑 黄褐斑属中医"肝斑"范畴。系肝郁气滞所致，肝气不疏或思虑过度，皆可使气血运行不畅而致血瘀，血不能上荣于面，则生黄褐斑。采用通窍活血汤治疗黄褐斑50例，年龄25～42岁，平均32.4岁；病程6个月～6年，平均3.2年。予连续口服通窍活血汤3个月后观察色斑大小、颜色变化。结果基本治愈12例（24%），显效18例（36%），有效16例（32%），无效4例（18%），总有效率92%。取得满意疗效。

14. 白癜风 用通窍活血汤治疗白癜风82例，治疗组42例，口服通窍活血汤加减汤剂；对照组40例，肌内注射制斑素注射液。结果：治疗组总有效率90.2%，对照组总有效率75%，两组比较有显著性差异（$P<0.05$）。通窍活血汤加减疗效显著，作用机制可能与改善皮肤微循环和人体免疫功能有关。

15. 斑秃 治疗72例斑秃，病例随机分成两组，治疗组35例，通窍活血汤加减内服，外搽消斑酊。对照组37例，口服胱氨酸100mg、维生素 B_6 20mg、谷维素10mg 每日3次，外用同治疗组。观察头发生长情况。疗程12周。结果：治疗后治疗组疾病症状积分为 1.122 ± 0.527，低于对照组 2.326 ± 0.855（$P<0.05$）；治疗组愈显率为77.14%，优于对照组54.05%（$P<0.05$）。结论：通窍活血汤对斑秃（气滞血瘀证）有显著临床疗效。本次研究表明，通窍活血汤合用外用消斑酊治疗斑秃的愈显率明显优于对照组，这可能与活血化瘀法纠正了微循环和改善局部血液流变有关。

【现代基础研究】

1. 保护脑组织 通窍活血汤能降低反复脑缺血再灌注小鼠脑组织含水量、脑指数及脑组织中 MDA 的含量，提高

SOD、Na^+-K^+-ATP 酶、Ca^{2+}-ATP 酶的活性。提示通窍活血汤对反复脑缺血再灌注小鼠有显著的保护作用，其作用机制初步认为与其保护脑组织抗氧化酶活性、抑制脂质过氧化反应、减轻自由基对脑组织损伤、减轻脑水肿等有关。

2. 抑制神经元凋亡　动物实验表明，通窍活血汤可有效改善脑梗死大鼠的神经缺损体征。其对脑神经细胞保护作用的机制可能与抑制 C-jun 启动的神经元凋亡有关。

3. 降低脑皮质中氧自由基　动物血管性痴呆大鼠的实验结果表明，通窍活血汤高、中剂量组能明显降低血管性痴呆（VD）大鼠脑皮质 NO、ET-1、LPO 的含量（$P<0.05$），具有明显降低 VD 大鼠的脑皮质中氧自由基的作用。

4. 抗缺氧　通窍活血汤能显著延长双侧颈总动脉合并迷走神经结扎所致脑缺血缺氧小鼠的存活时间，并能延长断头小鼠的喘息时间；降低双侧颈总动脉结扎所致脑缺血缺氧小鼠脑毛细血管的通连性，对小鼠脑缺血缺氧有显著的保护作用。

【用法】　水煎服。

【不良反应】　未发现通窍活血汤不良反应的相关临床和文献报道。

（贺　琳）

主要参文献

1. 张天益，何碧军，李舒刚，等. 通窍活血汤佐治外伤性癫痫临床分析 [J]. 现代中西医结合杂志，2003，12（17）：1833-1834.

2. 王振云，孟召莲，段晓丽. 通窍活血汤治疗紧张性头痛 56 例 [J]. 河北中医，2004，26（10）：726.

3. 王艳蓓. 通窍活血汤治疗血管神经性头痛 32 例 [J]. 陕西中医，2002，23（9）：784-785.

4. 刘传珍，周丽华，水正. 通窍活血汤合补阳还五汤治疗血管性痴呆 36 例临床研究 [J]. 中医杂志，2002，43（7）：526-527.

5. 熊家锐，宋宏发，王庆宣，等．通窍活血汤防治蛛网膜下腔出血后迟发性缺血性脑损害［J］．解放军医学杂志，2001，26（12）：863.

6. 董凯，张华志．中西医结合保守治疗硬脑膜外血肿的临床研究［J］．医学综述，2005，11（11）：1054-1055.

7. 田明思．通窍活血汤治疗老年椎-基底动脉供血不足性眩晕临床观察［J］．中国中医急症，2007，16（7）：798-799.

8. 凌敬．通窍活血汤加减治疗急性脑梗死的疗效观察［J］．世界中医药，2003，8（3）：303-305.

9. 刘旭光．通窍活血汤治疗颈椎病50例［J］．湖南中医杂志，2011，27（2）：43-44.

10. 郭卫红，刘雄伟，郭淑卿，等．通窍活血汤配合舒血宁液离子导入治疗糖尿病视网膜病变的疗效观察［J］．中国药物与临床，2012，12（9）：1174-1175.

11. 姜道平，柳宝国．通窍活血汤治疗急性缺血性视神经病变38例［J］．中国中医急症，2006，16（10）：1158.

12. 潘勇，岳媛萍，陶怀燕．通窍活血汤合通气散治疗气滞血瘀型久聋86例［J］．河北中医，2006，28（5）：361.

13. 谭冬梅，李德良．通窍活血汤加减治疗血瘀型黄褐斑临床观察［J］．内蒙古中医药，2004，23（4）：5.

14. 王黎．通窍活血汤加减治疗白癜风42例［J］．新乡医学院学报，2002，19（2）：133-134.

15. 薛素琴，李东海．通窍活血汤加减治疗斑秃临床疗效观察［J］．吉林医学，2011，32（6）：1127.

16. 汪宁，刘青云，彭代银，等．通窍活血汤对反复脑缺血再灌注小鼠的保护作用及机制的研究［J］．中国实验方剂学杂志，2003，9（5）：22-24.

17. 范郁山，谭小华，赵彩娇．浅刺合通窍活血汤对脑梗塞大鼠脑组织C-jun蛋白表达的影响［J］．光明中医，2008，23（8）：1081-1084.

18. 葛朝亮，汪宁．通窍活血汤对血管性痴呆大鼠脑皮质中NO、ET-1、LPO含量的实验研究［J］．安徽医药，2011，15（9）：1063-1064.

19. 汪宁，刘青云，彭代银，等．通窍活血汤对小鼠脑缺血缺氧保护作用的研究［J］．中国中医药科技，2003，10（6）：339-340.

少腹逐瘀汤

【来源】　清代王清任《医林改错》。

【组成】　小茴香，干姜，当归，肉桂，川芎，赤芍，延胡，没药，蒲黄，五灵脂。

【功能与主治】　活血化瘀，温经止痛。主治寒凝血瘀为患的妇科多种疾病。如王清任《医林改错·少腹逐瘀汤》中说："此方治少腹积块疼痛，或有积块不疼痛，或疼痛而无积块，或少腹胀满，或经血见时先腰酸少腹胀。或经血一月见三五次，接连不断，断而又来，其色或紫，或黑，或崩漏，兼少腹疼痛。或粉红兼白带，皆能治之，效不可尽述。更出奇者，此方种子如神……"鉴于上述诸证，相当于现代妇科临床中常见的痛经、月经不调、崩漏、子宫肌瘤、卵巢肿瘤、不孕、慢性盆腔炎等疾患。痛经，久治不愈，痛有定处，或月经不调、少腹积块、腰痛、胀满、经水不利，色紫有块。或女子不孕症、先兆流产，或子宫内膜异位症、子宫腺肌症。近年来，临床还将此方扩大应用于男科中的慢性前列腺炎、男性功能障碍、尿道综合征、精液不液化症以及输尿管结石、慢性阑尾周围脓肿、血栓痔等病症。痛经甚并伴有大血块加三棱、莪术或桃仁、红花；腹部冷痛加艾叶、吴茱萸；腹部胀痛加青皮、乌药、川楝子；女子不孕加女贞子、菟丝子、枸杞子、淫羊藿、巴戟天；功能性子宫出血加黄芪、阿胶、熟地；月经量少色黑有块加益母草、泽兰叶；慢性前列腺炎加乳香、没药、琥珀、蒲公英、车前子、土茯苓；男性功能障碍加杜仲、淫羊藿、蛇床子、韭菜子等；精液不化症加黄精；输尿管结石加金钱草、桃仁、猪苓、车前子、小茴香。

【现代临床应用】

1. 痛经　临床研究表明，少腹逐瘀汤有利于消除致痛、致炎因子，松弛子宫平滑肌，达到治疗原发性痛经的目的。

将 132 例原发性痛经患者随机分为少腹逐瘀汤组 67 例,痛经丸组 65 例。两组治疗总有效率分别为 95.52％ 与 81.53％。组间比较差异显著 $P<0.05$。研究发现,少腹逐瘀汤对强烈收缩的子宫具有缓解和抑制作用,并可延缓疼痛的始发时间。

采用少腹逐瘀汤治疗寒凝血瘀型原发性痛经 52 例,对照组给予口服月月舒痛经宝颗粒,观察两组患者用药后及停药 3 个月经周期后经期腹痛的情况及其他伴随症状的情况。结果:治疗组痊愈 32 例,显效 15 例,总有效率 94.23％;对照组痊愈 9 例,显效 11 例,总有效率 79.07％。治疗组总有效率高于对照组。

60 例原发性痛经寒凝血瘀证患者,分别予少腹逐瘀汤和西药芬必得（布洛芬缓释胶囊）治疗 3 个月,并在停药 3 个月后随访,比较两组的临床疗效及远期疗效,结果两组比较其症状积分和治疗有效率的差异均无统计学意义;但治疗组 3 个月的远期疗效为 83.3％,对照组为 40.0％,治疗组远期疗效明显优于对照组。

2. 功能性子宫出血 采用少腹逐瘀汤加味治疗功能性子宫出血 60 例,患者均月经过多,经期超过 7 天以上,或每月行经 2～3 次,月经色黯黑有块,舌质有瘀点。治愈总有效率 90.0％。疗程最长 21 天,最短 8 天,治疗中未发现副作用。

另有采用加味少腹逐瘀汤（加阿胶、没药、赤芍、当归、焦艾等）辨证治疗妇女放环后出现腹胀痛、月经紊乱证 146 例,治愈 140 例,显效 6 例,总有效率 100％。

3. 子宫内膜增殖症 子宫内膜增生易发展成为子宫内膜癌,因此,及时诊治对防止恶变关系重大。临床将 76 例患者随机分为两组,观察组给服加减少腹逐瘀汤,对照组给予安宫黄体酮片口服。观察子宫内膜厚度的变化。疗效标准:于月经前 1～2 天,B 超测量子宫内膜厚度;治愈:患者月经恢复正常或闭经，并在停药月经来潮 1 次后，第 2 次月经来潮前 1～2 天，B 超测量子宫内膜厚度＜0.5cm；无效：子宫内膜厚度较治疗前无变化。结果：观察组治愈率高于对照组（$P<0.05$）。研究表明，少腹逐瘀汤能抑制血小板凝集，防止血栓产生，提高纤溶酶活性，促进纤维蛋白溶解，溶解微小栓子，调节微循环，促进瘢结吸收和粘连的松解，改善盆腔环境，并具有调节内分泌、增强体液免疫及镇痛作用，从而达到防治子宫内膜增殖的目的。

4. 子宫内膜异位症　子宫内膜异位症的发病机制至今未明，目前尚未有治疗良策。采用加减少腹逐瘀汤治疗 50 例，对照组 30 例给予达那唑胶囊治疗。疗效标准：治愈：临床症状消失、盆腔包块等局部体征基本消失，不孕症患者在 2 年内妊娠或生育；显效：症状消失、盆腔包块缩小，虽局部体征存在，但不孕患者得以受孕；有效：症状减轻、盆腔包块无增大或略缩小，停药 3 个月症状无加重。结果：治疗组和对照组的总有效率均为 90%。治疗组服药后转氨酶升高者 1 例，体重无明显增加；对照组服药后转氨酶升高者 19 例，体重增加100%，平均增加 4.7kg。两组副作用比较有显著性差异（$P<0.05$）。治疗组明显优于对照组。

5. 子宫腺肌症　子宫腺肌症是由具有生长功能的子宫内膜腺体及间质侵入子宫肌层，并在其间生长所致。其引起的渐进性痛经、性交痛、慢性盆腔痛、不孕症、月经失调等给病人带来极大痛苦，严重影响女性的生活质量。采用少腹逐瘀汤直肠灌注治疗子宫腺肌症 32 例，临床观察以治疗痛经及月经量多为目标，经期以止痛调经为主，平时旨在活血消癥。用药 3个月为 1 个疗程，治疗最短 1 个疗程，最长 3 个疗程。随访半年总有效率为 87.5%。研究认为，少腹逐瘀汤能改善血液循环，对子宫平滑肌有一定的松弛作用。采用该方药浓煎保留灌肠，药液易吸收，临床效果较好。

6. **卵巢囊肿** 研究表明，本方能使卵巢增厚之色膜软解，改善微循环，纠正局部组织纤维化，促使病灶消散。应用本方加减治疗卵巢囊肿 102 例，治愈 74 例，显效 15 例，有效 11 例。在治疗中发现，一般初病治愈快，久病治愈难。囊肿消失之快慢与 B 超液性暗区大小成正比。

7. **先兆流产** 少腹逐瘀汤可改善血浆比黏度、血细胞比容和红细胞聚集等血液流变学中的各项异常指标，促进血清绒毛膜促性腺激素（HCG）上升，防止先兆流产。采用少腹逐瘀汤治疗先兆流产 68 例，有效 62 例，无效 6 例，总有效率为 92.1%。已分娩 58 例，未发现婴儿畸形和发育不良。疗效标准：有效：用药后阴道出血停止，症状消失或减轻，妇科检查子宫大小符合正常停经月份，尿妊娠试验阳性或 HCG 值在同期妊娠正常值范围，B 超检查有胎心、胎动；无效：阴道出血不止，腹痛加剧，妇科检查宫口已开，甚至有组织嵌顿，血清 HCG 值在同期妊娠正常值下限，B 超未见胎心、胎动。

8. **不孕症** 王清任谓此方"种子如神"，有种子安胎第一方之称。临床采用输卵管通液术配合少腹逐瘀汤治疗输卵管阻塞性不孕症 76 例（其中原发性不孕 52 例，继发性不孕 24 例），经治疗后寒去瘀除，慢性炎症得以消退，子宫内膜异位得以驱散，输卵管恢复通畅，便有妊娠机会。结果治愈 50 例（已分娩 28 例，妊娠 22 例），治愈率为 65.8%，有效 20 例，总有效率 92.1%。

少腹逐瘀汤有助于子宫内膜周期性更新和炎症的消退，促进子宫内膜脱落与新生，改善宫腔内环境，创造新的床面，有益于孕卵着床及子宫内膜的修复。曾治疗 34 例（其中因卵巢功能失调 13 例，输卵管不通或通而不畅 20 例，生殖器结核 1 例），结果治愈 33 例，总有效率为 96.7%。

9. **慢性盆腔炎** 少腹逐瘀汤具有解痉、抗炎、镇痛、改善微循环、调节内分泌等多种功效，既治标又治本，用药安全，副作用少，治疗慢性盆腔炎疗效确切。

将 120 例患者随机分为两组，中药组 62 例服用少腹逐瘀汤，对照组 58 例给予泰利必妥片、甲硝唑治疗，均连续服药 2 周后做妇科检查和 B 超检查。疗效标准：痊愈：自觉症状消失，月经基本正常，妇科检查子宫附件无压痛，盆腔包块消失，B 超检查正常；好转：自觉症状减轻，妇科检查子宫附件轻度压痛，包块缩小；无效：症状、体征无明显改变，包块缩小不明显。结果：中药组治愈 53 例，好转 6 例，无效 3 例，总有效率为 95.2%；对照组治愈 35 例，好转 10 例，无效 13 例，总有效率为 77.6%，两组治愈率及有效率比较，均有显著性差异（$P<0.05$），说明中药组（少腹逐瘀汤）显著优于对照组。

采用少腹逐瘀汤治疗慢性盆腔炎 60 例，对照组 60 例给予妇炎康治疗，观察其治疗效果。结果：总有效率治疗组为 95%，对照组为 76.7%，两组比较差异有显著性意义（$P<0.05$）。

采用少腹逐瘀汤为主治疗宫寒血瘀型慢性盆腔炎 79 例，伴有子宫肌瘤盆腔囊肿者加夏枯草、三棱、莪术、牛膝，伴盆腔炎性包块积液者加蒲公英、泽泻，伴痛经者加益母草，总有效率 93.7%。现代医学认为，本方可抑制红细胞和血小板聚集，降低血液黏度，改善血液循环，增强吞噬细胞的吞噬功能，促进炎症的消退及增生性病变的软化和吸收，使慢性盆腔炎临床症状及体征消失或改善。

10. 癃闭　即"尿潴留"症。有报道采用少腹逐瘀汤加减治疗急、慢性尿潴留 52 例，病程最长 5 年，短者 3 个月，一般服药 10～30 天，治愈者 20 例，好转者 32 例，未愈者 6 例，总有效率 90%。

11. 脉痹　临床主要表现均有腹壁疼痛、牵拉痛和硬性条索状物，条索状物长 10～34cm，累及静脉多为 1 条，少部分患者累及 2 条。一般皮肤颜色无改变，部分患者局部有轻度红肿、烧灼感或明显压痛。发病原因大多不明，多数在劳累、剧烈活动或洗浴中感到不适、疼痛或直接触摸到硬条状物而发现有异，治疗较为棘手。采用少腹逐瘀汤加减治疗 66 例，发于胁部者加王不留行、丝瓜络；发于腹部者加青皮、橘核等。结果治愈 53 例，病人胸腹壁硬条物消失，拉紧皮肤后无凹陷沟，无压痛与不适感；好转 13 例，患者硬条索状物部分消失，一般劳作及按压时无明显不适或疼痛。

12. 慢性阑尾周围脓肿　慢性阑尾周围脓肿的发病主要因饮食不节、寒温不适等导致肠道传导失常，糟粕积滞，生湿生热，遂致气血不和，败血浊气壅遏而成。临床给予抗感染保守治疗效果多不理想。运用少腹逐瘀汤加减治疗 20 例，患者局部肿胀疼痛明显消失，疗效满意。

13. 血栓痔　药理研究证实，活血祛瘀能解除血管痉挛，扩张血管，从而改善微循环的血液灌流，还能对血小板起解聚作用，促使血栓的溶解，使血液速度明显加快，使已经栓塞的血管再通，减少组织水肿、渗出、出血，改善血液循环，促进炎症吸收，减轻炎症反应，并使炎症病灶局限化，因而减轻了感染过程的病理损害，从而达到抗感染的目的。采用少腹逐瘀汤内服外洗治疗血栓外痔 800 例，结果：经 10 天治疗后，症状消失、血栓吸收、炎性水肿消退者 750 例，占 93.75%；症状基本消失但未完全吸收者 50 例，总有效率达 100%。在治疗血栓外痔的肛门肿痛，有硬块时，取本方活血祛瘀、散结消肿止痛之功效，用于因气血运行不畅，经脉阻塞，结滞不散的血栓外痔疗效颇佳。

14. 慢性前列腺炎　前列腺发生炎症后，由于腺体内炎性分泌物引流不畅，腺泡上皮类脂质膜的屏障又使抗菌药物难以透入腺泡内，且临床上慢性非细菌性前列腺炎占多数，而慢性前列腺炎（CP）与感染相关性不大，运用抗菌药物治疗多数效果不易显效。将158例慢性前列腺炎患者分为两组，对照组78例服用氟嗪酸治疗，治疗组在其基础上加服少腹逐瘀汤。观察少腹逐瘀汤治疗慢性前列腺炎的临床疗效。疗效标准：临床痊愈：临床症状全部消失，2次实验室检查均正常；显效：临床症状基本消失，2次实验室检查 WBC 均少于 5 个/HP，卵磷脂小体明显增多；有效：临床症状和实验室检查有所改善；无效：临床症状和实验室检查均无改善，反而加重。结果：治疗组总有效率为 91.2%，而对照组总有效率为 75.6%，两组比较有显著性差异（$P<0.05$）；两组治疗前后前列腺液常规检查亦差异明显（$P<0.05$）。

15. 精液不液化症　精液不液化是男子不育的常见原因。精液的特征是保护精子功能及正常生育力。精囊液所含的凝固因子和前列腺液所含的液化因子，维持着精液由凝固到液化的生理过程。中医认为男子精液不化的发病机制主要是元阳不足，精宫寒冷，寒凝精瘀，元阴不足，相火偏亢，煎熬精液，而致精液不化。少腹逐瘀汤能温经散寒、活血祛瘀、消肿止痛，而奏暖精室、散瘀结之功，则真阳日盛，气化可复，精液得以液化。临床采用少腹逐瘀汤加减对 20 例男子精液不化患者给予治疗，观察少腹逐瘀汤治疗男子精液不化的疗效，结果多数患者精液不化现象得以改善，有效率为 85%。提示少腹逐瘀汤治疗男子精液不化效果显著。

16. 糖尿病勃起功能障碍　糖尿病勃起功能障碍为糖尿病继发的阴茎勃起功能障碍（ED）。本病以糖尿病代谢异常所致男性阳事不举，或临房举而不坚，或坚而不久，不能进行满意的性生活为特征。研究资料表明，糖尿病患者的 ED 发病率较正常人群高 3～4 倍，糖尿病男性患者中有 23%～75%并发 ED，发病率随年龄增长逐渐增高，与非糖尿病相比，糖尿病患者 ED 的发病要早 10～15 年。采用口服降糖药或皮下注射胰岛素降糖，以改善微循环，营养神经，尽快使血糖达标，在此基础上给予加减少腹逐瘀汤治疗 60 例，总有效率 83.3%。

采用少腹逐瘀汤治疗前列腺痛所致阳痿 52 例。诊断标准：根据国际通行的勃起功能障碍症状评分（IIEF-5），评分≤21 分者。疗效判断：按 IIEF-5，将治疗后评分与治疗前做对比。痊愈：评分＞22 分；显效：评分递增 50%；有效：评分递增 25%；无效：评分无改变。52 例经治疗 1 个月后，36 例有效，总有效率达 69.2%（36/52）。

17. 男性慢性盆腔疼痛综合征　慢性盆腔疼痛综合征（CPPS）在男性群体中是一种令人十分困惑的疾病，虽然不会对人的生命造成威胁，但它可以严重影响人们的生活质量，尤其对患者的精神健康影响较大。所有病例随机分为两组，治疗组 72 例运用少腹逐瘀汤合甘麦大枣汤煎剂内服，同时让患者进行提肛运动锻炼，能够随意收缩和松弛盆底肌肉，以改善盆底神经功能，可减轻患者的疼痛症状。对照组 76 例口服活血止痛胶囊加七叶神安片。观察治疗前后前列腺按摩液及彩超检查的变化。疗效标准：临床痊愈：症状消失，前列腺按摩液（EPS-R）检查连续 2 次以上正常，肛门指诊压痛消失，质地正常或接近正常，彩超检查基本正常；显效：症状基本消失，EPS-R 检查连续 2 次以上正常，WBC 值较前减少 1/2 或 15 个/HP，触诊压痛及质地均有改善，彩超检查有所改善；有效：症状减轻，EPS 检查较前改善；无效：体征及 EPS 检查均无改善或加重。结果：治疗组显效率为 86.1%，对照组为 57.9%，两组比较均有显著性差异（$P < 0.01$）。

18. 男性尿道综合征　男性尿道综合征（US）又称无菌性尿频-排尿不适综合征，临床以尿频为主要表现，伴有尿急与尿痛。将 200 例男性尿道综合征患者随机分为两组，治疗组 100 例服用加味少腹逐瘀汤，对照组 100 例予口服多虑平、安定、谷维素治疗。两组均以 4 周为 1 个疗程，治疗 2 个疗程后观察疗效。结果：治疗组症状和体征总有效率为 92.97%，对照组为 67.69%，两者有显著性差异（$P<0.05$）；临床疗效比较，治疗组总有效率为 95%，对照组 77%，两组疗效有显著性差异（$P<0.05$），治疗组疗效优于对照组。

【现代基础研究】

1. 改善血液流变学　少腹逐瘀汤能显著改善肾上腺素和冰水浴造模的寒凝血瘀型大鼠的全血黏度、血浆黏度、血沉、血细胞比容的血液流变性，明显延长凝血酶时间（TT）、凝血酶原时间（PT）和部分活化凝血活酶时间（APTT）。

2. 解痉、镇痛作用　少腹逐瘀汤能降低子宫肌收缩幅度、缓解平滑肌痉挛。对催产素引起的离（在）体家兔、大鼠子宫痉挛性收缩有明显的抵抗作用，并能缓解由催产素导致的子宫剧烈收缩引起的疼痛。对小鼠热板实验的镇痛作用与消炎痛作用相类似。

3. 抗炎作用　用中剂量少腹逐瘀汤给大鼠灌胃，还能明显抑制塑料管所致大鼠子宫炎症反应和棉球所致大鼠皮下肉芽肿形成。对子宫具有良好的抗炎作用。同时还可明显减轻塑料管所致大鼠子宫肿胀，对棉球所致大鼠皮下肉芽肿也有较明显的抑制作用。其挥发油部位及除去生物大分子的水溶性部位也均具有抗炎、镇痛、解痉作用，可拮抗和改善子宫平滑肌收缩功能。

4. 调节卵巢内分泌功能　少腹逐瘀汤除能改善寒凝血瘀 SD 大鼠血液流变性指标外，并能调节血清中 E_2 和 P（孕酮）的水平，调节卵巢内分泌功能，改善痛经症状。

5. 保护低温造成的细胞活力下降　持续低温可造成血管内皮细胞（HUVEC）活力下降、凋亡、坏死和氧化损伤。少腹逐瘀汤及组方药材挥发油部位能够提高低温受损内皮细胞的活力，对低温造成的细胞活力下降具有显著保护作用。

【用法】　水煎服。

【使用注意】　孕妇忌用，有出血倾向者不宜多用。

【不良反应】　未发现少腹逐瘀汤不良反应的相关临床及文献报道。

（方显明）

主要参考文献

1. 朱丽芬，梁学林，隋蓬．少腹逐瘀汤治疗寒凝血瘀型原发性痛经 53 例 [J]．辽宁中医药大学学报，2009，11（2）：102-103.

2. 范萌．少腹逐瘀汤治疗寒凝血瘀型原发性痛经临床观察 [J]．北京中医药，2011，30（6）：455-456.

3. 范喜军．少腹逐瘀汤治疗功能性子宫出血 60 例 [J]．中国中医急症，2005，14（6）：498.

4. 吴春霞，梁若笛．少腹逐瘀汤治疗子宫内膜增殖症 76 例 [J]．浙江中医药大学学报，2006，30（5）：500，503.

5. 徐拥军，嵇仲三．少腹逐瘀汤治疗子宫内膜异位症 50 例 [J]．浙江中医学院学报，2004，28（5）：36.

6. 魏冬雪．少腹逐瘀汤直肠灌注治疗子宫腺肌症 32 例 [J]．中医药学报，2010，38（5）：140.

7. 张晔．加减少腹逐瘀汤治疗卵巢囊肿 102 例 [J]．新疆中医药，2000，18（2）：15-16.

8. 水正，陈华英，柴阿园．少腹逐瘀汤治疗先兆流产 68 例观察 [J]．吉林中医药，2003，23（4）：19.

9. 孙杰．少腹逐瘀汤治疗输卵管阻塞性不孕症 76 例 [J]．陕西中医，2008，29（7）：773-774.

10. 达于莲．少腹逐瘀汤治疗女子不孕症 34 例分析 [J]．青海医药杂志，2010，40（6）：52.

11. 沈映君．中药药理学 [M]．上海：上海科学技术出版社，1997：128-134.

12. 吴丽华．少腹逐瘀汤治疗慢性盆腔炎临床观察 [J]．中医药学报，2010，38（2）：117-118.

13. 谷雨，王克杰．少腹逐瘀汤治疗慢性盆腔炎临床观察 [J]．中国性科学 2011，20（6）：38-39.

14. 左新香 . 少腹逐瘀汤为主治疗宫寒血瘀型慢性盆腔炎 79 例分析 [J].
社区医学杂志, 2009, 7 (16)：65-66.

15. 李永灿, 高桂芝 . 少腹逐瘀汤治疗脉痹 66 例 [J]. 中国民间疗法,
2000, 8 (4)：44-45.

16. 蒋国莲 . 少腹逐瘀汤加减治疗慢性阑尾周围脓肿 20 例 [J]. 河北中
医, 2000, 22 (1)：59.

17. 赵凤英, 马旖旎 . 少腹逐瘀汤治疗血栓痔 800 例 [J]. 陕西中医,
2005, 26 (8)：821.

18. 胡朝晖 . 少腹逐瘀汤治疗慢性前列腺炎 80 例总结 [J]. 湖南中医杂
志, 2003, 19 (3)：12-13.

19. 田玉和, 田乔 . 少腹逐瘀汤治疗精液不液化症的临床观察 [J]. 中国
当代医药, 2010, 17 (2)：81-82.

20. 王智慧, 赵红心 . 少腹逐瘀汤加减治疗糖尿病勃起功能障碍 60 例
[J]. 河北中医, 2011, 33 (3)：413-414.

21. 温泉盛, 陈代忠 . 少腹逐瘀汤加减治疗前列腺痛所致阳痿 52 例 [J].
浙江中医杂志, 2005, 40 (12)：526.

22. 冯奕, 崔云, 郑武 . 少腹逐瘀汤加味治疗男性慢性盆腔疼痛综合征
72 例 [J]. 中医药临床杂志, 2007, 19 (6)：607-608.

23. 司家亭 . 加味少腹逐瘀汤治疗男性尿道综合征 100 例 [J]. 甘肃中
医, 2009, 22 (3)：45-46.

24. 宿树兰, 段金廒, 王团结, 等 . 少腹逐瘀汤对寒凝血瘀大鼠模型血
液流变性及卵巢功能的影响 [J]. 中国实验方剂学杂志, 2008, 14
(12)：41-43.

25. 周卫, 宿树兰, 段金廒, 等 . 温里药配伍对少腹逐瘀汤活血化瘀效
应的影响 [J]. 中国实验方剂学杂志, 2011, 17 (15)：188-192.

26. 张小玲, 李玉兰, 赵桂珍, 等 . 少腹逐瘀汤加减方治疗原发性痛经
的临床实验研究 [J]. 辽宁中医药大学学报, 2007, 9 (2)：
146-147.

27. 叶效兰, 汪晖, 乐江, 等 . 少腹逐瘀汤对子宫的解痉和抗炎作用
[J]. 中国医院药学杂志, 2002, 22 (6)：329-332.

28. 宿树兰, 华永庆, 段金廒, 等 . 少腹逐瘀汤对小鼠离体子宫收缩模
型的生物效应及物质基础评价 [J]. 中国药科大学学报, 2007, 38

(6)：544-548.

29. 宿树兰，段金廒，王团结，等．少腹逐瘀汤对寒凝血瘀大鼠模型血液流变性及卵巢功能的影响［J］.中国实验方剂学杂志，2008，14（2）：41-43.

30. 马宏跃，唐于平，段金廒，等．内皮细胞的低温损伤及少腹逐瘀汤挥发油干预研究［J］.中医药信息，2009，26（6）：73-76.

膈下逐瘀汤

【来源】　清代王清任《医林改错》。

【组成】　五灵脂（炒），当归，川芎，桃仁（研泥），丹皮，赤芍，乌药，玄胡索，香附，红花，枳壳，甘草。

【功能与主治】　活血祛瘀，行气止痛。主治膈下瘀阻气滞，形成痞块，痛处不移，卧则腹坠；肾泻久泻。头晕甚加天麻、菊花、枸杞；颈痛甚加葛根、片姜黄；上肢麻木加桑枝、丝瓜络、鸡血藤；上肢发凉加川草乌、地龙；腰膝酸软加川断、杜仲、补骨脂；腹泻腹痛甚加附片、炮姜、苍术；纳差加焦三仙、鸡内金；发热者加生地，热盛加栀子、败酱草；伴黄疸者加茵陈；腹胀剧加川楝子、木香；呕吐剧加黄连、竹茹；伴结石者加金钱草、郁金；有虫积者加槟榔、乌梅、苦楝根皮。

【现代临床应用】

1. 冠心病心绞痛　采用膈下逐瘀汤合常规西药治疗冠心病心绞痛患者 38 例，对照组予以常规硝酸酯类、钙离子拮抗剂、β受体阻滞剂、血管紧张素转换酶抑制剂等药物治疗，观察两组治疗前后心绞痛发作情况，胸闷疼痛程度，心电图、血脂变化。结果：治疗组疗效明显优于对照组，本临床研究证明了膈下逐瘀汤可明显改善血液流变性，降低血管阻力，抑制血小板聚集和释放，提高纤溶酶活性，促进纤维蛋白溶解，改善微循环，是治疗冠心病心绞痛的有效方药。

采用膈下逐瘀汤口服治疗冠心病心绞痛患者 30 例，对照组口服硝酸酯类药物，酌情予硝酸酯类药物静脉滴注，观察两组治疗前后心绞痛症状（包括胸闷、心慌心跳、气短等不典型心绞痛症状）变化情况（包括诱因、次数、持续时间、程度等）、血脂等变化，结果治疗组疗效优于对照组。本临床研究证明，膈下逐瘀汤可增加冠脉血流量及心肌营养性血流量、降低心肌氧耗、稳定细胞膜、增加心肌耐缺血缺氧的能力、抗血小板聚集、抗血栓形成以及抗炎、调脂，是治疗冠心病心绞痛的有效方药。

2. 急性冠脉综合征（ACS）　采用膈下逐瘀汤和人参山楂饮合常规西药治疗急性冠脉综合征 30 例，对照组予以抗凝、抗血小板聚集、扩张血管、溶栓等常规治疗。观察中医证候（胸痛、胸闷、气短、心悸、头晕、疲倦乏力等症状）及心电图变化情况，结果显示治疗组总有效率 90%，对照组总有效率 76.6%，治疗组症状改善优于对照组，表明膈下逐瘀汤加减是治疗急性冠脉综合征的有效方药。

3. 慢性糜烂性胃炎、慢性萎缩性胃炎　采用膈下逐瘀汤加减并给予西药抗幽门螺杆菌（Hp）药物治疗慢性糜烂性胃炎患者 40 例，对照组予以抗 Hp 药物奥美拉唑胶囊、克拉霉素片、阿莫西林胶囊治疗，观察糜烂病灶及腹胀、腹痛、嗳气、食少 4 个最常见慢性胃炎症状的改变，结果显示治疗组优于对照组，表明膈下逐瘀汤对增生性病变有不同程度的软化和促进吸收作用，也能改善微循环、加快血流速度，改善组织营养促进病变恢复，降低毛细血管通透性，减少炎症渗出，促进炎症吸收，可起到加速机体损伤组织的修复，增强机体免疫力的作用。

采用膈下逐瘀汤治疗慢性萎缩性胃炎 32 例，观察胃镜及症状的改变，结果显效 62.5%，有效 31.25%，无效 6.25%，总有效率 93.75%，表明膈下逐瘀汤可改善全身及胃黏膜局部的循环，使萎缩的胃黏膜得到充分灌注，调节免疫功能，增强胃黏膜的修复和屏障作用，并能预防肠化生和不典型增生的胃黏膜转生癌变。膈下逐瘀汤是治疗慢性萎缩性胃炎的有效方药。

4. **胃溃疡及溃疡样消化不良** 运用中药膈下逐瘀汤治疗胃溃疡，疗效满意。将160例患者随机分为两组，治疗组、对照组各80例。两组性别、年龄、临床表现及病程比较，差异均无显著性意义。对照组给予常规口服阿莫灵 0.5g 每日 3 次，替硝唑 0.5g 每日 2 次，丽珠得乐 11.0g 每日 4 次；治疗组给予中药膈下逐瘀汤加减治疗。疗效标准：痊愈：症状消失，胃镜检查正常，2 年未复发；好转：症状减轻，发作次数减少，胃镜检查病灶缩小，局限；无效：症状无变化，胃镜检查无改善。治疗效果：经过 1～2 个月的治疗，治疗组的平均治疗天数为 25 天，对照组为 29 天，治愈率分别为 51.3% 和 30%，总有效率分别为 95% 和 88.8%，以痊愈病例分析，治疗组与对照组之间有明显差异（$X = 5.263$，$P < 0.05$），提示治疗组优于对照组。以有效病例分析，治疗组与对照组无明显差异（$P > 0.05$）。

采用膈下逐瘀汤加减治疗溃疡样消化不良 52 例，制定疗效标准（痊愈：主要症状消失，3 个月内未复发者；好转：主要症状明显减轻或主要症状消失，3 个月内复发者；无效：主要症状无明显改善），结果痊愈 38 例，显效 13 例，无效 1 例。表明膈下逐瘀汤是治疗溃疡样消化不良的有效方药。

5. **胃癌前期病变** 采用膈下逐瘀汤治疗胃癌前期病变 95 例，治疗组 55 例，对照组 40 例。治疗组予膈下逐瘀汤，采用配方颗粒，依照服用指南冲服，每日 1 剂，分早晚 2 次服；对照组采用维酶素和铋制剂为主，并同时服相应的对症治疗西药。制定疗效标准，分为病理、Hp 检测和临床症状 3 项标准。病理疗效判断标准，参照 1983 年全国胃炎诊治座谈会纪要标准。显效：病理活检肠上皮化生或不典型增生消失，或由重度转为轻度；好转：病理组织检查肠上皮化生或不典型增生程度减轻；无效：病理活检肠上皮化生或不典型增生无改善或见加重。临床症状疗效判断标准分为 3 级。显效：主要症状大部分消失或明显减轻；好转：部分症状有改善；无效：症状无改变。Hp 感染疗效判断标准：阴转：Hp 检测由阳性转为阴性；有效：Hp 检测阳性程度减轻 1 级以上；无效：Hp 阳性程度不减或加重。治疗结果：经治疗后两组患者症状均获不同程度的改善，治疗组病理改善总有效率为 81.05%，对照组病理改善总有效率 50.00%，治疗组明显优于对照组。

6. 胆囊切除术后综合征　采用膈下逐瘀汤治疗胆囊切除术后综合征 30 例，对照组 28 例予以胆维他片，观察症状、体征变化，结果治疗组优于对照组，表明膈下逐瘀汤能使瘀散血活气行，肝气疏通条达，气机升降出入正常，脾胃运化功能强健，有利于胆囊切除术后综合征的恢复。

7. 慢性结肠炎　采用膈下逐瘀汤治疗慢性溃疡性结肠炎 32 例，对照组予以温生理盐水 200ml，SASP 2g、地塞米松针 5mg、利多卡因针 50mg、云南白药粉 2g 治疗慢性溃疡性结肠炎患者 31 例，观察两组的临床症状。结果：治疗组优于对照组，表明通过灌肠与内服膈下逐瘀汤可改善肠壁循环，加速新陈代谢，从而促进溃疡愈合，取得了较单纯灌肠更为满意的疗效。

采用加味膈下逐瘀汤保留灌肠治疗慢性结肠炎 24 例，制定疗效标准（痊愈：临床症状消失，粪检正常，乙状结肠镜示黏膜正常或局部病灶已形成瘢痕，随访 1 年以上无复发；显效：临床症状基本消失，肠镜或肠造影示黏膜轻度炎性改变；有效：临床症状或肠镜及肠造影示黏膜病变有所好转；无效：治疗前后症状或黏膜无明显变化），结果总有效率达 95.8%，表明膈下逐瘀汤保留灌肠疗法为治疗慢性结肠炎的有效方法。

8. 腹泻型肠易激综合征　30 例肠易激综合征患者作为治

疗组采用中药膈下逐瘀汤结合西药米雅的治疗方法，并设立单用米雅的 30 例患者作为对照组。观察两组每个疗程的治疗效果及总有效率。结果对于症状缓解的情况，联合用药的效果明显比单用米雅为好，而在总有效率方面，第 1 个疗程末联合用药与单用米雅无明显差异，但第 2 个疗程联合用药效果则优于单用米雅。结论：表明膈下逐瘀汤结合米雅治疗肠易激综合征（IBS）的疗效比单用米雅为好。

9. 慢性肝炎　采用膈下逐瘀汤加减合丹参注射液治疗淤胆型肝炎 22 例，对照组予以维生素 C 2g、维生素 K 120mg，门冬酸钾镁 20ml 加于 100g/L 葡萄糖注射液 500ml 中静脉滴注，苯巴比妥 30mg，强的松 10mg，每日 3 次，口服，待黄疸消退后，强的松需每 15 天用量减 10mg 至停用。观察症状、体征及肝功能恢复正常的时间和乙肝血清病毒标志物的改变，结果膈下逐瘀汤加减合丹参注射液静脉滴注疗效确切，肝功能指标恢复正常的时间较对照组短，虽无抗病毒作用，但亦无对照组使静止病毒复制之忧。表明膈下逐瘀汤对肝损伤有保护作用，有明显的利胆和改善胆汗淤积作用，并能提高机体的抗病及修复能力，改善肝脏微循环，增加组织血流灌注量。

采用加味膈下逐瘀汤与阿德福韦酯联合用药治疗慢性乙肝中医辨证为瘀血阻络型的患者，在血清肝功能、HBV 血清学指标及血清肝纤维化指标改善方面，取得较好疗效。将 HBeAg 阳性、中医辨证为瘀血阻络型的慢性乙肝患者 47 例，随机分为两组。治疗组 24 例口服阿德福韦酯，联合膈下逐瘀汤间断口服；对照组 23 例单纯口服阿德福韦酯。均治疗 48 周，观察肝功能、血清学 HBV 指标、血清肝纤维化指标。结果：在改善肝功能方面，治疗组在第 2、4 周时优于对照组（$P<0.05$）；在第 24、48 周 HBeAg 及 HBV-DNA 的阴转方面，治疗组有较好的趋势，但两组比较，差异无显著性意义（$P>0.05$）；在改善肝纤维化方面，治疗组明显优于对照组

（$P<0.05$）。结论提示：加味膈下逐瘀汤联合治阿德福韦酯治疗慢性乙型肝炎辨证属瘀血阻络型，在治疗早期能较快改善肝功能，长期间断加服加味膈下逐瘀汤，有提高 HBeAg 及 HBV-DNA 阴转率的趋势，并且具有较好的抗肝纤维化作用。

10. 肝源性溃疡　采用膈下逐瘀汤加乌及散治疗肝源性溃疡 30 例，对照组在护肝治疗的同时，加服洛赛克 20mg，每日 1 次口服；硫糖铝 10g，每日 3 次口服。观察两组治疗前后临床症状与体征及纤维胃镜或上消化道钡透的变化，结果治疗组总有效率明显高于对照组，表明膈下逐瘀汤能改善肝脏微循环，从而降低门静脉压力，亦可改善胃部血液循环，可帮助侧支循环的建立，增强损伤部位的供血，消除微循环中红细胞聚积及炎症细胞的浸润，改善组织缺氧和神经营养。

11. 原发性肝癌　采用膈下逐瘀汤辅助治疗原发性肝癌 50 例，选择的病例均符合中华人民共和国卫生部医政司编《中国常见恶性肿瘤诊治规范》中的诊断标准。两组均采用西医疗法：用白蛋白、支链氨基酸及杜冷丁、多瑞吉等对症支持治疗。出现腹水、感染、电解质紊乱、上消化道出血、肝性脑病等并发症者，给予利尿、抗感染、止血、纠正肝性脑病等对症处理。治疗组加用中药膈下逐瘀汤：川芎、赤芍、丹皮、延胡索、当归、香附、乌药、枳壳各 12g，红花 15g，桃仁 20g，五灵脂、甘草各 10g。每日 1 剂，水煎 2 次，每次取汁 200ml，两煎合一，分 2～3 次餐后口服。两组均以 1 个月为 1 个疗程，治疗 3～4 个疗程后，统计疗效。治疗结果：治疗组：患者平均生存时间 6～8 个月，疼痛平均间隔时间 4～6 小时；经治疗，腹胀、纳差、恶心呕吐等症状 1 个疗程内明显减轻，腹水显著消退，肝增大不明显。对照组：患者平均生存时间 2～6 个月，疼痛平均间隔时间 1～2 小时；腹胀纳呆无明显减轻，很快出现恶病质。两组比较，治疗组平均生存时间明显长于对照组（$P<0.05$），疼痛间隔时间亦明显长于对照组（$P<$

0.01)。

12. 脂肪肝　采用膈下逐瘀汤治疗脂肪肝 50 例（显效：症状明显好转，B 超提示肝脏回声减轻，肝血流图明显改善，甘油三酯下降＞40％或血胆固醇下降＞20％；有效：症状、体征好转，B 超提示肝后缘回声减轻，肝血流图呈好转趋势，甘油三酯下降 20％～40％，血胆固醇下降 10％～20％；无效：无改变），结果治愈 26 例（52％），显效 13 例（26％），有效 6 例（12％），无效 5 例（10％）。

13. 小儿久泻　采用膈下逐瘀汤治疗小儿久泻 60 例，其中脾胃虚弱型 32 例，脾肾两虚型 29 例，制定疗效标准（临床痊愈：服药 3～7 天症状消失，大便恢复正常，停药 2 个月未见复发者；有效：服药 7 天症状基本消失，但 1 个月内有复发者；无效：服药已 2 周，症状未见消失者），结果脾胃虚弱型总有效率 84.3％，脾肾两虚型总有效率 80.4％，总有效率 83.3％，表明膈下逐瘀汤具有促进局部血流微循环障碍很快恢复，改善肠系膜微循环，增加内环境稳定，改善肠壁血流量，减少血管通透性，促进炎性渗出物吸收的作用，膈下逐瘀汤对慢性泄泻所引起的肠管病变，可能有改善和修复作用。

14. 老年慢性腹泻　采用膈下逐瘀汤加减治疗老年慢性腹泻 128 例，对照组采用补脾益肠丸口服，每次 9g，3 次/日；氟哌酸胶囊口服，每次 0.2g，2 次/日，限服 1 周。观察治疗前后两组的症状、体征，结果治疗组总有效率为 96.09％，对照组总有效率为 77.03％，治疗组明显优于对照组，表明膈下逐瘀汤大大降低了老年慢性腹泻的复发率。

15. 颈性腹泻　采用膈下逐瘀汤内服外敷治颈性腹泻 155 例；对照组予以颈复康 10g，每日 3 次，口服，四神丸 9g，每日 2 次，口服。制定疗效标准：治愈：头晕头痛，肢体麻木等症状消失，大便成形，每日 1 次，便前肠鸣音亢进及腹痛腹胀消失，便前能随意控制 5 分钟以上；好转：头晕头痛，肢体麻木等症状明显好转，大便基本成形，每日大便次数基本正常，便前肠鸣音亢进及腹痛腹胀基本消失，便急及下坠感较前明显改善；无效：经治疗症状无明显改善者。结果：治疗组总有效率为96.1%，对照组总有效率为84.4%，治疗组的疗效明显优于对照组。表明膈下逐瘀汤加减以活血化瘀药为主，内服具有扩张血管、改善微循环的功能；外敷可使局部的毛细血管扩张，血液循环加速，局部肌肉松弛，起到消炎、消肿、驱寒湿、减轻疼痛、消除疲劳的作用。

16. 急性胰腺炎　采用膈下逐瘀汤合大承气汤加减治疗急性胰腺炎86例，对照组予以常规内科治疗，给予禁食、胃肠减压、抑制胰酶胰液分泌、抗感染、扩容、抗休克及全肠外营养（TPN）支持、ICU监护等治疗，治疗组在常规内科治疗的基础上予膈下逐瘀汤合大承气汤加减治疗。观察两组治疗前后急性胰腺炎的腹痛缓解时间，血淀粉酶恢复时间和有效率。结果：治疗组优于对照组，表明膈下逐瘀汤合大承气汤加减，能抑制胰蛋白酶、胰脂肪酶等的活性，提高血浆胶体渗透压，促进细胞外液向血管内转移，降低血液黏稠度，降低肠管内压，有效缓解腹部症状，对急性胰腺炎疗效确切，可明显减少并发症，降低病死率。

17. 晚期胰腺癌　运用膈下逐瘀汤加减治疗晚期胰腺癌，可明显提高患者生活质量。将56例晚期胰腺癌患者分成治疗组（膈下逐瘀汤加减＋化疗）28例，对照组（单纯化疗）28例，治疗2个周期以上，按WHO标准评价疗效，以KSP评分标准评价生活质量。结果：治疗组缓解率（CR＋PR）为52.57%，对照组缓解率为39.29%，两组无显著性差异（$P>0.05$），但治疗组生存质量明显提高（$P<0.01$）。

18. 原发性痛经　采用膈下逐瘀汤治疗原发性痛经患者74例，74例患者均采用膈下逐瘀汤加减治疗，根据经色质及伴随症状的不同而酌情加减，制定疗效标准（痊愈：疼痛消失，停药后连续3个月经周期未复发者;好转:连续3次疼痛减轻者;无效:疼痛未见改善者),结果74例中治愈30例,好转38例,无效6例,总有效率为91.89%。表明膈下逐瘀汤可抑制子宫收缩,抑制血小板聚集及血栓形成,在扩张血管、改善血流、镇静止痛方面有确定作用。

19.子宫内膜异位症 将子宫内膜异位症患者随机分成两组各40例,治疗组采用膈下逐瘀汤合西药达那唑治疗,对照组仅采用西药达那唑治疗,均以6个月为1个疗程。结果:总有效率治疗组为95.0%,对照组为80.0%,治疗组明显优于对照组($P<0.05$)。膈下逐瘀汤合西药达那唑治疗子宫内膜异位症疗效满意。

采用膈下逐瘀汤治疗子宫内膜异位症不孕患者124例,制定疗效标准:痊愈:症状、体征消失,已妊娠;显效:症状与体征基本消失,尚未妊娠;好转:症状、体征有所好转,经检查,子宫内膜异位病灶有所改善;无效:症状、体征未改善,经检查,子宫内膜异位病灶无改变。结果:总有效率为92.7%,表明膈下逐瘀汤能抑制血小板聚集,防止血栓产生,还可提高纤溶酶活性,促进纤维蛋白溶解,扩张血管,改善微循环,溶解微小栓子,改善盆腔环境,解除平滑肌痉挛,缓解盆腔组织粘连,并能抗菌、抗炎、止痛,调节内分泌,增强机体免疫功能,并有良好的镇痛作用。

20.女扎后腹痛 采用膈下逐瘀汤治疗女扎后腹痛患者36例,制定疗效标准(腹痛消失,3个月内不复发为痊愈;疼痛减轻,或愈后又复发为减轻;疼痛始终未减为无效),总有效率为97.22%。活血通络,调气止痛,帮助组织修复,使气血畅通,疼痛则愈,表明膈下逐瘀汤是治疗女扎后腹痛的有效方药。

21.慢性盆腔痛 膈下逐瘀汤能较好地改善患者的疼痛程度和抑郁状态。对30例慢性盆腔痛患者给予膈下逐瘀汤口服治疗，疗效标准参照《中药新药临床研究指导原则》相关标准拟定〔治愈：治疗后腹痛症状消失，疼痛数字评价量表（NRS）评分为 0 分；妇科检查及理化检查正常，停药后 1 个月内未见复发。显效：治疗后腹痛症状消失或明显减轻，NRS 评分由重度疼痛转为轻度疼痛；妇科检查及理化检查明显改善。有效：治疗后腹痛症状减轻，NRS 评分下降 1 个级别，妇科检查及理化检查有所改善。无效：治疗后腹痛症状无减轻或有加重；妇科检查及理化检查无改善或有加重〕。结果：治愈 5 例，显效 11 例，有效 10 例，总有效率为 86.7%。疗程结束时和治疗后 1 个月，患者疼痛程度 NRS 评分和汉密尔顿抑郁量表（HAMD）评分均明显下降，治疗前后比较，差异有非常显著性意义（$P < 0.01$）；治疗后 1 个月较疗程结束时的评分也有明显下降，差异有显著性意义（$P < 0.05$）。

22. 子宫肌瘤　采用膈下逐瘀汤加减治疗子宫肌瘤 12 例，疗效观察：1 个疗程后观察疗效。治愈：临床症状消失，内诊及超声检查示肌瘤消失，子宫大小恢复正常；好转：临床症状消失或明显减轻，肌瘤较治疗前明显缩小；无效：临床症状、肌瘤大小较治疗前无明显改善。结果：12 例中治愈 8 例、好转 3 例、无效 1 例，总有效率 91.5%。

23. 输卵管阻塞不通　运用膈下逐瘀汤加减治疗经子宫输卵管碘油造影证实了输卵管不通的患者 20 例，其中 11 例已怀孕，5 例经再次造影已通，4 例无效。治愈时间：6 个多月以内者 4 例，7 个月~2 年者 12 例，治愈率 80%。

24. 多囊卵巢综合征的月经失调　采用膈下逐瘀汤加减联合达英-35，治疗多囊卵巢综合征的月经失调 43 例，疗效满意。治疗组 43 例采用膈下逐瘀汤加减联合达英-35 治疗；对照组 43 例采用达英-35 治疗。疗效标准参照《中医病症诊断疗效标准》和相关标准。治愈：月经恢复正常，临床症状消失，生化指标及 B 超检查正常；好转：月经失调好转，生化指标及 B

超检查好转；未愈：临床症状及生化指标、B超检查无改变或加重。结果：治疗组总有效率为95.53%，对照组总有效率为76.74%，两者比较有显著性差异（$P<0.05$）。提示：膈下逐瘀汤加减联合达英-35治疗多囊卵巢综合征的月经失调有协同提高疗效的作用。

25. 卵巢囊肿　采用膈下逐瘀汤加减治疗卵巢囊肿42例，疗效标准：临床痊愈：症状消失，B超诊断囊肿消失；显效：症状基本消失，B超诊断囊肿明显缩小；有效：症状明显改善，B超诊断囊肿稍有缩小或缩小不明显；无效：症状及体征均无改善或加重。治疗效果：42例中，临床治愈31例，占73.8%；显效7例，占16.7%；有效4例，占9.5%；全部有效。

26. 糖尿病肾病　在常规治疗基础上，以猪苓汤合膈下逐瘀汤加减治疗糖尿病性肾病（DN）30例，并与单纯西药疗法20例进行对照观察。结果：治疗组总有效率（90%）明显高于对照组（60%）。治疗组治疗后24小时尿蛋白明显减少，血肌酐、尿素氮显著降低（$P<0.01$），总胆固醇、甘油三酯降低（$P<0.05$），全血黏度和血浆黏度显著降低（$P<0.01$），红细胞聚集指数下降（$P<0.05$），各观察指标与对照组比较存在显著性差异（$P<0.05$）。表明猪苓汤合膈下逐瘀汤加减对DN病人有调整糖脂代谢，减少蛋白尿，改善肾功能和血液流变学状态，延缓肾功能减退进程的作用。

27. 精液不液化症　选择符合病例标准的精液不液化症患者78例，治疗组38例以膈下逐瘀汤加减；对照组40例以透明质酸酶、维生素C治疗。疗效判定标准：参照卫生部《中药新药临床指导原则》中男性不育章节所列有关精液不液化的疗效评定标准拟定疗效标准。治愈：精液60分钟内完全液化，配偶受孕；有效：配偶虽未受孕，但精液60分钟内完全液化；无效：治疗后60分钟液化状态较前无明显改善。结果：治愈率治疗组 41.0%，对照组 15.0%，差异有显著性意义。结论：膈下逐瘀汤加减治疗精液不液化症有效。

28. 胸腰椎骨折后腹胀 运用膈下逐瘀汤治疗胸腰椎骨折后腹 89 例，服药最多 3 剂，最少 1 剂，均在 1~2 天内腹胀明显减轻或消除，腹痛、面赤、口臭等伴随症状减轻或消除，排便正常，全身情况改善，有效地促进骨折及其他疾病的恢复。

29. 预防结核性渗出性胸膜炎所致胸膜肥厚和胸膜粘连 34 例确诊为结核性粘连包裹性胸膜炎患者为观察组，应用膈下逐瘀汤方剂，治疗 6 周后观察患者胸膜厚度、粘连情况及血液流变学指标的变化，并与同期收治病情相似的 34 例患者做比较。结果：观察组胸膜肥厚（1.12 ± 0.19）cm，而对照组（1.42 ± 0.28）cm（$P < 0.01$），胸膜粘连发生率观察组 10%，对照组 74%（$P < 0.01$）。同时发现胸水消失时间略有延长，但同对照组相比无显著性差异。血液流变学指标全血黏度、血细胞比容、血沉观察组明显低于对照组，统计学检验有差异。结论：膈下逐瘀汤可能有促进胸膜腔血液循环、胸腔积液吸收的作用，能有效降低胸膜肥厚和粘连发生的几率。

30. 腹部术后并发膈下脓肿 随机将 90 例腹部术后并发膈下脓肿的患者分为治疗组和对照组，两组患者均采用抗生素抗感染、营养支持、B 超引导下腹腔穿刺抽脓、置引流管持续引流等综合治疗。治疗组辅以膈下逐瘀汤，对照组只用抗生素治疗而不加中药。疗效标准：根据症状、体征、B 超及 CT 评价疗效，分为治愈、显效、有效及无效。治愈：症状、体征消失，血象正常，腹部 B 超或 CT 证实膈下脓肿完全消失；显效：症状、体征明显改善，血象正常，B 超示脓肿缩小 1/3~1/2 以上；有效：症状虽有改善，但改善并不明显，或 B 超示脓肿有所缩小，但缩小比例不足 1/3；无效：症状、体征无改善，甚或加重，B 超示脓肿未减小甚或增大，或中转手术。结果：1 个疗程后，治疗组治愈率为 75.56%，总有效率

95.56％；对照组治愈率为 51.11％，总有效率 84.44％；两组治愈率、再手术率差异有统计学意义（$P<0.05$），而总有效率差异无统计学意义（$P>0.05$）。结论：膈下逐瘀汤辅助治疗腹部术后膈下脓肿可明显改善症状，缩短疗程，优于单纯西医治疗。

【现代基础研究】

1. 抗癌作用　采用甲基噻唑基四唑比色法检测膈下逐瘀汤各组对 Bel-7402 细胞生长的影响，结果发现，膈下逐瘀汤对 Bel-7402 细胞增殖的影响：膈下逐瘀汤对肝癌 Bel-7402 细胞有明显的生长抑制作用，呈良好的剂量-效应关系。膈下逐瘀汤质量浓度在 200mg/L 时其 48 小时细胞生长抑制率介于 0.5mg/L 顺铂组与 1.0mg/L 顺铂组之间（分别为 41.27％、34.01％、47.49％）；膈下逐瘀汤质量浓度在 50mg/L、25mg/L 时，其细胞抑制率明显低于顺铂组，72 小时细胞抑制率结果基本相同；药物作用肝癌 Bel-7402 细胞 48 小时后第 10 号染色体同源丢失性磷酸酶-张力蛋白基因蛋白的表达增多，200mg/L 膈下逐瘀汤组介于 0.5mg/L 顺铂组和 1.0mg/L 顺铂组之间。结论提示，中药复方膈下逐瘀汤抑制 Bel-7402 细胞的增殖机制可能是第 10 号染色体同源丢失性磷酸酶-张力蛋白基因表达增多的原因。膈下逐瘀汤通过促进 Bel-7402 细胞和肝癌组织中 PTEN 蛋白的表达，从而阻断了肝癌的发生发展；PTEN 蛋白的表达增加，可控制胰岛素样生长因子-1 介导的血管源性基因的表达，有助于抑制肿瘤的恶性扩散，从而阻断肝癌的发生发展。

体内外实验：结果表明，膈下逐瘀汤组药物作用 Bel-7402 细胞 3 小时时 PTEN 蛋白达到最高水平；与正常对照组、顺铂组、联合治疗组相比，膈下逐瘀汤组药物作用肝癌 Bel-7402 细胞 3 小时后 PTEN 蛋白的表达均有明显差异，而联合治疗组治疗作用较膈下逐瘀汤组更为明显。与正常对照组相比，肝癌模型组、顺铂治疗组、膈下逐瘀汤组和联合治疗组 PTEN 蛋白表达均增高，顺铂治疗组较膈下逐瘀汤组有明显增高 PTEN 蛋白表达的作用，联合治疗组作用最显著。结论提示，膈下逐瘀汤的作用机制可能就是通过促进 Bel-7402 细胞和肝癌组织中 PTEN 蛋白的表达，从而阻断了肝癌的发生发展。PTEN 蛋白水平的增高可能是膈下逐瘀汤抗肝癌的主要作用机制之一；膈下逐瘀汤与抗肿瘤药顺铂有协同抗肝癌的作用。

2. 改善肝功能　采用四氯化碳、高脂饮食及酒精复合因素作用于大鼠复制肝硬化模型，发现不同剂量的膈下逐瘀汤均能明显降低肝硬化大鼠血清 ALT、AST 水平以及升高总蛋白（TP）、白蛋白（Alb）的含量，提示本方具有减轻肝细胞损伤，保护肝细胞，改善肝功能，促进蛋白合成，阻止肝硬化的进一步发展的作用。不同剂量的膈下逐瘀汤均能明显降低肝硬化大鼠血清Ⅲ型前胶原（PCⅢ）、透明质酸（HA）的含量，而且高剂量组的作用明显优于对照组，说明经治疗后肝纤维化过程趋于停止，提示本方具有减少细胞外基质的生成与沉积，促进胶原降解吸收的作用。

3. 抗血小板聚集　膈下逐瘀汤能明显抑制由二磷酸腺苷（ADP）诱导的血小板聚集，能显著降低大鼠血小板聚集率，而参苓白术散则无明显作用。

4. 抗肝纤维化　采用免疫组化和原位杂交的方法研究证明基质金属蛋白酶抑制因子-1（TIMP-1）、基质金属蛋白酶抑制因子-2（TIMP-2）与肝纤维化形成密切相关，膈下逐瘀汤对肝纤维化大鼠 TIMP-1、TIMP-2 的基因调节和蛋白表达有一定的抑制作用。

5. 免疫抑制作用　通过膈下逐瘀汤对小鼠前额皮质（PFC）反应影响的正交设计，研究活血化瘀药物对小鼠的体液免疫反应，发现膈下逐瘀汤对小鼠抗体形成细胞的功能有明显抑制作用，其中桃仁和红花作用最强，为方剂中的主要药物，当归、赤芍、川芎、甘草的抑制作用次之。

6. 降血脂　膈下逐瘀汤能显著改善模型动物的肝指数和血清丙氨酸氨基转移酶（ALT）水平（$P<0.05$）；有降低动物血清、肝脏甘油三酯（TG）水平的趋势，病理切片显示膈下逐瘀汤能显著减轻模型肝脏损伤，对四氯化碳所致小鼠急性脂肪肝模型具有明显的保护作用。

7. 改善血液流变学和微循环　膈下逐瘀汤可明显升高模型大鼠全血黏度（高切）、全血黏度（低切）、血浆黏度、血细胞比容、纤维蛋白原，明显降低红细胞沉降率、血小板聚集率，有效地纠正"低凝高聚"，进而改善肝脏微循环，从而达到治疗肝硬化的目的。

【用法】　水煎服。

【使用注意】　孕妇忌用，有出血倾向者不宜多用，过敏者禁用。

【不良反应】　未发现膈下逐瘀汤不良反应的相关临床及文献报道。

（刘中勇　邓　鹏）

主要参考文献

1. 张艳华. 膈下逐瘀汤治疗冠心病心绞痛 38 例 [J]. 时珍国医国药，2005，16（1）：45-46.

2. 于白莉. 膈下逐瘀汤和人参山楂饮治疗急性冠脉综合征 30 例 [J]. 辽宁中医药大学学报，2009，11（4）：135-136.

3. 徐哲锋. 膈下逐瘀汤加减配合西药抗 Hp 治疗慢性糜烂性胃炎 40 例 [J]. 陕西中医，2010，31（5）：532-534.

4. 周玉来，周芳，罗伟. 膈下逐瘀汤加减治疗溃疡样消化不良 52 例 [J]. 中医研究，2006，19（8）：40-41.

5. 余胜利. 膈下逐瘀汤治疗胆囊切除术后综合征 30 例 [J]. 浙江中西医结合杂志，2007，17（6）：351-352.

6. 陈金香．膈下逐瘀汤治疗慢性溃疡性结肠炎 32 例 [J]．浙江中西医结合杂志，2003，13 (12)：758-759.

7. 陶爱军．膈下逐瘀汤加减合丹参注射液治疗淤胆型肝炎 22 例 [J]．安徽中医学院学报，2001，20 (6)：19-20.

8. 董昌将．膈下逐瘀汤加乌及散治疗肝原性溃疡 30 例 [J]．浙江中医杂志，2008，43 (2)：94.

9. 费新应，黄廷荣，沈震，等．膈下逐瘀汤辅助治疗原发性肝癌的临床观察 [J]．湖北中医杂志，2006，28 (1)：34.

10. 苏建超．膈下逐淤汤治疗脂肪肝的临床观察 [J]．黑龙江中医药，2006 (4)：35-36.

11. 苟海峰．膈下逐瘀汤加减治疗老年慢性腹泻 128 例 [J]．福建中医药，2007，38 (4)：30-31.

12. 李松柏．膈下逐瘀汤合大承气汤加减治疗急性胰腺炎 86 例观察[J]．中国现代药物应用，2011，5 (10)：107-108.

13. 邵玲．膈下逐瘀汤加减对提高晚期胰腺癌患者生存质量的临床研究 [J]．河南中医学院学报，2008，23 (4)：49-50.

14. 丁亮莲，雷磊．膈下逐瘀汤治疗子宫内膜异位症的临床观察 [J]．中医药导报，2010，16 (5)：56-57.

15. 雷洁莹．膈下逐瘀汤治疗慢性盆腔痛 30 例 [J]．新中医，2008，40 (12)：82-83.

16. 王忠．膈下逐瘀汤加减治愈输卵管阻塞不通 16 例 [J]．基层医学论坛，2008，12 (13)：449-450.

17. 刘芹．膈下逐瘀汤联合达英 35 治疗多囊卵巢综合征致月经失调 43 例 [J]．陕西中医，2008，29 (11)：1457.

18. 李乐梅．猪苓汤合膈下逐瘀汤治疗糖尿病性肾病 30 例临床研究[J]．中医杂志，2002，43 (3)：189-190.

19. 何湘益，郭惠杰，钱土山．膈下逐瘀汤治疗精液不液化症临床观察 [J]．辽宁中医杂志，2009，36 (6)：955.

20. 王建忠，禹志宏．膈下逐瘀汤治疗胸腰椎骨折后腹胀 [J]．中医正骨，2005，17 (8)：63-64.

21. 周俐，张亿星，卢文海．膈下逐瘀汤预防结核性渗出性胸膜炎所致胸膜肥厚和胸膜粘连 [J]．广州医学院学报，2004，32 (1)：71-73.

22. 季幸姝，文小敏，吴仕九．膈下逐瘀汤对肝癌 Bel-7402 细胞增殖的抑制及其机制 [J]．中国组织工程研究与临床康复，2007，11（12）：2375-2377.

23. 季幸姝，周小军，侯丽颖，等．膈下逐瘀汤对肝癌防治的机理研究 [J]．现代医药卫生，2008，24（12）：1742-1744.

24. 武荣芳．膈下逐瘀汤对肝硬化大鼠肝功能及肝组织病理形态学的影响 [J]．陕西中医，2007，28（11）：1564-1566.

25. 李松梅，李秀芳，林青，等．参苓白术散和膈下逐瘀汤对早期脂肪肝大鼠模型血小板聚集的影响 [J]．中药药理与临床，2007，23（5）：38-39.

26. 张洁玉，李冀．膈下逐瘀汤对肝纤维化大鼠 TIMP-1/2 蛋白表达的影响 [J]．中医药信息，2004，21（3）：66-67.

27. 孙洪，王雅贤，崔凯．膈下逐瘀汤对小鼠免疫功能影响的实验研究 [J]．中医药信息，1999（5）：46-47.

28. 李秀芳，宋波，代蓉，等．膈下逐瘀汤对四氯化碳致小鼠脂肪肝模型的保护作用 [J]．云南中医学院学报，2007，30（1）：26-28.

冠心Ⅱ号方

【来源】　北京冠心病防治组。

【组成】　丹参，赤芍，川芎，红花，降香。

【功能与主治】　行气活血，化瘀通络。用于气滞血瘀，胸痹，心痛，舌赤瘀斑，脉弦；冠心病，心绞痛，心肌梗死属上述证候者。

【现代临床应用】

1. 治疗冠心病、心绞痛　大量临床研究报道，冠心Ⅱ号方在治疗冠心病、心绞痛方面疗效显著，可有效增加冠脉血流量（CBF），减小心梗面积，抗心肌缺血等。徐睿等对冠心Ⅱ号治疗 50 例冠心病（血瘀证型）心绞痛患者临床观察，结果显示冠心Ⅱ号方总有效率为 84.62%；冠心Ⅱ号方可明显提高心电图疗效，降低全血低切黏度，降低血清胆固醇和低密度脂蛋白水平，降低血浆内皮素。表明冠心Ⅱ号方可能通过多种途径、作用于多种环节达到其消瘀止痛之目的。甘洪全等采用无创超声心动图技术，对 11 名健康男性口服冠心Ⅱ号方前后心血管功能及冠脉血流动力学进行研究，结果显示服药后各时间点的测量值与服药前比较，心率、收缩压、舒张压、射血分数、二尖瓣口血流频谱 E 峰、A 峰及 E/A 值，差异无显著性；冠脉血流显像测量值、舒张期最大血流速度（V_{max}）和舒张期血流速度时间积分（VTI）在 30 分钟、60 分钟、90 分钟、120 分钟较服药前明显增加。表明增加冠脉血流量可能是冠心Ⅱ号方治疗冠心病心绞痛的机制之一。张伟霞等通过临床观察冠心Ⅱ号方剂在治疗不稳定型心绞痛（UA）早期时对患者血浆溶血磷酯酸（LPA）水平的影响。结果显示治疗 10 天时，两组患者血浆 LPA 值均明显降低，表明冠心Ⅱ号方剂辨证加减治疗 UA 时在缓解症状同时对早期患者血浆 LPA 有明显降低作用。黄熙等对 15 名健康人口服冠心Ⅱ号方进行研究，比较服药前和服药后 1 小时，心率、血压和冠脉流量，结果显示服用冠心Ⅱ号方后，健康人的冠脉血流量成剂量依赖性地增加，而全身血流动力学参数却不受影响。表明冠心Ⅱ号方抗心肌缺血的心脏保护作用可能是通过增加冠脉流量和抗心肌细胞凋亡实现的。

2. 改善肠系膜下动脉的血流动力学　唐文富等观察 9 例男性健康人使用冠心Ⅱ号方喷雾干燥剂前后，肠系膜下动脉血流动力学的变化，结果显示用药前后比较冠心Ⅱ号方使肠系膜下动脉的平均血流速度加快、血管内径明显扩张和血流量增加，表明常规剂量冠心Ⅱ号方可能对健康男性肠系膜下动脉血管起扩张效应，可能扩大治疗范围。

【现代基础研究】

1. 抗心肌缺血损伤　近年来，许多研究者采用冠状动脉结扎法制备急性心肌缺血和急性心肌梗死模型，开展冠心Ⅱ号方保护心肌缺血损伤的药理学研究。心肌缺血后差异蛋白表达数目增加，冠心Ⅱ号方干预后又增加 11 个有效蛋白，缺血时上调蛋白数目多，用药后有一定的减少；冠心Ⅱ号方及其不同制剂对心肌细胞缺血再灌注样损伤也有一定的保护作用。

2. 抑制心肌细胞凋亡　冠心Ⅱ号方可通过减轻心肌细胞凋亡、提高机体抗氧化能力和保护心肌线粒体等机制对缺血心肌有保护作用；冠心Ⅱ号方可通过提高心肌细胞 Bcl-2 蛋白的表达，降低 Bax 蛋白及 Caspase-3 基因的表达水平而抑制缺血再灌注心肌细胞凋亡的发生；增加冠脉流量以及通过抑制细胞凋亡来减少心肌梗死面积，从而达到保护心肌的目的。

3. 抗氧化　冠心Ⅱ号方能通过抗氧化和抗脂质过氧化保护心肌缺血损伤、预防血栓形成及动脉粥样硬化。

4. 抗血小板聚集　冠心Ⅱ号方对抗血小板聚集和抗动脉粥样硬化作用显著。

全方中发挥抗血栓形成和抗血小板聚集作用的主要是方中的活血药，理气药在该作用上不起主导作用，另外，冠心Ⅱ号方组血清 NO 含量较模型组明显增加。表明冠心Ⅱ号方可明显降低动脉粥样硬化大鼠血清 TG、TC 和 TNF-α 水平及 T/K 比值，提高 NO 含量。

【用法】　水煎服。

【使用注意】　孕妇忌用，有出血倾向者不宜多用。

【不良反应】　尚未发现冠心Ⅱ号方不良反应的相关临床及文献报道。

（谷万里）

主要参考文献

1. 沈丕安. 中医验方治疗冠心病 [J]. 世界临床药物，2006，27（4）：229-232.
2. 徐睿，黄熙，李源，等. 冠心Ⅱ号治疗冠心病心绞痛的临床观察[J]. 成都中医药大学学报，2001，24（4）：17.

3. 甘洪全，黄熙，田新桥，等. 冠心Ⅱ号汤剂对健康男性冠脉血流和心脏收缩舒张功能的影响 [J]. 中国中西医结合杂志，2004，24（9）：785-789.

4. 张伟霞，白岩，岳风枝. 冠心Ⅱ号对不稳定型心绞痛患者血浆溶血磷酯酸水平的影响 [J]. 陕西中医，2006，27（2）：150.

5. 黄熙，赵健蕾，张红敏，等. 冠心二号方剂对健康人冠脉血流量的影响以及对大鼠心肌缺血再灌注模型抗心肌细胞凋亡的作用 [J]. 中药药理与临床，2007，23（5）：206.

6. 唐文富，陈定章，黄熙，等. 冠心Ⅱ号对健康男性肠系膜下动脉血流动力学的影响 [J]. 中国实验方剂学杂志，2006，12（1）：70-72.

7. 乔雪，徐曼，韩健，等. 中药复方冠心Ⅱ号的化学成分及药理研究进展 [J]. 世界科学技术——中医药现代化，2007，9（3）：86-95.

8. Qin F，Huang X. GuanxinⅡ for the management of coronary heart disease [J]. Chin J Integr Med，2009，15（6）：472-476.

9. 高会丽，李贻奎，仝燕，等. 冠心Ⅱ号系列组方对犬急性心肌缺血保护作用的比较研究 [J]. 中药药理与临床，2007，23（5）：1-4.

10. 张金艳，李贻奎，赵乐，等. 冠心Ⅱ号不同组分配伍对大鼠急性心肌梗死的影响 [J]. 中药新药与临床药理，2010，21（2）：153-155.

11. 于成瑶，刘振，徐新民，等. 冠心Ⅱ号对大鼠缺血心肌蛋白差异表达的影响 [J]. 中国中药杂志，2008，33（13）：1605-1609.

12. 束云，李贻奎，李彭，等. 冠心Ⅱ号方含药血清对心肌细胞缺血再灌注样损伤的比较药效学研究 [J]. 中药药理与临床，2007，23（4）：1-3.

13. 韦红巧. 冠心Ⅱ号对缺血心肌保护作用及机制的研究 [D]. 南宁：广西医科大学，2008：6.

14. Zhao J，Huang X，Tang W，et al. Effect of orirutal herbal prescription Guan-Xin-Er-Hao on cornory flow in healthy volunteers and anti-apoptosis on myocardial ischemia-reperfusion in rat models [J]. Phytother Res，2007，21（10）：926-931.

15. Huang X，Qin F，Zhang H M，et al. Cardioprotection by GuanxinⅡ in rats with acute myocardial infarction is related to its three compounds [J]. J Ethnopharmacol，2009，121（2）：68.

16. Qin F，Liu Y X，Zhao H W，et al. Chinese medicinal formular Guan-Xin-Er-Hao protects the heart against oxidative stress induced by acute ischemic myocardial injury in rats [J]. Phytomedicine，2009，16 (2-3)：215-221.

17. 王振宇，钱瑞琴，关树宏，等．冠心Ⅱ号抗缺血性心肌损伤的自由基机理实验研究 [J]．中国中西医结合杂志，2003，23 (5)：363-366.

18. 杨焕斌，王春兰，吴素娟．冠心Ⅱ号对犬心肌缺血模型血清超氧化物歧化酶、C反应蛋白、丙二醛的影响 [J]．中国中医药信息杂志，2005，12 (12)：19-20.

19. 张金艳，李贻奎，赵乐，等．冠心Ⅱ号不同组分配伍对体外血栓形成、血小板聚集和镇痛作用的影响 [J]．中药药理与临床，2010，26 (1)：1-3.

20. 王怡，刘剑刚，翁维良．冠心二号方对血液流变学性影响 [J]．实用中西医结合杂志，1997 (15)：1427.

21. 张梅，温进坤，陈兴，等．冠心Ⅱ号对动脉粥样硬化大鼠血脂、TNF-α、NO 及 TXA$_2$/PGI$_2$ 影响的实验研究 [J]．中国中医药科技，2008，15 (1)：20-21.

升解通瘀汤

【来源】　史载祥名老中医经验方。

【组成】　黄芪，知母，桔梗，升麻，柴胡，党参，山茱萸，三棱，益母草。

【功能与主治】　益气升陷，活血化瘀。主治冠心病心绞痛中医证属气虚血瘀，或大气下陷、血瘀络阻者，症见胸闷胸痛、气短乏力，或兼下肢水肿，舌淡黯质嫩或舌紫，脉沉弱、左寸尤甚。

【现代临床应用】

1. 难治性心绞痛　以规范药物治疗（西药治疗）仍不能控制，冠脉造影呈弥漫病变不宜介入治疗，冠脉介入和冠脉搭桥术后再狭窄的心绞痛统称为"难治性心绞痛"。难治性心绞痛的发病机制是普通冠心病心绞痛病理基础上的复杂化。难治性心绞痛的主导病机是本虚标实，本虚以气虚为主，标实以血瘀为主，寒热虚实错杂。故升陷解毒、活血利水是防治难治性心绞痛的基本治疗原则。文献曾有多个案例报道。

2. 急性心肌梗死 经冠脉介入治疗后有相当数量的患者出现胸闷、气短、心悸、乏力、自汗、活动后加重等心功能不全表现，有的仍有胸痛发作，严重影响患者的生活质量。采用益气升提、活血化瘀的升解通瘀汤治疗，多数患者治疗后，左手寸脉渐起，精神、体力明显改善，胸痛症状消失，可取得明显疗效。用升解通瘀汤加减治疗冠心病支架置入术后的心绞痛患者 40 例。年龄 35～80 岁，女性 6 例，男性 34 例。放入支架 1～6 枚不等，以多支病变者居多，有 6 名患者曾 3 次置入支架，另有支架术后再发心绞痛而行冠脉搭桥术者 2 人。疗程 1 个月～1 年，服药 1 个月即可明显改善症状，随访观察 2 年，所有支架术后患者未再放置支架或行冠脉搭桥术，对预防再狭窄有良好的效果。

3. 其他心血管疾病 升解通瘀汤对胸闷胸痛、气短乏力、脉弱的心力衰竭、房颤、低血压、心脏神经症等气虚血瘀型心系疾病疗效较好。

【现代基础研究】

1. 改善心脏缺血再灌注损伤心功能 将缺血再灌注模型大鼠随机分为假手术组、模型组、中药组（升解通瘀汤组）、西药组（倍他乐克组）和中西药组（升解通瘀汤＋倍他乐克组），并予相应处理。生理仪记录缺血期以及复灌期左室内压最大变化速率（$\pm d_P/dt_{max}$）、左室舒张末期压（LVEDP）及左室收缩末期压（LVSP）；心肌染色测定缺血面积和梗死面积百分比。结果预防性口服升解通瘀汤可以降低心肌梗死面积，升高心肌缺血再灌注损伤的 LVSP 和＋d_P/dt_{max}，降低 LVEDP 和－d_P/dt_{max}，进而改善心肌血供。表明升解通瘀汤对大鼠心脏缺血再灌注损伤具有心肌保护作用。

2. 保护心脏缺血再灌注损伤心肌 采用大鼠心脏缺血再灌注损伤模型，将 35 只 SD 大鼠随机分为：假手术组、模型组、中药组（升解通瘀汤组）、西药组（倍他乐克组）和中西药联合用药组（升解通瘀汤＋倍他乐克组）。用生理仪持续描记心律失常发生率；于再灌注 120 分钟用心肌染色测定缺血面积比和梗死面积比；用生化法测定血清肌酸激酶（CK）、丙二醛（MDA）和超氧化物歧化酶（SOD）。结果预防性口服升解通瘀汤可以降低心肌梗死面积，降低升高的 CK 活性和 MDA 含量。表明联合使用升解通瘀汤及倍他乐克可以降低心肌缺血期恶性心律失常的发生率，对大鼠心肌具有保护作用。

【用法】 水煎服。

【使用注意】 孕妇忌用，有出血倾向者慎用。

【不良反应】 尚未发现升解通瘀汤不良反应的相关临床及文献报道。

（谷万里 李春岩）

主要参考文献

1. 贾海忠，李格. 史载祥治疗难治性心绞痛经验［J］. 中医杂志，2006，47（12）：896-897.

2. 史载祥. 冠脉微循环障碍的诊断及中西医结合治疗［J］. 中日友好医院学报，2005，19（6）：362-364.

3. 余云昶，姜良铎，史载祥. 升解通瘀汤对大鼠心脏缺血再灌注损伤的心功能影响［J］. 中国中医急症，2008，17（3）：354-356.

4. 余云昶，史载祥，姜良铎. 升解通瘀汤对大鼠心脏缺血再灌注损伤的心肌保护作用［J］. 陕西中医，2008，29（6）：747-749.

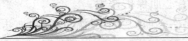

第五章　常用活血化瘀现代中成药研究

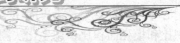

复方丹参滴丸

【组成】　丹参，三七，冰片。

【功能与主治】　活血化瘀，理气止痛。用于气滞血瘀所致的胸痹，症见胸闷、心前区刺痛；冠心病心绞痛见上述症状者。广泛应用于冠心病心绞痛和糖尿病血管病变的防治。

【现代临床应用】

1. 冠心病心绞痛

（1）复方丹参滴丸二期临床研究：复方丹参滴丸上市前的二期临床研究于 1992 年 12 月完成，共入选 157 例患者。证明复方丹参滴丸对冠心病心绞痛的治疗效果明显优于复方丹参片，有效率达 95.3％，证明复方丹参滴丸具有疗效高、用量小、服用方便、易吸收、安全可靠、副作用小等优势。

（2）复方丹参滴丸治疗冠心病心绞痛 Meta 分析：复方丹参滴丸治疗稳定型心绞痛的临床疗效已获肯定，且随着治疗时间的延长，临床效果更加显著。张敏州共纳入 2613 例患者的 Meta 分析证明，复方丹参滴丸能够显著缓解稳定型心绞痛发作，有效改善缺血性心电图，效果优于消心痛。江思艳纳入 3517 例患者的 Meta 分析证明，复方丹参滴丸治疗冠心病心绞痛，在减少心绞痛发作次数，改善缺血性心电图和不良反应方面均优于对照组。王蕾纳入 2152 例患者的 Meta 分析表明，复方丹参滴丸治疗稳定型心绞痛，心绞痛症状疗效和心电图改善均优于硝酸酯制剂。

（3）复方丹参滴丸 FDA Ⅱ期临床研究：复方丹参滴丸
FDA Ⅱ期临床试验严格按照美国食品药品管理局（FDA）的
要求，采用多中心、随机、双盲、安慰剂平行对照的严谨设
计，通过六次运动试验进行严格评价。研究者在美国组约州、
佛罗里达州、得克萨斯州和加利福尼亚州等地区的 15 个临床
中心，纳入了 125 例患者（其中白种人占 71％、黑人占 11％、
包括西班牙人的其他人种占 13％、亚洲人占 4％，患者平均年
龄 61 岁）。研究完全按照国际公认的药品临床试验管理规范
（GCP）的标准严格进行。入组的 125 例中度慢性心绞痛患者
被随机分为安慰剂组（42 例）、小剂量复方丹参滴丸组（41
例，125mg 每 12 小时 1 次，日剂量 250mg）和大剂量组复方
丹参滴丸组（42 例，187.5mg 每 12 小时 1 次，日剂量
375mg）。患者入组后经过 14 天的洗脱期，开始接受为期 8 周
的治疗。试验期间所有受试者只允许服用一种 β 受体阻滞剂或
钙通道阻滞剂，心绞痛急性发作时可以服用速效硝酸酯类药
物，其他所有伴随用药均停止。主要评价标准是采用运动平板
试验来衡量病人用药后总体运动耐受时间和基线时的变化，在
－7 天、0 天、28 天、29 天、56 天、57 天一共做 6 次运动平
板试验。观察指标包括比较第 4 周、第 8 周时的药物治疗组和
安慰剂组之间运动平板试验运动耐受时间和基线时的改变，每
周的心绞痛发生频率，每周短效硝酸酯类药物的消耗量等。试
验结果证实，复方丹参滴丸高剂量组和低剂量组对冠心病稳定
型心绞痛患者运动耐受时间和基线时的改变比安慰剂组分别提
高了 43 秒和 20 秒，并且可以明显降低每周心绞痛发生频率，
明显减少每周硝酸酯类药物的使用，而且无严重不良反应发
生，表明复方丹参滴丸治疗冠心病稳定型心绞痛安全有效，意
向性治疗分析（ITT）及符合方案分析（PPT）结果相似。

2. PCI 围手术期临床应用　李广平等做过复方丹参滴丸

对急性 ST 段抬高心肌梗死介入治疗的临床作用的研究，共纳入 500 例患者，PCI 术前一次性服用复方丹参滴丸 20 粒，术后常规服用 1 个月，证明复方丹参滴丸具有明显降低 PCI 术后的心肌缺血、改善心肌血流和微循环，降低 PCI 术后心律失常的作用。

3. 复方丹参滴丸在糖尿病患者中的应用　近年来的研究提示，动脉内中膜厚度（IMT）与心脑血管疾病的发生密切相关，研究表明，颈动脉 IMT 每增加 0.1mm，心肌梗死的发生率增加 11%。在一项由卫生部北京医院牵头进行的多中心、大样本临床试验（国家"十五"攻关基金项目 No. 2001BA702B01）"2 型糖尿病大血管并发症干预措施与控制模式研究"中，汪耀对其中 599 例病程 1 年以内的 2 型糖尿病病人随机分为复方丹参滴丸治疗组（强化降糖、降压、降脂治疗＋复方丹参滴丸）和对照组（强化降糖、降压、降脂治疗），比较干预 2 年后颈动脉、股动脉、髂动脉 IMT 的变化及其与血糖、血脂的相关性。结果提示，复方丹参滴丸治疗组可以通过调节 HDL-C 代谢明显延缓颈动脉 IMT 的增厚，从而降低大血管病变的发生率，对早期动脉粥样硬化有保护作用，减少心脑血管疾病的发生。治疗 2 年期间未发现不良反应。邹大进对其中 130 例病程 1 年以内的 2 型糖尿病病人随机分为 A 组（强化降糖、降压治疗）、B 组（强化降糖、降压、降脂治疗）、C 组（强化降糖、降压、降脂治疗＋维生素 E）和 D 组（强化降糖、降压、降脂治疗＋复方丹参滴丸），比较干预 5 年后颈动脉、股动脉、髂动脉 IMT 的变化。结果证明在血糖控制无明显差异的状态下，复方丹参滴丸能明显抑制糖尿病患者颈动脉内中膜的增厚，并能显著减少颈动脉内斑块的数量。

戚朝秀等做过复方丹参滴丸治疗糖尿病性视网膜病变的临床研究，证明使用复方丹参滴丸治疗 3 个月后，患者视力较治疗前明显提高，视网膜小出血斑、微血管瘤数目及视野灰度值较治疗前明显减少。白晓宁等做的研究表明，厄贝沙坦联合复方丹参滴丸治疗老年早期 2 型糖尿病肾病患者，能有效降低24 小时尿总蛋白及尿清蛋白排泄率，改善肾功能。

4. 复方丹参滴丸在脑卒中二级预防中的应用　徐义等做过复方丹参滴丸对缺血性脑血管病患者血浆溶血磷脂酸的影响的研究，证明使用复方丹参滴丸治疗 1 个月后，可有效降低缺血性脑血管病患者血浆 LPA 水平。周玉珍等做过复方丹参滴丸对脑血流动力学影响的自身对照比较，证明复方丹参滴丸舌下含服可迅速增加脑血流速度，改善脑血液循环。

【现代基础研究】　复方丹参滴丸多靶点药理作用实验研究：

1. 降低心肌耗氧，改善能量代谢，保护心肌细胞。

2. 抗氧化，抗炎，降脂，保护血管内皮功能，对抗动脉粥样硬化。

3. 抑制血小板的黏附和聚集。

4. 改善微血管循环。

【用法用量】　口服或舌下含服，1 次 10 丸，1 日 3 次，28天为 1 个疗程；或遵医嘱。

【使用注意】　孕妇慎用。

【不良反应】　尚未见报道。

（宋心瑀　杜金行）

主要参考文献

1. 张敏州，王磊，陈伯钧，等 . 复方丹参滴丸治疗稳定型心绞痛 Meta分析［J］. 中西医结合心脑血管病杂志，2004，2（6）：311-314.

2. 江思艳，童九翠，孙瑞元，等 . 复方丹参滴丸治疗冠心病心绞痛 Meta 分析［J］. 实用药物与临床，2007，10（6）：334-337.

3. 王蕾，熊泽宇，王刚，等 . 复方丹参滴丸治疗稳定型心绞痛随机对照试验的系统评价［J］. 中国中西医结合杂志，2004，24（6）：

500-504.

4. 李广平, 郑心田, 王怀祯, 等. 复方丹参滴丸对急性 ST 段抬高心肌梗死介入治疗的临床作用 [J]. 中国介入心脏病学杂志, 2011, 19 (1): 24-28.

5. 蒋蕾, 孙明晓, 迟家敏, 等. 复方丹参滴丸对初诊 2 型糖尿病病人动脉内中膜厚度的影响 [J]. 中西医结合心脑血管病杂志, 2008, 6 (5): 514-516.

6. 马荣炜, 邹大进, 王奇金, 等. 复方丹参滴丸对 2 型糖尿病患者颈动脉内中膜的影响 [J]. 中国中西医结合杂志, 2010, 30 (8): 833-837.

7. 戚朝秀, 谈旭华, 李奇根, 等. 复方丹参滴丸治疗糖尿病性视网膜病变的临床研究 [J]. 中药材, 2007, 30 (3): 375-377.

8. 白晓宁, 侯敏全, 王惠芳. 厄贝沙坦联合复方丹参滴丸治疗对老年早期 2 型糖尿病肾病患者尿微量清蛋白的影响 [J]. 中国全科医学, 2008, 11 (20): 9381, 0481, 1481.

9. 徐义, 杨彬. 复方丹参滴丸对缺血性脑血管病患者血浆溶血磷脂酸的影响 [J]. 河北医学, 2006, 12 (7): 615-617.

10. 周玉珍, 王春芝, 丁勇民. 复方丹参滴丸对脑血流动力学影响的自身对照比较 [J]. 中国临床康复, 2006, 10 (23): 167.

11. 李全凤, 王孝铭, 朱世军, 等. 复方丹参滴丸对缺氧心肌细胞内钙离子平均荧光强度的影响 [J]. 中国病理生理杂志, 2001, 17 (7): 690-691.

12. 赵雅君, 朱世军, 史从宁, 等. 大鼠心肌缺血再灌注时能量代谢及脂质过氧化变化及复方丹参滴丸的保护作用 [J]. 哈尔滨医科大学学报, 2003, 37 (4): 290-293.

13. 赵明中, 汪家瑞, 魏嘉平, 等. 复方丹参滴丸对大鼠心肌缺血再灌注时心肌细胞凋亡及凋亡相关基因表达的影响 [J]. 中国临床药理学杂志, 1999, 15 (4): 288-291.

14. 王东霞, 王孝铭, 许晶兰. 复方丹参滴丸对人血管内皮细胞功能及形态保护作用的研究 [J]. 中国病理生理杂志, 2006, 22 (5): 933-937.

15. 许晶兰, 王孝铭, 王东霞. 复方丹参滴丸对过氧化氢损伤的人脐静脉血管内皮细胞的保护作用 [J]. 中国病理生理杂志，2006，22（5）：929-932.

16. 陈良，张梅，李长江，等. 复方丹参滴丸对动脉粥样硬化粘附因子的作用 [J]. 中国动脉硬化杂志，2007，15（2）：101-104.

17. 马晓静，张兴华，马红军，等. 复方丹参滴丸对球囊损伤血管内膜增生修复的影响 [J]. 临床心血管病杂志，2006，22（7）：437-438.

18. 叶武，叶美颜，冯培芳，等. 复方丹参滴丸对自发性高血压大鼠血管壁重建的干预及可能机制 [J]. 中国动脉硬化杂志，2007，15（3）：181-184.

19. 冯洁，王嗣岑. 复方丹参滴丸对大鼠血小板聚集功能的影响 [J]. 中国误诊学杂志，2006，6（12）：2261-2263.

20. 张雷，刘彩玲，靳婷婷. 复方丹参滴丸抑制高脂喂养犬血小板过度活化 [J]. 中国中医基础医学杂志，2007，13（12）：904-907.

21. 祝国光，罗瑞芝，郭治昕. 复方丹参滴丸抗血小板活化及聚集性研究进展 [J]. 中国心血管杂志，2007，12（2）：149-151.

22. 王山岭，王丽霞，孙月和. 复方丹参滴丸对不稳定型心绞痛患者血小板活化及纤溶活性的影响 [J]. 中国心血管杂志，2003，8（5）：354-356.

23. 郭春梅，吕吉元，范春雨，等. 复方丹参滴丸协同阿司匹林对冠心病患者血小板聚集功能的影响 [J]. 中西医结合心脑血管病杂志，2008，6（9）：294-296.

24. Yasutada Akiba，韩晶岩，堀江义则，等. 复方丹参滴丸及其主要成分丹参、三七对缺血再灌注引起的大鼠肠系膜微循环障碍的多环节改善作用 [J]. 世界科学技术-中医药现代化，2008，10（3）：99-105.

25. 施畅，吴纯启，马华智，等. 复方丹参滴丸对大鼠肝 CYP450 酶系诱导作用的研究 [J]. 解放军药学学报，2003，19（5）：344-346.

脑心通胶囊

【组成】 黄芪，赤芍，丹参，当归，川芎，桃仁，红花，乳香（制），没药（制），鸡血藤，牛膝，桂枝，桑枝，地龙，全蝎，水蛭。

【功能与主治】　益气活血，化瘀通络。用于气虚血滞、脉络瘀阻所致中风中经络，症见半身不遂、肢体麻木、口眼㖞斜、舌强语謇及胸痹心痛、胸闷、心悸、气短；脑梗死、冠心病心绞痛属上述证候者。

【现代临床应用】

1. 缺血性脑血管病　王彤观察脑心通胶囊和康复训练对缺血性脑血管病偏瘫患者运动功能、血脂和脑血液循环的影响。选择符合西医脑梗死诊断标准的缺血性脑血管病偏瘫患者80例。随机分为3组：单纯脑心通胶囊组、脑心通胶囊加康复训练组、同类中成药胶囊组（对照组），连续4周服药和训练。治疗前后各组分别接受神经功能缺损评定、Fugl-Meyer运动功能评定、改良巴氏指数评定、血脂检查、颈动脉超声多普勒检查、头部红外热像检测。3组患者治疗后神经功能缺损、Fugl-Meyer 和 Barthel 指数均较治疗前有明显改善（$P<0.01$）。Barthel 指数在脑心通加康复组较单纯脑心通组和对照组明显提高（$P<0.05$），总胆固醇、甘油三酯在脑心通加康复组及单纯脑心通组治疗后明显改善（$P<0.05$）。3组脑血流检测和红外热像检测均未能显示对脑血液循环改善的作用。脑心通胶囊结合康复训练能明显改善患者日常活动能力和血脂水平，效果比单纯用药好。方正龙等使用脑心通胶囊治疗气虚血滞、脉络瘀阻所致脑卒中，临床疗效确切，神经功能改善明显，生活质量提高，血液流变学有明显改变，为临床防治脑卒中的有效药物。

2. 冠心病心肌缺血　脑心通胶囊对冠心病无症状心肌缺血有显著疗效，且能改善血管内皮依赖性舒张功能。代谢综合征患者多有左室结构和功能的损害，脑心通胶囊可减缓、逆转左室肥厚，从而改善心脏功能。

3. 抗血小板作用　陈达开对215例心脑血管疾病患者随机分成阿司匹林1组（72例）每天继续口服阿司匹林100mg；

阿司匹林 2 组（70 例）每天口服阿司匹林 300mg；脑心通组（73 例）每天继续口服阿司匹林 100mg，同时加用脑心通胶囊。1 个月后复查血小板聚集率（PAG）、血浆 P-选择素和 TXB_2 浓度。结果：血浆 P-选择素、TXB_2 浓度与 AA、ADP 诱导的 PAG 水平均呈正相关（$P < 0.01$），血浆 P-选择素与 TXB_2 呈正相关（$P < 0.01$）；治疗后 3 组之间 AA 和 ADP 诱导的 PAG、血浆 P-选择素和 TXB_2 浓度均显著低于治疗前（$P < 0.01$）；脑心通组 AA 诱导的 PAG、血浆 P-选择素和 TXB_2 浓度均低于阿司匹林 1、2 组（$P < 0.05$），脑心通组 ADP 诱导的 PAG 明显低于阿司匹林 1 组（$P < 0.05$），3 组间不良反应发生率差异无统计学意义。脑心通胶囊与阿司匹林合用能加强阿司匹林对心脑血管疾病患者抗血小板疗效，并无明显副作用。

【现代基础研究】

1. 脑心通可能通过减轻脑水肿，降低脑内补体 C3 的表达对大鼠缺血脑组织损伤产生保护作用。

2. 脑心通胶囊可提高自由基清除酶的活力，减轻自由基损伤。

3. 脑心通促进了 VEGF 的表达，其通过促进 VEGF 的表达参与了脑缺血再灌注损伤的保护机制。可减少再灌注（IR）后脑含水量并增强 VEGF 表达，从而起到神经保护作用。

4. 在急性冠状动脉综合征患者中应用步长脑心通治疗可以减少斑块基质成分的降解和炎性反应，降低血脂，具有稳定斑块的作用。脑心通胶囊可通过降低 Toll 样受体 2（TLR-2）、Toll 样受体 4（TLR-4）的过度表达而稳定斑块。其延缓动脉粥样硬化斑块的形成作用可能与其降脂及降低 C-反应蛋白水平、抗炎功能有关。

5. 脑心通可抑制 ox-LDL 诱导的 VSMC 增殖，机制与其阻止细胞进入有丝分裂期有关。脑心通对 VSMC 的凋亡无影响。

　　【用法用量】　口服，1次2～4粒，1日3次。

　　【使用注意】　胃病患者饭后服用。孕妇禁用。

　　【不良反应】　尚不明确。

（廖江铨　杜金行）

主要参考文献

1. 陈旗，王彤，王红星，等．脑心通胶囊和康复训练综合应用治疗对偏瘫患者的作用分析［J］．中国康复医学杂志，2006，21（7）：621-623．

2. 方正龙．步长脑心通胶囊治疗中风病胸痹临床验证［J］．中西医结合心脑血管病杂志，2003，1（1）：32-34．

3. 贾连旺，杜永远，胡鹰，等．脑心通胶囊对冠心病无症状心肌缺血病人血管内皮依赖性舒张功能的影响［J］．中西医结合心脑血管病杂志，2007，5（10）：920-922．

4. 刘运芳，赵玉霞，张运，等．脑心通胶囊对代谢综合征患者左心室肥厚的影响［J］．中医杂志，2006，47（8）：594-595．

5. 陈达开，张怀勤，张建华．脑心通胶囊对阿司匹林抗血小板治疗的影响［J］．中医杂志，2008，49（7）：605-607．

6. 张祥建，许莉，陈左然，等．脑心通对大鼠局灶性脑缺血脑组织补体C3的影响［J］．脑与神经疾病杂志，2005，13（2）：610-613．

7. 何明大，刘石梅，苏南湘，等．脑心通胶囊对拟血管性痴呆大鼠行为学和海马细胞形态学的影响［J］．中西医结合心脑血管病杂志，2006，4（1）：35-36．

8. 梅元武，王洪新．脑心通对大鼠脑缺血再灌注损伤后血管内皮生长因子表达的保护作用［J］．中西医结合心脑血管病杂志，2006，4（1）：42-44．

9. 张微微，李远征，裘林秋，等．步长脑心通胶囊对大鼠脑缺血再灌注损伤的神经保护作用［J］．临床神经病学杂志，2006，19（2）：118-120．

10. 关良劲，钟汉林，王珊，等．步长脑心通对急性冠状动脉综合征血清基质金属蛋白酶及其抑制物水平的影响［J］．岭南急诊医学杂志，2007，12（6）：414-416.

11. 赵玉霞，刘运芳，刘艳．脑心通胶囊对不稳定斑块兔 TLR-2 和 TLR-4 炎性信号转导因子的影响［J］．中西医结合心脑血管病杂志，2006，4（12）：1071-1073.

12. 田永波，王东琦，李红兵，等．脑心通对兔动脉粥样斑块形成及高敏C-反应蛋白的影响［J］．中国动脉硬化杂志，2011，8（8）：600-664.

13. 娄莉．脑心通对ox-LDL诱导血管平滑肌细胞增殖及调亡的影响［J］．中华老年医学杂志，2010（4）：303-304.

芪参益气滴丸

【组成】 黄芪，丹参，三七，降香油。

【功能与主治】 益气通脉，活血止痛。用于气虚血瘀型胸痹。症见胸闷胸痛、气短乏力、心悸、面色少华、自汗、舌体胖有齿痕、舌质黯或紫黯有瘀斑、脉沉或沉弦，适用于冠心病心绞痛见上述证候者。

【现代临床应用】

1. 冠心病心绞痛 临床研究表明，芪参益气滴丸能抗血小板聚集，扩张冠状动脉，增加冠脉血流，改善能量代谢，降低心肌耗氧量，增加心肌抗缺氧能力，改善心肌收缩力。

冠心病心绞痛气虚血瘀证患者 59 例，随机分为芪参益气滴丸＋西药组（30 例）和西药组（29 例），疗程为 60 天，结果发现两组在治疗后 6-酮-前列腺素 F1（6-keto-PGF1）、心排出量、加速指数和射血分数明显增加，内皮素（ET）、血液血栓素 B_2（TXB_2）、体血管阻力和胸腔体液水平明显减少，治疗后与治疗前比较，差异有统计学意义（$P<0.01$）。芪参益气滴丸＋西药组与西药组比较 6-酮-前列腺素 F1（6-keto-PGF1）、心排出量、加速指数和射血分数有所增加，内皮素

411

（ET）、血液血栓素 B_2（TXB_2）、体血管阻力和胸腔体液水平有所减少，差异有统计学意义。芪参益气滴丸＋西药为基础的中西医结合治疗能够有效改善冠心病心绞痛气虚血瘀证患者的心功能及内皮功能。

将83例稳定型心绞痛患者随机分为常规治疗对照组40例，及常规治疗加用芪参益气滴丸组43例，两组一般资料比较差异均无统计学意义（$P>0.05$），具有可比性。结果发现，芪参益气滴丸可显著减少患者的心绞痛发作次数和硝酸甘油片的用量（$P<0.05$）；运动诱发心绞痛所需时间及运动后 ST 段下移≥0.1mV 所需时间明显延长（$P<0.05$）。

不稳定型心绞痛气虚血瘀型患者60例，随机分为芪参益气滴丸治疗组30例，对照组（常规治疗组）30例，疗程4周。结果发现，芪参益气滴丸治疗组心电图及心绞痛改善优于对照组（$P<0.05$）；治疗组中医证候改善优于对照组（$P<0.05$）；两组患者均未出现明显的不良反应。芪参益气滴丸能改善冠心病不稳定型心绞痛患者的临床症状，提高临床疗效，且无不良反应，是治疗冠心病不稳定型心绞痛的有效、安全用药。

2. 心肌梗死 90 例急性心肌梗死（AMI）气虚血瘀型患者，随机分为芪参益气滴丸治疗组（46 例）和常规治疗对照组（44 例），治疗的第 1、2 周检测外周血白细胞（WBC）、C-反应蛋白（CRP），第 4、6 周检测超声心动图指标及评价中医症状积分。结果表明，治疗第 1 周时，治疗组 WBC 和 CRP 较对照组显著下降；第 2 周时两组 WBC 比较无显著性差异，治疗组 CRP 低于对照组，差异显著；第 4 周，治疗组左室舒张末期内径（LVDd）、左室舒张末期容积（LVEDV）、左室收缩末期容积（LVESV）较对照组减低，两组 LVEDV、LVESV 比较差异显著；第 6 周，治疗组 LVEDV、LVESV 较对照组低，两组之间有显著性差异，治疗组左心室射血分数

（LVEF）较对照组高，有显著性差异。治疗第 4、6 周，治疗组较对照组积分降低，差异有统计学意义。芪参益气滴丸可降低外周血 WBC 和 CRP 水平，减轻 AMI 后炎症反应；抑制 AMI 后 LVDd 的扩大，降低 LVEDV 和 LVESV，改善左室功能，改善症状，具有抗心室重构作用。

心肌梗死后患者 82 例，随机分为对照组（常规治疗）42 例和治疗组（芪参益气滴丸＋常规治疗）40 例，均以 1 年作为观察期。结果显示两组患者治疗后中医症状积分均较治疗前降低，治疗组治疗后中医症状积分总有效率优于对照组，对照组和治疗组左心室收缩末期内径（LVDs）、左心室舒张末期内径（LVDd）均有改善，治疗组左心室舒张末期容积（LVEDV）较治疗前降低，与对照组比较有较显著差异，提示反映心室肥厚程度的心室内径有减小的趋势，心室容积有较显著减小；治疗组治疗后每搏量（SV）、有效心排出量（CO）、心脏指数（CI）、左心室射血分数（LVEF）明显增加，提示心脏的收缩功能改善，心排血量增加，与对照组疗效比较有显著性差异。治疗组治疗后 N 末端 B 型利钠肽原（NT-proBNP）的水平与对照组相比也明显下降，超声心动图提示心室肥厚的程度减轻一致，且更敏感。

3. 急性冠脉综合征　100 例行 PCI 的急性冠脉综合征（ACS）患者，随机分为芪参益气滴丸组（芪参益气滴丸口服＋常规治疗）50 例，与对照组（常规治疗）50 例。结果证实，与对照组比较，芪参益气滴丸组 PCI 术后 4 周的高敏 C-反应蛋白、1 型纤溶酶激活物抑制剂和内皮素-1 有明显回落，差异均有统计学意义；本组间与 PCI 术前 1 天比较，PCI 术后 24 小时及 PCI 术后 4 周的血清高敏 C-反应蛋白、1 型纤溶酶激活物抑制剂、内皮素-1 浓度均较术前 1 天有明显改变，差异均有统计学意义。芪参益气滴丸可降低 ACS 患者 PCI 术后血清炎症趋化因子的水平。

4. 心衰 165 例冠心病心衰患者随机分为芪参益气滴丸治疗组（芪参益气滴丸＋常规治疗）89 例，对照治疗组（常规治疗）76 例，观察治疗 1 年后两组患者超声心动图变化（LVEF、LEDV、LESV）、心功能改善情况及再住院率等。结果证实，两组各指标较入院时均有显著改善；芪参益气滴丸组左室收缩及舒张末期容积低于对照组，左室射血分数高于对照组；再住院率低于对照组，有统计学意义。芪参益气滴丸治疗可以改善冠心病心力衰竭患者的心功能，降低再住院率。

126 例慢性心力衰竭患者随机分成芪参益气滴丸治疗组（芪参益气滴丸＋常规治疗）62 例，对照组（常规治疗）64 例。结果证实，治疗组总有效率 95.2%，对照组总有效率 84.4%，两组差异有统计学意义。左心室射血分数两组均明显提高，治疗组优于对照组。芪参益气滴丸联合西药治疗老年慢性心力衰竭可以更有效地改善心功能，且具有良好的安全性。

5. 扩张性心肌病 120 例扩张性心肌病心衰病人随机分成对照组（常规治疗）和芪参益气滴丸治疗组（芪参益气滴丸＋常规治疗），各 60 例，服药时间 6 个月，分别于服药前及服药后 6 个月检查超声心动图、血浆 B 型钠尿肽（BNP）浓度，并观察治疗前后两组病人死亡率。结果证实，经 6 个月治疗后，芪参益气滴丸治疗组死亡率降低（$P<0.05$），血浆 BNP 水平降低（$P<0.05$），左室舒张末期内径缩小（$P<0.05$），左室射血分数明显提高（$P<0.05$）。在常规治疗的基础上加用芪参益气滴丸治疗扩张性心肌病心力衰竭能明显降低血浆 BNP 的水平，更好地改善扩张性心肌病心衰病人的心功能。

6. 肺源性心脏病 肺源性心脏病合并心肺功能不全患者共 100 例，随机分为对照组和治疗组各 50 例，对照组予以常规强心、利尿、扩血管、抗感染、支气管扩张剂等治疗，具体药物选择视病情而定，治疗 4 周；治疗组在常规治疗基础上加用芪参益气滴丸治疗 4 周。结果证实，治疗后对照组总有效率

78%，治疗组总有效率94%，比较有统计学意义。两组治疗后6分钟步行距离、LVEF%、FEV1%、FVC%、MMV%均较治疗前有明显改善，且治疗组较对照组改善更明显，比较有统计学意义。两组用药期间均未发生过敏反应或肝肾功能损害。

7.2型糖尿病早期肾病　　93例2型糖尿病早期肾病患者随机分为3组，每组31例。A组采用芪参益气滴丸＋依那普利治疗，B组单用芪参益气滴丸治疗，C组单用依那普利治疗。观察尿微量清蛋白排泄（UALB）、血糖、血脂、血液流变学指标，比较3组患者的疗效。结果证实，3组患者治疗后UALB较治疗前均降低，差异均有统计学意义。3组患者治疗后疗效比较，差异有统计学意义，其中A组优于B、C组。3组治疗后上述指标比较，差异均有统计学意义，其中A、B组均优于C组。结论：芪参益气滴丸与依那普利均能降低2型糖尿病早期肾病患者的UALB，但芪参益气滴丸联合依那普利治疗效果优于单用芪参益气滴丸或依那普利，且芪参益气滴丸有改善血脂和血液黏度的作用。

【现代基础研究】

1. 抗心肌重构、改善能量代谢　　芪参益气滴丸能够预防缺血再灌注引发的心肌血流量下降、心肌梗死以及再灌注90分钟和24小时后的细胞凋亡。芪参益气滴丸能显著改善缺血再灌注造成的心功能下降、ADP/ATP和AMP/ATP的比值减小，抑制心肌纤维断裂、间质性水肿和线粒体肿胀。

2. 芪参益气滴丸抗心肌纤维化、抑制心室肥大　　芪参益气滴丸给药后抑制左心室后壁的舒张末期内径和心脏重量/体重（HW/BW），显著增加左心室射血分数和左心室短轴缩短率。芪参益气滴丸可减小心肌纤维化的面积。芪参益气滴丸显著降低CD68和转化生长因子 β_1 的表达。

3. 稳定斑块　　芪参益气滴丸可以改变斑块的组织结构，

增大斑块密度，从而起到稳定斑块的作用。

4. 促进梗死区心肌早期修复，同时抑制非梗死区心肌胶原的增生　芪参益气滴丸通过调节转化生长因子 β_1 等，促进梗死区心肌早期修复，同时抑制非梗死区心肌胶原的增生，从而延缓心室重构。

5. 抗血小板聚集　芪参益气滴丸对家兔血小板的黏附功能和聚集功能有显著抑制作用，且呈剂量依赖关系。

【用法用量】　餐后半小时服用，1 次 1 袋，1 日 3 次。4 周为 1 个疗程或遵医嘱。

【使用注意】　孕妇慎用。

【不良反应】　尚不明确。

（宋心瑀　黄力）

主要参考文献

1. 黎素军，梁伟东，赵献明，等 . 芪参益气滴丸治疗稳定性劳力型心绞痛患者 43 例临床研究 [J]. 中医杂志，2009，50 (S1)：119-120.

2. 翟玉民 . 芪参益气滴丸治疗冠心病不稳定型心绞痛临床观察 [J]. 中医临床研究，2012，4 (20)：19-21.

3. 廖瑜修，王银山，钟宏量 . 芪参益气滴丸治疗冠心病心绞痛临床观察 [J]. 中国现代医药杂志，2008，10 (1)：38-39.

4. 高晟，周静，姚民强 . 中西医结合治疗对冠心病心绞痛气虚血瘀证患者心功能及内皮功能的影响 [J]. 天津中医药，2012，29 (4)：332-334.

5. 杜武勋，朱明丹，冯利民，等 . 芪参益气滴丸干预急性心肌梗死后早期心室重构的临床研究 [J]. 中国循证心血管医学杂志，2008，1 (1)：120-122.

6. 谢东霞，毛秉豫 . 芪参益气滴丸对心肌梗死后气虚血瘀证患者心室重构及心功能的影响 [J]. 中国实验方剂学杂志，2011，17 (1)：192-195.

7. 魏万林，张薇，张天龙，等 . 芪参益气滴丸对急性冠脉综合征患者冠状动脉介入治疗术后炎症趋化因子水平的影响 [J]. 中国循环杂志，

2009，24（3）：182-184.

8. 王冬，王岩．芪参益气滴丸治疗冠心病心力衰竭的临床观察［J］. 吉林医学，2010，31（16）：374-375.

9. 蒙莫珂．芪参益气滴丸治疗老年慢性心力衰竭疗效观察［J］. 中国误诊学杂志，2010，10（13）：3097-309.

10. 刘结根．芪参益气滴丸治疗肺心病心肺功能不全的研究［J］. 实用医学杂志，2011，27（12）：2266.

11. 陈永斌，万永富．芪参益气滴丸治疗 2 型糖尿病早期肾病的疗效研究［J］. 中国全科医学，2011，14（5）：520-522.

12. Se-Qi Lin, Xiao-Hong Wei, Jing-Yan Han, et al. QiShenYiQi Pills® prevents cardiac ischemia-reperfusion injury via energy modulation [J]. International Journal of Cardiology，2012，168（2）：967-974.

13. Li YC, Liu YY, Han JY, et al. Attenuating effect of post-treatment with QiShen YiQi Pills on myocardial fibrosis in rat cardiac hypertrophy [J]. Clinical Hemorheology and Microcirculation，2012，51（3）：177-191.

14. 燕芳芳，刘艳，刘运芳，等．芪参益气滴丸对实验性动脉粥样硬化斑块组织学的影响［J］. 南京中医药大学学报，2007，23（5）：295-296.

15. 王婕，郭利平，王怡，等．芪参益气滴丸对家兔血小板黏附和聚集功能的影响［J］. 吉林中医药，2009，29（7）：624-625.

麝香保心丸

【组成】　由人工麝香、人参提取物、人工牛黄、肉桂、苏合香、蟾酥、冰片组成。出自宋代《太平惠民和剂局方》。

【功能与主治】　芳香温通活血，益气强心。用于气滞血瘀所致的胸痹，症见心前区疼痛、固定不移，心肌缺血所致的心绞痛、心肌梗死见上述证候者。

【现代临床应用】

1. 冠心病疾病因素干预　麝香保心丸在干预冠心病疾病因素、阻遏动脉粥样硬化方面具有良好的应用价值。对中老年患者尤其是有糖尿病及高血压史者可作为一级预防性治疗。在二级预防方面，使用麝香保心丸进行早期、长期干预，对于改善冠心病患者的预后有积极的作用，能快速缓解心绞痛症状，延长生存率和降低死亡率，提高生活质量。

高血脂：辅助降脂、减少内皮损伤，能明显降低血清总胆固醇（TC）、甘油三酯（TG）以及低密度脂蛋白胆固醇（LDL-C）的水平；减少由于高血脂对血管内皮造成的损伤，且长期服用不会引起肝肾损伤。临床观察发现，麝香保心丸具有调节血脂代谢的功效，与人参调节血脂的功能有关，从而减少脂质在动脉内膜的浸润，抑制动脉粥样硬化，与降脂药物合用减轻长期服用带来的肌肉及肝脏损伤。

高血压：减少高血压所致的血管内皮损伤，减少远期事件，扩张动脉，辅助降压。与西药降压药联合应用，治疗单服降压药物而降压效果不佳者，有效率高达 91.67%，对高血压合并心脑血管疾病的患者更为适宜。

高血糖：麝香保心丸可以辅助降糖，保护血管内皮，减少糖尿病并发症，显著提高糖尿病患者的生活质量。可降低糖尿病患者的胆固醇和甘油三酯，升高高密度脂蛋白，保护血管内皮，提高胰岛素敏感度，使缺血心肌再血管化。

2. 慢性稳定型心绞痛 麝香保心丸可快速改善心肌缺血，缓解心绞痛、胸闷等症状。即刻治疗可减少危险事件发生，长期治疗可持续改善心肌缺血、改善患者远期转归。可减轻心绞痛症状，无低血压、头痛等禁忌及不良反应，与阿司匹林合用不增加患者的出血风险。

3. 急性冠脉综合征 麝香保心丸可显著改善心绞痛（AP）症状（总有效率 88.3%）。治疗 3 个月明显改善左心室射血分数（LVEF）、左心室短轴缩短率（FS）、二尖瓣快速充盈期和心房收缩期血流速度比（E/A），且明显优于对照组。治疗组随访 1 年中复发性 AP、非致死性心肌梗死（MI）、心力衰竭（HF）、需做经皮腔内冠脉成形术/冠脉旁路移植术（PTCA/CABBG）、需再住院治疗的病例均较对照组明显降低。治疗组降低C-反应蛋白（CRP）、纤维蛋白原（FIB）和D-二聚体作用均明显优于对照组。Meta分析显示，麝香保心丸＋常规药物治疗心肌梗死优于仅用常规药物。

4. 冠心病患者PCI术后治疗　麝香保心丸能改善内皮细胞功能，降低血清前内皮素（ET）水平。临床研究显示，PCI术后加用麝香保心丸2粒（每日3次）治疗半年后，心绞痛发作人数和PCI术后再狭窄发生率均显著减少，冠脉造影检查结果显示再狭窄人数治疗组与对照组相比也明显减少。

5. 心力衰竭　临床研究显示，在常规治疗的基础上加用麝香保心丸，心衰患者左室射血分数、6分钟步行距离明显增加，左室舒张末期内径明显缩小，24小时心肌缺血发作次数及再住院率明显减少，且优于常规治疗组。

6. 心律失常（窦性、室性）　麝香保心丸可以提高缓慢性心律失常患者平均心率水平，同时减少快速性心律失常发作。临床研究显示，麝香保心丸可明显减少心肌缺血所致的心律失常的发生率。

7. 其他临床应用　降低心、脑、肾损害发生率：长期应用麝香保心丸患者进行心电图、心脏B超、脑血流、脑CT以及肾功能和尿常规6项检查，应用麝香保心丸患者的心脏、脑血管、肾损害发生率显著降低。对缺血性脑卒中，可显著降低临床神经功能缺损程度（NDS）评分及提高日常生活活动量（ADL）评分。明显改善椎-基底动脉供血不足患者的临床症状（如眩晕等）。可以改善血管性痴呆患者简易智力状态检量表（MMSE）、修订长谷川效果量表（HDS）和日常生活能力量表（ADL）评值测定积分值。对肺源性心脏病患者，在抗生素基础疗法同时应用麝香保心丸进行治疗，观察治疗前后肺功能及血气分析的状况，发现该药在改善肺功能方面有良好效应。麝香保心丸还可减少慢性肾衰竭的心血管并发症，改善肾功能，临床可应用为治疗慢性肾衰竭及其心血管并发症。

【现代基础研究】

1. 快速扩张冠状动脉、改善心肌缺血　麝香保心丸对离体主动脉环的扩张血管作用包括内皮依赖的扩张血管作用和非内皮依赖的扩张血管作用即直接扩张血管作用；高浓度时主要通过内皮依赖性扩张血管，低浓度时主要为非内皮依赖性的直接扩张血管。

2. 保护血管内皮、阻遏动脉粥样硬化　麝香保心丸可提高动脉壁内皮型一氧化氮合酶（eNOS）基因表达的趋势、显著增强动脉一氧化氮合酶（NOS）的活力、提高血浆一氧化氮代谢产物（NOP）水平。麝香保心丸可减轻动脉一氧化氮代谢的紊乱，通过抗炎、减少脂质浸润等多途径保护血管内皮。

3. 稳定易损斑块，抑制动脉壁炎症　麝香保心丸可减少动脉粥样硬化家兔斑块内的血管内皮细胞抗体 CD34 和血管内皮生长因子（VEGF），抑制斑块内血管新生；可抑制小鼠巨噬细胞基质金属蛋白酶（MMPs）的表达与分泌。麝香保心丸通过抑制斑块内血管新生、降低基质金属蛋白酶（MMPs）的表达与分泌等多途径稳定易损斑块。

4. 促进治疗性血管新生　麝香保心丸能促进心肌梗死大鼠缺血心肌血管生长因子表达、促进培养的牛肾上腺血管内皮细胞的血管管腔结构形成、促进鸡胚绒毛尿囊膜血管生成；在大鼠缺血心肌模型（结扎大鼠冠状动脉的分支，人为造成部分心肌缺血）中，加入麝香保心丸的治疗组，在缺血区边缘新生的血管密度明显高于 0.9％氯化钠注射液对照组，和阳性对照贝复济组接近，说明麝香保心丸确能促进缺血心肌的血管新生。

【用法用量】　口服。1 次 1～2 丸，1 日 3 次；或症状发作时服用。

　　【使用注意】　孕妇及本品过敏者禁用。

　　【不良反应】　本品舌下含服者偶有麻舌感。

（李腾飞　杜金行）

主要参考文献

1. 张高峰，王受益，戴瑞鸿. 麝香保心丸对大鼠离体主动脉环的药理作用［J］. 中国新药与临床杂志，1998，17（6）：339-341.

2. 王受益，戴瑞鸿，金椿. 麝香保心丸治疗冠心病心绞痛的临床观察［J］. 中国中西医结合杂志，1996，16（12）：717-720.

3. 罗心平，李勇，范维琥，等. 麝香保心丸对兔动脉壁一氧化氮代谢影响的研究［J］. 中国中西医结合杂志，1998，18（S1）：36-38.

4. 罗心平，朱军，施海明，等. 血管内超声评价麝香保心丸对血管内皮功能的保护作用［J］. 中华物理医学与康复杂志，1999，21（2）：456-458.

5. 毛玉山，李福军，周丽诺，等. 麝香保心丸对2型糖尿病合并心绞痛患者血管内皮功能的影响［J］. 中国中西医结合杂志，2004，24（12）：1077-1079.

6. 李天奇，李勇，范维琥. 麝香保心丸和辛伐他汀对兔股动脉粥样硬化斑块稳定性的影响［J］. 中华老年心脑血管病杂志，2006，8（5）：296-299.

7. 冯培芳，刘艳，冯久贤. 麝香保心丸防治急性冠脉综合征的临床与实验研究［J］. 中成药，2004，26（S1）：23-26.

8. 徐立新，李美，张素燕. 麝香保心丸对老年冠心病患者血清E-选择素、P选择素、SICAM-1、SVCAM-1的影响［J］. 中药药理与临床，2005，21（1）：54-55.

9. 罗海明，戴瑞鸿，王受益，等. 麝香保心丸改善心肌缺血作用的核心脏影像学研究［J］. 中国中西医结合杂志，1996，16（6）：323-325.

10. 王丽洁，罗心平，王涌，等. 冠心病稳定性心绞痛患者长期应用麝香保心丸的临床耐受性与安全性评价［J］. 中国中西医结合杂志，

2008，28（5）：399-401.

11. 林甲宜，罗莉，王拥军，等．麝香保心丸治疗糖尿病合并冠心病对患者外周胰岛素抵抗、β-细胞功能、心肌缺血和生活质量的影响[J]. 中成药，2004，26（S1）：13-16.

12. 张勇，唐海沁，李瑾．麝香保心丸治疗冠心病的 meta 分析 [J]. 中国循证心血管医学杂志，2012，15（1）：73-74.

13. 曾群英，王礼春，高修仁，等．急性冠脉综合征早期辅助应用麝香保心丸治疗的作用及安全性临床研究 [J]. 中西医结合心脑血管病杂志，2003，1（4）：221-223.

14. 戴伦，王拥军．麝香保心丸治疗急性脑梗死的临床观察 [J]. 中成药，2004，26（S1）：61-63.

15. 钱健，李晓岚，杨维．麝香保心丸佐治肺心病合并心衰 60 例 [J]. 浙江中西医结合杂志，2008，18（8）：492-493.

16. 王新彦，宋小丽．麝香保心丸对慢性肾功能衰竭患者心血管并发症的治疗研究 [J]. 中国医药科学，2011，1（1）：74-75.

17. 赵妍，章忱，王洪昌．麝香保心丸对人结肠癌细胞 LoVo 释放碱性成纤维细胞生长因子和细胞周期的影响 [J]. 上海中医药大学学报，2005，19（2）：51-52.

18. 杨爱文，王义明，罗国安，等．基因芯片研究蟾酥急性毒性及配伍减毒机制 [J]. 高等学校化学学报，2011（5）：1058-1064.

19. 樊光辉，何亚雄，邹佳妮，等．麝香保心丸联合美托洛尔治疗冠状动脉心肌桥疗效观察 [J]. 中西医结合心脑血管病杂志，2012，10（1）：3-4.

20. 齐华阁，朱永春．核素心肌显像评价麝香保心丸治疗劳累型心绞痛的疗效 [J]. 中国中西医结合杂志，1998，18（3）：148-149.

21. 王丽洁，罗心平，王涌，等．长期口服麝香保心丸改善冠心病病人血管内皮功能的临床研究 [J]. 中西医结合心脑血管病杂志，2008，6（2）：129-131.

22. 罗心平，李勇，范维琥，等．麝香保心丸减少高脂血症对动脉壁损害作用的实验研究 [J]. 中国中西医结合杂志，1998，18（8）：486-489.

23. 朱莉，董秋立，刘忠志，等．麝香保心丸对实验性动脉粥样硬化兔

LOX-1 蛋白及基因表达的影响 [J]. 上海中医药大学学报，2008，
22（2）：43-45.

24. 李天奇，范维琥，李勇，等. 麝香保心丸减少兔股动脉斑块内血管
新生机制探讨 [J]. 中西医结合心脑血管病杂志，2009，7（6）：
680-682.

25. 吴建祥，梁春，任雨笙，等. 麝香保心丸对内皮祖细胞功能及分泌
一氧化氮的影响 [J]. 中国中西医结合杂志，2009，29（6）：
511-513.

26. 朱慧，罗心平，王丽洁，等. 长期服用麝香保心丸治疗冠心病临床
疗效评价 [J]. 中国中西医结合杂志，2010，30（5）：474-477.

27. 李蓓，王莉，陈荣鸾. 麝香保心丸对心脏 X 综合征患者的疗效观察
[J]. 中西医结合心脑血管病杂志，2009，7（1）：88-89.

28. 车贤达，张庆刚，钱琳艳，等. 麝香保心丸对内皮素-1 诱导原代培
养的人脐动脉血管平滑肌细胞增殖的影响 [J]. 中国病理生理杂志，
2010，26（2）：222-226.

心悦胶囊

【组成】　主要成分为西洋参茎叶总皂苷，是从西洋参茎叶
分离而出，含有与西洋参中相同的人参皂苷等多种成分，其药
性似西洋参。

【功能与主治】　益气养心，和血。用于冠心病心绞痛属于
气阴两虚证者。

【现代临床应用】

1. 冠心病心绞痛　以中国中医科学院西苑医院牵头的心
悦胶囊治疗冠心病心绞痛的多中心临床研究，供选择符合冠心
病心绞痛、中医胸痹心痛患者 400 例，其中 200 例采用双盲随
机对照分组，治疗组与对照组比例为 1：1，双盲法按随机表
分配病例投药，其余 200 例为开放治疗组，治疗组口服心悦胶
囊Ⅰ号，每次 2 粒，每日 3 次，同时加服益心口服液Ⅱ号（安
慰剂），对照组口服益心口服液Ⅰ号，开放治疗组口服心悦胶
囊Ⅰ号，观察 4 周。结果：治疗组对缓解冠心病心绞痛的总有

效率为 86.33%，显效率为 44.6%，对照组总有效率为 75%，显效率为 34.00%，治疗组疗效优于对照组（$P<0.05$）。对改善缺血性心电图的疗效，治疗组总有效率为 57.00%，显效率为 30.67%，对照组总有效率为 50.00，显效率为 21.00%，治疗组疗效率高于对照组，但无统计学意义（$P>0.05$）。对速效扩冠药物（硝酸甘油、消心痛、心痛定）的停减率，治疗组较为突出。同时对气阴两虚证的异常舌脉有一定的改善，尤其对舌脉或齿痕，脉细数的改善尤为突出，明显优于对照组。通过对临床实验指标的观察发现，心悦胶囊能提高心脏射血分数，明显好于对照组（$P<0.01$）。血流变学及血脂异常系冠心病发病预后的重要指标之一，心悦胶囊治疗后，可使全血黏度（高切、低切）、红细胞聚集指数、血甘油三酯明显降低，治疗优于对照组（$P<0.05$）。并能提高红细胞变形能力及血高密度脂蛋白水平，疗效优于对照组（$P<0.05$）。同时还能增强红细胞中 SOD 活性，并能降低 LPO 含量，具有一定的抗衰老作用。

2. 急性心肌梗死血运重建后心肌组织灌注 以阜外医院牵头的多中心临床研究，纳入符合急性心肌梗死诊断标准，急诊介入治疗后经冠状动脉造影和按照中华心血管杂志编委会 1996 年制定的静脉溶栓再通标准证实血管再通的患者或行静脉溶栓、直接或补救性 PTCA 加支架术等条件者；中医诊断符合 1995 年国家中医药管理局医政司制订的"胸痹心厥急症诊疗规范"标准者。入选患者共 76 例，单纯西医对照组按照指南应用规范的西医治疗，中药组在上述基础上，加心悦胶囊和复方丹参片，两药均自入选后当日口服，连续服药 3 个月或达临床研究终点，观察 6 个月。结果血运重建后 14 天，中药组和对照剂比较，静息态超声正常心肌百分比明显增加（$P<0.01$），室壁计分指数较对照组有显著减少（$P<0.01$）。负荷态超声显示，中药组左室射血分数值较对照组明显增加（$P<$

0.05），说明无论在静息状态还是在负荷状态，益气养阴活血制剂皆有改善 AMI 后心脏收缩功能和室壁运动的作用。前壁急性心肌梗死病人静息态超声表明，血运重建后 14 天中药组与对照组比较，心肌造影剂再充填强度（b）值于前中、前尖段明显增强（$P<0.05$），前壁尖段血流量（$k\times b$）值明显增加（$P<0.05$），前壁各部位微泡充填速度（k）值有一定的增加。前壁急性心肌梗死病人负荷态超声表明，血运重建后 14 天中药组与对照组比较，前尖段微泡充填速度（k）值显著增加（$P<0.05$），前中段心肌血流量（$k\times b$）值明显增加（$P<0.05$）。下壁急性心肌梗死病人超声静息态表明，血运重建后 14 天中药组与对照组比较，下中段毛细血管密度（b）值明显增加（$P<0.05$），下壁基、中段血流量（$k\times b$）值明显增加（$P<0.05$）。超声负荷态观察表明，血运重建后 14 天治疗组与对照组比较，下壁基段、尖段（b）值明显增加（$P<0.05$）。两组病例血运重建后 3 个月和 14 天相比，毛细血管面积（b）值、再灌注速度（k）值、局部心肌血流量（$k\times b$）值亦显示有增加的趋势。血运重建后 14 天，中药组和对照组比较前中段收缩速度峰值（tv）明显增强（$P<0.05$），前中段应变力（st）明显增强（$P<0.01$），前中段应变率达峰时间（srt）缩短（$P<0.05$）。中药治疗组 3 个月较 14 天基、中段位移（tt）明显增加（$P<0.05$）。多巴酚丁胺负荷试验负荷态显示，血运重建后 14 天中药组和对照组比较，前壁尖、中部应变力（st）、应变率（sr）及前中部位移（tt）明显增加（$P<0.05$），前中段应变力达峰时间（stt）、前中段收缩速度达峰时间（tvt）较对照组明显缩短（$P<0.05$）。下壁多巴酚丁胺负荷试验静息态结果显示，血运重建后 14 天，中药组和对照组相比，下尖段组织收缩速度峰值（tv）明显增快（$P<0.05$），下、中段组织峰值速度达峰时间（tvt）、下基段应变力达峰时间（stt）、基中段应变率达峰时间（srt）均有明显缩

短（$P<0.05$）。多巴酚丁胺负荷试验负荷态显示，血运重建后 14 天中药组与对照组相比，下壁中尖段组织收缩速度达峰时间（tv）、下基段应变力（st）、基中段应变率（sr）、下基段位移（tt）明显增加（$P<0.05$），下尖段应变力达峰时间（stt）、下基应变率达峰时间（srt）明显缩短（$P<0.05$）。血运重建后 3 个月较 14 天中药组下基段收缩速度（tv）明显增加（$P<0.05$）。中医症状计分观察结果显示，血运重建后 3 个月中药组较对照组症状缓解明显（$P<0.05$）。西雅图心绞痛量表结果显示，3 个月治疗后中药组在活动受限、心绞痛稳定情况、心绞痛发作情况方面较对照组均有明显改善（$P<0.05$）。实验表明在西医常规治疗的基础上，采用心悦胶囊和复方丹参片联合治疗 AMI 血运重建后患者，可明显改善患者中医症状、改善室壁运动功能、减少缺血心肌面积、改善心肌组织灌注和生存质量。

3. **急性冠脉综合征**　以中医科学院西苑医院牵头的多中心、区组随机、平行对照临床研究，共纳入 805 例 ACS 介入治疗的患者，对照组给予西医标准化药物治疗，治疗组在上述治疗基础上，加服心悦胶囊和复方川芎胶囊口服，连续 6 个月，或达临床研究终点。结果益气活血中药（心悦胶囊和复方川芎胶囊）结合西医常规治疗干预 ACS 介入治疗后的患者，可明显减少临床复合终点事件的发生，和单纯西医常规治疗相比，主要复合终点事件（心血管死亡、再次介入治疗、行冠状动脉旁路移植术、发生非致命性心肌梗死）发生率绝对降低了 3.50%，次要复合终点事件（因 ACS 再入院、心功能不全、非致命性脑卒中及其他血栓并发症）发生率绝对降低了 3.30%，主要＋次要复合终点事件发生率较对照组绝对降低了 6.80%；而且可明显改善介入后患者的生存质量；降低 ACS 患者治疗后 3 个月、6 个月、9 个月、12 个月时的血瘀证计分，血瘀证变量心绞痛计分与主要复合终点事件的发生与否呈正相关，舌质紫黯或有瘀斑与次要复合终点事件的发生与否呈正相关；可以明显降低患者治疗 1 个月、3 个月、6 个月、9个月、12 个月时的中医主症计分，中医主症胸闷与主要复合终点事件、次要复合终点事件、主要＋次要复合终点事件的发生与否均呈正相关。

【现代基础研究】

1. 降脂作用　心悦胶囊能够降低高脂血症大鼠血清甘油三酯和低密度脂蛋白胆固醇水平，升高高密度脂蛋白胆固醇。

2. 降糖作用　对四氧嘧啶诱导的高血糖动物模型，心悦胶囊具有降低血糖的作用：可提高脂肪细胞对葡萄糖的利用，增强脂肪细胞对葡萄糖的转运，提高血清胰岛素水平，抑制肿瘤坏死因子 α 对脂肪细胞的脂解作用，增强胰岛素敏感性，改善胰岛素抵抗。

3. 抗心肌缺血损伤作用　对急性心肌梗死大鼠模型，心悦胶囊具有良好的抗心肌缺血损伤作用：升高心肌细胞高能磷酸化合物水平，改善缺血心肌能量代谢；上调缺血心肌组织 Bcl-2 基因表达，下调 Fas 基因表达，抑制缺血心肌细胞过度凋亡；上调血管内皮细胞生长因子、碱性成纤维细胞生长因子的基因和蛋白表达，促进缺血损伤心肌血管新生，改善缺血组织灌注。

4. 抑制心肌梗死后心室重构　对于高脂大鼠心肌梗死模型，心悦胶囊能够降低左室舒张末期内径、收缩末期内径，提高射血分数、短轴缩短率，改善大鼠心肌梗死后心功能，明显抑制心肌梗死后心室重构。

5. 减轻心肌缺血再灌注损伤　对于心肌细胞缺氧/复氧损伤模型，心悦胶囊能够增加抗凋亡因子 Bcl-2 和降低促凋亡因子 Bax 的表达，抑制 CHOP、caspase-12 等内质网凋亡通路的激活，减少过度内质网应激介导的细胞凋亡，从而减轻心肌缺血再灌注损伤。

【用法用量】　口服。1 次 2 粒，1 日 3 次。

【使用注意】　个别患者服药后可出现胃部胀闷不适感，可改为饭后服用。

【不良反应】　尚不明确。

（杜金行　廖江铨）

主要参考文献

1. 韩轶，陈继红，李鹏，等. 心悦胶囊治疗冠心病慢性充血性心衰气虚血瘀型 54 例临床疗效观察 [J]. 重庆医科大学学报，2011，36（3）：372-374.

2. 张涵亮，孙伟伦，刘一鸣，等. 心悦胶囊对高脂血症大鼠血脂代谢的影响 [J]. 中国老年学杂志，2011，31（22）：4405-4407.

3. 肖寒，李凤，孙伟伦，等. 心悦胶囊对麻醉开胸犬急性心肌梗死的保护作用 [J]. 中国老年学杂志，2012，32（14）：2997-2999.

4. 田刚，付雯雯，周小涵，等. 心悦胶囊对 2 型糖尿病大鼠血糖及血脂代谢的影响 [J]. 中国老年学杂志，2012，32（15）：3236-3238.

5. 肖寒，付雯雯，周小涵，等. 心悦胶囊对急性血瘀模型大鼠血液流变学的影响 [J]. 中国老年学杂志，2012，32（18）：3959-3961.

6. 贾志梅，康伊，贾志军. 心悦胶囊治疗稳定型心绞痛的疗效及机制研究 [J]. 中西医结合心脑血管病杂志，2010，8（6）：654-655.

7. 杨琳，缪宇，殷惠军，等. LC-ESI-MS～n 法鉴定心悦胶囊中西洋参皂苷类成分 [J]. 中草药，2010，41（12）：1942-1947.

8. 郭春荣. 观察心悦胶囊治疗冠心病心功能不全气虚血瘀型的临床效果 [J]. 中国保健营养，2012，22（16）：3356.

9. 欧阳雪莲，沙敏. 心悦胶囊治疗老年性心房颤动的临床观察 [J]. 医学理论与实践，2012，25（24）：3021-3022.

10. 郁诚. 心悦胶囊治疗冠心病慢性充血性心衰气虚血瘀型的临床分析 [J]. 大家健康（学术版），2013，7（4）：62-63.

11. 曾玲，邹国辉，林炎彬. 心悦胶囊对冠心病左心室肥厚影响的研究 [J]. 江西中医药，2012，43（11）：46-48.

12. 卢建海，王德良，马光，等．心悦胶囊治疗不稳定型心绞痛的疗效和安全性分析［J］．现代诊断与治疗，2013，24（6）：1288-1289.

13. 邹国辉，林炎彬，陈洪涛，等．心悦胶囊对冠心病左心室肥厚影响的研究［C］//江西省中西医结合学会第九次活血化瘀学术研讨会活血化瘀临床应用新进展培训班论文集．南昌：江西省中西医结合学会，2011：5.

14. 赵跃欣．心悦胶囊：进入欧洲市场的先行者［N］．健康报，2013-04-23（007）.

血脂康胶囊

【组成】　由特制红曲发酵精制而成，富含羟甲基戊二酰辅酶 A 还原酶抑制剂及多种不饱和脂肪酸和人体必需的氨基酸等。

【功能与主治】　除湿祛痰，活血化瘀，健脾消食。用于脾虚痰瘀阻滞证的气短、乏力、头晕、头痛、胸闷、腹胀、食少纳呆等；高脂血症；也可用于由高脂血症及动脉粥样硬化引起的心脑血管疾病的辅助治疗。

【现代临床应用】

1. 心血管疾病

（1）冠心病二级预防——中国冠心病二级预防研究（CCSPS 研究）：这是我国唯一一项对冠心病二级预防的大规模、前瞻性、随机双盲、安慰剂对照调脂治疗实验。研究共入选 4870 例冠心病心肌梗死患者，年龄为 18～75 岁，平均随访4.5 年，最长 7 年。受试者随机接受血脂康胶囊常规剂量（1200mg/d）或安慰剂。入选时血脂的基线水平为 TC 5.36mmol/L（207.2mg/dl），LDL-C 3.34mmol/L（129.1mg/dl），TG 1.85mmol/L（164.2mg/dl），HDL-C 1.19mmol/L（45.9mg/dl）。与国外同类试验血脂基线水平相比，CCSPS 研究入选的患者 TC 和 LDL-C 水平较低，HDL-C 水平较高，符合中国人群血脂水平的流行病学特征。

CCSPS 观察的主要终点为非致死性心肌梗死及冠心病死亡（致死性心肌梗死、冠心病猝死及其他冠心病死亡），次要终点为总死亡，其他事件包括：①其他心脑血管病事件；②非心血管病事件（癌症、意外伤亡和自杀）；③经皮冠状动脉介入术（PCI）/冠状动脉旁路移植术（CABG）的需求；④各种原因的住院次数与天数。

结果显示，与安慰剂组比较，血脂康胶囊组 TC 降低 13%，LDL-C 降低 20%，TG 降低 15%（$P < 0.0001$），HDL-C 升高 5%（$P=0.006$）；冠心病事件减少 45.1%（$P < 0.0001$），其中急性心肌梗死危险降低 56%（$P < 0.0001$），非致死性急性心肌梗死危险降低 61%（$P < 0.0001$）；冠心病死亡危险降低 31%（$P=0.0048$）；其他事件危险降低 31%（$P=0.0004$）；肿瘤死亡危险降低 55%（$P=0.0138$），肿瘤发生危险降低 36%（$P=0.0501$）；需行 PCI/CABG 事件减少 33%（$P=0.0097$）；总死亡危险降低 33%（$P=0.0003$）。研究证明，长期服用常规剂量的血脂康胶囊，可使轻、中度血脂异常的心肌梗死患者获益。

（2）冠心病心绞痛：王爱娥等、祁斌良等和梁振匡分别对冠心病心绞痛患者在抗心绞痛治疗的基础上加服血脂康，结果提示血脂康不仅能调整血脂且对冠心病心绞痛也有一定的疗效。王健等对病情平稳停用其他药的冠心病合并高脂血症患者随机分为血脂康 0.6g 每日 2 次组及烟酸肌醇酯 0.4g 每日 3 次组，均加用阿司匹林 50mg/d，结果治疗 1 年后血脂康组较对照组 TC、TG、LDL-C 下降和 HDL-C 上升显著，冠心病死亡率下降明显，不良反应发生率明显减少，提示血脂康不仅有明显的调脂作用，与小剂量阿司匹林合用还能显著降低冠心病的病死率。

（3）高血压：杜保民等对 CCSPS 中 2740 例合并高血压与 216 例不合并高血压的 CHD 患者干预结果及对高血压患者按

脉压分组统计分析。结果：合并高血压者 CHD 事件与总死亡率明显高于不合并高血压者，高血压患者中高脉压组（脉压＞50mmHg）的死亡率和脑卒中发生率明显高于低脉压组（脉压≤50mmHg）；与安慰剂组相比，CHD 事件与总死亡危险在合并高血压患者中分别降低 4％与 35.8％（$P<0.0001$ 与 $P=0.0012$），在不合并高血压患者中分别降低 47.4％与 28.6％（$P<0.0001$ 与 $P=0.0737$）。

（4）调脂强度：二期临床结果：中国二期临床观察了 446 例高脂血症患者，基线时血脂水平为 TC 7.08mmol/L（273.5mg/dl），LDL-C 4.20mmol/L（162.2mg/dl），TG 3.34mmol/L（296.0mg/dl），HDL-C 0.93mmol/L（35.9mg/dl），服用血脂康胶囊 8 周后 TC、TG 和 LDL-C 分别降低 23.0％、36.5％和 28.5％，HDL-C 升高 19.6％（P 均 <0.001）。美国二期临床观察了中美两国的 113 例高脂血症患者，血脂康胶囊治疗 8 周降低 LDL-C 达 28％（$P<0.001$），与其他他汀疗效对比：血脂康胶囊常规剂量（1200mg/d）降低 TC 及 LDL-C 的作用与阿托伐他汀 5～10mg、辛伐他汀 10～20mg、普伐他汀 20mg、氟伐他汀 20～40mg 相似。

2. 内分泌疾病

（1）糖尿病以及冠心病合并糖尿病：北京医院迟家敏等报道的 100 例Ⅱ型糖尿病患者中的 60 例（合并与不合并高脂血症各 30 例）在用降糖措施的基础上加服血脂康 1.2g/d，余 40 例仅用降糖措施者为对照组，治疗 2 个月。结果显示：加服血脂康的 60 例空腹血糖、餐后 2 小时血糖及糖化血红蛋白值均较治疗前明显减低（P 分别 $<0.05～0.01$），而对照组无此改变。服血脂康组空腹血糖及餐后 2 小时血糖降低的总有效率也明显高于对照组（P 均 <0.01）。伴有高脂血症的 30 例服血脂康后血脂各指标也明显改善（P 分别 $<0.01～0.001$）。故认为血脂康对糖尿病伴高脂血症的患者可降低血糖和调节异常血

脂。陆宗良等与 Zhao SP 等分别对 CCSPS 中合并 2 型糖尿病的 645 例患者（血脂康组 360 例，安慰剂组 285 例）干预结果显示，合并糖尿病患者各类临床事件发生率均高于无糖尿病的 CHD 患者，血脂康治疗后 CHD 事件发生率及死亡率分别减少 50.8%、44.1%（$P=0.0008$ 与 $P=0.0097$）；脑卒中、肿瘤及 PCI/CABG 需求合计减少 20.2%。结论为合并糖尿病的 CHD 是极高危患者，血脂康对这部分患者的二级预防治疗同样安全有效。

（2）胰岛素抵抗：王景明等、阿布来提等与张湘等，分别观察高血压或冠心病合并胰岛素抵抗（IR）的患者，结果与治疗前比较各组治疗后空腹血糖（FPG）及体重指数（BMI）变化无统计学差异，但血脂康组餐后 2 小时空腹胰岛素（FINS）水平明显下降，胰岛素敏感指数（ISI）升高与对照组有明显差异。戴小华等对高血压合并高脂血症的患者以血脂康（0.6g，每日 2 次）和月见草油（1.5g，每日 2 次）做对照，结果提示血脂康在不改变血糖和 BMI 的前提下能降低高血压或冠心病患者合并高胰岛素血症的胰岛素水平，增强胰岛的敏感性从而改善胰岛素抵抗。

3. 脑血管疾病　脑梗死：东北电业中心医院高明宇报道 30 例脑梗死伴高脂血症患者服血脂康（112g/d）4 周，降低血清 TC、TG 水平的总有效率分别为 86% 与 82%。同时观察对脑梗死的疗效，结果显示，脑梗死轻型 12 例、中型 10 例、重型 8 例，治疗后显效率分别为 67%、50% 及 38%。这表明血脂康不仅有明显的降脂作用，而且可促进脑梗死功能恢复及减少病残率。

4. 肾脏疾病

（1）肾功能不全合并高脂血症：付虹辉等报道的多中心观察血脂康治疗慢性肾功能不全血液或腹膜透析患者高脂血症的疗效，其中血液透析 130 例，腹膜透析 53 例，均按随机分组，前者有 80 例、后者有 32 例服血脂康 1.2g/d，另外有 50 例及 21 例作为各自的对照组。服药 8 周后不论是血液或腹膜透析，其中血脂康治疗组的血清 TC、TG、LDL-C 及 ApoB 水平均明显低于各自的对照组，而 HDL-C、ApoA1 水平则明显高于各自的对照组。降血清 TC 的总有效率分别为 78% 与 83%，降 TG 的总有效率分别为 90% 与 91%。未见明显副作用。由于慢性肾功能不全血液或腹膜透析患者的血脂有逐渐明显升高趋势，上述研究结果提示血脂康治疗此类患者是安全有效的。

（2）肾移植伴高脂血症：付虹辉等报道的用血脂康 1.2g/d 治疗 19 例肾移植后伴高脂血症的患者，服血脂康 8 周末，降血清 TC、LDL-C、TG 水平分别为 20.8%、39.4% 与 47.7%，19 例中仅 1 例无效，总有效率达 94.7%。疗效显著，无明显副作用，因肾移植患者普遍存在高胆固醇及高甘油三酯血症，上述结果提示血脂康是可供肾移植伴高脂血症患者选用的安全有效药物。

（3）微量白蛋白尿：彭卫华等的试验提示早期应用血脂康，尤其是在微量白蛋白尿期，可能有助于改善和部分逆转高血糖及血脂异常对肾小球功能和结构的损伤。

5. 消化系统疾病　脂肪肝：对于经 B 超确诊的脂肪肝患者，刘娅等试验显示血脂康治疗后肝功指标与治疗前相比明显下降（P 均<0.01），47% 的患者 B 超图像基本恢复正常，无明显的不良反应。李树棠用血脂康（0.6g，每日 2 次）与必需磷脂做对照，结果提示，血脂康治疗脂肪肝改善肝功能优于必需磷脂。陈丽娟等用血脂康（1.2g，每晚 1 次）加维生素 C 及复方氨基酸胶囊与只用等量维生素 C 和复方氨基酸胶囊为对照，结果联合血脂康治疗组血清 ALT、AST 下降较对照组明显（P<0.05）。香瑶英等的试验显示：对脂肪肝总有效率和改善症状、体征，血脂康 1.2g/d 优于辛伐他汀 10mg/d 和必需磷脂，对 ALT 的复常率各组差异无显著意义，调脂疗效

血脂康与辛伐他汀相似，但优于必需磷脂。

【现代基础研究】

1. 通过抑制血管平滑肌细胞增殖迁移，从而抑制病变血管内膜增生，预防动脉粥样硬化进展及血管成形术后的再狭窄。

2. 抑制巨噬细胞分泌的基质金属蛋白酶-2（MMP-2）活性，有助于预防动脉粥样硬化斑块破裂所致的急性心血管事件。

3. 对 LDL 氧化的抑制作用随浓度增加及时间的延长而增强。

4. 抑制黏附因子表达，抑制单核细胞黏附。

5. 改善血管内皮功能　血脂康胶囊治疗 8 周后，肱动脉血流介导的血管舒张反应显著增加，血清一氧化氮（NO）水平升高，血浆内皮素（ET）水平降低。

6. 降低冠心病患者 C-反应蛋白（CRP）水平，抑制炎症反应，稳定动脉粥样硬化斑块。

7. 通过减少斑块内的脂质成分促进斑块的稳定。

8. 促进线粒体氧化磷酸化，减少细胞内氧自由基的产生，同时促进肝细胞线粒体膜去极化，保护线粒体功能，具有抗氧化作用。

【用法用量】　口服，1 次 2 粒，1 日 2 次，早晚饭后服用；轻、中度患者 1 日 2 粒，晚饭后服用或遵医嘱。

【使用注意】

1. 对本品过敏者。

2. 活动性肝炎或无法解释的血清氨基转移酶升高者。

3. 用药期间应定期检查血脂、血清氨基转移酶和肌酸磷酸激酶；有肝病史者服用本品尤其要注意肝功能的监测。

4. 在本品治疗过程中，如发生血清氨基转移酶增高达正常高限 3 倍，或血清肌酸磷酸激酶显著增高时，应停用本品。

5. 不推荐孕妇及乳母使用。

6. 儿童用药的安全性和有效性尚未确定。

【不良反应】 血脂康胶囊不良反应少而轻，主要为胃肠道不适，偶见过敏反应。很少出现实验室检查指标如肝酶（ALT）、尿素氮（BUN）、肌酐（Cr）和肌酸激酶（CK）等异常，临床尚未发生血脂康胶囊所致的横纹肌溶解及其他严重不良反应。研究显示，血脂康胶囊用于冠心病、糖尿病、高血压及老年患者，安全性良好。

（廖江铨 史载祥）

主要参考文献

1. 张茂良，段震文，谢申猛. 血脂康有效成分研究 [J]. 中国新药杂志，1998，7（3）：213-214.

2. 陆宗良，寇文镕，武阳丰，等. 中国冠心病二级预防研究 [J]. 中华心血管病杂志，2005，33（2）：109-115.

3. Zongliang Lu, Wenrong Kou, Baomin Du, et al. Effect of Xuezhikang, an extract from red yeast chinese rice, on coronary events in a chinese population with previous myocardial infarction [J]. The American Journal of cardiology, 2008, 101 (12): 1689-1693.

4. 祁斌良，张国君，索小绪. 血脂康对冠心病心绞痛缓解率的影响. [J] 中国基层医药，2001，8（6）：547.

5. 寇文镕. 血脂康防止冠心病若干研究进展 [J]. 中国全科医学，2007，10（15）：1294-1295.

6. 王卫霞，陈可冀. 血脂康胶囊治疗高脂血症有效性和安全性的系统评价 [J]. 中国循证医学杂志，2006，6（5）：352-360.

7. 梁振匡. 血脂康治疗冠心病心绞痛 36 例疗效观察 [J]. 实用医学杂志，2003，19（3）：306-307.

8. 王健，肖明英. 血脂康联合小剂量阿司匹林治疗冠心病并高脂血症 65 例的长期疗效观察 [J]. 新医学，2000，31（10）：596-597.

9. 杜保民，陆宗良，陈祚，等. 血脂康对合并高血压患者的冠心病二级

预防作用 [J]. 中华心血管病杂志，2006，34 (10)：890-894.

10. 王俊显，苏梅者，陆宗良，等. 血脂康胶囊治疗高脂血症临床观察 [J]. 中国实验方剂学杂志，1995 (1)：37-41.

11. 申明月. 血脂康和阿托伐他汀治疗高脂血症的疗效比较 [J]. 中华医学实践杂志，2003，2 (5)：439-440.

12. 王彩玲，李曙远，张伟. 血脂康胶囊对 2 型糖尿病人胰岛素敏感性的影响 [J]. 中国糖尿病杂志，2001，9 (3)：171-173.

13. 郑英，罗希芝，王树玲，等. 血脂康与辛伐他汀临床疗效的对照研究 [J]. 中国药学杂志，2001，36 (10)：715.

14. 寇文镕，陆宗良，郭静萱，等. 血脂康对原发性高脂血症的临床疗效 [J]. 中华内科杂志，1997，36 (8)：529-531.

15. 屈宝泽，张玉东. 血脂康和普伐他汀短期治疗对急性冠脉综合征患者炎症因子的影响 [J]. 临床内科杂志，2006，23 (5)：355-356.

16. 寇文镕. 血脂康基础与临床研究现况概述 [J]. 中国处方药，2005，40 (7)：62-67.

17. 陆宗良，杜保民，陈祚，等，中国冠心病二级预防研究——对合并糖尿病患者的干预结果分析 [J]. 中华心血管病杂志，2005，33 (12)：1067-1070.

18. Zhao SP，Lu ZL，Du BM，et al. Xuezhikang, an extract of cholestin, reduces cardiovascular events in type 2 diabetes patients with coronary heart disease：subgroup analysis of patients with type 2 diabetes form China coronary secondary prevention study（CCSPS）[J]. J Cardiovasc Pharmacol，2007，49 (2)：81-84.

19. 曾定尹，于波，郑晓伟，等. 血脂康对家兔血管平滑肌细胞增殖迁移的抑制作用 [J]. 中华内科杂志，1998，37 (6)：400.

20. 张鹏华，李鹏，韩晓男，等. 血脂康在体外对巨噬细胞分泌基质金属蛋白酶-2 的抑制作用 [J]. 中华心血管病杂志，2001，29 (8)：497-499.

21. 徐伯平，程蕴琳，鲁翔. 血脂康对低密度脂蛋白体外氧化修饰的影响 [J]. 中华内科杂志，1999，38 (8)：520-522.

22. 黄颖，陈运贞，史若飞，等. 血脂康抑制高脂血症患者单核细胞粘附 [J]. 中国动脉硬化杂志，2002，10 (1)：53-55.

23. 杨海波，唐元升，许发运，等．血脂康对高脂血症患者血管内皮功能及血中一氧化氮与内皮素水平的影响［J］．中国中西医结合杂志，2003，23（1）：13-15.

24. Zhao SP, Liu L, Cheng YC, et al. Xuezhikang, an extract of cholestin, protects endothelial function through antiinflammatory and lipid-lowering mechanisms in patients with coronary heart disease［J］. Circulation, 2004, 110（8）：915-920.

25. 程艳春，赵水平，刘玲，等．调脂治疗对冠心病患者餐后血管内皮功能的影响［J］．中华心血管病杂志，2004，32（2）：114-117.

26. Ling Liu, Shui-Ping Zhao, et al. Xuezhikang decreases serum lipoprotein（a）and C-reactive protein concentrations in patients with coronary heart disease［J］. Clinical Chemistry, 2003, 49（8）：1347-1352.

27. 王蔚，高鸿祥，童步高，等．血脂康对颈动脉斑块的影响［J］．中国临床药学杂志，2002，11（5）：263-265.

28. 朱庆均，郑广娟，张文高，等．血脂康对载脂蛋白E基因敲除小鼠肝细胞内 Ca^{2+} 及线粒体膜电位的影响［J］．中国动脉硬化杂志，2006，14（2）：97-99.

血滞通胶囊

【组成】　以薤白为原料，经富集、纯化、精制而成。薤白为百合科葱属植物小根蒜或薤的干燥鳞茎。

【功能与主治】　通阳活血散结，行气导滞。用于高脂血症血瘀痰阻所致的胸闷、乏力、腹胀等。

【现代临床应用】

1. 西医应用　血滞通胶囊具有降血脂的作用，对胆固醇（TC）、甘油三酯（TG）、低密度脂蛋白胆固醇（LDL-C）有显著降低作用，对高密度脂蛋白胆固醇（HDL-C）有显著升高作用；对血小板有较强的抑聚和解聚作用，能够抑制血栓的形成；可直接减少血清过氧化脂质的生成，抑制平滑肌细胞的增殖，同时可促进前列环素的合成，进一步抑制血小板聚集、扩张血管，因此可预防动脉粥样硬化的形成，并对已形成的动脉粥样硬化斑块有促退作用。目前临床上已将血滞通胶囊广泛应用于心内科、神经内科、内分泌科、肾内科、消化内科、呼吸内科、眼科等众多相关科室，对冠心病、心肌梗死、心绞痛、心肌缺血、脑动脉硬化、脑梗死、暂时性脑缺血、血栓闭塞性脉管炎、高血脂、肥胖症、2 型糖尿病、脂肪肝、由瘀血及脂肪肝引起的肝硬化、胆固醇性胆结石、动脉性肾硬化症、肺栓塞、眼底出血等疾病均有良好的治疗及辅助治疗的作用。

（1）高脂血症：赵军研究发现，血滞通胶囊对胆固醇、甘油三酯、低密度脂蛋白均有明显降低作用，对高密度脂蛋白有明显升高作用，治疗前后有明显差异（$P<0.01\sim0.001$），总有效率达 93.3%。

（2）动脉粥样硬化：陈丽萍等选取冠心病高血压患者共 100 例口服薤白制剂，连续用药 1.5 年，每隔半年做 1 次外周动脉高分辨率超声检查，每隔 3 个月做 1 次血脂检查，结果发现患者动脉粥样硬化斑块厚度明显减少，血清总胆固醇及甘油三酯水平明显下降，提示长期规律性使用薤白制剂，能控制动脉粥样硬化的发展并使其消退。

（3）慢性稳定型心绞痛痰瘀互阻证：刘红旭等对 68 例稳定型心绞痛痰瘀互阻证患者，采用随机对照原则，分为 A、B 组给予相应的药物。A 组为血滞通胶囊治疗组（33 例），B 组为 5 单硝酸异山梨酯片对照组（32 例）。根据心绞痛、心电图、症状改善的结果综合评定，结果显示，血滞通胶囊治疗组中医证候总有效率为 90.90%，对照组为 87.50%；血滞通胶囊治疗组心绞痛总有效率为 87.88%，对照组为 87.50%；血滞通胶囊治疗组心电图总有效率为 69.69%，对照组为 65.63%；两组患者治疗后疗效比较无显著性差异。血滞通胶囊中医证候积分下降方面优于对照组。血滞通胶囊治疗组对患者血清总胆固醇及低密度脂蛋白胆固醇具有一定的降低作用。

治疗期间未见明显不良反应。提示血滞通胶囊治疗血瘀痰阻型稳定型心绞痛安全有效，与5单硝酸异山梨酯片对照组疗效相当，在改善全身症状方面优于对照组，并具有血脂调节作用。

2.中医应用　中医高脂血症属于"痰湿"、"浊阻"等范畴，在高脂血症形成发展过程中，以脾、肾、肝、心等内脏关系尤为密切。脾气不足，运化功能失常，使湿浊内生，阻遏经脉，肝气瘀结，肝阳上亢，木旺乘土，使脾胃蕴热，运化失调，痰热内聚而使水谷精微不能正常输布，久之阻塞经脉而发生胸痹、中风等。血滞通胶囊以天然植物薤白为原料，薤白味辛、性温，具有通阳散结、行气导滞、理气宽胸、温中散寒、益气健脾、活血化瘀等功效，可以对机体、脏器进行调节梳理，因此对高血脂以及由高血脂引发的相关疾病可以起到从根本上治疗的作用。

【现代基础研究】　现代药学研究表明，薤白主要成分为含硫化合物、甾体皂苷、含氮化合物、酸性化合物、氨基酸等成分，薤白还含有多种人体必需的钙、镁、铬、锰微量元素、大蒜糖、β-谷甾醇、胡萝卜苷及前列腺素 A_1 和 B_1，可显著降低血脂、抑制血小板聚集、抗血栓、防治动脉粥样硬化，同时安全无毒副作用。

对心血管系统作用：

1.调血脂　可以增加平滑肌细胞内酸性胆固醇酯水解酶的活性，促进胆固醇酯的水解和转运，显著降低高脂血症大鼠血清总胆固醇、低密度脂蛋白胆固醇、甘油三酯含量，明显升高高密度脂蛋白胆固醇含量，同时能显著降低高脂血症大鼠和家兔血清过氧化脂质含量。

2.抑制血小板聚集　可以抑制ADP诱导的血小板聚集。

3.抗动脉粥样硬化　明显抑制模型大鼠主动脉和冠状动脉脂质斑块形成，抑制羟基花生四烯酸的生成。

4.对心肌缺氧缺血及缺血再灌注心肌损伤具有保护作用。

5. 扩张兔主动脉条　能舒张由氯化钙、高钾和去甲肾上腺素引起收缩的兔主动脉条，其松弛血管平滑肌的作用不依赖于阻断 α 受体或 β 受体，可能与其对钙通道阻断作用有关。

6. 抗氧化。

7. 具有抗癌活性，增强免疫功能。

8. 具有镇痛及增强耐缺氧作用。

9. 具有抑菌消炎作用。

【用法用量】　口服。1 次 2 粒，1 日 3 次，4 周为 1 个疗程或遵医嘱。

【使用注意】　尚不明确。

【不良反应】　尚不明确。

（杜金行　董月奎）

主要参考文献

1. 赵军. 血滞通胶囊治疗高脂血症 30 例疗效观察 [J]. 中医药信息，1999，16（5）：19.
2. 陈丽萍，于国良. 彩超检测薤白制剂对动脉粥样硬化的治疗作用[J]. 心脏杂志，2001，13（2）：101-103.

血塞通

【组成】　主要成分为三七总皂苷，主要含有人参皂苷 Rg1、人参皂苷 Rb1、人参皂苷 Rd、人参皂苷 Re 和三七皂苷 R1。

【功能与主治】　活血祛瘀，通脉活络。通常用于治疗脑路瘀堵，中风偏瘫，心脉瘀阻，脑痹心痛；脑血管病后遗症，冠心病心绞痛等疾病。

【现代临床应用】

脑血管病

（1）急性脑梗死：血管内皮生长因子（VEGF）具有促进

血管新生和血管内皮细胞增殖作用。一项关于急性脑梗死的研究，将 80 例患者随机分为两组，两组患者均给予抗血小板聚集等基础治疗，血塞通组患者加用血塞通注射液 500mg，1 次/天，静脉滴注共 2 周。结果显示，该组患者血清 VEGF 上升，治疗率和显效率显著优于对照组。张习红和沈鸣九将 62 例急性脑梗死患者随机分为两组：对照组 30 例，给予低分子右旋糖酐 500ml 加胞二磷胆碱 750mg，维脑路通 1.0g，静脉滴注，1 次/天；治疗组 32 例，在对照组治疗基础上加用血塞通 400mg，静脉滴注，1 次/天，疗程均为 2 周。测定治疗前后 hs-CRP 的变化，并进行中国脑卒中量表评分。结果发现，急性脑梗死患者血清 hs-CRP 水平增高，而治疗组治疗 2 周后血清 hs-CRP 水平明显降低，中国脑卒中量表评分改善，与对照组比较，差异有统计学意义。本实验提示血塞通能明显降低急性脑梗死患者血清 hs-CRP 水平，可能通过减轻炎性反应，起到改善神经功能缺损和脑卒中评分的效果。严秋凤等将 84 例患者分为治疗组 44 例和对照组 40 例，治疗组应用注射用血塞通，对照组应用维脑路通，结果证实，血塞通可使急性脑梗死患者血清中异常升高的可溶性 ICAM-1 明显降低，其疗效显著优于对照组。蔡鸿等将 87 例发病 3 天内的脑梗死患者，随机分为试验组 43 例和对照组 44 例，均常规应用脱水剂和神经细胞活化剂，其中试验组加用血塞通，静脉滴注，连续 14 天。结果表明，试验组入院后第 3 天，血清环氧化酶-2（COX-2）的水平明显低于对照组；入院后 7 天、14 天神经功能缺损评分明显降低。该研究提示，三七总皂苷能通过抑制 COX-2 表达，减少氧自由基生成，从而减轻脑损害，达到神经保护的作用。另一项研究观察了 100 例缺血性脑梗死患者的临床功能恢复情况和血液流变学、超氧化物歧化酶（SOD）及过氧化脂质水平，结果证明，三七总皂苷对缺血性脑血管病有较好的疗效，并有改善其血液黏度及提高 SOD 水平，降低过氧化脂质水平的作用。一项三七总皂苷用于缺血性脑血管病的研究，将80 例缺血性脑血管病患者随机分为两组，治疗组 40 例，静脉滴注血塞通注射液治疗；对照组 40 例，复方丹参注射液静脉滴注治疗。15 天为 1 个疗程。治疗前、后神经功能缺损改善情况表明，治疗组疗效显著优于对照组；血液流变学指标在治疗前、后比较有显著改善，并显著优于对照组。研究发现，血塞通注射液治疗缺血性脑血管病，具有良好的疗效。

（2）脑梗死恢复期：对于脑梗死的恢复阶段血塞通能扩张脑血管，改善血流动力学，增加脑血流量，且能抗动脉粥样硬化和稳定斑块。因此，对脑血管事件后受损神经元，具有改善和修复作用，从而有利于预防复发。54 例脑梗死恢复期的患者分为两组，一组口服血塞通软胶囊 3 粒，3 次/天；另一组口服阿司匹林 100mg，1 次/天，观察期 3 个月。治疗前、后神经功能缺损评分改变情况：两组患者治疗 3 个月后，治疗组和对照组神经功能缺损程度评分，均较治疗前下降，差异有统计学意义；治疗组神经功能缺损程度评分下降水平显著低于对照组，差异有统计学意义。巴氏指数改变情况：两组患者治疗3 个月后，治疗组和对照组日常生活能力较治疗前提高，治疗组治疗后日常生活能力显著高于对照组，差异有统计学意义。研究显示，血塞通软胶囊在改善脑梗死患者神经功能缺损、恢复日常生活能力方面疗效显著。患者的功能恢复与其血流动力学改善呈现一致性。

（3）短暂性脑缺血发作（TIA）：一项纳入 62 例 TIA 患者的研究，将患者随机分为观察组（32 例）及对照组（28例）。观察组给予注射用血塞通（冻干）每次 400mg，1 次/日，对照组给予丹参粉针每次 400mg，1 次/日，同时两组均口服阿司匹林每次 75mg，1 次/日，应用 15 天。研究发现，三七总皂苷可显著改善 TIA 血液流变学异常，起效快，作用更加显著。

（4）出血性脑血管病：有研究表明，将 60 例高血压脑出血患者随机分为两组，治疗组患者的运动功能评分明显高于对照组，血肿吸收率也高于对照组。因此，三七总皂苷对高血压脑出血运动功能恢复效果明显。

（5）其他神经系统疾病：近期研究显示，三七总皂苷还可用于阿尔茨海默病的治疗。魏鲁刚等将 49 例发病 6 个月～2 年的阿尔茨海默病患者，随机分为两组。对照组 24 例，口服脑复康片并进行康复训练；治疗组 25 例，在对照组用药基础上加用三七总皂苷，两组均治疗 12 周。结果显示，治疗 12 周后，治疗组与对照组简易智能状态检查量表评分均有所提高，治疗组总有效率为 72%，优于对照组（58%）。因此，三七总皂苷配合康复训练，可以改善轻、中度老年痴呆患者的认知功能。

【现代基础研究】

1. 抗血栓形成作用。

2. 抗动脉粥样硬化及稳定斑块。

3. 阻断钙通道和清除自由基作用。

4. 抗缺血再灌注损伤。

【用法用量】　血塞通注射液：肌内注射，1 次 100mg，1 日 1～2 次；静脉注射，1 次 200～400mg，用 5%～10% 葡萄糖注射液 250～500ml 稀释后缓缓滴注，1 日 1 次。血塞通片，口服，1 次 50～100mg，1 日 3 次。血塞通软胶囊，口服，1 次 2 粒，1 日 2 次。

【使用注意】　孕妇忌用。

【不良反应】　少数患者服药后可出现轻度恶心、胃胀。

（杜金行　李腾飞）

主要参考文献

1. 谢高强，刘家令，王晓毅，等 . 血栓通活血化瘀治疗脑出血的临床观

察 [J]. 实用医学杂志, 2005, 21 (15): 1716-1717.

2. 张红敏. 血栓通注射液治疗脑梗死 20 例疗效观察 [J]. 河南实用神经疾病杂志, 2003, 6 (2): 46.

3. 原春山, 申品德, 李庭喜, 等. 血栓通治疗自发性脑出血急性期临床观察 [J]. 医药论坛杂志, 2003, 24 (23): 44-45.

4. 杨文明, 张倩, 高利, 等. 血栓通治疗急性脑梗死 76 例临床研究 [J]. 中国实验方剂学杂志, 2004, 10 (3): 56-58.

5. 陈有国, 龙海鹏. 穴位皮内注射血栓通治疗急性脑梗死临床研究 [J]. 上海针灸杂志, 2004, 23 (8): 7-8.

6. 贺丹, 刘青蕊, 赵静霞, 等. 血栓通治疗急性期脑出血疗效观察 [J]. 中国中西医结合急救杂志, 2002, 9 (1): 27-29.

7. 孙丽, 刘洪卫, 杨忠贤. 血栓通治疗不稳定心绞痛的临床评价 [J]. 中医药学报, 2000 (1): 14-15.

8. 张瑞芬, 张翠娥, 郝克倩. 血栓通注射液治疗不稳定心绞痛的临床观察 [J]. 心血管康复医学杂志, 2001, 10 (2): 180-181.

9. 赵晶, 侯宏伟, 郝克倩. 血栓通治疗缺血性脑血管病的临床观察 [J]. 心血管康复医学杂志, 2001: 10 (4): 372-373.

10. 赵馥, 胡世尧, 杨惠萍, 等. 血栓通注射液治疗脑血管病的临床实验研究 [J]. 广东医学, 1985 (8): 30-32.

11. 唐宇红, 郭文莉, 饶萍, 等. 活血化瘀制剂治疗原发性脑出血急性亚急性期的临床研究 [J]. 现代中西医结合杂志, 2007, 16 (29): 4285-4286.

12. 薛敏敏. 血栓通注射液治疗急性脑梗死 100 例疗效观察 [J]. 河南中医, 2008, 28 (6): 70-71.

稳心颗粒

【组成】 党参, 黄精, 三七, 琥珀, 甘松。

【功能与主治】 益气养阴, 定悸复脉, 活血化瘀。用于气阴两虚、心脉瘀阻所致的心悸不宁、气短乏力、胸闷胸痛; 室性期前收缩、房性期前收缩见上述证候者。

【现代临床应用】

1. 期前收缩　经高润霖院士、华伟教授组织实施的 2400
例多中心、大样本、随机、双盲、安慰剂平行对照、竞争性入
组的，国家心血管病统计中心统计的循证研究（国际注册号
ChiCRT-TRC-12002159）证实：稳心颗粒治疗房性期前收缩
和室性期前收缩 24 小时动态心电图（Holter）总有效率分别
为 83.6% 和 83.0%。对房性期前收缩心悸、胸闷、失眠、乏
力改善有效率分别为 81.30%、74.60%、71.80%、67.90%，
对照组有效率分别为 41.30%、33.20%、33.80%、33.90%。
对室性期前收缩心悸、胸闷、失眠、乏力改善有效率分别为
76.90%、71.80%、60.30%、62.30%，对照组有效率分别为
37.50%、35.40%、25.80%、30.40%。安全性方面，经无序
CMH 检验，治疗室性期前收缩、房性期前收缩过程中稳心颗
粒组与安慰剂组尿常规、血常规、血脂、血糖、肝肾功能、生
化检查、电解质检查、凝血四项，组间差异均无统计学意义
（$P>0.05$），即稳心颗粒对以上生化指标无影响；试验过程中
发生的不良事件（房性期前收缩稳心颗粒组发生率 0.66%，
对照组 0.5%；室性期前收缩稳心颗粒组发生率 0.5%，对照
组 0.66%）经卡方检验组间差异无统计学意义（$P>0.05$），
且不良事件均与稳心颗粒无关。

杨杰孚等将稳心颗粒用于治疗室性心律失常，能明显缓解
心悸等症状，用药 4 周后治疗组室性期前收缩的显效率为
58.3%（$P<0.05$），总有效率为 85%（$P<0.001$）。其中 25
例功能性室性心律失常患者，17 例室性期前收缩减少>90%，
显效率为 68%（$P<0.05$），22 例室性期前收缩减少>50%，
总有效率 92%（22/25）。此外，稳心颗粒的安全性较好，对
血常规、肝脏功能、肾脏功能、血脂及血糖无明显影响，耐受
性较强，未见明显不良反应，也未发现该药有致心律失常作
用。结论：稳心颗粒对器质性或功能性室性期前收缩均具有肯
定的疗效，该药比较安全，无明显不良反应。

王华萍等将频发房性期前收缩患者 120 例随机分为观察组和对照组。对照组予以小剂量普罗帕酮治疗，观察组在对照组的基础上予以稳心颗粒口服，1 次 1 袋，1 日 3 次，疗程 4 周。观察两组治疗前后症状变化，心电图、Holter 的房性期前收缩改变情况及其对肝肾功能的影响。结果：观察组的症状和频发房性期前收缩的总有效率分别为 93% 和 92%，而对照组分别为 75% 和 72%，观察组的症状和频发房性期前收缩疗效优于对照组（$P<0.05$ 或 0.01）。而两组的毒副作用均较轻微。结论：稳心颗粒联合小剂量普罗帕酮治疗频发房性期前收缩疗效显著，且毒副作用明显较小，值得推广。

杜卫甫等将 60 例频发房性期前收缩病人，随机分为观察组与对照组，每组 30 例。观察组口服稳心颗粒冲剂 1 包，每日 3 次；对照组口服普罗帕酮（心律平）片 150mg，每 8 小时 1 次。疗程均为 4 周。观察两组治疗前后动态心电图、心率变异性（HRV）以及不良反应。结果稳心颗粒治疗后病人频发房性期前收缩得到有效控制，与对照组比较无统计学意义（$P>0.05$），但 HRV 较治疗前明显改善，且与对照组比较有统计学意义（$P<0.05$）。未发现明显不良反应。结论：稳心颗粒在有效治疗频发房性期前收缩的同时可改善病人的 HRV，从而改善失衡的自主神经功能。

2. 心力衰竭 王慧选择慢性充血性心力衰竭患者 70 例，随机分为两组，对照组给予常规抗心力衰竭治疗，治疗组在常规抗心力衰竭治疗基础上加服稳心颗粒。分别于服药前后 8 周观察 Q-T 间期离散度（QTd）、校正的 QTd（QTcd）变化；测量 6 分钟步行距离；超声心动图检查；血浆 BNP 测定。结果：治疗组与对照组比较，治疗组 QTd 和 QTcd 明显缩短，心功能改善更加明显，血浆 BNP 减少程度更大。结论：步长稳心颗粒联合常规抗心衰药物治疗能有效降低慢性充血性心力衰竭患者 Q-T 间期离散度，改善心室肌复极均一性和电活动稳定性，减少患者血浆 BNP 水平，改善心功能。

王兆宏等将心力衰竭合并期前收缩的病人 89 例按就诊顺序随机分为两组，治疗组给予丹红注射液 40ml 加入 5％葡萄糖注射液或 0.9％氯化钠注射液 200ml 稀释后缓慢静脉输注，每日 1 次，连续 2 周，同时口服稳心颗粒，每次 9g，并加美托洛尔（倍他乐克）6.25mg，每日 3 次，连续 4 周；对照组给予丹参注射液 8ml 加入 5％葡萄糖注射液或 0.9％氯化钠注射液 200ml 稀释后缓慢静脉输注，每日 1 次，连续 2 周，同时口服倍他乐克 6.25mg，每日 3 次，连续 4 周。治疗前后进行动态心电图检测期前收缩总数和心率变异性（HRV）的相关指标，以及临床症状等观察。结果治疗 4 周后，治疗组治疗心力衰竭合并过早搏动总有效率为 78.3％，明显优于对照组的 53.5％（$P<0.05$）；两组治疗后临床症状积分较治疗前明显改善，分别为 80.5％和 53.5％，且治疗组优于对照组（$P<0.05$）。治疗组 HRV 各指标治疗后有明显改善（$P<0.01$），对照组 HRV 各指标治疗后有明显改善（$P<0.05$），用药期间未发现不良反应。结论二药联合应用治疗心力衰竭合并期前收缩有明显疗效，能改善病人的心悸、胸憋等临床症状及改善 HRV 等，无不良反应发生，药物治疗的依从性良好。

3. 冠心病 蔡文标等选择 60 例冠心病患者，其中男 34 例，女 26 例，平均年龄（57±8.3）岁，随机分成治疗组、对照组，治疗组口服稳心颗粒每日 1 袋（9g），每日 3 次，对照组给予口服硝酸酯类药物，疗程 4 周。治疗前后测量两组患者体表心电图 QTd 的变化。结果：治疗组和对照组治疗后 QTd 有显著差异，治疗组在治疗后 QTd 明显下降，有显著差异。结论：稳心颗粒能显著改善 QTd，提示稳心颗粒在改善冠心病患者心肌缺血的同时，有减少复杂心律失常发生率的作用。

王伟华等给符合缺血性心脏病诊断标准的患者 45 例服用稳心颗粒 1 个疗程（28 天）后观察患者血尿酸变化、冠心病心绞痛、心肌缺血心电图、心律失常的症状和血流变的情况。结果：稳心颗粒有明显降低血尿酸、改善心脏缺血症状，以及改善血浆黏度等作用。结论：稳心颗粒具有活血化瘀作用，治疗缺血性心脏病有较好的疗效。

【现代基础研究】

1. 心衰　唐艳红等将 40 只新西兰大白兔随机分为假手术安慰剂组、假手术稳心颗粒干预组、心衰安慰剂组和心衰稳心颗粒干预组。用主动脉瓣反流致容量超负荷联合腹主动脉缩窄致压力超负荷制作 CHF 兔模型。4 组在腹主动脉缩窄或其假手术后 8 周分别观察心率和行超声心动图观察家兔心脏结构及功能变化。结果：心衰安慰剂组心脏重量/体重（HW/BW）、肺湿重/体重、左室舒张末期内径（LVEDD）、左室收缩末期内径（LVESD）、左室舒张末期容积（LVEDV）和左室收缩末期容积（LVESV）高于假手术安慰剂组（$P<0.05$），而左室射血分数（LVEF）和左室短轴缩短率（LVFS）低于后者（$P<0.05$）；心衰稳心颗粒组的 HW/BW、肺湿重/体重、LVEDD、LVESD、LVEDV、LVESV 均低于心衰安慰剂组（$P<0.05$），LVEF、LVFS 高于后者（$P<0.05$）。结论：稳心颗粒能改善心衰时左室收缩功能。

2. 心房颤动　Charles Antzelevitch 等通过离体动脉灌注的犬右心房与右心室的边缘组织（$n=11$）评估稳心颗粒的电生理效应，同时记录跨膜动作电位和模拟心电图。使用乙酰胆碱（$1\mu mol$）诱发房颤（AF）并测试稳心颗粒（$5g/L$）的抗房颤作用。通过测量发现，稳心颗粒优先缩短心房动作电位时程（APD90），同时由于稳心颗粒能够增加心房复极后的不应性，所以又能选择性延长心房的有效不应期。动作电位最大除极速度（V_{max}）是钠通道电流强度的一个指标。相较心室而言，稳心颗粒对心房的 V_{max} 具有优先缩短的作用。稳心颗粒同时增加心肌舒张期兴奋阈值，但是心房的改变更加明显。心房和心室兴奋的舒张阈值均增加，但心房更明显。"P波"的时程（一个心房传导时程的指标）较"QRS波群"（一个心室传导时程的指标）明显更加延长。稳心颗粒显著减少 INa 电流，还能够将处于稳态失活的稳定表达 SCN5A 基因的 HEK293 细胞膜的负电位负向增加。稳心颗粒可以 100％预防持续性房颤的诱发（6/6）；在另一实验系列中，稳心颗粒能够 100％终止乙酰胆碱（Ach）诱发的持续性房颤（3/3）。结论：在分离的冠脉灌注的狗的心脏模型中，稳心颗粒通过某种独特的机制，对钠电流相关参数产生心房选择性抑制。稳心颗粒可有效终止房颤和预防其诱发。美国密歇根州安阿伯大学心律失常研究中心和血管病研究中心 Kalifa J 等发表评论认为稳心颗粒与此前已知的钠通道阻断剂的机制明显不同，可能是一种新型的心房选择性钠通道阻断剂。稳心颗粒的抗心律失常作用似乎正在挑战业已公认的范式，即有效的心房选择性抗心律失常药物能够显著延长 APD 和（或）波长。本研究提示，大幅缩短 APD 再加上复极后不应性可能是另一个抗心律失常范式。

稳心颗粒不但能减轻心肌细胞损伤，而且对缺血再灌注所致内皮细胞损伤有明显保护作用。其作用机制可能是减少氧自由基的产生，增强机体清除自由基和抵抗自由基损伤的能力，防止钙超载，保持内皮细胞的完整性，促进 NO 的分泌，抑制中性粒细胞的浸润，减轻无复流现象。

【用法用量】 1次1袋，1天3次，开水送服或遵医嘱，4周为1个疗程。

【使用注意】 对本品过敏者禁用。孕妇慎用。忌食生冷食物，忌烟酒、浓茶。用药时应将药液充分搅匀，勿将杯底药粉丢弃。危重病人应采取综合治疗方法。

【不良反应】 偶见轻度头晕恶心，一般不影响用药。

（廖江铨 钟光稳）

主要参考文献

1. 杨杰孚，刘德平，佟佳宾. 稳心颗粒治疗室性早搏的疗效及安全性 [J]. 中国社区医师，2007，23（13）：39-40.

2. 王华萍，朱华杰，严春风. 稳心颗粒联合小剂量普罗帕酮治疗频发房性早搏疗效观察 [J]. 现代中西医结合杂志，2012，21（31）：3489-3490.

3. 杜卫甫，王姗姗，乙伶. 稳心颗粒对频发房性期前收缩病人心率变异性的影响 [J]. 中西医结合心脑血管病杂志，2008，6（3）：346-347.

4. Burashnikov A，Petroski A，Hu D，et al. Atrial-selective inhibition of sodium-channel current by Wenxin Keli is effective in suppressing atrial fibrillation [J]. Heart Rhythm，2012，9（1）：125-131.

5. Kalifa J，Avula UM. The Chinese herb extract Wenxin Keli：atrial selectivity from the Far East [J]. Heart Rhythm，2012，9（1）：132-133.

6. 连志明，王晞，唐艳红，等. 稳心颗粒对心力衰竭兔心脏功能的影响 [J]. 海南医学，2011，22（12）：45-48.

7. 王慧. 稳心颗粒治疗慢性充血性心力衰竭临床观察 [J]. 辽宁中医杂志，2012，39（11）：2229-2230.

8. 王兆宏，杜寿龙. 稳心颗粒与丹红注射液联合治疗心力衰竭合并过早搏动46例 [J]. 中西医结合心脑血管病杂志，2008，6（7）：842-843.

9. 蔡文标，武维恒. 稳心颗粒对冠心病患者QT间期离散度的影响 [J]. 中国医刊，2003，38（3）：31-32.

10. 王伟华，杨沈秋，李书霖. 稳心颗粒治疗缺血性心脏病的临床疗效观察 [J]. 中医药学报，2003，31（4）：37-38.

益心舒胶囊

【组成】　人参，麦冬，五味子，黄芪，丹参，川芎，山楂。

【功能与主治】　益气复脉，活血化瘀，养阴生津。用于气阴两虚，瘀血阻脉所致的胸痹，症见胸痛胸闷，心悸气短、脉结代；冠心病心绞痛见上述证候者。

【现代临床应用】

1. 冠心病心绞痛　许多临床研究证实，益心舒胶囊可明显缓解冠心病患者的心绞痛症状，减少硝酸甘油消耗量，同时改善缺血性心电图。

(1) 稳定型心绞痛：有学者观察了常规治疗的基础上加用益心舒胶囊治疗稳定型心绞痛的疗效，发现治疗组与对照组对心绞痛控制及心电图变化均有较好效果，但组间比较无统计学意义（$P > 0.05$）；在症状干预方面，治疗组能明显改善患者的心悸、气短、乏力、自汗等症状，与对照组比较有统计学意义（$P < 0.05$ 或 $P < 0.01$）。另一项与异山梨酯片的对照试验中，益心舒胶囊对稳定型心绞痛患者的总有效率为 90%，与对照组（86%）无显著性差异。提示在常规治疗基础上加用益心舒胶囊在改善患者整体症状上更具优势。

(2) 不稳定型心绞痛：临床资料显示，在常规治疗的基础上加服益心舒胶囊，能明显缓解不稳定型心绞痛（UAP）患者心绞痛的症状和缺血性心电图改变。在一项 123 例 12 周的随访研究中，益心舒胶囊组在心绞痛疗效、主要临床症状、心电图有效率、总疗效方面均优于常规治疗组。研究发现，这些作用与益心舒胶囊能抑制血小板活化、抑制炎症因子的激活与表达、改善内皮功能等有关。

(3) 冠脉介入后心绞痛：初步研究发现，冠状动脉内支架置入术后加用益心舒胶囊，治疗 6 个月后，可以显著降低冠心病患者 PCI 术后的血液流变学指标，从而改善了冠脉循环。在对 125 例糖尿病伴冠状动脉支架术后心绞痛患者的观察中发现，益心舒胶囊能减少患者心绞痛发作次数、减少硝酸甘油的用量和部分改善心电图的表现，疗效优于复方丹参片。

(4) 糖尿病合并冠心病心绞痛：益心舒胶囊对糖尿病性冠心病有较好疗效，能减少患者心绞痛发作次数或发作持续时间，对心电图 ST-T 改变有良好作用，同时还能改善糖尿病患者常见的高脂血症，从而有效阻止糖尿病患者冠状动脉粥样硬化的发生和发展。益心舒胶囊还可以改善糖尿病无症状性心肌缺血（SMI）。用动态心电图评价 210 例 2 型糖尿病合并 SMI 的患者，经过 4 周的治疗后，益心舒胶囊与常规治疗组对照研究提示，ST 段压低的次数及 ST 段压低的总时间均明显减少，心肌耗氧量指数（RPP）在治疗后下降。

（5）冠心病合并抑郁状态：诸多研究已证实，冠心病与抑郁密切相关。有一项 259 例的临床研究表明，联合益心舒胶囊组对改善临床气短、乏力、头晕目眩证候，以及抑郁情绪评分等方面疗效明显好于对照组（$P<0.01$），提示益心舒胶囊对改善冠心病患者临床症状及抑郁状态有较好的疗效。

2. 心脏神经症　一项 200 例临床研究结果显示，心脏神经症患者应用益心舒胶囊，其总有效率显著高于对照组，心悸、胸闷气短、头昏头痛、疲劳和睡眠障碍等症状得到了显著改善。应用益心舒胶囊没有明显的副反应，即使口服剂量提高一倍，治疗组的副反应出现频率还低于对照组。

3. 慢性心力衰竭　有临床研究显示，益心舒胶囊治疗慢性心力衰竭患者，治疗组总体疗效（95%）优于对照组（80%），两组治疗后 NT-proBNP 比较，差异有统计学意义（$P<0.05$）。虽然两组 LVEF 无统计学意义（$P>0.05$），但治疗组有上升趋势。提示益心舒胶囊治疗慢性心力衰竭可明显减轻患者临床症状，改善心功能。

【现代基础研究】　药效学研究表明，益心舒胶囊对心脏和血管血流有如下作用：

1. 对胶原蛋白-肾上腺素诱发体内血栓的小鼠有显著的保护作用。

2. 可使离体豚鼠心脏冠脉流量增加。

3. 能显著延长常压缺氧小鼠存活时间，明显拮抗垂体后叶素引起的大鼠急性心肌缺血，延长心肌及脑缺氧的耐受时间。

4. 改善微循环，明显扩张小鼠耳郭毛细血管并加快其血流速度。

【用法用量】　口服。1次3粒，1日3次。

【使用注意】　尚不明确。

【不良反应】　尚不明确。

（杜金行　史载祥）

主要参考文献

1. 薛居芝. 益心舒胶囊治疗冠心病 150 例疗效观察 [J]. 中国医药，2010，5 (1)：28-29.

2. 曹春，谢芳. 益心舒胶囊治疗冠心病心绞痛 102 例临床观察 [J]. 中西医结合心脑血管病杂志，2010，8 (2)：136-137.

3. 陈靖，张为，刘玉庆，等. 益心舒胶囊治疗冠心病心绞痛气阴两虚兼血瘀证临床研究 [J]. 中西医结合心脑血管病杂志，2008，6 (5)：507-508.

4. Boden WE，O'Rourke RA，Teo KK，et a1. Optimal medical therapy with Or without PCI for stable coronary disease [J]. N Engl J Med，2007，356 (15)：1503-1516.

5. 常富业，袁英，李长新，等. 益心舒胶囊治疗稳定型心绞痛 110 例临床观察 [J]. 中西医结合心脑血管病杂志，2009，7 (9)：1013-1014.

6. 柴春红，王家林，林日可. 益心舒胶囊治疗气阴两虚兼血瘀证稳定型心绞痛的研究 [J]. 现代中西医结合杂志，2008，17 (15)：2269-2274.

7. 刘闻莺，江蓓湖，丘洪，等. 益心舒胶囊治疗老年不稳定型心绞痛的疗效观察 [J]. 中西医结合心脑血管病杂志，2009，7 (10)：1214-1215.

8. 陶玛倩，江蓓湖，丘洪，等. 益心舒胶囊治疗不稳定型心绞痛的疗效观察 [J]. 中西医结合心脑血管病杂志，2009，7 (5)：596-597.

9. 张新平，张勇．益心舒胶囊治疗不稳定型心绞痛的临床观察［J］．中西医结合心脑血管病杂志，2009，7（1）：6-8.

10. 李静，李莉．益心舒胶囊对冠心病不稳定型心绞痛患者血小板活化功能的影响［J］．中西医结合心脑血管病杂志，2010，8（8）：908-909.

11. 戚德清，方颖．益心舒胶囊对急性冠脉综合征患者炎性因子的影响［J］．中西医结合心脑血管病杂志，2010，8（11）：1299-1300.

12. 许伟源，郭航远，彭放．益心舒胶囊对冠心病患者血管内皮功能改善作用的研究［J］．中国医院用药评价与分析，2010，10（12）：1112-1113.

13. 熊宗华，陈玲玲．益心舒胶囊对 PCI 术后血液流变性的影响［J］．中西医结合心脑血管病杂志，2009，7（3）：358-359.

14. 洪斌．益心舒胶囊治疗糖尿病伴冠状动脉支架术后心绞痛疗效评价［J］．中国医药，2009，4（12）：980-981.

15. 魏玲玲．益心舒胶囊治疗糖尿病性冠心病的临床观察［J］．中国中西医结合杂志，2008，28（4）：374-375.

16. 邢湘君．益心舒胶囊治疗糖尿病合并冠心病心绞痛疗效观察［J］．中国医药，2010，5（2）：103-104.

17. 陈德宣．益心舒胶囊治疗糖尿病无症状性心肌缺血的疗效观察［J］．山西医药杂志，2010，39（4）：348-349.

18. 李鸥，徐浩，高铸烨．1072 例冠心病住院患者中医证候分布特点的多中心横断面研究［J］．中西医结合心脑血管病杂志，2011，9（4）：345.

19. 吴焕林，阮新民，杨小波，等．319 例冠心病患者证候分布规律分析［J］．中国中西医结合杂志，2007，27（6）：498-500.

20. 郑峰，曲丹，徐浩，等．冠心病稳定期患者中医辨证与超敏 C 反应蛋白相关性研究［J］．中国中西医结合杂志，2009，29（6）：485-488.

21. 孙卫华．益心舒胶囊治疗胸痹（冠心病、心绞痛）的疗效观察［J］．中西医结合心脑血管病杂志，2009，7（9）：1015-1016.

22. 傅晓东，李钢．益心舒胶囊治疗冠心病心绞痛 150 例临床观察［J］．上海中医药杂志，2007，41（1）：25-27.

23. 曹晓娟 . 益心舒胶囊治疗冠心病心绞痛 100 例临床观察［J］. 中国医院用药评价与分析，2009，9（7）：536-538.

24. 周照丽，李芮，张月辉，等 . 益心舒胶囊消退动脉硬化斑块的实验研究［J］. 中西医结合心脑血管病杂志，2009，7（10）：1200.

25. 陈满清，陈景开，夏阳，等 . 益心舒胶囊对中老年冠心病患者血液流变学的影响［J］. 中西医结合心脑血管病杂志，2010，8（5）：539-540.

26. 钱越洲，刘宇，朱利民 . 益心舒胶囊对 60 例胸痹患者血液流变学影响［J］. 药物流行病学杂志，2007，16（5）：267-268.

27. 陈华 . 益心舒胶囊对冠心病临床症状及抑郁状态的疗效观察［J］. 中西医结合心脑血管病杂志，2010，8（7）：779-781.

28. 曹振东，吴胜斌，戚清权 . 益心舒胶囊治疗心脏神经官能症临床观察［J］. 中西医结合心脑血管病杂志，2010，8（7）：783-784.

29. 邢玉龙，王用，史云桃 . 益心舒胶囊治疗慢性心力衰竭的临床观察［J］. 中西医结合心脑血管病杂志，2012，10（10）：1163-1164.

养血清脑颗粒

【组成】　当归，熟地黄，白芍，川芎，钩藤，珍珠母，决明子，夏枯草，鸡血藤，延胡索，细辛。

【功能与主治】　养血平肝，活血通络。用于血虚肝旺所致头痛，眩晕眼花，心烦易怒，失眠多梦，健忘。

【现代临床应用】

1. 治疗各种类型的头痛　杨军等研究了养血清脑颗粒对典型偏头痛患者经颅磁刺激（MEP）和脑血流成像（SPECT）的影响及临床意义。通过各 15 例典型偏头痛患者口服养血清脑颗粒和安慰剂，共 20 天。分别于治疗前、后做 MEP，并与 15 例健康志愿者做对照，养血清脑颗粒组中的 5 例患者于治疗前、后做 SPECT。结果，治疗前 MEP 的刺激阈值低于治疗后，且皮质至小指展肌传导时间（CMCT）较治疗后长，而安慰剂组无改变；5 例 SPECT 的定性分析显示各患者脑部均有不同程度的低灌注区，治疗后其灌注缺损显著改善。表明养血清脑颗粒能够有效治疗典型偏头痛，控制其发作。王新德等研究了养血清脑颗粒治疗紧张型头痛的疗效及安全性。结果表明，养血清脑颗粒对紧张型头痛有较明显的疗效，可减少头痛的发作次数、持续时间和缩短头痛消失时间，是一种治疗紧张型头痛的有效药物。罗盛等研究表明，养血清脑颗粒可用于治疗偏头痛，可减少偏头痛的发作次数和缩短发作时间，但对偏头痛发作过程中出现的伴随症状的作用不明显。马慧娟等报道，养血清脑颗粒治疗女性紧张性头痛疗效较好。林婵等为观察养血清脑颗粒对高血压头痛的疗效，将 100 例高血压头痛患者随机分为观察组（50 例）和对照组（50 例）。观察组采用降压药结合养血清脑颗粒治疗，对照组给予单纯降压药治疗，连续观察 15 天。结果，观察组的头痛改善优于对照组（$P<0.05$），表明养血清脑颗粒对高血压头痛有良好的疗效。王旭等为观察养血清脑颗粒治疗外伤后不同程度头痛的疗效，将222 例患者随机分为治疗组（112 例，养血清脑颗粒治疗）和对照组（110 例，安慰剂治疗），观察治疗 14 天、28 天后的疗效。结果，治疗 14 天后，治疗组的疗效优于对照组（$P<0.01$），不同头痛程度疗效上差异显著（$P<0.01$），轻度头痛疗效好于中度和重度；治疗 28 天后，治疗组疗效优于对照组（$P<0.01$），但不同头痛程度上的疗效差异无显著性（$P>0.05$）。治疗组总有效率为 90.2%，对照组为 73.6%（$P<0.01$）。杨庆武等观察了养血清脑颗粒并用小脑电刺激（FNS）对脑外伤后综合征的疗效，表明养血清脑颗粒并用小脑电刺激治疗脑外伤后综合征，能提高临床疗效。

　　2. 治疗脑供血不足　慢性脑供血不足以头晕、头重、肢体麻木反复发作，无神经系统局灶性定位体征为主要临床特征，多伴有高血压或眼底动脉硬化，影像学检查未见器质性脑部病变，脑循环检查确认脑血流低下。慢性脑供血不足不仅是临床常见病、多发病，而且还是阿尔茨海默病、血管性痴呆、皮质下动脉硬化性脑病、缺血性卒中等多种疾病发生、发展过程的一个重要环节。李达仁将 80 例慢性脑供血不足患者随机分为治疗组 43 例和对照组 37 例。两组均静脉滴注能量合剂，治疗组加用养血清脑颗粒，对照组加用尼莫地平片，疗程 30 天。观察治疗前、后椎-基底动脉收缩末期最大流速（Vs）和血液流变学等指标的变化。结果，治疗组总有效率为 90.70%，与对照组比较，差异有显著性意义（$P < 0.05$）；治疗组在降低血液黏性、提高脑部血流速度等指标方面均优于对照组（$P < 0.05$）。表明用养血清脑颗粒治疗慢性脑供血不足疗效确切。李光来等将 90 例慢性脑供血不足患者按就诊时间顺序分为 A（对照）组、B（养血清脑颗粒）组、C（联合用药）组各 30 例，分别观察 3 组患者用药前和用药 3 个月后一氧化氮（NO）、血管内皮素-1（ET-1）、纤维蛋白原（FIB）、组织型纤溶酶原激活物抑制物（PAI-1）和组织型纤溶酶原激活物（t-PA）、内皮依赖性血管舒张功能（EDD）、非内皮依赖性血管舒张功能（NEDD）的变化，并进行对比分析。结果，B 组、C 组经过治疗后，NO 水平升高，ET-1 和 FIB 水平降低，t-PA 活性增强，PAI-1 活性降低，EDD 显著改善，两治疗组间相比差异无统计学意义；两治疗组治疗后分别与对照组比较，差异具有统计学意义。表明服用养血清脑颗粒能够有效改善慢性脑供血不足患者的 EDD 及血栓前状态，可以作为脑血栓形成的一级预防治疗。

3. 治疗眩晕、失眠　赵冀伟观察养血清脑颗粒治疗颈性眩晕的临床疗效，将 60 例颈性眩晕患者随机分为治疗组（口服养血清脑颗粒）和对照组（口服眩晕停）各 30 例，均治疗 4 周。结果表明，治疗组的总有效率为 96.67%，对照组为 73.33%（$P < 0.05$）；治疗组血液流变学和椎-基底动脉血流改善显著优于对照组（$P < 0.05$）。提示养血清脑颗粒对颈性眩晕疗效确切。陈冬等观察养血清脑颗粒治疗 2 型糖尿病患者

失眠症疗效及对血糖的影响。将 80 例 2 型糖尿病失眠症患者随机分为两组各 40 例。治疗组用养血清脑颗粒，对照组用地西泮片，疗程为 14 天。观察治疗前、后睡眠状况、空腹血糖（FBG）的变化。结果，睡眠改善总有效率治疗组为 90.9%，对照组为 75.8%，两组比较差异无显著性意义（$P>0.05$）。FBG 治疗组治疗前、后比较，差异有非常显著性意义（$P<0.01$）；与对照组治疗后比较，差异有显著性意义（$P<0.05$）。表明养血清脑颗粒治疗 2 型糖尿病患者失眠症疗效确切，且有助于降低血糖。刘森雄等观察养血清脑颗粒配合穴敷治疗高血压病伴椎-基底动脉缺血性眩晕的疗效。将 100 例患者随机分为两组：对照组 50 例，用注射用丹参、胞二磷胆碱、维生素 B_6 及培哚普利等治疗；治疗组 50 例，在对照组治疗基础上加服养血清脑颗粒配合吴茱萸涌泉穴敷治疗。两组均以 4 周为 1 个疗程。主要观察临床疗效及治疗前、后血液流变学、血压等指标的改善情况。结果表明，总有效率治疗组为 86%，对照组为 68%，两组比较差异有显著性意义（$P<0.05$）。两组治疗后除全血黏度高切值外，其他指标均有显著改善，与治疗前比较，差异有显著性意义（$P<0.05$）。两组治疗后收缩压、舒张压均有显著下降，与治疗前比较，差异有非常显著性意义（$P<0.01$）。表明养血清脑颗粒配合穴敷治疗高血压病伴椎-基底动脉缺血性眩晕有较好的临床疗效。

【现代基础研究】

1. 具有抑制血管功能紊乱；调节颅内循环不对称血流；保护血管内皮功能；扩张脑血管、增加脑血流量、增加大脑供血供氧、改善脑部微循环；改善血液高、黏、浓、聚的状态；降低血浆和脑组织溶血磷脂酸水平，从而抑制血栓形成；抗氧化、抗炎、抗神经细胞凋亡、维持神经元结构和功能的完整性等多种药理作用。

2. 对于高血压患者具有平稳降压作用，并可与 ACEI、

ARB、钙拮抗剂以及利尿剂等降压药联合应用，降压同时还可有效改善高血压伴随症状，如头痛、头晕、失眠等症状，并具有减少微量蛋白尿等肾脏保护作用。

3. 联合抗抑郁药可改善脑卒中后焦虑抑郁的某些症状，如可使躯体症状明显改善，疗效优于单一抗抑郁用药效果。

【用法用量】 开水冲服。1次4g，1日3次。

【使用注意】 本品含活血药物，孕妇慎用。外感或湿痰阻络所致头痛、眩晕者慎用。服药期间饮食宜用清淡易消化之品，忌食辛辣、油腻之品，以免助热生湿。平素怕冷，大便稀者慎用。

【不良反应】 偶见恶心、呕吐，可自行消失，一般不影响继续用药。

（宋心瑀　杜金行）

主要参考文献

1. 杨军，董为伟. 养血清脑颗粒对典型偏头痛患者 MEP 和 SPECT 的影响及临床意义 [J]. 中国药房，2002，13（12）：741-742.

2. 王新德，匡培根，罗盛，等. 养血清脑颗粒治疗紧张型头痛的临床研究 [J]. 中国新药杂志，2001，10（7）：532-534.

3. 罗盛，王新德，匡培根，等. 养血清脑颗粒预防和治疗偏头痛的临床研究 [J]. 中华神经科杂志，2001，34（5）：291-294.

4. 马慧娟，陈扬. 养血清脑颗粒治疗女性紧张性头痛36例 [J]. 上海中医药杂志，2003，37（8）：13-14.

5. 林婵，周晓晖. 养血清脑颗粒治疗高血压头痛50例 [J]. 上海中医药杂志，2004，38（3）：28.

6. 王旭，徐延斌，吴景文，等. 养血清脑颗粒治疗外伤性头痛的临床观察 [J]. 上海中医药杂志，2004，38（8）：14-15.

7. 杨庆武，王如密，王守森，等. 养血清脑颗粒并用小脑电刺激治疗脑外伤后综合征的疗效观察 [J]. 医师进修杂志，2005，28（4）：38-39.

8. de la Torre JC. Alzheimer's disease: how does it start [J] J Alzheimers Dis，2002，4（6）：497-512.

9. 李达仁. 养血清脑颗粒治疗慢性脑供血不足的疗效观察 [J]. 中药材，2003，26（9）：689-691.

10. 李光来，张秀华，李东芳，等. 养血清脑颗粒对慢性脑供血不足患者血管内皮功能的改善及血栓前状态的影响 [J]. 中风与神经疾病杂志，2007，24（3）：300-302.

11. 赵冀伟. 养血清脑颗粒治疗颈性眩晕 30 例 [J]. 上海中医药杂志，2003，37（11）：18-19.

12. 陈冬，刘海涛，金秀平，等. 养血清脑颗粒治疗 2 型糖尿病失眠症 40 例疗效观察 [J]. 新中医，2005，37（2）：42-43.

13. 刘森雄，莫凤梅. 养血清脑颗粒配合穴敷治疗高血压病伴椎-基底动脉缺血性眩晕 50 例疗效观察 [J]. 新中医，2005，37（4）：37-38.

14. 刘安丰，尹继云，孟晓，等. 养血清脑颗粒治疗椎-基底动脉供血不足的疗效观察 [J]. 中风与神经疾病杂志，2009，26（1）：91-93.

15. 张彦海，迟丽屹，赵琪. 养血清脑颗粒治疗椎-基底动脉供血不足性眩晕 [J]. 中西医结合心脑血管病杂志，2007，5（6）：533-534.

16. 杜建新，张健军，冯华，等. 养血清脑颗粒治疗脑外伤后神经症反应的临床观察 [J]. 脑与神经疾病杂志，2002，10（5）：311-313.

17. 王玖飞，邢立举，徐丹. 养血清脑颗粒对颅脑损伤后记忆障碍的影响 [J]. 中国临床医学，2009，16（1）：37-38.

18. 秦惠萍. 养血清脑颗粒与依那普利联合治疗对老年单纯收缩期高血压肾损害的影响 [J]. 中西医结合心脑血管病杂志，2008，6（11）：1363-1364.

19. 秦扬，王勉，徐比萍，等. 养血清脑颗粒治疗高血压病 50 例疗效观察 [J]. 中草药，2003，34（11）：1032-1033.

20. 刘安丰，尹继云，孟晓，等. 缬沙坦联用养血清脑颗粒治疗原发性高血压 60 例疗效观察 [J]. 山东医药，2009，49（17）：65-66.

注射用血栓通（冻干）

【组成】　采用广西靖西地区产中药三七的传统用药部位主根，利用专利提取工艺，在原研血栓通注射液的基础上，进一步开发无菌分装后冻干而成；主要成分为三七总皂苷，含量在85％以上，其中有效成分 Rg1：38％～43％，Rb1：28％～32％，R1：8％～12.5％。

【现代临床应用】

1. 颅脑疾病

（1）缺血性脑血管病：北京安贞医院选择急性脑梗死患者70例，随机分为对照组（西医常规治疗）30例，治疗组（西医常规治疗基础上每天加用血栓通 450mg 静脉滴注）40例，28天为1个疗程，结果发现治疗组可有效改善神经功能缺损程度评分（$P<0.05$），总效率达92.5％，提示血栓通早期用于急性期脑梗死疗效显著，且无明显毒副作用。武汉大学人民医院采用血栓通130例的临床观察，也提示急性期阿司匹林合用血栓通对神经功能评分改善率优于单纯阿司匹林治疗；新疆石河子医院用于50例急性脑梗死的治疗也得到了相同结果，且可以改善患者血液流变学指标，疗效优于复方丹参注射液。相同本品对比研究表明，在脑梗死急性期，冻干粉针疗效优于注射液，且冻干粉针三七总皂苷提纯度高，有效成分含量高，稳定性更好。成都市第一人民医院对原发性脑出血急性亚急性期的观察也得到了相同的结果。

（2）脑出血：中医学认为出血属于离经之血，也属于瘀血的范畴，因而可以采用活血化瘀治疗。辽宁省铁路医院内二科，选择中小量高血压性脑出血患者78例，在西医对症治疗基础上，治疗组39例，于发病第48小时起加用血栓通粉针450mg，每天静脉滴注1次，共28天，并于治疗的第1天、7天、14天、28天采用CT测量血肿体积及周围水肿体积，记录神经功能缺损评分，结果发现较之对照组，血肿体积和水肿体积明显缩小，神经功能缺损评分明显降低（P 均<0.05），可改善缺血引起的脑损害。

（3）椎-基底动脉供血不足：广西中医学院二附院选择符

合标准的椎-基底动脉供血不足患者 100 例，治疗组给予血栓通（冻干）、对照组给予复方丹参注射液，每天静脉滴注 1 次，2 周为 1 个疗程，通过症状、TCD 检查判断疗效，结果治疗组有效率达 86.5%，明显高于对照组的 62.5%（$P < 0.05$）。

（4）脑血管痴呆：广西中医学院附属瑞康医院选择血管性痴呆（VD）90 例，按随机单盲对照药物临床试验方法分为血栓通粉针 I 组（600mg/d）、血栓通 II 组（450mg/d）、丹参注射液对照组（250ml/d），静脉滴注，疗程为 15 天，评价采用认知功能损伤程度量表 MMSE、日常生活能力量表（ADL）、血脂、纤维蛋白原，结果治疗 30 天后，3 组 MMSE 评分、实验室指标，血栓通 I 组较治疗前明显改善，血栓通 II 组、对照组也有改善趋势，但无统计学意义；临床总有效率血栓通 I 组最高，显示了大剂量三七总皂苷是治疗 VD 的有效药物。

（5）脑挫裂伤：广西医科大学一附院选择符合标准的脑挫裂伤患者 60 例，分为西医常规救治组，联合活血化瘀药组（血栓通或丹参注射液静脉滴注），2 周为 1 个疗程，共 2 个疗程。记录患者睁眼、言语、运动反应，以及肌力、肌张力的积分，重点观察 1 个月后格拉斯哥分级情况，结果治疗组治愈率明显高于对照组，且患者血小板活化因子 CD62p、TSP 1 个月后仍维持正常水平，表明活血化瘀药可以降低脑挫裂伤血小板活化因子的表达，并能维持稳定，对脑挫裂伤血瘀证具有改善作用。

2. 冠心病　武汉同济医院选择住院老年冠心病患者 155 例，随机分为对照组 75 例，给予复方丹参注射液 40ml，治疗组 80 例，给予血栓通粉针 450mg，每天静脉滴注 1 次，10 天为 1 个疗程。结果：治疗组心绞痛症状疗效、心电图疗效分别为 82.3%、82.8%，均明显优于对照组（$P < 0.001$）。上海长征医院 42 例冠心病患者的治疗，无论症状还是 6 分钟步行距离，西医常规治疗合并血栓通组均优于单纯西药常规组；广东

茂名人民医院的观察还提示血栓通还可以有效改善患者 ECT 负荷试验的心肌缺血指数 Q。江苏省苏北人民医院在西医常规治疗基础上，加用血栓通，结果心绞痛程度、发作时伴发症状、发作时间、缓解方式、心电图均优于单纯西药常规治疗组，且有某种程度地降低血脂、血黏度的作用。

3. 缺血性视网膜病变　华中科技大学协和医院、同济医院选择眼部缺血性视神经视网膜脉络膜病变（DR）90 例，随机分为血栓通冻干粉针（250mg）治疗组 45 例，血栓通注射液（6ml）对照组 45 例，每天静脉滴注 1 次，15 天为 1 个疗程，结果发现治疗组有效率明显高于对照组，且两组副作用无明显差异，提示冻干粉针是治疗缺血性视网膜病变的有效而安全的方法。毋济霞等对 106 例、169 只眼的糖尿病视网膜病变患者观察发现，血栓通冻干粉针组可以有效改善 DR 患者血液流变学指标，疗效明显优于未加干预的对照组。东莞市人民医院眼科采用先静脉滴注血栓通 1～1.5 个月后，改血栓通胶囊口服共 6 个月，结果发现视力提高 2 行以上、眼底黄斑区色素紊乱区不扩展、渗出区病灶缩小、眼底造影无荧光素渗漏的患者达 65%，总有效率为 90%。农海波采用血栓通治疗视网膜静脉栓塞 36 只眼，结果治愈 30 只眼（83.3%）。

4. 糖尿病及其并发症

（1）糖尿病周围神经病变：四川人民医院牵头三家医院，观察了 120 例糖尿病周围神经病变患者，对照组单纯给予降糖、降脂等基础治疗，治疗组加用血栓通冻干粉针 300mg/d，静脉滴注，采用临床症状、体征、肌电图评价疗效，结果治疗组缓解率分别为 92%、84%、75%，明显优于对照组的 85%、73%、57%，提示血栓通可能是改善糖尿病周围神经病变和脂代谢紊乱的有效辅助治疗药物。

（2）糖尿病痛性神经病变：李淑敏等选择糖尿病患者 72 例，合并存在足趾或小腿疼痛、双下肢痛、双手末端疼痛、躯干皮肤疼痛等,符合糖尿病痛性神经病变,随机分为血栓通静脉滴注治疗组 43 例,给予维生素 B_1、维生素 B_{12} 肌内注射的对照组 29 例,疗程 4 周,结果发现治疗组疼痛缓解总有效率为 90.7%,明显优于对照组(34.5%)。

(3)糖尿病合并周围血管病变:武汉大学人民医院选择 90 例糖尿病且合并下肢彩超提示存在血管病变的患者,随机分为治疗组(血栓通冻干 450mg)、对照组(丹参注射液 30ml),在常规降糖、降压、降脂基础上,每天静脉滴注 1 次,14 天为 1 个疗程,较之对照组,治疗组踝肱比明显提高,股动脉、腘动脉、足背动脉血管内径、血流量明显增加,二期作用可以持续 1 个月以上。

(4)糖尿病肾病:广西壮族自治区人民医院选择早期糖尿病肾病患者 70 例,在西医常规降糖基础上,治疗组加用血栓通治疗,静脉滴注 2 个疗程,结果较之对照组,治疗组 Scr 下降,尿微量白蛋白、24 小时尿蛋白量明显降低,血 β_2-微球蛋白(β_2-MG)下降,提示其对糖尿病肾病具有较好的防治作用。

5. 肾脏病变　长春中医药大学附属医院选择符合诊断标准的慢性肾小球肾炎患者 50 例,给予血栓通粉针 150mg/d,静脉滴注,连续使用 28 天,在治疗 1 周、2 周、3 周及疗程结束后分别测定 24 小时尿蛋白定量、血生化,并根据 Mitch 方法估计肾功能进展情况,通过自身前后对照发现 50 例中完全缓解占 24%,基本缓解 30%,好转 32%,总有效率 86%;在尿蛋白方面,治疗 2 周开始显著起效,至 4 周时尿蛋白仍然有继续下降的趋势,减少血尿起效较快,1 周即有明显的效果,治疗期间总体肾功能趋向好转,回归直线上升。陶建勋等采用血栓通冻干粉针治疗肾病综合征患者 30 例,结果发现该药可以明显改善患者的高凝状态,也有一定降脂作用。

6. 呼吸系统疾病　北京安贞医院呼吸科采用随机单盲对

照试验方法，观察了血栓通对肺栓塞的影响，结果在西医常规治疗基础上，加用血栓通 450mg/d 静脉滴注，记录治疗前后症状、血气分析、核素肺灌注、超声心动图等，结果治疗组总有效率为 91.6%，明显高于对照组的 83.3%。山东矿业集团中心医院选择慢性肺源性心脏病急性发作期患者 66 例，以常规西医治疗加血栓通粉针 300mg/d 静脉滴注为治疗组，结果 2 周后治疗组总有效率为 91.2%，明显优于对照组。天津第三医院采用临床症状、血气分析、右心导管测定肺动脉压方法观察了血栓通对慢性阻塞性肺疾病相关肺动脉高压的影响，结果发现在规范化西医治疗基础上联合使用血栓通粉针，能更加有效地降低肺动脉压，改善血气分析指标，提高临床疗效。

7. 骨折 华中科技大学协和医院选择上肢骨折患者 180 例，根据住院时间（单双日），分为血栓通冻干治疗组 90 例，低分子右旋糖酐对照组 90 例，每天静脉滴注 1 次，2 周为 1 个疗程，期间不用其他血管扩张药，以疼痛、肿胀、末梢循环为评价标准，结果发现，治疗组优良率为 91.1%，明显高于对照组的 44.4%，且可改善患者纤维蛋白原、红细胞聚集指数、血小板聚集指数。针对下肢骨折合并下肢静脉血栓，邓少林等也对 60 例患者临床资料进行了回顾性分析，结果发现术后采用血栓通冻干 450mg，每天 1 次静脉滴注，与不采取任何措施的对照组相比，深静脉血栓发生率明显降低，且安全无明显副作用。另有血栓通粉针治疗骨折后骨化性肌炎、创伤后软组织损伤有效的报道。

8. 突发性耳聋 广州第十二人民医院选择符合标准的原发性耳聋患者 49 例，随机分为血栓通治疗组 24 例（25 耳），丹参注射液对照组 25 例（27 耳），两组均辅以 ATP、辅酶 A、维生素 B_1、维生素 B_{12} 治疗，静脉滴注 10 天为 1 个疗程，以听阈判定疗效，结果治疗组总效率明显高于对照组，提示该药可能通过扩张血管，改善内耳血流量，有效挽回因缺血缺氧导致的听力损失。

9. 复发性尿路感染　河南中医学院一附院选择经尿培养确诊的复发尿路感染患者50例，随机分为两组，根据药敏选择抗生素，同时治疗组给予血栓通，对照组给予三金片，共治疗2周，结果包括膀胱刺激征、腰酸痛、神疲乏力的症状疗效改善率、尿常规和尿培养的有效率均显著高于对照组，提示可能与三七散瘀消肿、止痛，改善肾脏局部血液循环，抗炎抗凝有关。

10. 另有血栓通超声导入治疗下肢动脉粥样硬化、足三里和曲池穴位注射血栓通治疗脑中风后遗症有效的报道。

【现代基础研究】

1. 抗血栓形成　三七总皂苷通过提高血小板内cAMP的含量，抑制花生四烯酸、血小板活化因子及凝血酶诱导，抑制血小板聚集。提高红细胞的变形能力和携氧能力，抑制血小板聚集，减低血黏度，改善微循环。具有明显的内皮素拮抗剂样作用，保护血管内皮细胞。

2. 保护脑神经　抗神经细胞凋亡、抗氧化、抗自由基，对脑神经细胞缺氧性损伤具有保护作用，改善神经细胞膜流动性，抗脑水肿，扩张脑血管，增加脑血流量。

3. 改善心血管　减轻心肌缺血，减轻缺血再灌注损伤，具有钙拮抗作用，扩张冠状动脉，对抗心肌肥大，抑制心室重构，抑制血管平滑肌增殖、血栓形成，抗动脉粥样硬化，稳定斑块，保护血管内皮，抗心律失常，抗缺血性休克，降低心肌负荷，减少心肌耗氧量，改善心功能。

4. 改善血液流变学　显著降低全血比黏度、血浆比黏度，降低纤维蛋白原和红细胞聚集指数。

5. 抗肝纤维化　通过抗炎、抗坏死，防治肝星状细胞增生并转化为肌成纤维细胞，抑制成纤维细胞合成分泌胶原，抗肝纤维化。

6. 镇痛消炎　改善骨折局部血供，促进骨折愈合，抗瘢痕疙瘩纤维化，改善骨内微循环障碍。

【用法用量】　临用前用注射用水或氯化钠注射液适量使溶解。①静脉注射：一次 150mg，用氯化钠注射液 30～40ml 稀释。一日 1～2 次，或遵医嘱。②静脉滴注：一次 250～500mg，用 5％或 10％葡萄糖注射液或氯化钠注射液 250～500ml 稀释。一日 1 次，或遵医嘱。③肌内注射：一次 150mg，用注射用水稀释至 40mg/ml。一日 1～2 次，或遵医嘱。④理疗：一次 100mg，加入注射用水 3ml，从负极导入。

【使用注意】　孕妇慎用；禁用于脑溢血急性期。

【不良反应】

1. 输液后出现皮肤潮红、轻微头胀，减慢滴数可缓解。个别病例出现皮疹，使用前询问病史，属于过敏体质者应予注意。有报道利用林格液配药容易出现输液反应。

2. 出血急性期应慎用。在脑出血患者应用活血化瘀药物的时机选择方面，目前也有较多研究，认为出血 24 小时后使用安全，或凝血机制正常者也可立即使用；在药物选择方面，注意使用具有活血止血作用的药物，如大黄、蒲黄、茜草、三七等。

（杜金行）

主要参考文献

1. 王军．蔺志娟，刘宏敏．注射用血栓通冻干粉针治疗缺血性脑梗死的疗效观察 [J]．中国实用神经疾病杂志，2006，9（4）：64-66．

2. 宋好．血栓通治疗中小量高血压性脑出血疗效观察 [J]．中国误诊学杂志，2008，8（36）：8875-8876．

3. 唐宇红，郭文莉，饶萍，等．活血化瘀制剂治疗原发性脑出血急性亚急性期的临床研究 [J]．现代中西医结合杂志，2007，16（29）：4285-4286．

4. 甘照儒. 血栓通粉针剂治疗椎-基底动脉供血不足性眩晕 52 例 [J]. 广西中医药, 2000, 23 (5): 36-37.

5. 张永全, 黄芳, 陆晖, 等. 血栓通粉针治疗血管性痴呆的临床研究 [J]. 辽宁中医杂志, 2007, 34 (6): 750-752.

6. 陈永斌, 阮玉山, 黄李平, 等. 活血化瘀药对脑挫裂伤血瘀证的疗效机制研究 [J]. 中国中医基础医学杂志, 2008, 14 (8): 616-617.

7. 徐国帆, 林焕泽, 叶海鹏, 等. 血栓通粉剂治疗冠心病疗效观察[J]. 现代中西医结合杂志, 2007, 16 (13): 1791-1792.

8. 罗春信. 三七总皂苷治疗不稳定型心绞痛 48 例临床观察 [J]. 中国社区医师 (医学专业半月刊), 2008 (19): 103-104.

9. 毋济霞, 侯光辉. 血栓通对糖尿病视网膜病变血液流变学的影响[J]. 中原医刊, 2005, 32 (17): 1-2.

10. 张雪玲, 陈姚若. 血栓通治疗老年性黄斑变性 40 例疗效观察 [J]. 国际医药卫生导报, 2004, 10 (12): 64-65.

11. 农海波. 血栓通治疗视网膜静脉阻塞的临床观察 [J]. 医学文选, 1999 (2): 89-90.

12. 李淑敏, 丁丽敬, 冯素莲, 等. 血栓通治疗糖尿病痛性神经病变 43 例疗效观察 [J]. 包头医学院学报, 2003, 19 (4): 286-287.

13. 俞祝全. 血栓通注射液治疗早期糖尿病肾病 45 例 [J]. 中国中医药信息杂志, 1999 (1): 46.

14. 童延清, 王颖. 血栓通粉针剂治疗慢性肾小球肾炎 50 例临床观察 [J]. 中国中医急症, 2006, 15 (9): 972-974.

15. 陶建勋, 米绪华, 樊均明. 血栓通冻干粉针剂治疗肾病综合征高凝及高脂状态的临床效果分析 [J]. 西南军医, 2008, 10 (4): 47-48.

16. 陈继忠, 靳福娉, 范和红. 血栓通对慢性肺心病急性发作期疗效观察 [J]. 临床肺科杂志, 2008, 13 (11): 1477-1478.

17. 肖凡. 注射用血栓通治疗慢性阻塞性肺疾病相关肺动脉高压临床观察 [J]. 现代中西医结合杂志, 2009, 18 (13): 1451-1455.

18. 邓少林, 权毅, 潘显明, 等. 血栓通预防下肢骨折合并下肢深静脉血栓形成的疗效观察 [J]. 西南军医, 2006, 8 (6): 19-20.

19. 周枫. 血栓通治疗突发性聋的临床观察 [J]. 广东药学, 2002, 12 (4): 39-40.

20. 彭贵军，吴耀松．血栓通注射液治疗女性复发性尿路感染的研究 [J]．现代中西医结合杂志，2007，16（5）：588-589.

21. 付开礼．三七总皂苷在骨科的药理与临床研究进展 [J]．云南中医中药杂志，2006，27（2）：49-51.

丹红注射液

【组成】　丹红注射液由丹参和红花两味药组成。丹参为双子叶植物唇形科植物丹参的根茎，红花为菊科植物红花的筒状花冠。

【功能与主治】　活血化瘀，通脉舒络。用于瘀血闭阻所致的胸痹及中风（见胸痛，胸闷，心悸，口眼歪斜，言语謇涩，肢体麻木，活动不利等症）、冠心病、心绞痛、心肌梗死、瘀血型肺源性心脏病、缺血性脑病、脑血栓。

【现代临床应用】　丹红注射液因具有活血化瘀、通经活络之功能，广泛用于心、脑、肺、肾、肝等器官动脉硬化、粥状斑块形成、血栓形成、血管阻塞所致缺血性疾病。

1. 心血管疾病

（1）冠心病心绞痛：冠心病心绞痛属中医学的"胸痹"、"心痛"等范畴，早在《内经》中就有记载。陈可冀认为瘀血贯穿心绞痛发展的全过程，活血化瘀为治疗冠心病的根本大法。彭丽虹等对丹红注射液治疗冠心病心绞痛随机对照试验进行了系统评价，结果显示：①心绞痛发作有效率：丹红注射液组高于复方丹参组 [$OR=3.84$，$95\%CI$（3.03，4.88），$P<0.00001$]；②心电图复查有效率：丹红注射液组优于复方丹参组 [$OR=1.98$，$95\%CI$（1.44，2.66），$P<0.00001$]；③ST段缺血情况改善：丹红注射液组在 NST [$WMD=0.78$，$95\%CI$（0.42，1.14），$P<0.0001$] 和 ΣST [$WMD=0.45$，$95\%CI$（0.32，0.57），$P<0.00001$] 方面均优于复方丹参组；④血液流变学指标改善：丹红注射液组均优于复方丹参组；⑤不良反应：丹红注射液组与复方丹参组差异无统计学意

469

义 $[OR=0.64,95\%CI(0.33,1.25),P=0.19]$。丹红注射液能有效改善冠心病心绞痛患者心肌 ST 段缺血和各项血液流变学指标，使患者心电图复查有效率显著提高，并最终显著降低心绞痛发作率，且安全性更高。

（2）慢性肺源性心脏病：有研究发现，丹红注射液可提高肺源性心脏病急性加重期患者氧分压，降低二氧化碳分压，降低血黏度和红细胞集聚指数，降低肺动脉压，能有效缓解慢性肺源性心脏病急性加重期病情，改善临床症状，为治疗慢性肺源性心脏病的有效药物。

（3）急性冠状动脉综合征（ACS）：大量研究表明，在ACS 常规用药基础上加用丹红注射液在改善临床症状、心电图缺血状况，恢复心功能，甚至在减少心血管不良事件方面都显示出一定的疗效，且安全性好。

2. 脑血管疾病

（1）脑梗死：杨杨等对近 5 年国内丹红注射液治疗脑梗死的临床疗效和安全性进行了 Meta 分析，纳入了 27 篇符合标准的随机对照试验，研究对象包括丹红注射液治疗组 1312 例，丹参及复方丹参注射液对照组 1271 例，采用 Cochrane 协作网提供的 RevMan4.3 软件进行统计分析，结果两组治疗脑梗死的总有效率差异有统计学意义（$Z=10.46$，$P<0.01$），且各研究间的同质性很好（$I^2=0$）；丹红注射液的临床综合疗效明显优于对照组 $[RR=1.21,95\%CI(1.17,1.26)]$，丹红注射液治疗后患者的神经功能缺损评分及血液流变学指标均明显低于对照组（$P<0.01$），且安全性较高。

（2）短暂性脑缺血发作（TIA）：短暂性脑缺血发作是指颈内动脉或椎-基底动脉系统一过性供血不足，导致供血区域突然出现的短暂局灶性神经功能障碍。TIA 是缺血性脑卒中的前期预兆，患者有 1/3 发展为脑梗死，严重威胁患者的身心健康。戴正亮等将 138 例 TIA 患者随机分为两组，治疗组 70

例，用丹红注射液 30ml＋5％葡萄糖注射液 250ml 静脉滴注；对照组 68 例给予灯盏华素 50mg＋5％葡萄糖注射液 250ml 静脉滴注。两组均给予相同的基础治疗和与 TIA 无关的其他疾病的常规治疗。且随访 6 个月，观察长期疗效与不良反应。结果治疗组疗效为 91.42％；对照组疗效为 73.52％，两组比较有统计学意义（$P<0.05$）；随访 6 个月长期疗效：治疗组总有效率为 95.71％，对照组总有效率为 79.41％，差异有统计学意义（$P<0.05$）。显示丹红注射液治疗 TIA 发作有明显疗效。成祥林等也表明丹红注射液可以增加短暂性脑缺血患者的脑血流量，预防脑血栓形成。

（3）血管性痴呆（VaD）：血管性痴呆约占老年痴呆病 60％左右，是我国老年人的常见病和多发病，也是临床上的一种难治性疾病，属于中医学"痴呆"、"呆病"、"善忘"等范畴。2000 年制定的血管性痴呆临床诊治规范中提出瘀血阻络证为其辨证的类型之一。张清洁等将血管性痴呆患者 50 例随机分为两组：在基础药物治疗基础上，治疗组给予丹红注射液 40ml/d 静脉滴注，对照组给予金纳多注射液 20ml/d 静脉滴注，均连续用药 4 周。结果两组 MMSE、临床失智评分量表（CDR）评分均较治疗前显著提高，老年人情感状态抑郁评分表（GDS）评分显著降低，但治疗组 MMSE 和 CDR 评分改善情况优于对照组。显示丹红注射液较金纳多注射液可显著改善患者的认知功能和痴呆程度。

3. 糖尿病大血管及微血管并发症 《内经》记载，糖尿病属中医"消渴"病范畴。张仲景在《金匮要略》中云："病者如热状，烦满，口干燥而渴，其脉反无热，此为阴伏，是瘀血也，当下之"，提出瘀血可致消渴的理论。付翠秋阐释了糖尿病不同时期活血化瘀法的具体应用，提出活血化瘀需贯穿糖尿病治疗的始终。

（1）糖尿病周围神经病变：糖尿病性神经病变（DPN）

是糖尿病常见的慢性并发症之一，直接影响患者生活质量。王立波等观察丹红注射液治疗 44 例 2 型糖尿病伴周围神经病变患者的疗效，结果治疗后运动神经传导速度和感觉神经传导速度明显高于治疗前；疼痛频率、灼热感、麻木感评分及总分较治疗前有明显改善（$P<0.01$），且未发现不良反应。张艳霞报道肌氨肽苷联合丹红注射液治疗 DPN，患者自觉症状明显好转，腱反射明显好转，深浅感觉明显改善，神经传导速度明显增加，下肢皮肤温度亦有明显改善，说明两者联用可改善血黏度，降低血管阻力，改善神经细胞的缺血缺氧状态。

（2）糖尿病肾病：张明玺等采用 Cochrane 对糖尿病肾病的 10 个 PCT 进行系统评价，纳入 736 例糖尿病肾病患者，Meta 分析显示：与常规治疗相比，丹红注射液＋常规治疗在降低糖尿病肾病患者尿蛋白排泄率 [$MD=-27.08$，$95\%CI$ （-30.40，-24.02）]、糖化血红蛋白 [$MD=-1.12$，$95\%CI$ （-1.67，-0.56）] 及纤维蛋白原 [$MD=-2.28$，$95\%CI$ （-2.70，-1.86）] 等方面具有优势；与丹参相比，丹红注射液在减少糖尿病肾病患者尿蛋白排泄率 [$MD=-13.14$，$95\%CI$ （-18.00，-8.27）]、24 小时尿白蛋白（$P<0.05$）、胆固醇（$P<0.05$）、甘油三酯（$P<0.05$）等方面较优；与脉络宁相比，丹红注射液在降低 24 小时尿白蛋白（$P<0.05$）及纤维蛋白原（$P<0.05$）方面具有优势。

4. 其他　除上述疾病外，丹红注射液治疗骨折、膝关节骨关节炎、神经根型颈椎病、腰椎间盘突出，肝硬化、肝纤维化、酒精性肝病、慢性萎缩性胃炎、溃疡性结肠炎，急性肾衰竭，扩张型心肌病，紧张性头痛，眼底出血等多种疾病均具有较好的临床疗效。

【现代基础研究】

1. 多途径抗凝溶栓　下调 P 选择素、干预 ADP 及 AA 途径抑制血小板聚集；降低血小板表面活性蛋白 CD62P、CD63

活性阻断血小板活化；下调纤维蛋白原、D-二聚体与组织型纤溶酶原激活剂抑制物-1（PAI-1）、上调组织型纤溶酶原激活物（t-PA）起抗凝作用。

2. 抗炎反应 有效降低多种炎症因子。

3. 保护血管内皮功能 减轻内皮细胞氧化损伤和凋亡数量；降低血浆 ET-1 水平、升高 NO 浓度，且下调高敏 C-反应蛋白（HS-CRP）、TNF-a 及纤维蛋白原水平；提升血液中内皮祖细胞数量，加快 ACS 及 PCI 术后损伤内皮结构的修复、功能的恢复。

4. 稳定和消退动脉粥样硬化斑块。

5. 缩小梗死面积，保护缺血再灌注损伤 降低血清 CK、LDH 活性，恢复缺血再灌注心肌心电图 ST-T 段的抬高。

6. 其他 抗氧化、清除氧自由基；降低 LDL-C、升高 HDL-C；降低血浆黏度、增强红细胞变形能力、改善心肌供血。

【用法用量】 肌内注射，1 次 2～4ml，1 日 1～2 次；静脉注射，1 次 4ml，加入 50% 葡萄糖注射液 20ml 稀释后缓慢注射，1 日 1～2 次；静脉滴注，1 次 20～40ml，加入 5% 葡萄糖注射液 100～500ml 稀释后缓慢滴注，1 日 1～2 次。伴有糖尿病等特殊情况时，改用 0.9% 的氯化钠注射液稀释后使用；或遵医嘱。

【使用注意】

1. 本品不得与其他药物混合在同一容器内使用；谨慎联合用药，如确需联合使用其他药品时，应谨慎考虑与中药注射剂的时间间隔以及药物相互作用等。

2. 本品为纯中药制剂，保存不当可能影响产品质量。发现药液出现混浊、沉淀、变色、漏气或瓶身细微破裂等现象时不能使用。

3. 月经期妇女慎用。

4. 过敏体质者慎用。

5. 特殊人群（特别是老年患者）用药要加强临床监护。

6. 有出血倾向者禁用；孕妇及哺乳期妇女忌用；对本品过敏者禁用。

【不良反应】　本品偶有过敏反应，可见皮疹、瘙痒、头痛、头晕、心悸、寒战、发热、面部潮红、恶心、呕吐、腹泻、胸闷、呼吸困难、喉头水肿、抽搐等，停药后均能恢复正常。罕见过敏性休克。

（杜金行　饶向荣）

主要参考文献

1. 蒙定水，赵清雨. 活血化瘀法在冠心病心绞痛治疗中的重要作用[J]. 吉林中医药，2010，30（2）：118-119.

2. 彭丽虹，余正，盛春雷. 丹红注射液治疗冠心病心绞痛随机对照试验的系统评价［J］. 中国循证医学杂志，2011，11（1）：57-63.

3. 郑曙光. 丹红注射液治疗慢性肺源性心脏病急性加重期疗效观察[J]. 中西医结合心脑血管病杂志，2012，10（7）：874-875.

4. 李素引，张菊香，高秀玲. 丹红注射液治疗慢性肺源性心脏病的临床观察［J］. 临床肺科杂志，2012，17（4）：650-651.

5. 肖明生. 丹红注射液、复方丹参注射液治疗老年非 ST 段抬高急性冠脉综合征的疗效对比［J］. 实用心电学杂志，2009，18（1）：19-21.

6. 宋海燕. 低分子肝素钙联合步长丹红注射液疗非 ST 段抬高急性冠脉综合征 160 例临床观察［J］. 医学信息（中旬刊），2011，24（1）：245-246.

7. Marco Fornasini, Jorge Yarzebski, David Chiriboga, et al. Contemporary trends in evidence-based treatment for acute myocardial infarction ［J］. Am J Med，2010，123（2）：166-172.

8. 韩景宣. 丹红注射液联合溶栓治疗早期急性心肌梗死对血管再通率的影响［J］. 中国误诊学杂志，2010，10（15）：3556.

9. 李永忠，徐义先，杨阿妮，等. 丹红注射液治疗急性 ST 段抬高型心

　　肌梗死 PCI 术后早期心绞痛的临床观察 [J]. 甘肃中医，2010，23
　　（10）：24-25.

10. 陈浩，赵立轩，楚若鹏，等. 丹红注射液对急性心肌梗死患者介入
　　术后再灌注损伤的作用 [J]. 河北医药，2010，32（9）：563-565.

11. 杨杨，曾令霞. 丹红注射液治疗脑梗死临床疗效和安全性的 Meta 分
　　析 [J]. 中华全科医师杂志，2012，11（5）：372-375.

12. 戴正亮，包建福. 丹红注射液治疗短暂性脑缺血发作的疗效观察
　　[J]. 实用心脑肺血管病杂志，2012，20（11）：1882-1883.

13. 成祥林，熊勋波. 丹红注射液对短暂性脑缺血发作患者脑血流的影
　　响 [J]. 长江大学学报（自然科学版）医学卷，2010，7（2）：8-10.

14. 张清洁，张俊丽，田艳慧，等. 丹红注射液治疗血管性痴呆的疗效
　　观察 [J]. 现代中西医结合杂志，2010，19（7）：788-789.

15. 付翠秋. 活血化瘀法在糖尿病治疗中的应用 [J]. 北京中医药，
　　2010，29（11）：860-862.

16. 王立波，刘晓阳，隋淑兰. 丹红注射液对糖尿病性周围神经病变的
　　疗效观察 [J]. 吉林医学，2009，（17）：1983-1984.

17. 张艳霞. 肌氨肽苷联用丹红注射液治疗糖尿病周围神经病变的疗效
　　观察 [J]. 中国实用神经疾病杂志，2009，12（6）：56-57.

18. 张明玺，崔凯，朱延敏，等. 丹红注射液治疗糖尿病肾病的系统评
　　价 [J]. 中国循证医学杂志，2009，9（10）：1087-1093.

疏血通注射液

　　【组成】 疏血通注射液组方为水蛭和地龙。水蛭为宽体金
线蛭，地龙为广地龙。

　　【功能与主治】 活血化瘀，通经活络。用于瘀血阻络所致
的中风中经络急性期，症见半身不遂、口舌㖞斜、言语謇涩。

　　【现代临床应用】 疏血通注射液具有活血化瘀、通经活络
之功能，广泛应用于临床，主要用于治疗心脑血管及周围血管
血流障碍性疾病，还可用于高血压、糖尿病、肝病、肾病、肺
源性心脏病、耳聋等疾病的治疗。

　　1. 脑血管疾病

（1）脑梗死：南方医科大学南方医院吴永明等应用了循证医学研究原理和方法，研究纳入 28 个 RCT，总共包括 1654 例急性脑梗死患者，其中疏血通组 1030 例，对照组 624 例。对照药物包括曲克芦丁、低分子肝素钙注射液、低分子右旋糖酐、丹参注射液、复方丹参注射液、血栓通、川芎嗪注射液、葛根素注射液、血塞通注射液。研究结果显示，神经功能改善率比较，疏血通组急性脑梗死患者在治疗后获得神经功能改善的可能性是对照组的 3.3 倍 $[OR=3.30，95\%CI（2.80，3.89）；P<0.00001]$。治疗后神经功能评分比较，疏血通组治疗后的神经功能评分显著低于对照组 [加权平均差（weighted mean difference，WMD）$=-3.10，95\%CI（-4.33，-1.86）；P<0.00001]$。研究结果表明，与对照药物相比，疏血通注射液能显著改善急性脑梗死患者的神经功能。发表偏倚分析和敏感性分析显示汇总分析结果可靠。

（2）短暂性脑缺血发作（TIA）：黄越冬等将 70 例 ABCD2 评分 6～7 分 TIA 患者随机分为两组。所有患者均接受标准的综合治疗，治疗组加用疏血通注射液。所有患者诊断后 24 小时内行凝血酶原时间（PT）、活化部分凝血酶原时间（APTT）、纤维蛋白原（Fg）、D-二聚体（DD）及组织型纤溶酶原激活物（t-PA）和纤溶酶原激活物抑制剂（PAI）浓度测定，在入院后 3 天、5 天、7 天、10 天重复测定上述指标。随访时间为 3 个月。主要转归指标为急性脑梗死和死亡。结果两组患者基线均存在 t-PA 下降及 Fg、PAI 水平增高。治疗组患者 Fg 水平于第 5 天下降，PAI 浓度于第 7 天下降；对照组观察期内 Fg、PAI 浓度无显著性差异。治疗组短期转归明显优于对照组（$P<0.05$），表明疏血通注射液治疗能有效降低 Fg 和 PAI 水平，改善高卒中风险的 TIA 患者近期转归。

（3）血管性痴呆：李颖等将 VD 患者 60 例，随机分为治疗组和对照组。两组患者均接受基础治疗及护理，视病情严重程度及合并症给予降压、降糖、降脂等治疗。治疗组加用疏血通注射液 6ml 加入 0.9％氯化钠注射液 250ml 中静脉滴注，每日 1 次；对照组加用胞二磷胆碱注射液 250mg 加入 0.9％氯化钠注射液 250ml 中静脉滴注，每日 1 次。治疗时间均为 21 天。试验前、后分别进行 MMSE、ADL 量表和 TCD、P300 检查。结果显示，治疗组 MMSE、ADL 评分显著优于对照组（$P<0.05$）；与对照组比较，治疗组脑血流显著加快（$P<0.05$）；P300 电位潜伏期显著缩短（$P<0.05$）、波幅显著升高（$P<0.05$）。说明疏血通注射液能够安全有效地治疗 VD。

2. 心血管疾病

（1）冠心病心绞痛：李学远等对疏血通注射液治疗心绞痛随机对照试验进行了系统评价，计算机检索国内外公开发表的以疏血通为干预措施治疗不稳定型心绞痛的随机对照试验，纳入试验的质量用 Jadad 计分表评价，对纳入试验的疗效做 Meta 分析。结果：13 篇文献中共 1479 例不稳定型心绞痛患者符合纳入标准。Meta 分析结果显示，疏血通能显著缓解不稳定型心绞痛症状，改善血流动力学指标，疗效明显优于对照组。袁托亚等将 72 例冠状动脉支架植入术后心绞痛患者随机分为两组。治疗组在常规治疗基础上加用疏血通注射液。对照组接受常规治疗。两组均以 2 周为 1 个疗程。观察两组心绞痛疗效及血脂、凝血功能的变化。结果：治疗组总有效率为 86.84％，明显高于对照组的 61.76％（$P<0.05$）。治疗组治疗后总胆固醇（TC）、三酰甘油（TG）、低密度脂蛋白胆固醇（LDL-C）水平均较治疗前明显降低（$P<0.05$），与对照组比较差异有统计学意义（$P<0.05$），并且治疗组的凝血酶原时间（PT）、活化部分凝血活酶时间（APTT）明显延长，纤维蛋白原含量明显下降（$P<0.05$），并且明显优于对照组（$P<$

0.05)。结论：疏血通注射液治疗冠状动脉支架植入术后心绞痛患者时，具有调脂、抗凝、促纤溶的作用。

(2) 慢性肺源性心脏病：张舒岩等将慢性肺源性心脏病急性加重期患者随机分为治疗组和对照组，对照组给予常规治疗，治疗组在常规治疗的基础上加用疏血通注射液，两组疗程为 14 天，在治疗前后分别对患者进行血液流变学检测。结果显示，治疗前肺源性心脏病患者血液流变学指标明显异常，疏血通注射液治疗后血液流变学指标显著降低，心肺功能有明显改善，差异有统计学意义（$P < 0.05$）。得出结论，疏血通注射液治疗肺源性心脏病急性加重期疗效确切，明显改善患者血液流变学，降低 D-二聚体、全血高切黏度、低切黏度和高纤维蛋白原，改善患者预后。张燕等采用微管吸吮技术，定量测定了慢性肺源性心脏病患者体外使用疏血通前后红细胞膜的黏弹特性的变化情况。结果表明：一定浓度疏血通可降低红细胞膜的弹性模量、黏性系数。

3. 糖尿病大血管及微血管并发症　糖尿病是一种由于体内胰岛素相对和绝对不足而引起的糖代谢紊乱为主的全身性疾患，属于中医"消渴"范畴。中医认为，阴虚内热，瘀血阻络是本病及其并发症的病理基础。养阴清热、活血化瘀为基本治法。

(1) 糖尿病周围神经病变：糖尿病周围神经病变作为糖尿病常见的三大慢性并发症之一，其发病率随着糖尿病发病率的显著攀升也逐年增高。周作荣等观察疏血通注射液治疗糖尿病周围神经病变的疗效，将病人随机分为治疗组和对照组，两组患者全部应用基础治疗控制血糖、血压等，治疗组应用疏血通注射液，对照组应用维生素 B_{12} 注射液，14 天为 1 个疗程，治疗 2 个疗程，2 个疗程间隔 1 周。观察评价两组患者胫神经感觉神经（SCV）传导速度和运动神经（MCV）传导速度，感觉神经定量检查，症状积分变化。评价血糖变化和血脂变化情况。结果显示：疏血通能明显改善糖尿病周围神经病变患者的症状，改善神经传导和温度觉。短期疗效肯定。钟东塔等观察疏血通注射液对糖尿病周围神经病变患者神经症状、体征及神经传导速度的影响，结果治疗后，应用疏血通注射液的患者的神经症状和体征明显改善，神经传导速度明显增快，与治疗前比较有非常显著性差异（$P < 0.01$）；与对照组比较亦有非常显著性差异（$P < 0.01$）。显示疏血通注射液可明显改善糖尿病周围神经病变患者的临床症状和体征，并能提高神经传导速度。

（2）糖尿病肾病：糖尿病肾病是糖尿病微血管病变之一，是糖尿病主要并发症和死亡原因之一。乔培超等观察疏血通注射液治疗显性糖尿病肾病的疗效，将糖尿病肾病患者随机分为治疗组和对照组，两组均给予饮食控制、降血脂治疗及控制血糖，治疗组则增加疏血通注射液，14 天为 1 个疗程，共 2 个疗程，每个疗程间隔 2 天。对比观察治疗前后患者尿蛋白定量、血肌酐（Cr）、甘油三酯（TG）等指标的变化。结果：治疗组总疗效明显高于对照组（$P < 0.01$）。治疗组及对照组治疗后相比较，治疗组的利尿作用更明显（$P < 0.05$）。治疗组可明显改善血液高凝状态，多项指标治疗前后比较有统计学意义，治疗组及对照组治疗后相比较，治疗组降低血浆纤维蛋白原及适当延长凝血酶原时间的作用较对照组更显著（$P < 0.05$）。结论：疏血通注射液可提高显性糖尿病肾病的疗效，并可明显改善血液高凝状态。张弘弘等研究观察疏血通对 2 型糖尿病肾病（DN）相关炎症因子的影响及其作用，证明疏血通具有抗炎和肾脏保护作用，它不仅可改善 DN 患者的血脂及高凝状态，还可从分子水平抑制炎症的放大，减少细胞外基质（ECM）的积聚，延缓 DN 的进展。

4. 其他疾病　除上述疾病外，疏血通在高脂血症、高黏血症、骨折、颈椎病、膝骨关节炎、慢性阻塞性肺疾病、肺纤维化、肝纤维化、胰腺炎、慢性萎缩性胃炎、肾衰竭、突发性耳聋、防止术后血栓形成等方面有着广泛的应用，具有较好的疗效。

【现代基础研究】　疏血通注射液可多途径、多靶点作用于缺血性疾病的各个环节，发挥良好的活血化瘀、通经活络功效。

1. 抗凝作用　延长大鼠凝血时间（TT）、凝血酶原时间（PT）、部分凝血活酶时间（APTT），降低凝血酶活性。

2. 促纤溶作用　直接溶解纤维蛋白及纤维蛋白原；刺激血管内皮细胞释放 t-PA；激活纤维蛋白溶酶原。

3. 抗血小板聚集　使 ADP、花生四烯酸和凝血酶诱导的血小板聚集减少，预防静脉血栓形成。

4. 保护血管内皮细胞　提高血管内皮生长因子受体-2（VEGFR-2）和血清应答因子（SRF）蛋白表达，提高局灶脑缺血大鼠 VEGF 表达。

5. 改善微循环　促纤溶，保护内皮细胞，促进 VEGF 表达，促血管新生。

6. 脑细胞保护　增强急性脑梗死大鼠 SOD（超氧化物歧化酶）的活性，增强清除自由基的能力，同时降低 MDA（脂质过氧化反应最终产物）、NOS（一氧化氮合酶）、iNOS（诱导型一氧化氮合酶）的含量和活性，能够减轻自由基介导的脑组织损伤。

7. 改善血流动力学　改善患者的血流动力学，降低血黏度，改善病人高凝及高黏状态，促进了缺血半暗带区的神经细胞功能的恢复，减轻了脑细胞损伤和脑水肿。

【用法用量】　静脉滴注，每日 6ml 或遵医嘱，加于 5% 葡萄糖注射液（或 0.9％氯化钠注射液）250～500ml 中，缓慢滴入。

【使用注意】

1. 本品应单独使用，禁忌与其他药品混合配伍使用。谨慎联合用药，如确需要联合使用其他药品时，应谨慎考虑间隔时间及药物相互作用等问题。

2. 药品稀释后应即配即用，不宜长时间放置。

3. 用药前应仔细询问患者用药史和过敏史。

4. 对老人、肝肾功能异常和初次使用的患者应慎重使用。

5. 如药液出现浑浊、沉淀、变色、有异物或内包装损坏等异常现象，应禁止使用。

6. 有过敏史及过敏性疾病史者禁用；孕妇禁用；有出血倾向者禁用。

【不良反应】　据黑龙江省不良反应监测中心开展的医院集中监测试验，不良反应发生率仅为 0.9‰（9 例/9897 例）；结合国家食品药品监督管理局不良反应监测中心历年数据，不良反应可见皮疹、瘙痒、寒战、发热、心悸、胸闷、潮红等，多为一过性不良反应，停药后自愈；2011 年数据中，可能与本产品相关的不良反应共 721 例，其中严重不良反应 40 例，表现为呼吸困难、高热、寒战、过敏性休克等，停药或对症治疗后均痊愈或好转。

（毛建生）

主要参考文献

1. 吴永明，姬仲，王静新，等．疏血通注射液治疗急性脑梗死疗效的汇总分析［J］．国际脑血管病杂志，2010，18（3）：193-198.

2. 黄越冬，徐书雯，肖豪，等．疏血通注射液对高卒中风险短暂性脑缺血发作患者纤溶系统及预后的影响 [J]. 中西医结合心脑血管病杂志，2012，10（3）：311-313.

3. 李颖，杜晓红，赵晓薇. 疏血通注射液治疗血管性痴呆的临床观察 [J]. 中国药房，2009（33）：2620-2621.

4. 李学远，杜芬，程文林，等. 疏血通治疗不稳定型心绞痛随机对照试验的系统评价 [J]. 现代中西医结合杂志，2010，19（18）：2231-2233.

5. 袁托亚，于赛华，刘晓宇. 疏血通注射液对冠状动脉支架植入术后心绞痛患者血脂、凝血功能的影响 [J]. 中西医结合心脑血管病杂志，2013，11（2）：133-134.

6. 张舒岩，及志勇，雷宇，等. 肺心病急性加重期应用疏血通注射液的疗效分析 [J]. 中国热带医学，2010，10（9）：1122-1123.

7. 张燕，梅同华，吴泽志. 疏血通对慢性肺心病急性加重患者红细胞膜黏弹特性的影响 [J]. 生物医学工程学杂志，2012（1）：134-136.

8. 周作荣，康晋，张楠楠，等. 疏血通治疗糖尿病周围神经病变临床研究 [J]. 中华中医药学刊，2010（3）：663-665.

9. 钟东塔. 疏血通注射液对糖尿病周围神经病变患者神经传导速度的影响 [J]. 海峡药学，2008，20（7）：101-102.

10. 乔培超，曹斌，崔燕，等. 疏血通注射液治疗显性糖尿病肾病临床研究 [J]. 天津中医药，2011，28（1）：19-21.

11. 张弘弘，董吉祥. 疏血通对 2 型糖尿病肾病相关炎症因子的影响 [J]. 苏州大学学报（医学版），2010，30（1）：185-187.

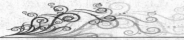

第六章 活血化瘀药的现代药理作用研究

活血化瘀是中医学的一个重要理论和治疗原则。活血化瘀主要是通过调整心血管功能及血液流变性等多种因素，促进循环系统的生理功能；并通过调节血凝状态，改善血脂代谢，预防血栓形成，防治动脉粥样硬化及组织异常增生等，从而消除已经存在的病理状态。其范围涉及机体生理、生化、细胞、分子、免疫等多个方面。

一、生理、生化药理

1. 改善血流动力学 活血化瘀药一般都有扩张外周血管、增加器官血流量的作用。许多活血化瘀药对不同部位的血管，如心、脑、肢体、肠、肾等血管均有扩张作用。对不同种类的血管（如动脉、静脉和毛细血管）也有作用。

有研究用 20 种活血化瘀中药对麻醉犬心脏血流动力学进行实验，发现：①多数药具有降低冠脉阻力、增加冠脉血流量的作用，尤以赤芍、川芎、益母草、丹皮、当归、红花、五灵脂等作用明显。②降低心肌耗氧量，有丹皮、刘寄奴、丹参、红花、川芎、桃仁、鸡血藤等。③赤芍、当归可增加心排出量，多数药有降低左室收缩功能作用，尤以五灵脂、红花、丹参、益母草、川芎、丹皮、没药等为显著。④多数药可减慢心率，如红花、川芎、刘寄奴、莪术、丹参、苏木等。鸡血藤和郁金可使心率加快。结扎犬冠脉造成急性心肌缺血模型，以心外膜电极标测的缺血程度（Σ-ST）和缺血范围（N-ST）及 N-

BT 染色标测的梗死区为指标，观察通窍活血汤（1,2g/kg）和血府逐瘀汤（1,2g/kg）的作用。结果表明，两方均有明显减轻心肌缺血程度和缩小心肌缺血范围及梗死区范围，促进侧支循环，改善缺血等作用。通窍活血汤尚有增加冠脉血流量及心肌供血、降低心肌耗氧量的作用。冠心Ⅱ号方的两种制剂（方中 5 药合煎或 5 药单煎后再混合在一起）均有两个方面的主要作用：①增加冠脉血流量，降低冠脉阻力，从而增加心肌供血供氧。②减慢心率，降低血压及总外周阻力，减少左心室做功，降低心肌耗氧指数，节约能量消耗，有利于维持心肌氧代谢平衡，从而对心肌缺血有明显保护作用。另有报道，补阳还五汤 5.0g/kg 十二指肠给药能显著增加麻醉犬的脑血流量及降低脑血管阻力，以给药后 20 分钟、30 分钟统计最显著。有研究观察 34 种活血化瘀药物对小鼠急性脑缺血后呼吸次数及呼吸持续时间的影响，结果表明，维脑路通及紫荆皮、大黄、没药、元胡、王不留行、鸡血藤、牛膝、桃仁、丹皮、蛀虫、红花、干漆、丹参、血竭、当归对小鼠脑缺氧状态下的呼吸中枢有一定兴奋作用，并可提高脑组织的耐缺氧能力。家兔皮下注射 50％甘油溶液造成急性肾衰竭（APF），同时静脉注射灯盏花，药后 48 小时、96 小时时，肾血流量由每分 18.82ml/100g（APF24 小时）上升至每分 38.78ml/100g 和 52.64ml/100g，同时明显减轻毛细血管流速的减慢或停滞，而对 APF 有防治作用。活血化瘀注射液（丹皮、赤芍、桃仁、红花、元胡和当归）静脉给药可明显增加犬肠血流，增加肠组织氧耗。这可能是活血化瘀治则治疗急腹症的重要药理基础。腹腔注射独活寄生汤对小鼠耳郭正常微循环及肾上腺素引起的影响，结果该方能明显增加集合毛细血管管径和毛细血管开放数，延长肾上腺素引起血管收缩的潜伏期，对抗肾上腺素引起的毛细血管闭合。YAG 激光诱发家兔皮管透明窗内血瘀模型的研究中，观察了脑血康栓剂的作用，结果脑血康组与对照组相比首先开通了大量通血血管，血流加快，使一部分毛细血管内皮细胞及时恢复功能，促使瘀血消散、渗出吸收，从而改善了微循环。

2. 保护心脑组织　活血化瘀药对心脑组织的保护作用除上述改善血流动力学机制外，还表现在对酶学的影响和抗氧化等方面。酶学变化是心脑组织损伤时的重要表现。活血化瘀药对心脑组织损伤时的酶学变化具有保护作用。心肌细胞受损后 LDH 漏出显著增多，冠心 II 号终浓度为 $250\mu g/ml$、$500\mu g/ml$、$1000\mu g/ml$，以及丹参酮 II_A 磺酸钠终浓度为 $10^{-3} M$ 时，和血府逐瘀汤、通窍活血汤（$500\mu g/ml$）均可明显减少缺氧缺糖损伤心肌细胞 LDH 的漏出，而对缺氧缺糖性心肌细胞损伤具有明显的保护作用。补阳还五汤可使脑损伤手术后 2 周和 3 周小鼠 γ-GT 活性增高，与对照组相比差异显著。提示补阳还五汤能明显增加伤后脑组织摄取氨基酸，促进蛋白质合成，有利于脑组织的修复。自由基和脂质过氧化在缺血再灌注中占重要地位。如活血化瘀系列古方（四物汤、桃红四物汤、补阳还五汤、血府逐瘀汤、膈下逐瘀汤、少腹逐瘀汤、身痛逐瘀汤、通窍逐瘀汤）对大鼠肝匀浆生成脂质过氧化物都有抑制作用；对黄嘌呤-黄嘌呤氧化酶体系中生成的 O_2^- 都有清除作用；并且都能使大鼠肝组织中丙二醛（MAD）含量降低；四物汤、桃红四物汤、血府逐瘀汤可使大鼠血中总 SOD 活力明显提高。用 ERS 波谱自旋标记法观察在缺血再灌注时线粒体膜流动性的变化，发现丹参素对超氧阴离子有清除作用，阻止脂质过氧化，从而保护线粒体膜不受损伤。丹参注射液对 H_2O_2-Fe^{2+} 体系中的羟自由基的清除率为 65%，对黄嘌呤-黄嘌呤氧化酶体系中超氧阴离子的清除率为 100%。丹参的水溶性成分丹酚酸 A、丹酚酸 B、丹罗酚酸也能有效地抑制脂质过氧化，清除超氧阴离子，还能逆转黄嘌呤-黄嘌呤氧化酶所抑制的心肌细胞 K^+ 通道。

3. 改善血液流变学和抗血栓　血瘀证常有"浓、黏、凝、聚"的血液流变学异常。血液凝固,血小板黏附、聚集是形成血栓的直接原因。此外,血管壁损伤、血液黏度增加、血流缓慢等原因也能促进血栓形成。静脉血栓主要由于血液凝固,而动脉血栓主要由于血小板聚集,因此,防止血液凝固与抑制血小板聚集对于防治静脉及动脉血栓的形成具有重要意义。活血化瘀药一般能改善血液流变学异常,有利于防治血栓。近年来国内学者在这方面做了大量工作。

有研究采用血液流变学 22 项指标(全血黏度、血细胞比容、血沉、血浆比黏度、体外血栓形成、血栓弹力图、血小板聚集性、血小板黏附性、红细胞变形能力、红细胞电泳、纤维蛋白原等),比较观察了 34 种活血化瘀药的作用。其中综合能力明显的有莪术、大黄、血竭、桃仁、土鳖虫、水蛭、乳香、虻虫、三棱、牛膝、没药、干漆、紫葳,其他药物作用较弱。三类活血化瘀药改善血液流变性作用有显著差别,破血药最强,活血类次之,和血类较差。说明传统活血化瘀药的药性是存在血液流变学规律的,即药性的强度与其作用相关联。由丹参、川芎等组成的活血冲剂对冠心病心绞痛血瘀证患者的心绞痛、心电图改善的同时,其血小板聚集性、黏附性,全血黏度降低;红细胞变形指数上升。有研究用兔头低位悬吊法模拟航天飞机中的失重引起家兔血瘀证后,口服泽兰及毛叶泽兰,结果其血液流变学指标明显改善。说明二药对失重引起的机体功能紊乱有一定的调节作用。近年来研究表明,白细胞流变学异常〔趋化性增加,变形性降低和(或)黏附性增加〕在脑组织的缺血损伤中起着重要的直接或间接有害作用,包括妨碍局部微循环,影响侧支循环建立,增加血流灌注阻力,释放多种生物活性物质,参与组织损伤及促进动脉粥样硬化的形成。苏克江等证明,静脉注射复方丹参注射液或川芎嗪注射液对家兔白细胞流变学有明显的改善作用。用药后标准红细胞悬液(RCS's)和红、白细胞悬液(RWCS's)的 CP(细胞悬液通过滤器时造成的核孔阻塞密度，为反映白细胞变形能力的参数，数值与白细胞变形能力负相关）均显著降低，并且RWCS's 的 CP 降低更为明显，与 0.9％氯化钠注射液组比较 $P<0.01$ 和 $P<0.001$，提示这种白细胞流变学改善作用是通过增加白细胞变形性和（或）降低其黏附性实现的。这些变化很可能是上述两种药物防治脑血管病的药理学机制。有些药物对血小板的作用尚有一定的特异性。如丹参、蒲黄、当归、川芎、血竭、葛根、益母草均有抗血小板凝聚作用；川芎嗪、丹参、血竭、葛根等主要抑制 ADP 诱导的血小板聚集；血竭还能增加血小板电泳速度而使血小板解聚；葛根能抑制由凝血酶诱导的血小板中 5-HT 的释放；川芎碱可降低血小板表面活性，并对已聚集的血小板有解聚作用；当归除能抑制血小板聚集外，还能溶解血栓；益母草、丹参、血竭除能直接抑制血小板聚集外，还能提高血小板内 cAMP 的含量，从而间接抑制血小板聚集。

　　活血化瘀药抗血栓作用系通过以下几个环节：①防治血栓形成；②抗凝，改善瘀血证高凝状态；③抑制血小板功能，抑制血小板的黏附、聚集和释放反应等。

　　4. 增加纤维蛋白溶解活性，加速血栓溶解　观察通栓治瘫片对大鼠体外血栓形成的影响实验：通栓治瘫片终浓度为 62.5mg/ml 时其"雪暴"时间（血小板聚集时间）为（192.4±79.4）秒，明显长于对照组 [0.9％氯化钠注射液，（21.9±3.8）秒，$P<0.01$]；血栓长度 [（14.1±1.7)mm] 则比对照组 [（21.4±1.6)mm] 短，$P<0.01$；血栓干重 [（13.9±2.1）mg] 也明显比对照组 [（21.7±4.1）mg] 轻，$P<0.01$。说明通栓治瘫片可明显抑制大鼠体外血栓形成。中国中医科学院西苑医院研究了 8 个古方对大鼠体外血栓形成的影响，结果 8 个古方对大鼠体外血栓长度和干重均有不同程度的影响，与 0.9％氯化钠注射液组比较有显著性差异（$P<$

0.05)，其中通窍活血汤、血府逐瘀汤和膈下逐瘀汤缩短体外血栓长度作用较强；通窍活血汤对减轻体外血栓干重作用最强；四物汤、桃红四物汤和少腹逐瘀汤的作用较差。

血瘀证的特点之一是血液凝固性增加。许多活血化瘀药具有抗凝作用。如赤芍对凝血酶原时间、凝血活酶时间具有明显的延长作用；其水煎液能明显促进纤维蛋白溶解过程；赤芍提取液可通过激活纤溶酶原而使纤维蛋白溶解，但赤芍中并不具纤溶酶活性。冠心 II 号方口服对人体内纤维蛋白溶解活性有非常明显的增强作用。凝血酶在血栓形成中起重要的核心作用。它通过凝血因子、血小板和血管内皮等多方面促进血栓形成。赤芍可有效对抗凝血酶活性而使纤维蛋白凝固时间明显延长。水蛭的有效成分水蛭素为凝血酶特异抑制剂，能抑制凝血酶所有的蛋白水解作用：裂解纤维蛋白、血纤肽和纤维蛋白原。水蛭素有很强的抗凝血作用，体外或注射给药能使人和动物的凝血时间延长，其中对凝血酶时间的延长尤为明显。水蛭素对多种实验性血栓模型都有阻抑作用，其中对静脉滴注凝血酶或内毒素所致的播散性血管内微血栓形成作用最强；其次，对静脉阻塞所致大鼠和家兔颈静脉血栓也有较强的抗血栓作用；水蛭素也能阻抑大鼠血管内膜损伤及旁路循环的动脉血栓形成；能显著抑制化学损伤所致大鼠冠脉血栓形成，以及电流刺激所致小猪冠脉血栓的产生；水蛭素也可阻止犬实验性冠脉血栓经链激酶溶栓再通后血栓再阻塞的发生。

体内有环核苷酸系统、前列腺素系统和钙-钙调素 3 个系统调节控制血小板功能。血小板内 cAMP 增加可抑制血小板凝集；TXA_2、PGG_2、PGH_2、PGE_2 和 $PGF_{2\alpha}$ 可促进血小板凝集，以 TXA_2 作用最强；PGI_2、PGE_1 和 PGD_2 能抗血小板凝集，以 PGI_2 作用最强；PGI_2 和 TXA_2 间的平衡维持着血液正常状态；血小板激活依赖于胞浆内 Ga^{2+} 浓度的增高。活血化瘀药可不同程度地作用于这三个系统影响血小板的功能，从而发挥其抗血栓作用。如丹参中的重要活性成分之一——原儿茶醛 0.28mg/ml 体外用药能显著升高家兔、豚鼠血小板内 cAMP 含量。毛冬青甲素具有抑制血小板功能的作用，研究其对小鼠及兔血小板内 cAMP 水平的影响，结果血浆 cAMP 的含量与对照组比较无明显差异（$P > 0.05$），而血小板内 cAMP 的含量则高于对照组（$P < 0.025$），提示该药对血小板的抑制作用是通过增加血小板内 cAMP 的含量来实现的。磷酸二酯酶可破坏 cAMP 而使其含量降低。秃毛冬青有效成分——3,4-二羟基苯乙酮（$10\mu g/ml$、$50\mu g/ml$、$100\mu g/ml$、$200\mu g/ml$）对血小板磷酸二酯酶活性有显著抑制作用。^{3}H-cAMP 转换效应随药物浓度的升高而减弱，^{3}H-cAMP 的转换率分别为对照组的 70.6%、55.7%、38.4% 和 25.0%，其抑制率分别为 29.4%、54.3%、61.6% 和 75.0%。该药还能明显抑制花生四烯酸或胶原诱导的血小板释放^{14}C-5-HT 反应，并且剂量与效应正相关。Von Willebrand 因子（VW 因子）是凝血因子Ⅷ的载体及血小板黏附于内皮下组织的重要桥连物质。用脐静脉进行灌流发现，凝血酶可明显刺激 VW 因子及前列腺环素的释放，同时加入补阳还伍汤后可明显抑制凝血酶诱导 VW 因子释放。有报道，静脉血栓、脑血栓或肾动脉血栓形成，急性心肌梗死或缺血性心脏病非发作期，先兆子痫等疾病时，血 β-TG（β-血小板球蛋白）增高，血液凝固前血小板聚集时，短时间内 β-TG "突然"释放，促进血栓形成。此外，在稳定状态下，血小板释放 β-TG，反映机体血小板处于释放功能持续偏高的状态，易于形成血栓。临床应用活血Ⅱ号静脉滴入时，发现血浆中 β-TG 有下降趋势，说明活血Ⅱ号对血小板的释放反应有抑制作用。

血小板膜上存在特异 PGI_2、TXA_2 受体，PGI_2 与相应受体结合后激活腺苷酸环化酶（AC），使 cAMP 浓度升高，Ca^{2+} 降低，从而抑制血小板聚集；TAX_2 作为生理性 Ca^{2+} 载体，与 Ca^{2+} 结合，当代谢为 TXB_2 时即释放出 Ca^{2+}，促进血小板聚集。由于 TXA_2 和 PGI_2 的生物半衰期极短，目前尚难以直接测定，故国内外均以测定其代谢产物 TXB_2 和 6-酮-$PGF_{1\alpha}$ 作为判断其浓度的指标。邓常青等比较了活血方、益气方、益气活血方对兔脑再灌注损伤血栓素 A_2 及前列环素和环核苷酸的影响，结果缺血前后血浆 TXB_2 和 6-酮-$PGF_{1\alpha}$ 含量均无显著性差异。模型组动物脑组织 TXB_2 含量明显高于假手术组（$P < 0.05$）；而再灌注后活血方和益气活血方组脑组织 TXB_2 含量均显著低于模型组（$P < 0.05$）；而 6-酮-$PGF_{1\alpha}$ 含量均明显高于模型组（$P < 0.01$、0.05）。家兔静脉注射复方丹参注射液 3 天后，其血浆 TXB_2 较对照组显著降低，而 6-酮-$PGF_{1\alpha}$ 含量较用药前升高，但无显著性差异。家兔给予高胆固醇饲料，并观察水蛭对其的防治效果，结果造型组造型后 6-酮-$PGF_{1\alpha}$ 水平上升，TXB_2 水平明显下降。水蛭预防组及治疗组 6-酮-$PGF_{1\alpha}$ 较用药前明显升高，而 TXB_2 则明显下降（P 分别 < 0.001 及 0.002）。

血小板的激活依赖于胞浆内 Ca^{2+} 浓度的增高。而钙调蛋白作为细胞内 Ca^{2+} 的受体蛋白，协调细胞内各种依赖于 Ca^{2+} 的生理过程。与血小板在 37℃ 下温育 10 分钟的毛冬青甲素（$17\mu mol/L$、$87\mu mol/L$、$124\mu mol/L$、$261\mu mol/L$）对被凝血酶激活的血小板胞外钙的内流均有显著的抑制作用，其抑制百分率分别为 18.9 ± 4.2、50.4 ± 5.0、62.5 ± 8.1、86.5 ± 2.0。而对凝血酶激活的血小板胞内储存钙的释放无影响。川芎嗪可对抗凝血酶和 ADP 诱导的血小板凝集反应时血小板骨架钙调蛋白的作用。实验研究表明，具有活血化瘀作用的 150 种药物，有 68 种具有不同程度的钙拮抗作用。其中川芎、当归、桃仁、红花、丹参、赤芍、三棱等的作用较强。说明活血化瘀药的抗凝、抗血栓作用与其能影响血小板钙-钙调蛋白系统有关。

活血化瘀药对于已形成的血栓也有溶解作用，主要表现在对纤维蛋白的溶解和对纤溶酶原的激活作用。如经对 21 种中药体外纤维蛋白溶解作用的观察，结果红花、当归、五灵脂、薤白、赤芍、丹参等均有增强纤溶作用。在动物实验中还发现活血化瘀药如赤芍总苷、红花色素、丹参对大鼠血浆纤溶酶活性有显著增强作用。丹参酮ⅡA 经磺酸化成水溶性后，具有促纤溶活性，与其将纤溶酶原激活为纤溶酶有关。纤溶酶原激活物（PA）由血管内皮细胞分泌，当血栓形成时 t-PA 选择性地和血栓中纤维蛋白结合，激活纤溶酶以溶解血栓。PAI 具有快速抑制 t-PA 活性的作用，两者的动态平衡是既有效地防止失血，又保持血管内血液畅通的关键。何勤等实验表明，动脉硬化兔经球囊损伤后 3～5 天，t-PA 活性呈下降趋势，与此比较胃饲补阳还五汤兔在术后第 3 天则有一定程度的升高，PAI 则呈下降趋势。说明补阳还五汤可以通过影响 t-PA 和 PAI 活性而促使气囊损伤后血栓的溶解。这对预防 PTCA 后再狭窄也有积极的意义。

5. 降血脂 脂质代谢紊乱能加速动脉粥样硬化，血脂升高可使血浆黏滞性增高。丹参、赤芍、蒲黄等均有降血脂作用，蒲黄总提物主要降低甘油三酯，而蒲黄 A_3 油剂及郁金、水蛭则对胆固醇及甘油三酯均有降低作用。其降脂作用与安妥明相似，毒性比安妥明低。同时蒲黄可升高高密度脂蛋白胆固醇，降低致动脉硬化指数。荷丹片 3.0g/kg 和 6.0g/kg 灌胃均能显著增强卵磷脂胆固醇酰基转移酶（LCAT）的活性。可见活血化瘀药能选择性地作用于不同的脂质，而调节脂质代谢，防治动脉粥样硬化。

另外，活血化瘀药尚有其他药理作用。如血府逐瘀汤可使慢性病患者尿 17 羟、17 酮含量增加，而且呈明显的双向调节作用。由此推论活血化瘀药可提高下丘脑-垂体-肾上腺皮质轴功能，同时又可使之趋于正常化，这对于解释活血化瘀药抗衰老作用不失为一很好的佐证。又如沃兴德等选用 4 对活血化瘀药（桃仁、红花，水蛭、虻虫，乳香、没药，三棱、莪术）和 4 种单味药（郁金、元胡、丹参、川芎），观察了其对正常小鼠血浆、心肌组织环核苷酸和 T_3、T_4 含量的影响。结果所有活血化瘀药均能不同程度地降低血浆 cAMP 含量，郁金、丹参、川芎、桃仁、红花降低环磷酸鸟苷（cGMP）含量，郁金能提高 cAMP/cGMP 比值。乳香、没药、元胡能提高心肌组织中 cAMP 含量，桃仁、红花增加 cGMP 含量，郁金降低 cGMP 含量，元胡、郁金使 cAMP/cGMP 比值升高。所有药物对血清 T_3 均无明显影响，而能显著降低血清 T_4 的含量。

二、分子药理

近年来由于分子生物学的兴起及检测手段的进步，从分子水平研究活血化瘀药的药理作用成为可能。ET、NO 及降钙素基因相关肽是 20 世纪 80 年代发现的对血管具有强大舒缩作用的活性物质，而 NOS 则是 NO 产生的主要限速酶。研究表明，血府逐瘀汤具有降低动脉粥样硬化鹌鹑 ET 和升高降钙素基因相关肽的作用，并且有较好的量效关系。而对缺氧缺糖心肌细胞可显著诱导 NOS mRNA 的表达。这对于缺血性心脏病的治疗和阻止动脉粥样硬化的发生发展都具有重要意义。成纤维细胞生长因子（bFGF）和原癌基因 c-myc 都能促进 VSMC 分裂增殖；而内皮细胞衍化生长因子（EDRF）能抑制血清或血小板衍化生长因子（PDGF）诱导的 VSMC 增生及间质细胞增生；抑癌基因 P^{53} 有抑制 VSMC 分裂增殖的作用。可知上四种基因的表达调节异常在动脉粥样硬化（AS）和血管成型术后再狭窄形成过程中起着一定的作用。在用原位杂交方法观察川芎嗪对平滑肌细胞（VSMC）增生相关基因表达影响的实验中发现，川芎嗪可明显减少腹主动脉再狭窄部位 VSMCbF-GF、c-mycmRNA 的表达，显著增加 P^{53}、EDRF mRNA 的表达。显示川芎嗪有调节再狭窄部位 VSMC 增生相关基因表达的作用。这对防止 AS 和 PTCA 后再狭窄形成具有重要意义。心钠素是心房产生和分泌的一种有生物活性的多肽激素，可以直接释放到血浆中，具有很强的利尿、扩张血管和降低血压作用。通窍活血汤 3g 生药/kg 体重灌胃，能使大鼠血浆心钠素含量明显增多。

三、免疫药理

活血化瘀药对体液免疫和细胞免疫均有一定的调节作用。它既能"祛邪"，又有调整体内"正气"的作用，对免疫功能呈双重影响，既有免疫抑制作用，又有免疫增强作用。

一些活血化瘀药可抑制抗体形成细胞及抗体的产生，减弱特异性免疫，具有类似免疫抑制剂的作用，可用于治疗免疫性疾患。如当归有抑制体液免疫作用，当归与益母草、赤芍、桃仁、红花等配伍，对抗体生成也有抑制作用，还能使脾脏溶血空斑数减少。一些复方如黄疸茵陈冲剂（茵陈、制大黄、黄芩、甘草）对血清抗体有抑制作用，因而对新生儿溶血症有预防和治疗作用；益肾汤（当归、川芎、赤芍、红花、桃仁、益母草、板蓝根、金银花、白茅根、紫花地丁）及肾炎化瘀汤（当归、川芎、桃仁、红花、益母草）对急慢性肾炎及过敏性紫癜并肾炎均有较好的治疗作用。也有一些活血化瘀方药，如当归、宫外孕Ⅱ方（丹参、赤芍、桃仁、三棱、莪术）等，则能加强细胞免疫，促进淋巴母细胞转化，增加网状内皮系统功能及吞噬细胞活力，具有类似免疫增强剂的作用。丹参、莪术尚可通过免疫作用而延长荷瘤动物的存活期。膈下逐瘀汤、血府逐瘀汤、少腹逐瘀汤对小鼠抗羊红细胞血清凝集素有明显的增强作用。四物汤、补阳还五汤、桃红四物汤、膈下逐瘀汤、血府逐瘀汤、通窍逐瘀汤能提高小鼠血清中碳粒廓清率，增强淋巴细胞的吞噬功能，从而有增强非特异性免疫功能的作用。总之，活血化瘀药似可根据机体功能状态的不同而调节其免疫功能，使之趋于正常化。

四、细胞药理

细胞药理学是活血化瘀药理研究的一个分支。近年来的研究表明，活血化瘀药对多种细胞具有明显的药理作用。尤其是体外培养细胞体系的建立，可以在不受神经、体液等因素影响的条件下，模拟体内的一些病理变化观察活血化瘀药的药理效应，从某种意义上说细胞药理学能更真实地反映活血化瘀药的具体作用。

近年来有很多人从不同角度、针对不同细胞做了大量工作。如中国中医科学院西苑医院观察了冠心Ⅱ号方等活血化瘀方剂对体外培养心肌细胞的影响，结果表明，冠心Ⅱ号方可明显减慢心肌细胞搏动频率，并且这种作用与所用剂量相关，在浓度为 $125\mu g/ml$、$250\mu g/ml$、$500\mu g/ml$、$1000\mu g/ml$ 时搏动频率分别减慢 25.89%、44.62%、62.05%、66.82%；终浓度为 $250\mu g/ml$、$500\mu g/ml$、$1000\mu g/ml$ 时对缺氧缺糖性损伤的心肌细胞具有保护作用，可使 LDH 的漏出明显减少；细胞化学观察示，缺氧缺糖性损伤的心肌细胞大部分足突消失，体积变小，细胞内看不到均匀 LDH 颗粒，冠心Ⅱ号方对此有明显的保护作用。从丹参、赤芍、川芎中提取的有效成分丹参酮ⅡA磺酸钠、儿茶精、没食子酸及川芎嗪对免疫性损伤的心肌细胞也具有保护作用。其他如四物汤、血府逐瘀汤、通窍活血汤对缺氧缺糖性损伤的心肌细胞也具有保护作用。补阳还五汤、血府逐瘀汤尚可明显减少心肌细胞耗氧量。血府逐瘀汤的化裁方精制血府胶囊和血府逐瘀胶囊的药物血清不但能减少缺氧缺糖心肌细胞心肌酶（LDH-L、CK、GOT）的释放而保护心肌细胞，而且可显著诱导缺氧缺糖心肌细胞 NOS mRNA 的表达。

血管内皮细胞不仅是血液与血管平滑肌之间的生理屏障，而且是高度活跃的代谢库，它能合成多种血管活性物质，对血管的舒缩功能和血液的流动性有不可代替的调节作用。有研究观察脑血康、丹参对牛内皮细胞分泌前列环素的影响。结果表明，两药均能刺激内皮细胞分泌 PGI_2。其中，丹参刺激正常内皮细胞分泌 PGI_2 的作用比脑血康显著；而脑血康促高脂兔血清引起的损伤内皮细胞分泌 PGI_2 的作用强于丹参。提示，促正常内皮细胞或促受损内皮细胞分泌 PGI_2 的不同侧重可能造成了活血化瘀药中养血药和破血药的差别。而活血化瘀药促内皮细胞分泌 PGI_2 以调节 TXA_2/PGI_2 则可能是药物作用的关键。凝血酶和活化血小板刺激后的脐静脉内皮细胞培养液中内皮素（ET）量明显增加；同时，凝血酶作用的内皮细胞内 cGMP 量升高。山楂叶有效成分槲皮素（Que）0.5，5，$50\mu mol/L$ 明显降低凝血酶和活化血小板作用的内皮细胞培养液中 ET 量，升高细胞内 cGMP 量；对正常细胞的作用亦然。说明 Que 对这三种状态下的内皮细胞均抑制其释放 ET，促进其形成 cGMP。当血管损伤，暴露出的胶原纤维与血浆物质接触，就会引起一系列复杂的血凝生化反应，特别是血小板的黏附、聚集，导致血栓形成。羟脯氨酸的变化能够反映胶原或胶原纤维含量的变化。另有研究表明，山楂黄酮苷可使牛内皮细胞内液和细胞外液中的羟脯氨酸含量下降。血管壁中的糖胺多糖对维持血管壁的完整性、黏弹性，调节水及大分子物质的通透性均有极其重要的意义。山楂黄酮苷可抑制糖胺多糖的代谢。说明山楂黄酮苷在预防血栓形成和动脉粥样硬化的功能上有其药理学基础。

血管平滑肌细胞的异常增殖与动脉粥样硬化形成有密切关

系。抑制血管平滑肌细胞的异常增殖对于防治 AS 及 PTCA 后再狭窄有重要意义。血府逐瘀浓缩丸药物血清对 AS 血管平滑肌细胞 DNA 合成有显著抑制作用，6g/kg、3g/kg、1g/kg 的抑制率分别为 7.0％、5.3％、3.9％；血府逐瘀煎剂浓缩液 60mg/ml、30mg/ml、10mg/ml 时的抑制率分别为 11.2％、10.6％、10.3％。均表现出剂量依赖性，表明血府逐瘀浓缩丸在体内外确有抑制血管平滑肌细胞增殖的作用。

活血化瘀药对骨髓造血细胞也有一定的影响。骨髓细胞经体外液体培养后，形成基质细胞层，对在其上种入的粒系祖细胞（CFU-GM）有明显抑制。有研究证实，川芎嗪、复方丹参液均不能促进 CFU-GM，但经用上二药给小鼠注射 3 天后，骨髓基质层上 CFU-GM 较 0.9％氯化钠注射液组明显增多。从加入消炎痛的结果看，这一影响可能与对抗前列腺素 E 有关。故活血化瘀药虽不能直接作用于造血细胞本身，但可能在体内影响造血微环境，从而有利于造血细胞增殖。

五、血清药理

中药及其复方多数通过口服而起作用，而目前有相当一部分中药药理的实验研究是在体外进行的。由于中药特别是中药复方化学成分复杂，口服后在体内要经过一系列生物转化，在此过程中，其原有成分或转化为活性成分、或代谢后失活、或借助机体的神经体液调节系统而发挥其药效。另外，中药本身的理化性质（如所含离子浓度、杂质、酸碱度、渗透压等）也会直接干扰体外实验结果。因此随着中药药理研究的日益深入，用中药特别是中药复方的粗制剂直接加入离体反应体系中（如细胞培养或酶反应等）进行实验所获取的结果，越来越显示出在许多情况下不但不能和体内实验结果相吻合，更不能被临床应用所证实，以致使假阳性和假阴性结果不断出现，限制了中药研究的发展。为此，对现有的中药药理体外实验方法做必要的改进，开拓新的研究手段势在必行，鉴于此，中药血清药理学的研究方法应运而生。这种方法的确立无疑为解决此类问题和中药药理学研究提供了一种新的思路和实验技术，拓宽了研究的领域，使那些先前由于实验技术的限制而无法进行的研究成为可能。对于准确、真实地研究中药的药效和作用机制、药物动力学、药物的体内过程及其真正的活性成分等均具有重要意义和广阔的应用前景。其最大的优点是实验结果与在体实验结果的一致性，它不仅能反映药物中可吸收部分的直接作用，且能反映药物成分在机体作用下形成的代谢产物和药物诱生的机体内源性物质的间接效果。

近年来，国内亦有人相继将血清药理学方法用于活血化瘀药理的研究。采用血清药理学和直接加药两种方法观察血府逐瘀浓缩丸对实验性动脉硬化家兔主动脉平滑肌细胞（SMC）增殖的影响：结果发现，两种用药方法均对 SMC 增殖有抑制作用，而直接加药作用强于含药血清。说明血府逐瘀浓缩丸确含抑制 SMC 增殖的成分，且口服有效。但其中某些有效成分可能难以从消化道吸收或经体内代谢后失活。有研究发现，含有精制血府胶囊、血府逐瘀胶囊、硫氮䓬酮药物血清均可显著提高缺氧缺糖心肌细胞 NOS mRNA 的表达，并显著降低 LDH-L、CK、GOT 的释放，因而对心肌细胞具有明显的保护作用。观察扶正化瘀方对培养大鼠贮脂细胞功能的影响：结果表明，该复方血清无明显细胞毒性，可抑制细胞增殖及胶原合成，且这种作用与复方的体内给药方式、给药剂量、取血时间、药物血清作用浓度等有一定关系。有研究证明，含扶正化瘀方的药物血清能显著促进正常及损伤肝细胞的增殖，有效抑制 CCl$_4$ 所致损伤肝细胞培养上清液中的 ALT、AST 活性，抑制正常及损伤肝细胞的胶原生成率。

血清药理学是一种很有发展前景的新的药理实验方法，然而也存在不少问题，如血清成分本身的复杂性及其影响，血清标本采集时间的确定，含药血清药物浓度测定的困难，以及中药尤其是复方的药代动力学及血清药化学探索等，尚需不断加强研究，使其在中药药理研究中更好地发挥作用。可喜的是，最近王力倩等就该方法中制备含药血清过程的给药剂量问题进行了探索，提出了一参考公式。即：

血清供体动物的给药剂量＝临床常用量×动物等效剂量系数（按体表面积）×培养基内稀释度

从对苦参、仙鹤草的药效学研究结果来看，以此公式计算的给药剂量可以达到一定的血药浓度。说明这一参考公式具有一定的合理可行性。

另外，有些活血化瘀药尚有调节结缔组织代谢、抑制组织异常增生、抑菌、抗病毒、消炎、镇痛和抑制肿瘤等作用。

综上所述，活血化瘀药的药理作用是多方面的，临床应用该类药物，常能取得"异病同治"的效果，特别是防治血栓和动脉粥样硬化，改善心肌供血供氧不足及微循环障碍等方面的作用更为显著。

近年来虽然对血瘀证的本质及活血化瘀药药理进行了大量研究，但还有许多问题有待进一步阐明，比如，药效物质基础的进一步研究，活血化瘀药物对机体功能的整体调节等等。

（朱晓新　翁小刚）

主要参考文献

1. 李连达，刘建勋，尚晓泓，等．二十种活血化瘀中药对麻醉犬心脏血流动力学的影响［J］．上海中医药杂志，1984（2）：47-49.

2. 谢人明．补阳还五汤对动物脑循环的作用［J］．仲景学说研究与临床，1987（3）：1.

3. 李连达.34种活血化瘀药物对小鼠急性脑缺血的影响//陈可冀．活血化瘀研究与临床［M］．北京：北京医科大学中国协和医科大学联合出版社，1993：250.

4. 丁钰熊. 灯盏花防治甘油致家兔急性肾功能衰竭的实验研究 [J]. 中西医结合杂志，1988，8（10）：635.

5. 赵连根，张虹，孟青竹. 活血化瘀注射液对犬小肠血液动力学的影响 [J]. 中西医结合杂志，1989，9（12）：731-733，709.

6. 朱自平. 独活寄生汤对微循环的影响 [J]. 中成药，1991，13（3）：26.

7. 冀向东，鄂征，李凤文. 脑血康栓剂对实验性血瘀的作用及对其化瘀机制的初步探讨 [J]. 中国医药学报，1990，5（5）：30-33.

8. 翁维良. 34 种活血化瘀药对血液流变性作用的比较研究//陈可冀. 活血化瘀研究与临床 [M]. 北京：北京医科大学中国协和医科大学联合出版社，1993：239.

9. 苏克江，马贵才，张以善，等. 活血化瘀中药对家兔白细胞流变学的影响 [J]. 解放军医学杂志，1991，16（1）：41-42.

10. 李春越. 血瘀证及活血化瘀方药研究进展 [J]. 中西医结合杂志，1988，8（5）：317-320.

11. 林成仁. 通栓治瘫片对家兔血小板聚集性及大鼠体外血栓形成的影响 [J]. 中西医结合杂志，1988，8（10）：633-634.

12. Markwardt F. Development of hirudin as an antithrombotic agent [J]. Semin Thromb Hemost，1989，15（3）：269-282.

13. 石琳. 原儿茶醛对家兔、豚鼠血小板 cAMP 含量的影响 [J]. 苏州医学院学报，1982，2（2）：1.

14. 陈芝喜，林炳鎏，周伟贞，等. 毛冬青甲素对小鼠血浆及兔血小板内环磷酸腺苷水平的影响 [J]. 广州中医学院学报，1990，7（4）：236-238.

15. 许海新，安岩，汪钟. 3，4-二羟基苯乙酮（DHAP）对家兔血小板磷酸二酯酶（PDE）的影响 [J]. 科学通报，1986，31（13）：1028-1030.

16. 贺石林. 补阳还五汤抗凝作用的实验研究 [J]. 湖南中医学院学报，1989，9（4）：212.

17. 何愉生，陈可冀，钱振淮，等. 活血Ⅱ号注射液对老年冠心病患者

血浆 β-TG 血小板球蛋白的影响 [J]. 中西医结合杂志, 1984, 4 (10): 586-589, 578.

18. 邓常青, 葛金文, 王群, 等. 比较黄芪和活血方对兔脑再灌注损伤血栓素 A$_2$ 及前列环素和环核苷酸的影响 [J]. 中国中西医结合杂志, 1995, 15 (3): 165-167.

19. 王达平. 水蛭对实验性高脂血症家兔胆固醇、甘油三酯、6-酮-PGF$_{1\alpha}$ 及 TXB$_2$ 的影响 [J]. 中西医结合杂志, 1988, 8 (10): 636.

20. 沃兴德. 活血化瘀药对正常小鼠血浆、心肌组织环核苷酸和 T$_3$、T$_4$ 含量的影响 [J]. 中西医结合杂志, 1988, 8 (10): 634-635.

21. 陈可冀. 活血化瘀研究与临床 [M]. 北京: 北京医科大学中国协和医科大学联合出版社, 1993: 272-277.

22. 王伟, 钟蓓. 精制血府胶囊对缺氧缺糖心肌细胞一氧化氮合酶基因表达的影响 [J]. 中国中西医结合杂志, 1996, 16 (11): 670-672.

23. 蔡晓莉, 李凤文, 鄂征. 脑血康、丹参对培养牛内皮细胞分泌前列环素的影响 [J]. 中国医药学报, 1990, 5 (4): 36.

24. ZHAO Xue-Ying, GU Zhen-lun. Effects of quercetin on production and release of endothelin and cGMP from cultured endothelial cells [J]. Acta Pharmacologica Sinica, 1996, 17 (5): 442-444.

25. 黄兆宏, 何耕兴, 张子久, 等. 山楂黄酮甙对牛内皮细胞作用的观察 [J]. 中药新药与临床药理, 1992, 3 (4): 22-24.

26. 张群豪, 钟蓓, 陈可冀, 等. 用血清药理学方法观察血府逐瘀浓缩丸对实验性动脉粥样硬化家兔主动脉平滑肌细胞增殖的影响 [J]. 中国中西医结合杂志, 1996, 16 (3): 156-159.

27. 谢仁敷, 廖军鲜, 袁淑雯, 等. 活血化瘀药对骨髓造血的影响 [J]. 中西医结合杂志, 1988, 8 (10): 616-617, 583.

28. 刘成海, 刘成, 刘平, 等. 扶正化瘀复方药物血清对大鼠肝贮脂细胞增殖及胶原合成的影响 [J]. 中国实验方剂学杂志, 1996, 2 (2): 16-19.

29. 季光, 刘成, 刘平, 等. 扶正化瘀方药物血清对原代培养大鼠肝细胞增殖及胶原生成率的影响 [J]. 中国实验方剂学杂志, 1997, 3 (3): 20-23.

30. 王力倩，李仪奎，符胜光，等. 血清药理学方法研究探索 [J]. 中药药理与临床，1997，13（3）：29-31.

31. 张艺平. 清热解毒、凉血化瘀治疗温病湿热证的实验研究 [D]. 广州：广州中医药大学，2000.